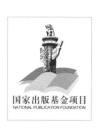

『十三五』国家重点出版物出版规划项目

U0215901

中国中药资源大典

资源大典

内蒙古卷

4

黄璐琦 / 总主编

李旻辉　张春红　王晓琴 / 主　编

北京科学技术出版社

图书在版编目（CIP）数据

中国中药资源大典 . 内蒙古卷 . 4 / 李旻辉 , 张春红 , 王晓琴主编 . —北京 : 北京科学技术出版社 , 2022.1
ISBN 978-7-5714-1963-9

Ⅰ . ①中… Ⅱ . ①李… ②张… ③王… Ⅲ . ①中药资源－资源调查－内蒙古 Ⅳ . ①R281.4

中国版本图书馆 CIP 数据核字（2021）第 254328 号

策划编辑：李兆弟　侍　伟
责任编辑：侍　伟　李兆弟　王治华
责任校对：贾　荣
图文制作：樊润琴
责任印制：李　茗
出 版 人：曾庆宇
出版发行：北京科学技术出版社
社　　址：北京西直门南大街16号
邮政编码：100035
电　　话：0086-10-66135495（总编室）　　0086-10-66113227（发行部）
网　　址：www.bkydw.cn
印　　刷：北京捷迅佳彩印刷有限公司
开　　本：889 mm×1194 mm　　1/16
字　　数：926千字
印　　张：41.75
版　　次：2022年1月第1版
印　　次：2022年1月第1次印刷
审 图 号：GS（2021）8727号
ISBN 978-7-5714-1963-9

定　价：490.00元

《中国中药资源大典·内蒙古卷 4》

编写人员

总 主 编 黄璐琦

主　　编 李旻辉　张春红　王晓琴

副 主 编 全瑞国　王　佳　于　娟　岳　鑫

编　　委 （按姓氏笔画排序）

于　娟　马建军　王　佳　王晓琴　王聪聪　牛　慧　石如玉　石贵荣

布和巴特尔　　毕雅琼　向昌林　全瑞国　刘　倩　刘宇超　刘岳青

闫宇美　那木汗　纪明月　李　星　李沁瑜　李旻辉　李思琪　何　倩

张　茹　张　娜　张　敏　张明旭　张春红　张春杰　张海涛

阿木古楞　　陈紫葳　陈苏依勒　　畅佳音　岳　鑫　孟祥玺

赵玉莲　胡和珠拉　　哈斯巴特尔　　贾　鑫　郭文欣　郭春燕

郭静霞　席琳图雅　　黄聪颖　黄璐琦　龚　雪　温　荣　臧二欢

额尔定达来

目 录
Contents

被子植物

白花丹科 Plumbaginaceae 补血草属 Limonium

二色补血草

Limonium bicolor (Bunge) Kuntze

| **植物别名** | 苍蝇架、落蝇子花。

| **蒙文名** | 义拉干－其其格。

| **药材名** | **中药** 二色补血草（药用部位：全草。别名：扫帚草、匙叶草、血见愁）。
蒙药 义拉干－其其格（药用部位：全草）。

| **形态特征** | 多年生草本，高（6.5～）20～50 cm，全株除萼外均无毛。根皮红褐色至黑褐色，根茎略肥大，单头或具2～5头。基生叶匙形、倒卵状匙形至矩圆状匙形。花序轴1～5，有棱角或沟槽，少圆柱状；花（1～）2～4（～6）集成小穗，3～5（～11）小穗组成有柄或无柄的穗状花序，由穗状花序再在花序分枝的先端或上部组成或疏或

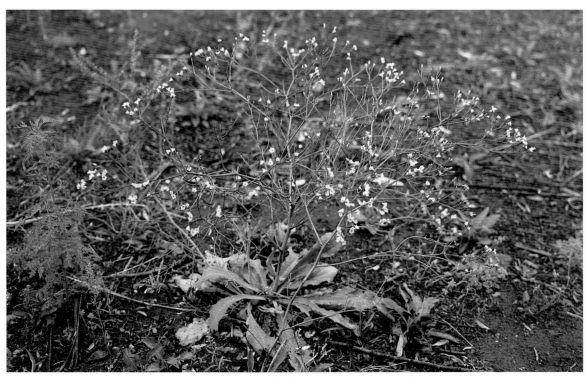

二色补血草

密的圆锥花序；花萼漏斗状，沿脉密被细硬毛；萼檐宽阔，约为花萼全长的一半，开放时直径与萼长相等，在花蕾中或展开前呈紫红色或粉红色，后变白色，萼檐裂片明显，为宽短的三角形；花冠黄色，与萼近等长，裂片 5，先端微凹，中脉有时紫红色；雄蕊 5；子房倒卵圆形，具棱。花期 5 月下旬至 7 月，果期 6 ~ 8 月。

| 生境分布 | 生于草原、草甸草原及山地，能适应于砂土、砂砾质土及轻度盐化土壤，也偶见于干旱化的草甸群落中。分布于内蒙古呼伦贝尔市（满洲里市、扎赉诺尔区、陈巴尔虎旗、鄂温克族自治旗、新巴尔虎左旗、新巴尔虎右旗）、兴安盟（扎赉特旗、科尔沁右翼中旗）、通辽市（科尔沁左翼中旗、奈曼旗、开鲁县、科尔沁左翼后旗）、赤峰市（林西县、巴林左旗、巴林右旗、阿鲁科尔沁旗、克什克腾旗、翁牛特旗、松山区）、锡林郭勒盟（正镶白旗、苏尼特右旗、二连浩特市、西乌珠穆沁旗、锡林浩特市、太仆寺旗、苏尼特左旗、阿巴嘎旗、正蓝旗、多伦县、镶黄旗）、乌兰察布市（商都县、四子王旗、察哈尔右翼后旗、察哈尔右翼中旗、兴和县、丰镇市、察哈尔右翼前旗、卓资县、凉城县）、呼和浩特市（土默特左旗、武川县、玉泉区、托克托县）、包头市（青山区、固阳县、达尔罕茂明安联合旗）、鄂尔多斯市（鄂托克前旗、鄂托克旗、乌审旗、准格尔旗）、巴彦淖尔市（乌拉特后旗、磴口县、乌拉特中旗、临河区、杭锦后旗）、乌海市（海勃湾区、乌达区、海南区）、阿拉善盟（阿拉善左旗、额济纳旗）。

| 资源情况 | 野生资源较丰富，栽培资源一般。药材主要来源于野生。

| 采收加工 | **中药** 二色补血草：夏、秋季采收，洗净，晒干。
蒙药 义拉干 – 其其格：同"二色补血草"。

| 药材性状 | **中药** 二色补血草：本品根呈圆柱形，棕褐色。茎丛生，细圆柱形，呈"之"字形弯曲，长 30 ~ 60 cm，光滑无毛，断面中空。叶多脱落，基生叶匙形或长倒卵形，长约 20 cm，宽 1 ~ 4 cm，近全缘，基部渐窄成翅状。外苞片长圆状宽卵形，边缘狭膜质，第一内苞片与外苞片相似，边缘宽膜质。花萼漏斗状，沿脉密生细硬毛，萼檐紫色、粉红色或白色，花冠黄色。气微，味微苦。

| 功能主治 | **中药** 二色补血草：甘、微苦，微温。归脾、肝经。活血，止血，温中健脾，滋补强壮。用于月经不调，功能性子宫出血，痔疮出血，胃溃疡，诸虚体弱。
蒙药 义拉干 – 其其格：补血，止血，活血，调经，温中健脾，滋补强壮。用于月经不调，崩漏出血，淋病，尿血，身体虚弱，食欲不振，胃痛。

| 用法用量 | **中药** 二色补血草：内服煎汤，15 ~ 30 g。
蒙药 义拉干 – 其其格：多配方用。

细枝补血草

Limonium tenellum (Turcz.) Kuntze

| 植物别名 | 纤叶匙叶草、纤叶矶松。

| 蒙 文 名 | 那林－义拉干－其其格。

| 药 材 名 | **中药** 细枝补血草（药用部位：全草）。
蒙药 那林－义拉干－其其格（药用部位：全草）。

| 形态特征 | 多年生草本，高 9 ～ 30 cm，全株除萼及第一内苞片外均无毛。根粗壮，直径可达 2.5 cm，根皮红褐色至黑褐色，易开裂脱落，内层纤维发状，常扭转如绳索。茎基木质，肥大而多头，常被残余叶基及白色膜质芽鳞，芽鳞披针形。叶小，质厚，矩圆状匙形或条状倒披针形。花序伞房状，花序轴直立，多数，纤细而疏展，自下部作

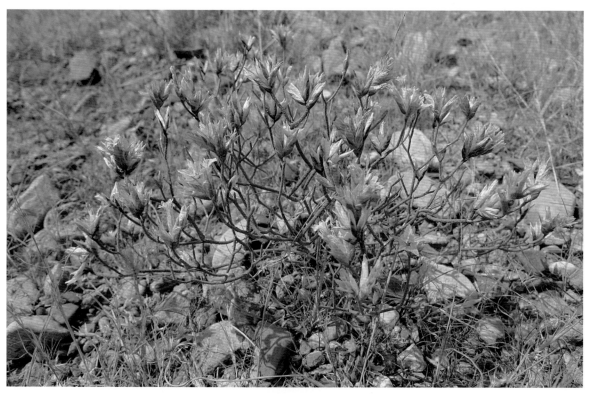

细枝补血草

数回分枝，呈"之"字形曲折，具多数不育枝；花萼长约 9 mm，漏斗状，萼筒直径 1.8 ~ 2 mm，沿脉密被细硬毛，萼檐淡紫色，干后变白，裂片三角形，先端急尖，边缘具不整齐细锯齿，沿脉疏被细硬毛；花冠淡紫红色；雄蕊 5，花丝长 2.3 mm，花药矩圆形；子房倒卵圆形，具棱，先端细缩。花期 6 ~ 7 月，果期 7 ~ 9 月。

| 生境分布 | 生于荒漠草原带及荒漠带的干燥石质山坡、石质丘陵坡地及丘顶。分布于内蒙古锡林郭勒盟（二连浩特市、苏尼特左旗、苏尼特右旗）、乌兰察布市（四子王旗）、巴彦淖尔市（乌拉特后旗）、包头市（达尔罕茂明安联合旗）、鄂尔多斯市（鄂托克旗）、乌海市（海勃湾区、乌达区、海南区）、阿拉善盟（阿拉善左旗、阿拉善右旗、额济纳旗）。

| 资源情况 | 野生资源较少。药材来源于野生。

| 采收加工 | **中药** 细枝补血草：春、夏季采收，晒干。
蒙药 那林 – 义拉干 – 其其格：同"细枝补血草"。

| 功能主治 | **中药** 细枝补血草：甘，平。止血散瘀。用于功能性子宫出血，宫颈癌。
蒙药 那林 – 义拉干 – 其其格：清热，利湿，止血，解毒。用于湿热便血，脱肛，血淋，月经过多，带下，痈肿疮毒。

| 用法用量 | **中药** 细枝补血草：内服煎汤，15 ~ 30 g，鲜品可用至 60 g。外用适量，捣敷；或水煎坐浴。
蒙药 那林 – 义拉干 – 其其格：多配方用。

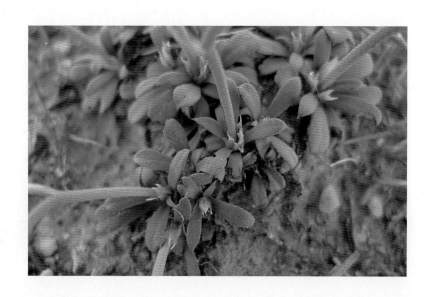

白花丹科 Plumbaginaceae 补血草属 Limonium

黄花补血草 Limonium aureum (L.) Hill.

| **植物别名** | 黄花苍蝇架、金匙叶草、金色补血草。

| **蒙 文 名** | 希日 - 义拉干 - 其其格。

| **药 材 名** | **中药** 黄花补血草（药用部位：花）。
蒙药 那林 - 义拉干 - 其其格（药用部位：花）。

| **形态特征** | 多年生草本，高 9 ~ 30 cm，全株除萼及第一内苞片外均无毛。根粗壮，直径可达 2.5 cm，根皮红褐色至黑褐色，易开裂脱落，内层纤维发状，常扭转如绳索。茎基木质，肥大而多头，常被残余叶基及白色膜质芽鳞，芽鳞披针形。叶小，质厚，矩圆状匙形或条状倒披针形。花序伞房状，花序轴直立，多数，纤细而疏展，自下部作

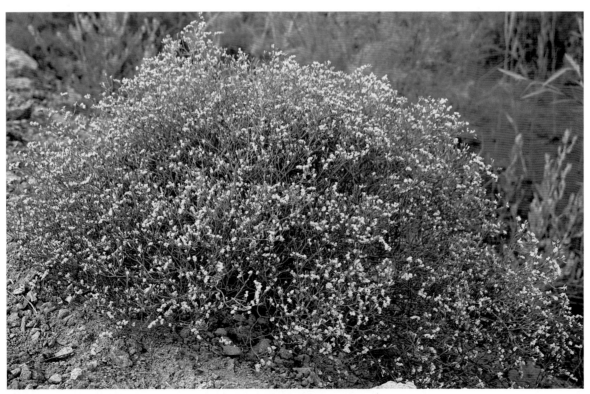

黄花补血草

数回分枝，呈"之"字形曲折，具多数不育枝；花萼长约 9 mm，漏斗状，萼筒直径 1.8 ～ 2 mm，沿脉密被细硬毛，萼檐淡紫色，干后变白，裂片三角形；花冠淡紫红色；雄蕊 5，花丝长 2.3 mm，花药矩圆形；子房倒卵圆形，长 1 mm，具棱，先端细缩。花期 6 ～ 7 月，果期 7 ～ 8（～ 9）月。

| 生境分布 | 生于荒漠草原带及荒漠带的干燥石质山坡、石质丘陵坡地及丘顶。分布于内蒙古呼伦贝尔市（新巴尔虎右旗、额尔古纳市、满洲里市、陈巴尔虎旗、扎赉诺尔区、鄂温克族自治旗、新巴尔虎左旗）、兴安盟（科尔沁右翼中旗）、锡林郭勒盟（苏尼特左旗、二连浩特市、东乌珠穆沁旗、西乌珠穆沁旗、锡林浩特市、苏尼特右旗、镶黄旗）、呼和浩特市（土默特左旗、托克托县）、包头市（达尔罕茂明安联合旗）、鄂尔多斯市（杭锦旗）、巴彦淖尔市（磴口县、乌拉特前旗、乌拉特后旗、临河区）、乌海市（海勃湾区、乌达区、海南区）、阿拉善盟（阿拉善左旗、阿拉善右旗、额济纳旗）。

| 资源情况 | 野生资源一般。药材来源于野生。

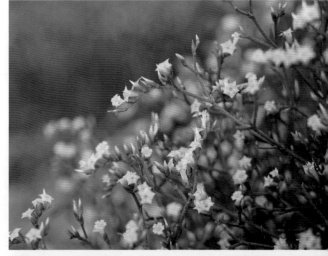

| 采收加工 | **中药** 黄花补血草：夏、秋季采收，晒干。
蒙药 那林－义拉干－其其格：同"黄花补血草"。

| 功能主治 | **中药** 黄花补血草：淡，凉。止痛，消炎，补血。用于神经痛，月经量少，耳鸣，乳汁不足，感冒；外用于牙痛及疮疖痈肿。
蒙药 那林－义拉干－其其格：散风热，解毒，止痛。用于感冒发热，头痛，牙痛，齿槽脓肿，痈肿疮疖。

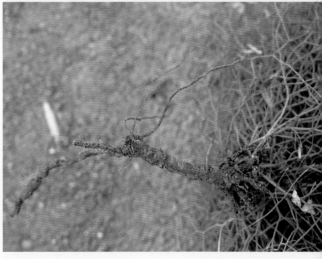

| 用法用量 | **中药** 黄花补血草：内服煎汤，3 ～ 5 g。外用适量，煎汤含漱；或煎汤洗。
蒙药 那林－义拉干－其其格：多配方用。

柿

Diospyros kaki Thunb.

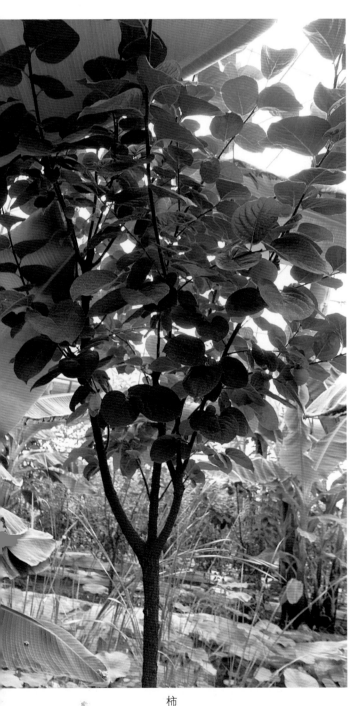

柿

| 植物别名 |

柿子。

| 蒙 文 名 |

沙布塔拉。

| 药 材 名 |

柿蒂（药用部位：宿存萼）。

| 形态特征 |

落叶大乔木，通常高达 10 ~ 14 m，胸高直径达 65 cm。树皮深灰色至灰黑色，或者黄灰褐色至褐色。冬芽小，卵形，先端钝。叶纸质，新叶疏生柔毛，老叶上面有光泽，深绿色，无毛。雌雄异株，但间或雄株中有少数雌花；雄花序小，弯垂，有短柔毛或绒毛，有花 3 ~ 5，通常有花 3；雌花单生于叶腋，花萼绿色，有光泽，深 4 裂；花冠淡黄白色或黄白色而带紫红色，壶形或近钟形。种子褐色，椭圆状，侧扁；宿存萼在花后增大增厚，4 裂，方形或近圆形，近平扁，厚革质或干时近木质，外面有伏柔毛，后变无毛，里面密被棕色绢毛，裂片革质，两面无毛，有光泽；果梗粗壮。花期 5 ~ 6 月，果期 9 ~ 10 月。

| 生境分布 | 内蒙古无野生分布。内蒙古西部有少量栽培，用于园林绿化。

| 资源情况 | 无野生资源，栽培资源稀少。药材来源于栽培。

| 采收加工 | 冬季果实成熟时采摘，食用时收集，洗净，晒干。

| 药材性状 | 本品呈扁圆形，直径 1.5 ~ 2.5 cm。中央较厚，微隆起，有果实脱落后的圆形疤痕，边缘较薄，4 裂，裂片多反卷，易碎；基部有果梗或圆孔状的果梗痕。外表面黄褐色或红棕色，内表面黄棕色，密被细绒毛。质硬而脆。气微，味涩。

| 功能主治 | 苦、涩，平。归胃经。降逆止呃。用于呃逆。

| 用法用量 | 内服煎汤，5 ~ 10 g。

| 附　　注 | 本种为 2020 年版《中国药典》收载的柿蒂药材的基原。生于中性土壤中，较能耐寒，较能耐瘠薄，抗旱性强，不耐盐碱土。

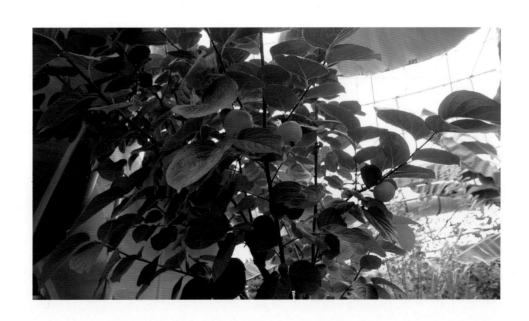

美国红梣
Fraxinus pennsylvanica Marsh.

| **植物别名** | 洋白蜡、毛白蜡、宾州梣。

| **蒙 文 名** | 阿梅日卡－乌兰－莫和图。

| **药 材 名** | 洋白蜡树（药用部位：枝皮）。

| **形态特征** | 落叶乔木，高 10 ~ 20 m；树皮灰色，粗糙，皱裂。顶芽圆锥形，尖头，被褐色糠秕状毛。小枝红棕色，圆柱形，被黄色柔毛或秃净，老枝红褐色，光滑无毛。羽状复叶，小叶无柄或下方 1 对小叶具短柄。圆锥花序生于去年生枝上；花密集，雄花与两性花异株，与叶同时开放；花序梗短；花梗纤细，被短柔毛；雄花花萼小，萼齿不规则深裂，花药大，长圆形，花丝短；两性花花萼较宽，萼齿浅

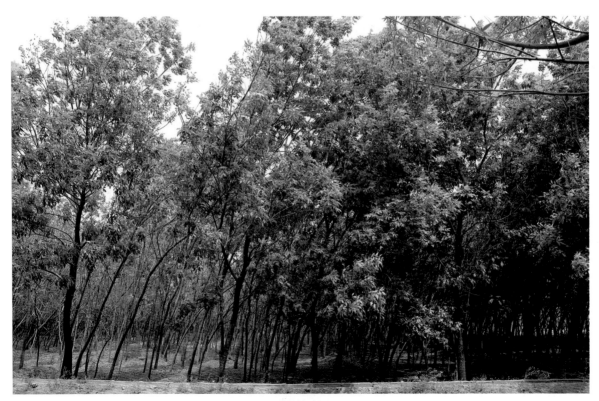

美国红梣

裂，花柱细，柱头 2 裂。翅果狭倒披针形，上中部最宽，先端钝圆或具短尖头，翅平展，下延至坚果中部，坚果圆柱形，脉棱明显。花期 4 月，果期 8 ~ 10 月。

| **生境分布** | 内蒙古无野生分布。内蒙古地区有栽培，用于园林绿化。

| **资源情况** | 无野生资源，栽培资源一般。药材来源于栽培。

| **采收加工** | 秋、冬季整枝时剥取树皮，切片，晒干。

| **功能主治** | 苦，寒。归肝、大肠、肺经。清热燥湿，清肝明目，收敛止血。用于湿热泻痢，月经不调，带下崩漏，目赤肿痛，牛皮癣。

| **用法用量** | 内服煎汤，6 ~ 12 g。外用适量，煎汤洗；或捣敷。

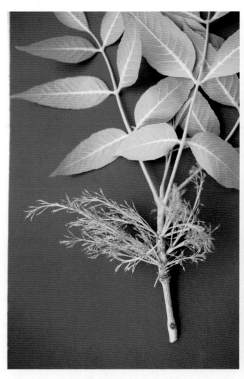
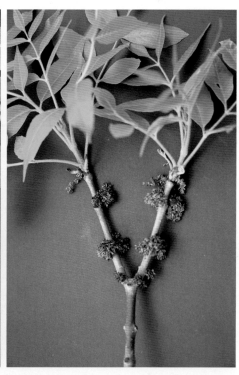

木犀科 Oleaceae 梣属 Fraxinus

水曲柳 *Fraxinus mandsehurica* Rupr.

| **植物别名** | 大叶梣、东北梣、白桋。

| **蒙 文 名** | 乌森－莫和特。

| **药 材 名** | 水曲柳（药用部位：树皮）。

| **形态特征** | 乔木，高达 30 m。树干通直，树皮灰褐色或浅灰色，浅纵裂。幼枝常呈四棱形，无毛，散生黄褐色皮孔；芽鳞深褐色或黑褐色，边缘有黄褐色柔毛。奇数羽状复叶，叶轴常有狭翅，小叶 5 ～ 13，通常为 7 ～ 11，长椭圆形或矩圆状披针形，先端长渐尖，基部楔形或宽楔形，边缘有锐锯齿，上面无毛或疏生硬毛，下面沿脉具黄褐色绒毛，小叶近无柄，基部常密被黄褐色绒毛，围绕叶轴。圆锥花序生

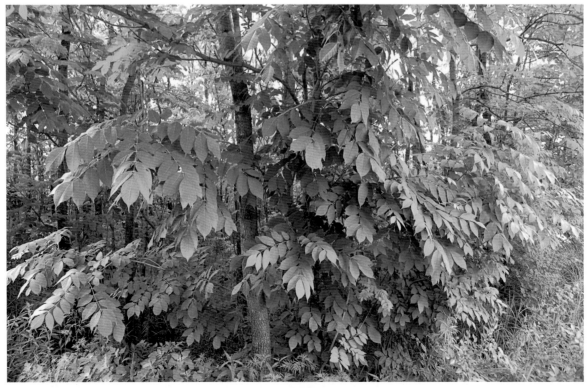

水曲柳

于去年生枝叶腋，花单性，雌雄异株，无花被；雄花具 2 雄蕊；雌花子房上位，柱头 2 裂。翅果矩圆形或矩圆状披针形，常扭曲，果体扁平，先端的翅一直下延到果体的下部，翅顶部钝圆或微凹。花期 5 ~ 6 月，果熟期 9 月。

| **生境分布** | 生于海拔不高的山地沟谷和坡地。分布于内蒙古呼伦贝尔市（扎兰屯市）、赤峰市（敖汉旗）。

| **资源情况** | 野生资源稀少，栽培资源一般。药材来源于栽培。

| **采收加工** | 春、秋季剥取树皮，切片，晒干。

| **药材性状** | 本品树皮呈卷筒状或槽状，厚约 2 mm。外表面灰褐色，有浅裂纹及皮孔；内表面发棕色，较平滑。质坚硬，断面显纤维性。气微，味苦。

| **功能主治** | 苦，寒。归肝、肺、大肠经。清热燥湿，清肝明目，活血调经。用于肠炎，痢疾，月经不调，带下，慢性支气管炎，急性结膜炎，疟疾；外用于牛皮癣。

| **用法用量** | 内服煎汤，6 ~ 12 g。外用适量，煎汤洗。

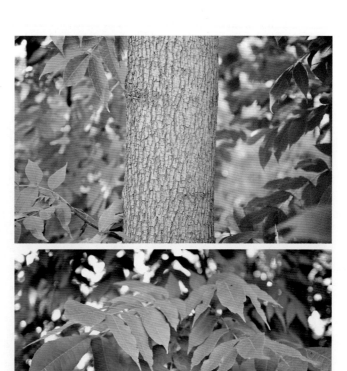

木犀科 Oleaceae 连翘属 Forsythia

连翘
Forsythia suspensa (Thunb.) Vahl

| 植物别名 | 黄绶丹、黄花瓣、连壳。

| 蒙 文 名 | 希日－苏龙嘎－其其格。

| 药 材 名 | **中药** 连翘（药用部位：果实。别名：连壳、黄花条、青翘）。
蒙药 苏龙嘎－吉木斯（药用部位：果实）。

| 形态特征 | 灌木，高1～2 m，最高可达4 m，直立。枝中空，开展或下垂，老枝黄褐色，具较密而凸起的皮孔。单叶或三出复叶（有时为3深裂），对生，卵形或卵状椭圆形，长3～10 cm，宽2～5 cm，先端渐尖或锐尖，基部宽楔形或圆形，中上部边缘有粗锯齿，中下部常全缘，两面无毛或疏被柔毛；叶柄长0.8～1.5 cm。花1～3（～6），腋

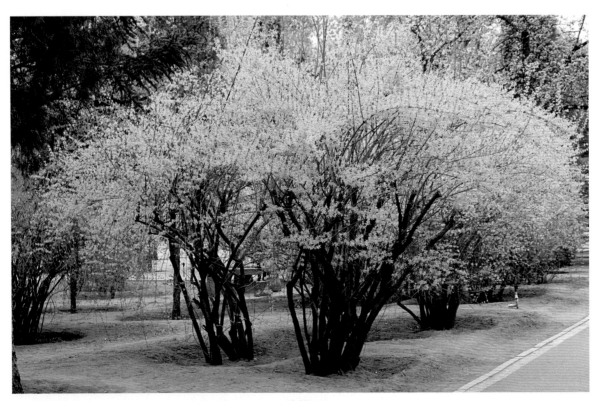

连翘

生，先叶开放；花萼裂片 4，矩圆形，长 5 ～ 7 mm，与花冠筒约等长；花冠黄色，花冠筒内侧有橘红色条纹，先端 4 深裂，裂片椭圆形或倒卵状椭圆形，长约 2 cm。蒴果卵圆形，先端尖，长 1.5 ～ 2 cm，2 室，表面散生瘤状突起，成熟时 2 瓣开裂；种子有翅。花期 5 月，果期 7 ～ 9 月。

| 生境分布 | 内蒙古无野生分布。内蒙古各地有栽培，用于园林绿化。

| 资源情况 | 无野生资源，栽培资源一般。药材来源于栽培。

| 采收加工 | **中药** 连翘：夏、秋季果实初熟尚带绿色时采收，除去杂质，蒸熟，晒干，习称"青翘"；果实熟透时采收，晒干，除去杂质，习称"老翘"。
蒙药 苏龙嘎 – 吉木斯：同"连翘"。

| 药材性状 | **中药** 连翘：本品呈长卵形至卵形，稍扁，长 1.5 ～ 2 cm，直径 0.5 ～ 1.3 cm。表面有不规则的纵皱纹和多数凸起的小斑点，两面各有一明显的纵沟。先端锐尖，基部有小果梗或已脱落。青翘多不开裂，表面绿褐色，凸起的灰白色小斑点较少；质硬，种子多数，黄绿色，细长，一侧有翅。老翘自先端开裂或裂成 2 瓣，表面黄棕色或红棕色，内表面多为浅黄棕色，平滑，具 1 纵隔；质脆；种子棕色，多已脱落。气微香，味苦。

| 功能主治 | **中药** 连翘：苦，微寒。归心、小肠经。清热解毒，消肿散结，疏散风热。用于痈疽，瘰疬，乳痈，丹毒，风热感冒，温病初起，温热入营，高热烦渴，神昏发斑，热淋涩痛。
蒙药 苏龙嘎 – 吉木斯：苦，凉。清希日，退黄，止泻。用于热性腹泻，痢疾，发热。

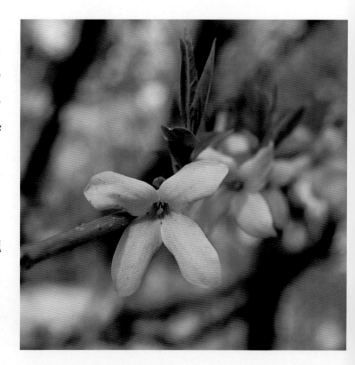

| 用法用量 | **中药** 连翘：内服煎汤，6 ～ 15 g。
蒙药 苏龙嘎 – 吉木斯：多配方用。

| 附　注 | 本种为 2020 年版《中国药典》收载的连翘药材的基原。

木犀科 Oleaceae 丁香属 Syringa

红丁香 *Syringa villosa* Vahl

| **植物别名** | 百结、情客。

| **蒙 文 名** | 乌兰－高力得－宝日。

| **药 材 名** | 红丁香（药用部位：花）。

| **形态特征** | 灌木，高 1.5 ~ 3 m。枝丛生，光滑无毛或疏生短柔毛，散生皮孔。
单叶对生，椭圆形或椭圆状卵形，长 4 ~ 10 cm，宽 2 ~ 5 cm，先
端锐尖或钝圆，基部楔形或圆形，全缘，上面深绿色，无毛，下面
淡绿色，沿脉被短柔毛，稀光滑无毛；叶柄长 0.8 ~ 2 cm，稀被柔
毛或近无毛。圆锥花序顶生，长 8 ~ 15 cm，花密集；花萼钟状，
长约 3 mm，先端 4 齿裂；花冠高脚碟状，紫色或白色，筒部长 0.8 ~

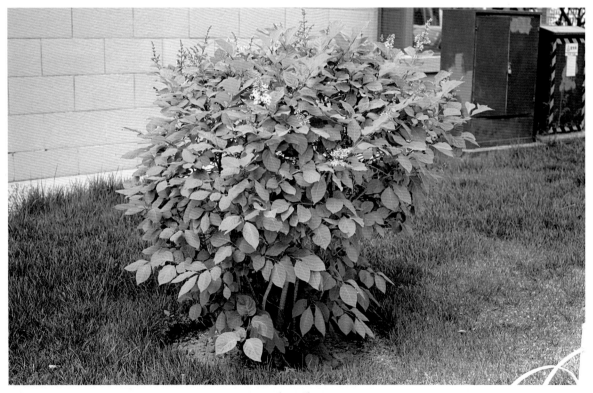

红丁香

1.2 cm，先端 4 裂，裂片矩圆形，长 3 mm 左右，开展；雄蕊 2，不伸出花冠筒外。蒴果矩圆形，直或稍弯曲，长 1 ~ 1.5 cm，先端钝或尖，平滑或有散生瘤状突起。花期 5 ~ 6 月，果期 9 月。

| **生境分布** | 内蒙古无野生分布。内蒙古各地有栽培，用于园林绿化。

| **资源情况** | 无野生资源，栽培资源一般。药材来源于栽培。

| **采收加工** | 春、夏季开花时采收，晒干。

| **功能主治** | 辛，温。归脾、胃、肾经。用于呃逆呕吐，反胃，痢疾，心腹冷痛，疝癖，疝气，癣证。

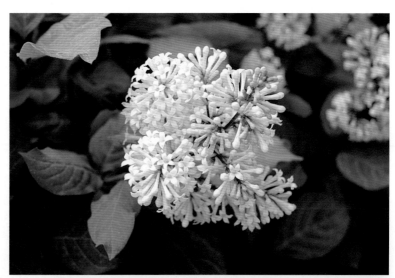

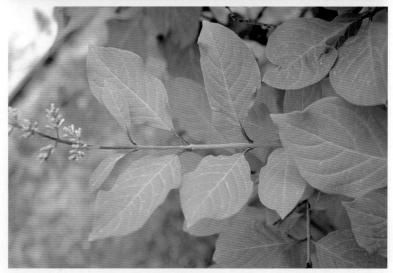

木犀科 Oleaceae 丁香属 Syringa

小叶巧玲花 Syringa pubescens Turcz. subsp. microphylla (Diels) M. C. Chang et X. L. Chen

| 植物别名 | 小叶丁香、四季丁香、菘萝茶。

| 蒙 文 名 | 吉吉格 – 那布其图 – 高力得 – 宝日。

| 药 材 名 | 四季丁香（药用部位：叶）。

| 形态特征 | 灌木，高 1 ~ 4 m；树皮灰褐色。小枝、花序轴近圆柱形，连同花梗、花萼呈紫色，被微柔毛或短柔毛，稀密被短柔毛或近无毛。叶片卵形、椭圆状卵形至披针形或近圆形、倒卵形，下面疏被或密被短柔毛、柔毛或近无毛；花冠紫红色，盛开时外面呈淡紫红色，内带白色，长 0.8 ~ 1.7 cm，花冠管近圆柱形，长 0.6 ~ 1.3 cm，裂片长 2 ~ 4 mm；花药紫色或紫黑色，着生于距花冠管喉部 0 ~ 3 mm 处。

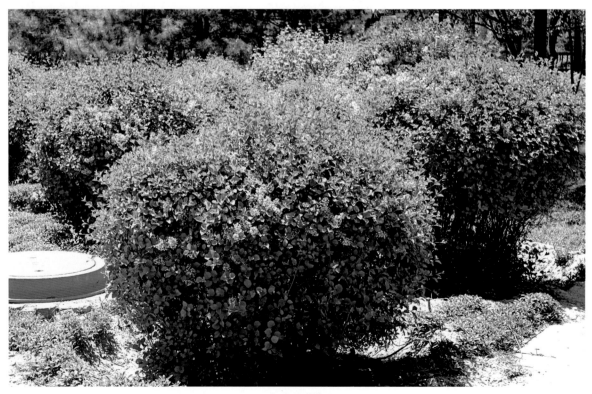

小叶巧玲花

花期 5 ~ 6 月，栽培的每年开花 2 次，第 1 次在春季，第 2 次在 8 ~ 9 月，果期 7 ~ 9 月。

| **生境分布** | 内蒙古无野生分布。内蒙古西部广泛栽培，用于园林绿化。

| **资源情况** | 无野生资源，栽培资源较丰富。药材来源于栽培。

| **采收加工** | 春、夏季采收，晒干。

| **功能主治** | 清热燥湿。用于急性黄疸性肝炎。

| **用法用量** | 多入丸、散剂。

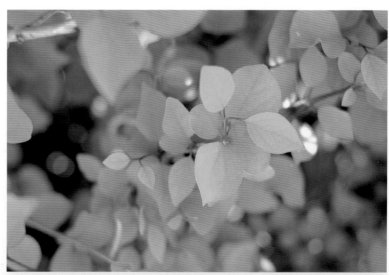

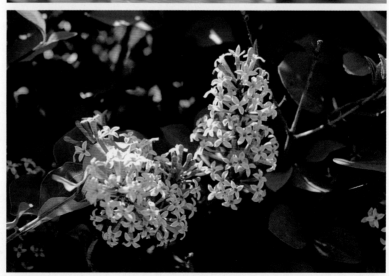

木犀科 Oleaceae 丁香属 Syringa

巧玲花 *Syringa pubescens* Turcz.

| **植物别名** | 小叶丁香、雀舌花、毛丁香。

| **蒙 文 名** | 乌苏图－高力得－宝日。

| **药 材 名** | 四季丁香（药用部位：叶）。

| **形态特征** | 灌木，高 1 ~ 4 m；树皮灰褐色。小枝带四棱形，无毛，疏生皮孔。叶片卵形、椭圆状卵形、菱状卵形或卵圆形，长 1.5 ~ 8 cm，宽 1 ~ 5 cm；叶柄长 0.5 ~ 2 cm，细弱，无毛或被柔毛。圆锥花序直立，通常由侧芽抽生，稀顶生，长 5 ~ 16 cm，宽 3 ~ 5 cm；花序轴与花梗、花萼略带紫红色，无毛；花序轴明显四棱形；花梗短；花萼长 1.5 ~ 2 mm，截形或萼齿锐尖、渐尖或钝；花冠紫色，盛开时呈

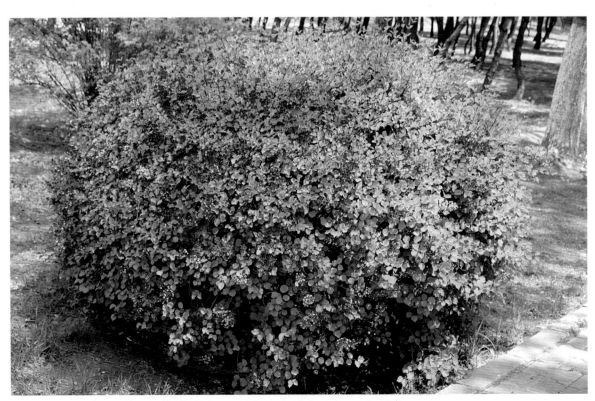

巧玲花

淡紫色，后渐近白色，花冠管细弱，近圆柱形；花药紫色，位于花冠管中部略上，距喉部 1 ~ 3 mm 处。果实通常为长椭圆形，先端锐尖或具小尖头，或渐尖，皮孔明显。花期 5 ~ 6 月，果期 6 ~ 8 月。

| **生境分布** | 内蒙古无野生分布。内蒙古西部有栽培，用于园林绿化。

| **资源情况** | 无野生资源，栽培资源较少。药材来源于栽培。

| **采收加工** | 春、夏季采收，晒干。

| **功能主治** | 清热燥湿。用于急性黄疸性肝炎。

| **用法用量** | 多入丸、散剂。

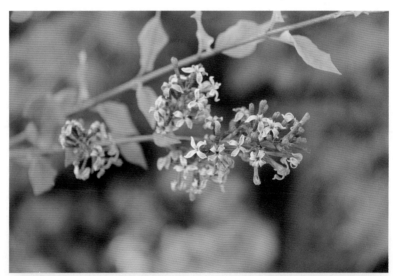

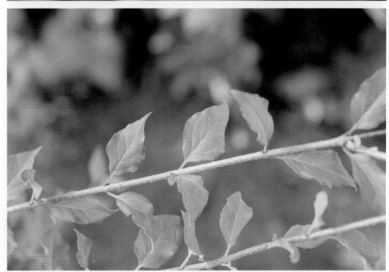

木犀科 Oleaceae 丁香属 Syringa

紫丁香
Syringa oblata Lindl.

| **植物别名** | 丁香、华北紫丁香。

| **蒙 文 名** | 宝日－高力得－宝日。

| **药 材 名** | **中药** 紫丁香（药用部位：叶和树皮）。
蒙药 阿拉善－查干－阿嘎如（药用部位：根和心材）。

| **形态特征** | 灌木或小乔木，高可达4m。枝粗壮，光滑无毛，二年生枝黄褐色或灰褐色，有散生皮孔。单叶对生，宽卵形或肾形，宽常超过长，宽5～10cm，先端渐尖，基部心形或截形，全缘，两面无毛；叶柄长1～2cm。圆锥花序出自枝条先端的侧芽，长6～12cm；花萼钟状，长1～2mm，先端有4小齿，无毛；花冠紫红色，高脚碟状，

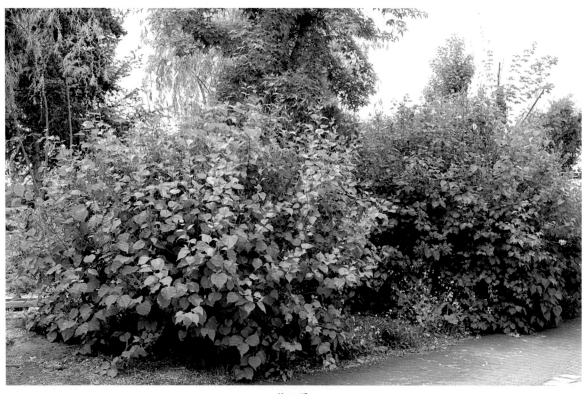

紫丁香

花冠筒长 1 ~ 1.5 cm，直径约 1.5 mm，先端裂片 4，开展，矩圆形，长约 0.5 cm；雄蕊 2，着生于花冠筒的中部或中上部。蒴果矩圆形，稍扁，先端尖，2 瓣开裂，长 1 ~ 1.5 cm，具宿存花萼。花期 4 ~ 5 月，果期 6 ~ 10 月。

| **生境分布** | 内蒙古无野生分布。内蒙古各地均有栽培。

| **资源情况** | 无野生资源，栽培资源丰富。药材来源于栽培。

| **采收加工** | **中药** 紫丁香：夏、秋季采收叶或树皮，晒干或鲜用。
蒙药 阿拉善 – 查干 – 阿嘎如：春、夏季采挖根，除去栓皮，截段或劈成小块，晒干。

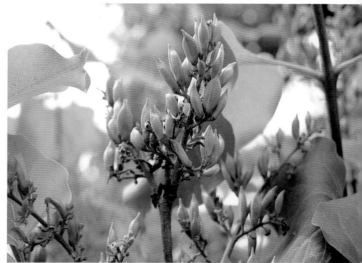

| **功能主治** | **中药** 紫丁香：苦，寒。归胃、肝、胆经。清热，解毒，利湿，退黄。用于急性泻痢，黄疸性肝炎，火眼，疮疡。
蒙药 阿拉善 – 查干 – 阿嘎如：辛、苦，凉。镇赫依，止痛，平喘，清热。用于心热，心刺痛，头晕，失眠，心悸，气喘，赫依病。

| **用法用量** | **中药** 紫丁香：内服煎汤，2 ~ 6 g。
蒙药 阿拉善 – 查干 – 阿嘎如：多入丸、散剂。

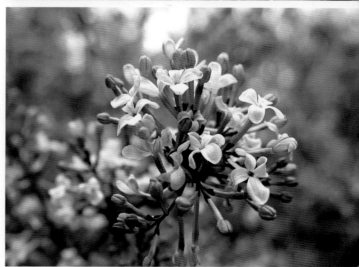

木犀科 Oleaceae 丁香属 Syringa

白丁香

Syringa oblata Lindl. var. *alba* Rehder

| 植物别名 | 白花紫丁香、白花丁香。

| 蒙 文 名 | 查干 - 高力得 - 宝日。

| 药 材 名 | **中药** 紫丁香（药用部位：叶和树皮）。
蒙药 阿拉善 - 查干 - 阿嘎如（药用部位：根和心材）。

| 形态特征 | 灌木或小乔木，高可达 4 m。枝粗壮，光滑无毛，二年生枝黄褐色
或灰褐色，有散生皮孔。单叶对生，宽卵形或肾形，较紫丁香稍小，
先端渐尖，基部心形或截形，全缘，下面常被短柔毛；叶柄长 1 ~
2 cm。圆锥花序出自枝条先端的侧芽，长 6 ~ 12 cm；花萼钟状，
长 1 ~ 2 mm，先端有 4 小齿，无毛；花冠白色，高脚碟状，花冠筒

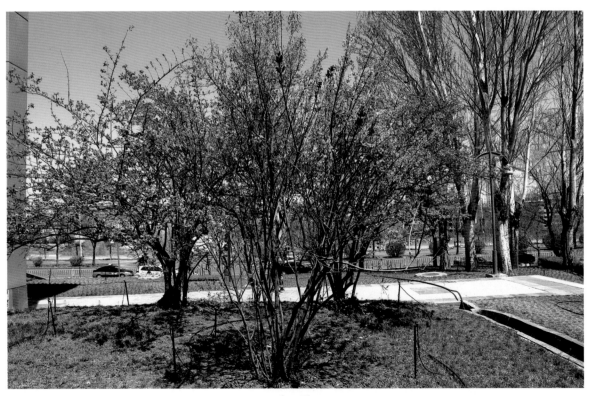

白丁香

长 1 ~ 1.5 cm，直径约 1.5 mm，先端裂片 4，开展，矩圆形，长约 0.5 cm；雄蕊 2，着生于花冠筒的中部或中上部。蒴果矩圆形，稍扁，先端尖，2 瓣开裂，长 1 ~ 1.5 cm，具宿存萼。花期 4 ~ 5 月，果期 6 ~ 10 月。

| 生境分布 |　内蒙古无野生分布。内蒙古西部有少量栽培，用于园林绿化。

| 资源情况 |　无野生资源，栽培资源丰富。药材来源于栽培。

| 采收加工 |　**中药**　紫丁香：夏、秋季采收叶或树皮，晒干或鲜用。
　　　　　　　蒙药　阿拉善 – 查干 – 阿嘎如：春、夏季采挖根，除去栓皮，截段或劈成小块，晒干。

| 功能主治 |　**中药**　紫丁香：苦，寒。归胃、肝、胆经。清热，解毒，利湿，退黄。用于急性泻痢，黄疸性肝炎，火眼，疮疡。
　　　　　　　蒙药　阿拉善 – 查干 – 阿嘎如：辛、苦，凉。镇赫依，止痛，平喘，清热。用于心热，心刺痛，头晕，失眠，心悸，气喘，赫依病。

| 用法用量 |　**中药**　紫丁香：内服煎汤，2 ~ 6 g。
　　　　　　　蒙药　阿拉善 – 查干 – 阿嘎如：多入丸、散剂。

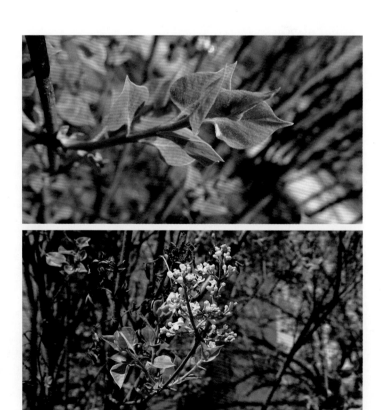

木犀科 Oleaceae 丁香属 Syringa

羽叶丁香 *Syringa pinnatifolia* Hemsl.

| **植物别名** | 贺兰山丁香。 |

| **蒙文名** | 阿拉善 – 高力得 – 宝日。 |

| **药材名** | **中药** 山沉香（药用部位：根、枝干）。 |
| | **蒙药** 阿拉善 – 阿嘎如（药用部位：根、枝干）。 |

| **形态特征** | 直立灌木，高 1～4 m；树皮呈片状剥裂。枝灰棕褐色，与小枝常呈四棱形，无毛，疏生皮孔。叶为羽状复叶，具小叶 7～11（～13）；叶轴有时具狭翅，无毛；叶柄长 0.5～1.5 cm，无毛；小叶片对生或近对生，卵状披针形、卵状长椭圆形至卵形，上面深绿色，下面淡绿色，无小叶柄。圆锥花序由侧芽抽生，稍下垂；花序轴、花梗 |

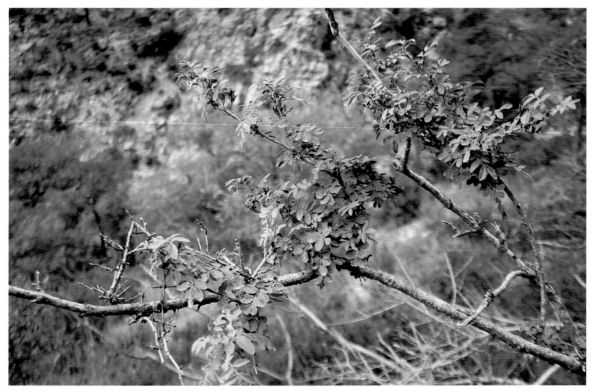

羽叶丁香

和花萼均无毛；花梗长 2 ～ 5 mm；花萼长约 2.5 mm，萼齿三角形；花冠白色、淡红色，略带淡紫色，花冠管略呈漏斗状，裂片卵形、长圆形或近圆形；花药黄色，长约 1.5 mm，着生于花冠管喉部以至距喉部达 4 mm 处。果实长圆形，先端凸尖或渐尖，光滑。花期 5 ～ 6 月，果期 8 ～ 9 月。

| 生境分布 | 生于山地杂木林及灌丛中。分布于内蒙古阿拉善盟（阿拉善左旗）。内蒙古通辽市、呼和浩特市有少量栽培。

| 资源情况 | 野生资源稀少，栽培资源较少。药材来源于野生和栽培。

| 采收加工 | **中药** 山沉香：全年均可采挖根，以秋末为好。夏、秋季采收枝条，洗净，切段，晒干。

蒙药 阿拉善 – 阿嘎如：同"山沉香"。

| 药材性状 | **中药** 山沉香：本品根呈类圆柱形，常弯曲扭转，有的一端分枝或一端渐细，歪向一侧。表面光滑而凹凸不平，有刀痕，显光泽，顺扭曲方向有纵向细裂缝；棕褐色并散有扭曲的浅棕色、黄棕色条纹或斑片。长短不一、粗细不等，一般长 20 ～ 35 cm，直径 2.5 ～ 5 cm。质坚硬，敲之发出清脆声，难折断，整齐的断面可见棕褐色分泌物与浅棕色木质部相间排列成数个偏心性半圆形环。气芳香，味微弱。

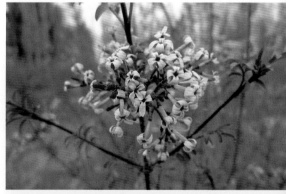

| 功能主治 | **中药** 山沉香：辛，微温。降气，温中，暖肾。用于脘腹胀痛，寒喘；外用于皮肤擦伤，子宫下垂，脱肛。

蒙药 阿拉善 – 阿嘎如：辛、苦，凉，重、柔、燥、腻、钝、软。镇赫依，止痛，平喘，清热。用于心热，心刺痛，头晕，失眠，心悸，气喘，赫依病。

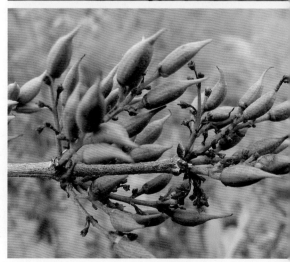

| 用法用量 | **中药** 山沉香：内服煎汤，3 ～ 5 g；或研末。外用适量，烧灰调涂；或烧烟熏。

蒙药 阿拉善 – 阿嘎如：研末冲服，单用 1.5 ～ 3 g；或入丸、散剂。

木犀科 Oleaceae 丁香属 Syringa

暴马丁香

Syringa reticulata subsp. *amurensis* (Ruprecht) P. S. Green & M. C. Chang

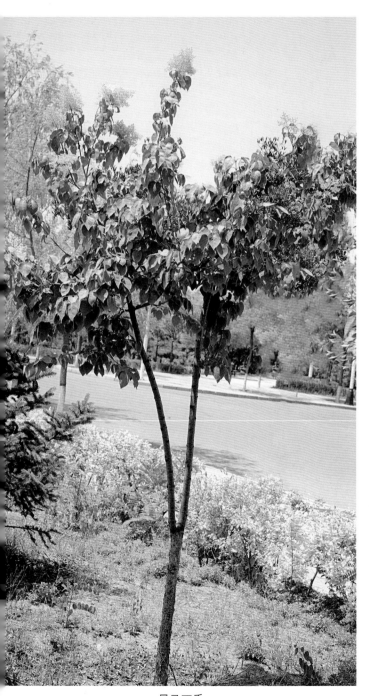

暴马丁香

| 植物别名 |

暴马子。

| 蒙 文 名 |

哲日力格 – 高力得 – 宝日。

| 药 材 名 |

暴马子皮（药用部位：干皮或枝皮。别名：暴马丁香、白丁香）。

| 形态特征 |

灌木或小乔木，高达 6 m，具直立或开展的枝。单叶，宽卵形或卵形，长 5 ~ 12 cm，宽 3.5 ~ 6.5 cm，先端骤尖或渐尖，基部圆形或截形，上面亮绿色，下面灰绿色，无毛或疏生短柔毛；叶柄长 1 ~ 2 cm。圆锥花序长 10 ~ 15 cm，花较稀疏；花萼钟状，长约 1.5 mm；花冠白色，筒部比花萼稍长，先端 4 裂，裂片椭圆形，与筒部近等长；雄蕊 2，明显伸出花冠外。蒴果矩圆形，长 1.5 ~ 2 cm，先端稍尖或钝，果皮光滑或有小瘤。花期 6 月，果期 7 月。

| **生境分布** | 生于山地河岸及河谷灌丛中。分布于内蒙古赤峰市（宁城县、喀喇沁旗、敖汉旗）、鄂尔多斯市（准格尔旗）。内蒙古各地均有栽培。 |

| **资源情况** | 野生资源稀少，栽培资源较丰富。药材来源于野生和栽培。 |

| **采收加工** | 春、秋季剥取，干燥。 |

| **功能主治** | 苦，微寒。归肺经。清肺祛痰，止咳平喘。用于咳喘痰多。 |

| **用法用量** | 内服煎汤，30 ~ 45 g。 |

| **附　注** | 本种为 2020 年版《中国药典》收载的暴马子皮药材的基原。 |

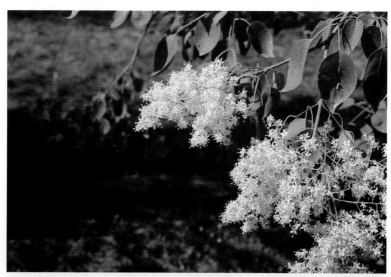

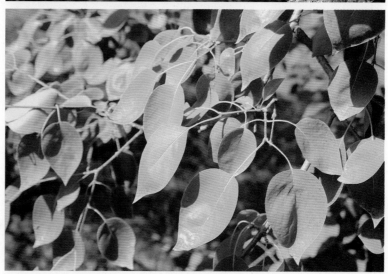

小叶女贞 *Ligustrum quihoui* Carr.

| 植物别名 | 小叶水蜡树。

| 蒙 文 名 | 吉吉格 – 哈日宝日。

| 药 材 名 | 女贞叶（药用部位：叶。别名：冬青叶、土金刚叶、爆竹叶）、女贞皮（药用部位：树皮。别名：女贞树皮）。

| 形态特征 | 落叶或半常绿小灌木，高 2 ~ 3 m。枝条密被短柔毛，黄褐色，散生皮孔。叶矩圆形或卵状矩圆形，长 2 ~ 5（~ 6）cm，宽 1 ~ 2.5 mm，先端钝圆，有时微凹，基部楔形或钝，全缘，两面光滑无毛，具短柄。圆锥花序生于侧枝的先端，花序轴被短柔毛；花萼钟状，长约 2 mm，先端 4 裂；花冠白色，筒部与裂片几相等；雄蕊 2。核果球形，

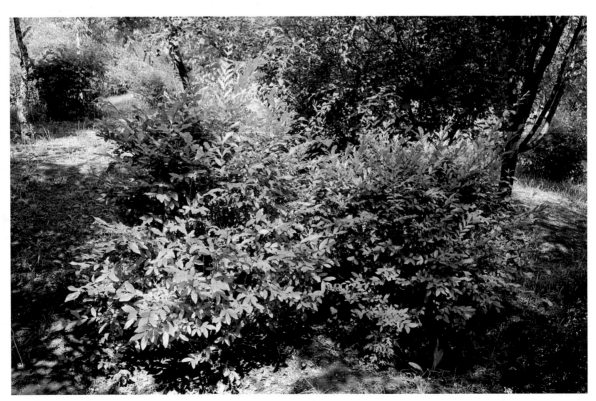

小叶女贞

黑色，有白粉，直径约 6 mm。花期 8 ~ 9 月，果熟期 10 月。

| **生境分布** | 内蒙古无野生分布。内蒙古各地均有栽培。

| **资源情况** | 无野生资源，栽培资源一般。药材来源于栽培。

| **采收加工** | 女贞叶：夏、秋季采收，鲜用或晒干。
女贞皮：全年均可剥取，除去杂质，切片，晒干。

| **功能主治** | 女贞叶：淡、微苦，平。归肺、心经。清热明目，解毒散瘀，消肿止咳。用于头目昏痛，风热赤眼，口舌生疮，牙龈肿痛，疮肿溃烂，烫火伤，肺热咳嗽。
女贞皮：强筋健骨。用于腰膝酸痛，两脚无力，烫火伤。

| **用法用量** | 女贞叶：内服煎汤，10 ~ 15 g。外用适量，捣敷；或绞汁含漱；熬膏涂或点眼。
女贞皮：内服煎汤，30 ~ 60 g；或浸酒。外用适量，研末调敷；或熬膏涂。

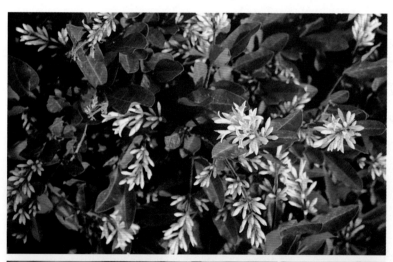

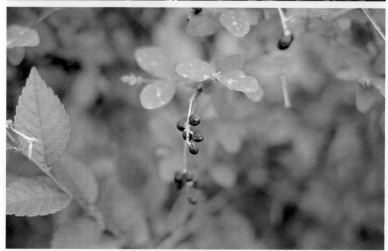

马钱科 Loganiaceae 醉鱼草属 Buddleja

互叶醉鱼草 *Buddleja alternifolia* Maxim.

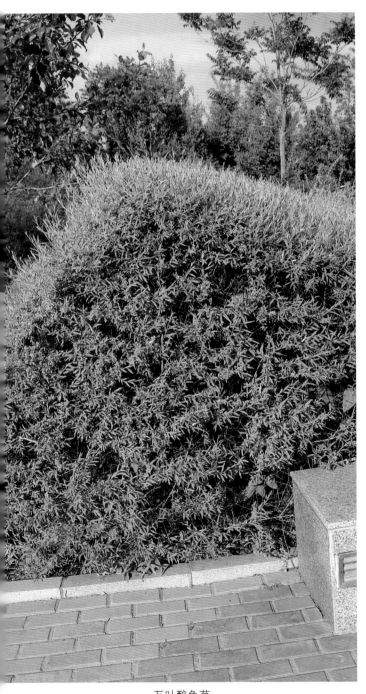

互叶醉鱼草

| 植物别名 |

白其稍、白芨、白芨梢。

| 蒙 文 名 |

朝宝－扎嘎森－浩日－其其格。

| 药 材 名 |

醉鱼草（药用部位：根和茎）、醉鱼草花
（药用部位：花）。

| 形态特征 |

灌木，高 1 ～ 4 m。长枝对生或互生，细弱，
上部常弧状弯垂，短枝簇生，常被星状短
绒毛至几无毛；小枝四棱形或近圆柱形。
叶在长枝上互生，在短枝上簇生，上面深
绿色，幼时被灰白色星状短绒毛，老时渐
近无毛，下面密被灰白色星状短绒毛。花
多朵组成簇生状或圆锥状聚伞花序；花序
较短，密集，常生于二年生的枝条上；花
芳香；花萼钟状，具 4 棱，外面密被灰白
色星状绒毛和一些腺毛，花萼裂片三角状
披针形，内面被疏腺毛；花冠紫蓝色；雄
蕊着生于花冠管内壁中部，花丝极短；子
房长卵形，无毛。蒴果椭圆状，无毛；种
子多颗，狭长圆形，灰褐色，周围边缘有

短翅。花期 5 ~ 6 月，果期 7 ~ 10 月。

| **生境分布** | 生于荒漠带的山地干山坡、固定沙地。分布于内蒙古鄂尔多斯市（乌审旗）、阿拉善盟（阿拉善左旗）。内蒙古西部地区有少量栽培，用于园林绿化。

| **资源情况** | 野生资源稀少，栽培资源较少。药材来源于野生和栽培。

| **采收加工** | 醉鱼草：夏、秋季采收，切碎，晒干或鲜用。
醉鱼草花：4 ~ 7 月采收，除去杂质，晒干。

| **功能主治** | 醉鱼草：辛、苦，温；有毒。祛风解毒，驱虫，化骨鲠。用于疟腮，痈肿，瘰疬，蛔虫病，钩虫病。
醉鱼草花：辛、苦，温；有小毒。祛痰，截疟，解毒。用于痰饮喘促，疟疾，疳积，烫伤。

| **用法用量** | 醉鱼草：内服煎汤，10 ~ 15 g，鲜品 15 ~ 30 g；或捣汁。外用适量，捣敷。
醉鱼草花：内服煎汤，9 ~ 15 g。外用适量，捣敷；或研末调敷。

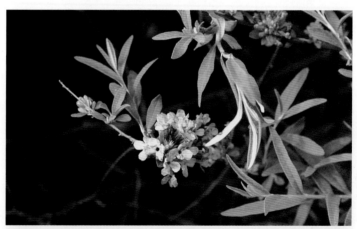

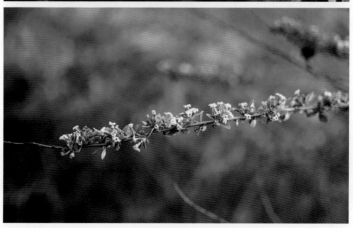

龙胆科 Gentianaceae 百金花属 Centaurium

百金花

Centaurium pulchellum var. *altaicum* (Griseb.) Kitag. et Hara

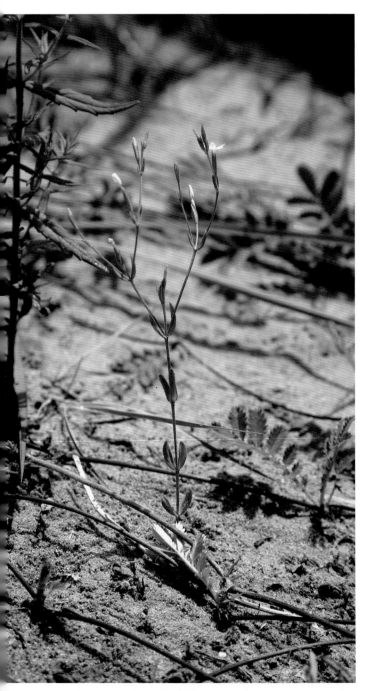

百金花

| 植物别名 |

麦氏埃蕾、地格达。

| 蒙 文 名 |

森达日阿 – 其其格。

| 药 材 名 |

中药 百金花（药用部位：全草。别名：埃蕾、东北埃蕾）。

蒙药 森达日阿–其其格（药用部位：全草）。

| 形态特征 |

一年生草本，高 6 ～ 25 cm。根纤细，淡褐黄色。茎纤细，直立，分枝，具 4 纵棱，光滑无毛。叶椭圆形至披针形，长 8 ～ 15 mm，宽 3 ～ 6 mm，先端锐尖，基部宽楔形，全缘，三出脉，两面平滑无毛，无叶柄。花序为疏散的二歧聚伞花序；花长 10 ～ 15 mm，具细短梗，梗长 2 ～ 5 mm；花萼管状，管长约 4 mm，直径 1 ～ 1.5 mm，具 5 裂片，裂片狭条形，长 3 ～ 4 mm，先端渐尖；花冠近高脚碟状，管部长约 8 mm，白色，先端具 5 裂片，裂片白色或淡红色，矩圆形，长约 4 mm。蒴果狭矩圆形，长 6 ～ 8 mm；种子近球形，直径 0.2 ～ 0.3 mm，棕褐色，表

面具皱纹。花果期 7 ~ 8 月。

| **生境分布** | 生于低湿草甸、水边。分布于内蒙古呼伦贝尔市（新巴尔虎右旗）、兴安盟（科尔沁右翼中旗）、通辽市（扎鲁特旗）、赤峰市（阿鲁科尔沁旗、巴林左旗、巴林右旗、翁牛特旗、喀喇沁旗、宁城县、敖汉旗）、呼和浩特市（托克托县）、鄂尔多斯市（鄂托克旗、准格尔旗、达拉特旗、乌审旗、伊金霍洛旗、东胜区、杭锦旗、康巴什区）。

| **资源情况** | 野生资源较少。药材来源于野生。

| **采收加工** | **中药** 百金花：夏季开花时采收，洗净泥土，晒干。
　　　　　　蒙药 森达日阿 – 其其格：同“百金花”。

| **药材性状** | **中药** 百金花：本品根纤细，直径约 1 mm，有须状支根，表面淡黄色或淡褐黄色。茎细，具 4 纵棱，有分枝，长短不等，直径约 1 mm，表面黄绿色，光滑无毛。质脆，易折断，断面中空。叶对生，多脱落或破碎，完整叶片呈椭圆形或披针形，表面黄绿色或灰绿色，光滑无毛，无叶柄。花冠近高脚碟状，先端 5 裂，裂片矩圆形，白色或淡黄色。气微，味微苦。

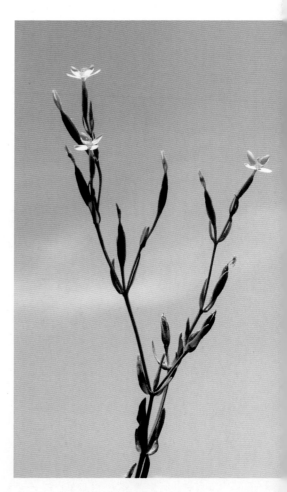

| **功能主治** | **中药** 百金花：苦，寒。归肝、胃经。清热解毒。用于肝炎，胆囊炎，头痛，发热，牙痛，咽喉肿痛。
　　　　　　蒙药 森达日阿 – 其其格：苦，寒。清热，退黄，利胆。用于肝热，胆热，黄疸，头痛，发热，扁桃体炎。

| **用法用量** | **中药** 百金花：内服煎汤，6 ~ 9 g；或研末冲服。
　　　　　　蒙药 森达日阿 – 其其格：单用 1.5 ~ 3 g；或入丸、散剂。

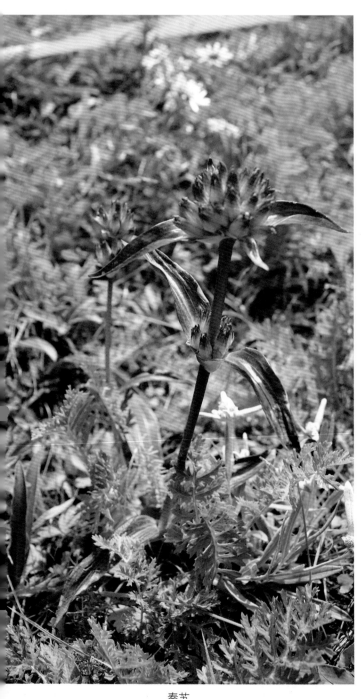

秦艽

龙胆科 Gentianaceae 龙胆属 Gentiana

秦艽
Gentiana macrophylla Pall.

植物别名

大叶龙胆、萝卜艽、西秦艽。

蒙文名

套日格 – 主力根 – 其木格。

药材名

中药 秦艽（药用部位：根。别名：秦札、曲双、左扭）。

蒙药 哈日 – 基立吉（药用部位：花）。

形态特征

多年生草本，高 30 ～ 60 cm。根粗壮，稍呈圆锥形，黄棕色。茎单一斜升或直立，圆柱形，基部被纤维状残叶基所包围。基生叶较大，狭披针形至狭倒披针形，少椭圆形，先端钝尖，全缘，平滑无毛，五至七出脉，主脉在下面明显凸起；茎生叶较小，3 ～ 5 对，披针形，三至五出脉。聚伞花序，数朵至多数花簇生枝顶，呈头状，或腋生作轮状；花萼膜质，一侧裂开，具大小不等的萼齿 3 ～ 5；花冠管状钟形，具 5 裂片，裂片直立，蓝色或蓝紫色，卵圆形；褶常三角形，比裂片短一半。蒴果长椭圆形，近无柄，包藏在宿存花冠内；种子矩圆形，棕色，具光泽，表面细网状。花果期 7 ~ 10 月。

| **生境分布** | 生于河滩、路旁、水沟边、山坡草地、草甸、林下及林缘。分布于内蒙古呼伦贝尔市（扎兰屯市、海拉尔区、鄂伦春自治旗、鄂温克族自治旗、额尔古纳市、牙克石市、根河市、莫力达瓦达斡尔族自治旗、新巴尔虎左旗、新巴尔虎右旗、陈巴尔虎旗、满洲里市）、兴安盟（扎赉特旗、阿尔山市、乌兰浩特市、突泉县、科尔沁右翼前旗、科尔沁右翼中旗）、通辽市（扎鲁特旗）、赤峰市（林西县、克什克腾旗、喀喇沁旗、巴林右旗、宁城县、阿鲁科尔沁旗、巴林左旗、敖汉旗、松山区、翁牛特旗）、锡林郭勒盟（锡林浩特市、太仆寺旗、西乌珠穆沁旗、东乌珠穆沁旗、多伦县）、乌兰察布市（察哈尔右翼中旗、丰镇市、察哈尔右翼前旗、卓资县、凉城县、兴和县）、呼和浩特市（和林格尔县、武川县、赛罕区）、包头市（土默特右旗、固阳县）。

| **资源情况** | 野生资源一般。药材来源于野生。

| **采收加工** | **中药** 秦艽：春、秋季采挖，除去泥沙。
蒙药 哈日－基立吉：夏、秋季采收，除去花萼及杂质，阴干。

| **药材性状** | **中药** 秦艽：本品根略呈圆锥形，上粗下细，长 7 ~ 30 cm，直径 1 ~ 3 cm。表面灰黄色或棕黄色，有纵向或扭曲的纵沟。根头部常膨大，多由数个根茎合着，残存的茎基上有短纤维状叶基维管束。质坚脆，易折断，断面皮部黄色或棕黄色，木部黄色。气特殊，味苦、微涩。

| **功能主治** | **中药** 秦艽：苦、辛，平。归胃、肝、胆经。祛风湿，清湿热，止痹痛，退虚热。用于风湿痹痛，中风半身不遂，筋脉拘挛，骨节酸痛，湿热黄疸，骨蒸潮热，小儿疳积发热。
蒙药 哈日－基立吉：苦，凉，柔、轻。清热，消肿，燥"协日乌素"。用于热性黄水病，炭疽，扁桃体炎。

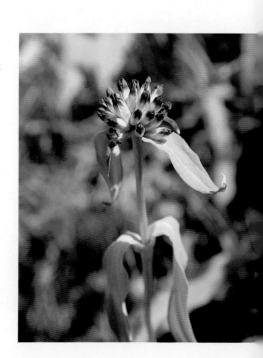

| **用法用量** | **中药** 秦艽：内服煎汤，3 ~ 10 g。
蒙药 哈日－基立吉：多入丸、散剂。

| **附　注** | 本种为 2020 年版《中国药典》收载的秦艽药材的基原之一。

龙胆科 Gentianaceae 龙胆属 Gentiana

龙胆 *Gentiana scabra* Bunge

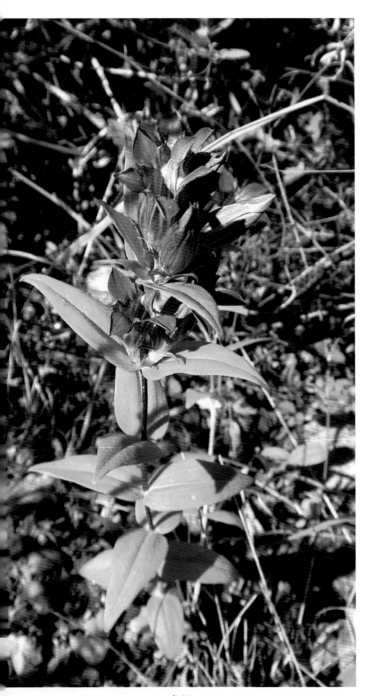

龙胆

| 植物别名 |

龙胆草、胆草、粗糙龙胆。

| 蒙 文 名 |

主力根 – 其木格。

| 药 材 名 |

中药 龙胆（药用部位：根及根茎。别名：陵游、龙胆草、地胆草）。

蒙药 呼和 – 基立吉（药用部位：根）。

| 形态特征 |

多年生草本，高 30 ～ 60 cm。根茎短，簇生多数细长的绳索状根，根黄棕色或淡黄色。茎直立，常单一，稍粗糙。叶卵形或卵状披针形，先端渐尖或锐尖，全缘，基部合生而抱茎。三出脉，上面暗绿色，通常粗糙，下面淡绿色，边缘及叶脉粗糙；茎基部叶 2 ～ 3 对，较小，或呈鳞片状。花 1 至数朵簇生于枝顶或上部叶腋，无梗；花萼管状钟形，管部长 1 ～ 1.5 cm，具 5 裂片，裂片条状披针形，边缘粗糙；花冠管状钟形，蓝色，具 5 裂片，裂片开展，卵圆形，先端锐尖；褶三角形，全缘或具齿。蒴果狭椭圆形，具短柄，包藏在宿存花冠内；种子多数，条形，稍扁，边缘具翅，表面细网状。花果期 9 ~ 10 月。

| **生境分布** | 生于山地林缘、灌丛、草甸。分布于内蒙古呼伦贝尔市（扎兰屯市、鄂伦春自治旗、牙克石市、莫力达瓦达斡尔族自治旗、额尔古纳市）、兴安盟（阿尔山市、科尔沁右翼前旗）、赤峰市（喀喇沁旗）、锡林郭勒盟（多伦县）。

| **资源情况** | 野生资源较少。药材来源于野生。

| **采收加工** | 中药 龙胆：春、秋季采挖，洗净，干燥。
蒙药 呼和 - 基立吉：同"龙胆"。

| **药材性状** | 中药 龙胆：本品根茎多横生，长 0.5 ~ 3 cm，直径 3 ~ 8 mm，有多个茎痕，下面有多数根，常多于 20。根细长圆柱形，略扭曲，直径 1 ~ 3 mm，表面灰白色或棕黄色，上部横纹较明显，下部有纵皱纹及细根痕。质脆，易吸潮变软，断面黄棕色，木部呈黄白色点状环列，中央髓部明显。气微，味极苦。

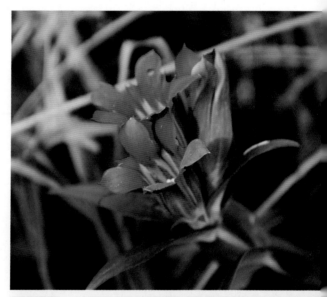

| **功能主治** | 中药 龙胆：苦，寒。归肝、胆经。清热燥湿，泻肝胆火。用于湿热黄疸，阴肿阴痒，带下，湿疹瘙痒，肝火目赤，耳鸣耳聋，胁痛口苦，强中，惊风抽搐。
蒙药 呼和 - 基立吉：苦、涩，凉，柔、轻。清热，消肿，燥"协日乌素"。用于发症，丹毒，痈，疖，黄水疮，咽喉肿痛，关节肿痛，肝热，胆热。

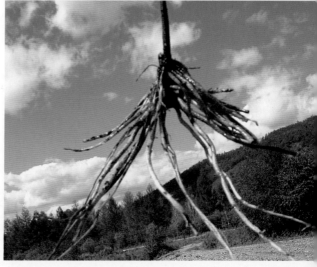

| **用法用量** | 中药 龙胆：内服煎汤，3 ~ 6 g。
蒙药 呼和 - 基立吉：多入丸、散剂。

| **附 注** | 本种为 2020 年版《中国药典》收载的龙胆药材的基原之一。

龙胆科 Gentianaceae 龙胆属 Gentiana

三花龙胆
Gentiana thunbergii Griseb

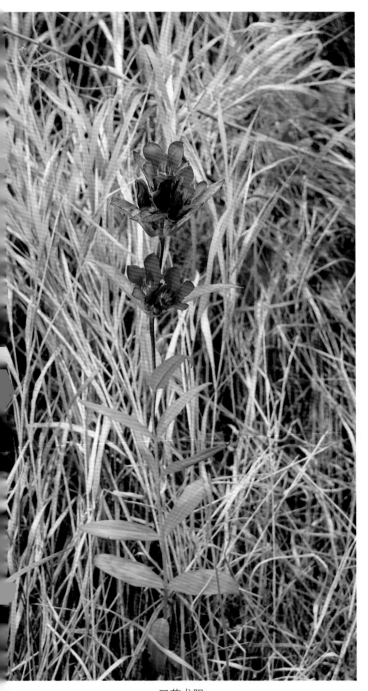

三花龙胆

| 植物别名 |

龙胆草。

| 蒙 文 名 |

古日班 – 其其格图 – 主力根 – 其木格。

| 药 材 名 |

中药 龙胆（药用部位：根及根茎。别名：
陵游、龙胆草、地胆草）。
蒙药 呼和 – 基立吉（药用部位：根）。

| 形态特征 |

二年生草本，高 4 ~ 12 cm。茎自基部分枝
或单一，纤细，无毛。基生叶莲座状，圆
卵形，长约 5 mm，先端圆形，具短尖，全
缘，边缘软骨质，两面无毛，下面中脉龙骨
状凸起；茎生叶对生，披针状条形或条形，
先端锐尖，基部合生成筒，抱茎，全缘，边
缘软骨质。花顶生；花梗长 10 ~ 15 mm；
萼筒狭漏斗状，裂片 5，条状披针形，长约
3 mm，外面有龙骨状突起；花冠白色或稍
带浅紫色，比花萼长 1/3，裂片 5，三角状
卵形，先端锐尖，褶近半圆形，边缘有疏齿。
蒴果倒卵形，具长柄，伸出花冠外。花果期
6 ~ 8 月。

| 生境分布 | 生于草地、林下。分布于内蒙古呼伦贝尔市（扎兰屯市、海拉尔区、鄂伦春自治旗、新巴尔虎右旗、陈巴尔虎旗、莫力达瓦达斡尔族自治旗、新巴尔虎左旗、鄂温克族自治旗、根河市、牙克石市、额尔古纳市）、兴安盟（阿尔山市、科尔沁右翼前旗）、赤峰市（巴林左旗、克什克腾旗、喀喇沁旗、宁城县）、锡林郭勒盟（东乌珠穆沁旗、西乌珠穆沁旗）。 |

| 资源情况 | 野生资源较少。药材来源于野生。 |

| 采收加工 | **中药** 龙胆：春、秋季采挖，洗净，干燥。
蒙药 呼和－基立吉：同"龙胆"。 |

| 药材性状 | **中药** 龙胆：本品根茎呈不规则的块状，长 1 ~ 3 cm，直径 0.3 ~ 1 cm；表面暗灰棕色或深棕色，上端有茎痕或残留茎基，周围和下端着生多数细长的根。根呈圆柱形，略扭曲，长 10 ~ 20 cm，直径 0.2 ~ 0.5 cm；表面淡黄色或黄棕色，上部多有显著的横皱纹，下部较细，有纵皱纹及支根痕。质脆，易折断，断面略平坦，皮部黄白色或淡黄棕色，木部色较浅，呈点状环列。气微，味甚苦。 |

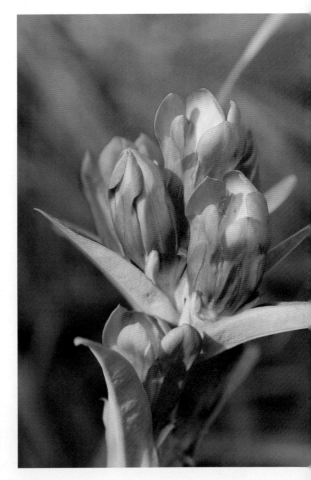

| 功能主治 | **中药** 龙胆：苦，寒。归肝、胆经。清热燥湿，泻肝胆火。用于湿热黄疸，阴肿阴痒，带下，湿疹瘙痒，肝火目赤，耳鸣耳聋，胁痛口苦，强中，惊风抽搐。
蒙药 呼和－基立吉：苦、涩，凉，柔、轻。清热，消肿，燥"协日乌素"。用于发症，丹毒，痈，疖，黄水疮，咽喉肿痛，关节肿痛，肝热，胆热。 |

| 用法用量 | **中药** 龙胆：内服煎汤，3 ~ 6 g。
蒙药 呼和－基立吉：多入丸、散剂。 |

| 附　注 | 本种为 2020 年版《中国药典》收载的龙胆药材的基原之一。 |

龙胆科 Gentianaceae 龙胆属 Gentiana

条叶龙胆 *Gentiana manshurica* Kitag.

| **植物别名** | 东北龙胆。

| **蒙 文 名** | 少布给日－主力根－其木格。

| **药 材 名** | **中药** 龙胆（药用部位：根及根茎。别名：陵游、龙胆草、地胆草）。
　　　　　　　蒙药 呼和－基立吉（药用部位：根）。

| **形态特征** | 多年生草本，高 30 ~ 60 cm。根茎短，簇生数条至多条绳索状长根，淡棕黄色。茎直立，常单一，不分枝，有时 2 ~ 3 枝自根茎生出。叶条形或条状披针形，先端渐尖，全缘，基部合生且抱茎，三出脉，上面绿色，下面淡绿色，主脉明显凸起，两面平滑无毛；茎下部数对叶较小，鳞片状。花无梗或梗极短；花 1 ~ 3（~ 5）簇生于枝顶

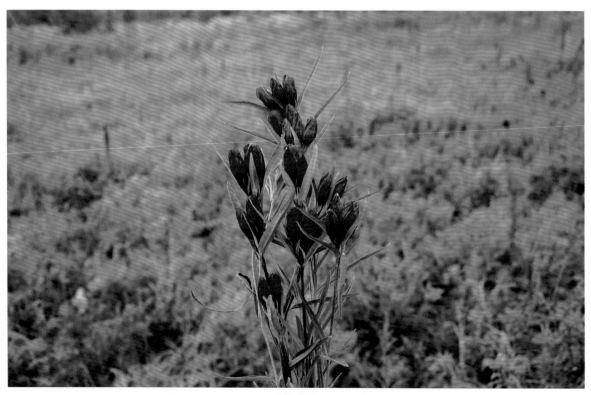

条叶龙胆

及上部叶腋；苞片条形；花萼管状钟形，膜质，具 5 裂片，裂片条形，长短不一；花冠管状钟形，长 4 ~ 5 cm，蓝色或蓝紫色，具 5 裂片，裂片卵圆形，先端锐尖；褶极短，近三角形，边缘有时具不整齐的齿。蒴果狭矩圆形，压扁，具有长约 1 cm 的柄；种子多数，矩圆形，两端具翅，淡棕褐色。花果期 8 ~ 10 月。

| 生境分布 | 生于山地林缘、灌丛、草甸。分布于内蒙古呼伦贝尔市（额尔古纳市）、兴安盟（扎赉特旗、科尔沁右翼前旗、科尔沁右翼中旗、突泉县）、赤峰市（克什克腾旗）、锡林郭勒盟（西乌珠穆沁旗）。

| 资源情况 | 野生资源较少。药材来源于野生。

| 采收加工 | **中药** 龙胆：春、秋季采挖，洗净，干燥。
蒙药 呼和 - 基立吉：同"龙胆"。

| 功能主治 | **中药** 龙胆：苦，寒。归肝、胆经。清热燥湿，泻肝胆火。用于湿热黄疸，阴肿阴痒，带下，湿疹瘙痒，肝火目赤，耳鸣耳聋，胁痛口苦，强中，惊风抽搐。
蒙药 呼和 - 基立吉：苦、涩，凉，柔、轻。清热，消肿，燥"协日乌素"。用于发症，丹毒，痛，疖，黄水疮，咽喉肿痛，关节肿痛，肝热，胆热。

| 用法用量 | **中药** 龙胆：内服煎汤，3 ~ 6 g。
蒙药 呼和 - 基立吉：多入丸、散剂。

| 附　注 | 本种为 2020 年版《中国药典》收载的龙胆药材的基原之一。

龙胆科 Gentianaceae 龙胆属 Gentiana

鳞叶龙胆

Gentiana squarrosa Ledeb.

| 植物别名 | 小龙胆、石龙胆。

| 蒙 文 名 | 西润－主力根－其木格。

| 药 材 名 | **中药** 石龙胆（药用部位：全草。别名：龙胆地丁、紫花地丁、鬼
点灯）。
蒙药 西润－主力根－其木格（药用部位：全草）。

| 形态特征 | 一年生草本，高 2 ~ 7 cm。茎纤细，近四棱形，通常多分枝，密被
短腺毛。叶边缘软骨质，稍粗糙或被短腺毛，先端反卷，具芒刺；
基生叶较大，卵圆形或倒卵状椭圆形；茎生叶较小，倒卵形至倒披
针形，对生叶基部合生成筒，抱茎。单花顶生；花萼管状钟形，具

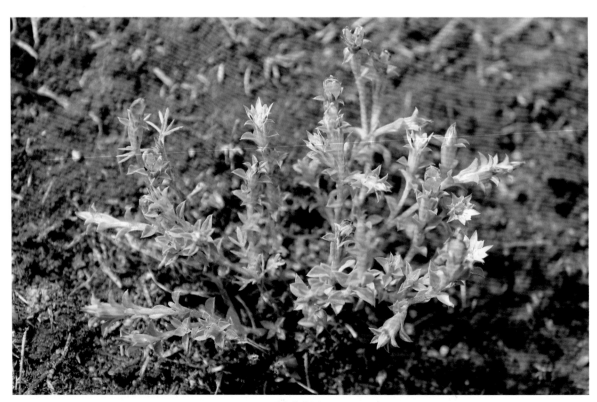

鳞叶龙胆

5 裂片，裂片卵形，先端反折，具芒刺，边缘软骨质，粗糙；花冠管状钟形，蓝色，裂片 5，卵形，先端锐尖，褶三角形，先端 2 裂或不裂。蒴果倒卵形或短圆状倒卵形，淡黄褐色，2 瓣开裂，果梗在果期延长，通常伸出宿存花冠外；种子多数，扁椭圆形，棕褐色，表面具细网纹。花果期 6 ~ 8 月。

| **生境分布** | 生于山地草甸、旱化草甸及草甸草原。内蒙古各地均有分布。

| **资源情况** | 野生资源一般。药材来源于野生。

| **采收加工** | **中药** 石龙胆：春末夏初采收，洗净，晒干或鲜用。
蒙药 西润－主力根－其木格：春末夏初采收开花的全草，洗净，晒干或鲜用。

| **药材性状** | **中药** 石龙胆：本品卷曲。根细小，棕色。茎纤细，近四棱形，多分枝；表面灰黄色或黄绿色，密被短腺毛。质脆，易折断，断面黄色。叶对生，基部合生成筒而抱茎，脱落或破碎，完整叶片呈倒卵形或倒披针形，边缘软骨质，先端反卷，具芒刺，表面黄绿色或灰绿色。质脆，易碎。单花顶生；花萼管状钟形，5 裂，裂片卵形；花冠管状钟形，裂片 5，卵形，先端锐尖，褶三角形，淡蓝色。气微，味微苦。

| **功能主治** | **中药** 石龙胆：苦、辛，寒。归肺、肝、心经。解毒消痈，清热利湿。用于疔疮疖肿，瘰疬，无名肿毒，蛇咬伤，肠痈，目赤肿痛，黄疸，带下。
蒙药 西润－主力根－其木格：苦，凉。利胆，退黄，清热，治伤，排脓。用于发热，头痛，口干，黄疸，肝胆热，伤热。

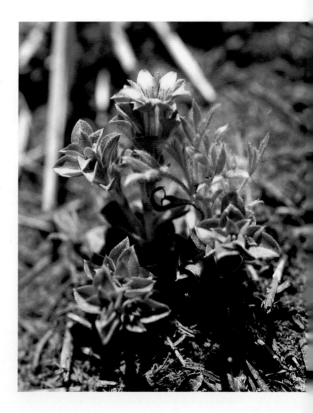

| **用法用量** | **中药** 石龙胆：内服煎汤，10 ~ 15 g，鲜品 15 ~ 30 g。外用适量，鲜品捣敷；或干品研末调敷。
蒙药 西润－主力根－其木格：内服煎汤，单用 1.5 ~ 3 g；或入丸、散剂。

龙胆科 Gentianaceae 龙胆属 Gentiana

假水生龙胆

Gentiana pseudoaquatica Kusnez.

| 蒙 文 名 | 闹格音 – 主力根 – 其木格。

| 药 材 名 | **中药** 石龙胆（药用部位：全草。别名：龙胆地丁、紫花地丁、鬼点灯）。

蒙药 希日根 – 主力根 – 其木格（药用部位：全草）。

| 形态特征 | 一年生草本，高 2 ～ 4（～ 6）cm。茎纤细，近四棱形，分枝或不分枝，被微短腺毛。叶边缘软骨质，稍粗糙，先端稍反卷，具芒刺，下面中脉软骨质；基生叶较大，卵形或近圆形；茎生叶较小，近卵形，对生叶基部合生成筒，抱茎；无叶柄。花单生枝顶；花萼具 5 软骨质突起，管状钟形，长 5 ～ 8 mm，具 5 裂片，裂片直立，披针形，边缘软骨质，稍粗糙；花冠管状钟形，长 7 ～ 10 mm，裂片 5，蓝色，

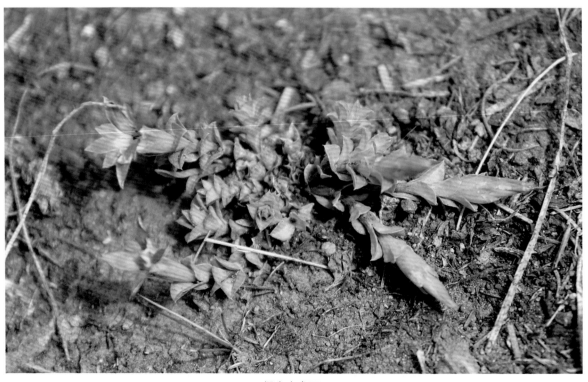

假水生龙胆

卵圆形, 先端锐尖, 褶近三角形, 蓝色。蒴果倒卵形或椭圆状倒卵形, 先端具狭翅, 淡黄褐色, 具长柄, 外露; 种子多数, 椭圆形, 表面细网状。花果期 6 ~ 9 月。

| 生境分布 | 生于山地灌丛、草甸、沟谷。分布于内蒙古呼伦贝尔市（扎兰屯市）、兴安盟（科尔沁右翼前旗、科尔沁右翼中旗）、通辽市（科尔沁左翼中旗）、赤峰市（巴林右旗、克什克腾旗、喀喇沁旗）、锡林郭勒盟（西乌珠穆沁旗、东乌珠穆沁旗）、乌兰察布市（四子王旗、察哈尔右翼中旗）、鄂尔多斯市（乌审旗、准格尔旗、伊金霍洛旗）、巴彦淖尔市（乌拉特前旗）。

| 资源情况 | 野生资源较少。药材来源于野生。

| 采收加工 | **中药** 石龙胆: 春末夏初采收, 洗净, 晒干或鲜用。
蒙药 希日根 - 主力根 - 其木格: 春末夏初采收开花的全草, 洗净, 晒干或鲜用。

| 功能主治 | **中药** 石龙胆: 苦、辛, 寒。归肺、肝、心经。解毒消痈, 清热利湿。用于疔疮疖肿, 瘰疬, 无名肿毒, 蛇咬伤, 肠痈, 目赤肿痛, 黄疸, 带下。
蒙药 希日根 - 主力根 - 其木格: 苦, 凉。利胆, 退黄, 清热, 治伤, 排脓。用于发热, 头痛, 口干, 黄疸, 肝胆热, 伤热。

| 用法用量 | **中药** 石龙胆: 内服煎汤, 10 ~ 15 g, 鲜品 15 ~ 30 g。外用适量, 鲜品捣敷; 或干品研末调敷。
蒙药 希日根 - 主力根 - 其木格: 内服煎汤, 单用 1.5 ~ 3 g; 或入丸、散剂。

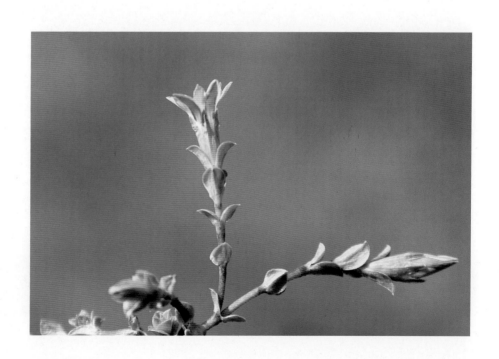

龙胆科 Gentianaceae 花锚属 Halenia

花锚
Halenia corniculata (L.) Cornaz

| 植物别名 | 西伯利亚花锚。

| 蒙 文 名 | 希给日 - 地格达。

| 药 材 名 | **中药** 花锚（药用部位：全草。别名：金锚）。
　　　　　　蒙药 希给拉 - 地格达（药用部位：全草。别名：希赫日 - 地格达）。

| 形态特征 | 一年生草本，高 15 ～ 45 cm。茎直立，近四棱形，具分枝，节间比叶长。叶对生，椭圆状披针形，先端渐尖，全缘，基部渐狭，具 3 ～ 5 脉，有时边缘与下面叶脉被微短硬毛，无叶柄；基生叶倒披针形，先端钝，基部渐狭成叶柄，花时早枯落。聚伞花序顶生或腋生；花梗纤细，果期前长 5 ～ 10 mm，果期延长，达 25 mm；花萼裂片条形或条状

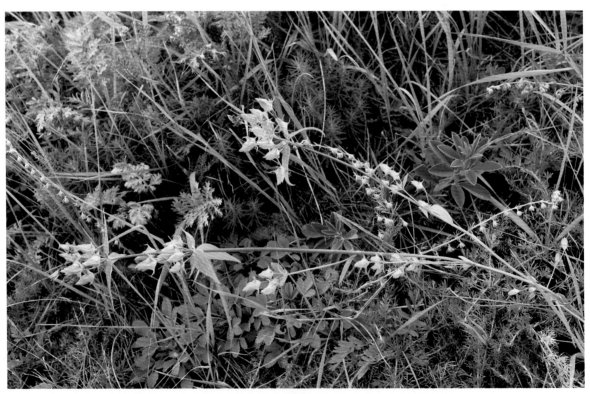

花锚

披针形，先端长渐尖，边缘稍膜质，被微短硬毛，具 1 脉；花冠黄白色或淡绿色，钟状，4 裂达 2/3 处，裂片卵形或椭圆状卵形，先端渐尖，花冠基部具 4 斜向的长距，雄蕊长 2 ~ 3 mm，内藏；子房近披针形。蒴果矩圆状披针形，棕褐色；种子扁球形，直径约 1 mm，棕色，表面近光滑或细网状。花果期 7 ~ 8 月。

| 生境分布 | 生于山坡草地、林下及林缘。分布于内蒙古呼伦贝尔市（新巴尔虎左旗、满洲里市、阿荣旗、鄂伦春自治旗、鄂温克族自治旗、牙克石市、额尔古纳市）、兴安盟（扎赉特旗、阿尔山市、突泉县、科尔沁右翼前旗）、通辽市（扎鲁特旗、霍林郭勒市）、赤峰市（喀喇沁旗、巴林左旗、克什克腾旗、宁城县、巴林右旗、阿鲁科尔沁旗、敖汉旗、翁牛特旗、元宝山区、松山区）、锡林郭勒盟（西乌珠穆沁旗、东乌珠穆沁旗、锡林浩特市）、乌兰察布市（丰镇市、卓资县、凉城县、兴和县、察哈尔右翼中旗）、呼和浩特市（和林格尔县、土默特左旗、武川县、回民区、玉泉区）、包头市（土默特右旗、固阳县）。

| 资源情况 | 野生资源较丰富。药材来源于野生。

| 采收加工 | **中药** 花锚：夏、秋季采收，除去杂质，洗净泥土，阴干，切段。
蒙药 希给拉 – 地格达：同"花锚"。

| 药材性状 | **中药** 花锚：本品茎直立，近四棱形，具分枝，长短不一，直径 1 ~ 4 mm，表面绿色至黄绿色，皱缩易碎，完整的叶为椭圆状披针形，全缘，无叶柄。花皱缩，花冠黄白色或淡绿色，钟状，裂片 4，卵形或椭圆状卵形，先端渐尖，花冠基部具 4 斜向的长距。蒴果矩圆状披针形，棕褐色；种子扁球形，棕色。体轻，质软，气微，味苦。

| 功能主治 | **中药** 花锚：苦，寒。归心、肝经。清热解毒，凉血止血。用于肝炎，脉管炎，外伤感染发热，外伤出血。
蒙药 希给拉 – 地格达：甘，苦，平，软、腻。清热，利胆，退黄，治伤。用于黄疸，头痛，发热，伤热，脉热。

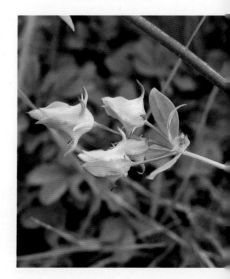

| 用法用量 | **中药** 花锚：内服煎汤，5 ~ 10 g；或入丸、散剂。外用适量，捣敷。
蒙药 希给拉 – 地格达：内服煎汤，1.5 ~ 3 g；或入丸、散剂。

龙胆科 Gentianaceae 花锚属 *Halenia*

椭圆叶花锚

Halenia elliptica D. Don

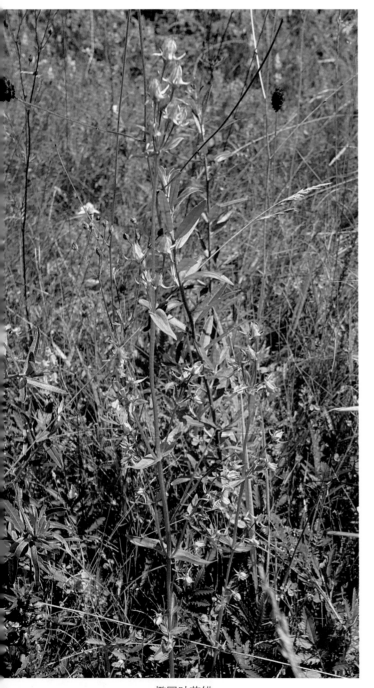

椭圆叶花锚

植物别名

椭叶花锚、黑及草、卵萼花锚。

蒙 文 名

昭布给日 – 章古图 – 地格达。

药 材 名

中药 花锚（药用部位：全草。别名：金锚）。
蒙药 希给拉 – 地格达（药用部位：全草。别名：希赫日 – 地格达）。

形态特征

一年生草本，高 15 ～ 30 cm。茎直立，近四棱形，沿棱具狭翅，分枝，节间比叶长数倍。叶对生，椭圆形或卵形，长 1 ～ 3 cm，宽 5 ～ 12 mm，先端锐尖或钝，全缘，基部渐狭成宽楔形，具 5 脉，无柄；基生叶花时早枯落。聚伞花序顶生或腋生；花梗纤细，果期前长 4 ～ 10 mm，果期延长，达 3 cm，花萼 4 裂，裂片椭圆形或卵形，长 2 ～ 3 mm，先端锐尖，具 3 脉；花冠蓝色或蓝紫色，长 4 ～ 5 mm，钟状，4 裂达 2/3 处，裂片椭圆形，先端尖，基部具平展的长距，较花冠长。蒴果卵形，长 8 ～ 10 mm，淡棕褐色；种子矩圆形，长 1.5 ～ 2 mm，棕色，近平滑或细网状。花果期 7 ~ 9 月。

| **生境分布** | 生于山地阔叶林下及灌丛中。分布于内蒙古呼和浩特市（和林格尔县）、乌兰察布市（凉城县）。

| **资源情况** | 野生资源较少。药材来源于野生。

| **采收加工** | **中药** 花锚：秋季采收，晾干。
蒙药 希给拉 – 地格达：同"花锚"。

| **功能主治** | **中药** 花锚：苦，寒。归心、肝经。清热解毒，凉血止血。用于肝炎，脉管炎，外伤感染发热，外伤出血。
蒙药 希给拉 – 地格达：甘、苦，平，软、腻。清热，利胆，退黄，治伤。用于黄疸，头痛，发热，伤热，脉热。

| **用法用量** | **中药** 花锚：内服煎汤，5 ~ 10 g；或入丸、散剂。外用适量，捣敷。
蒙药 希给拉 – 地格达：内服煎汤，1.5 ~ 3 g；或入丸、散剂。

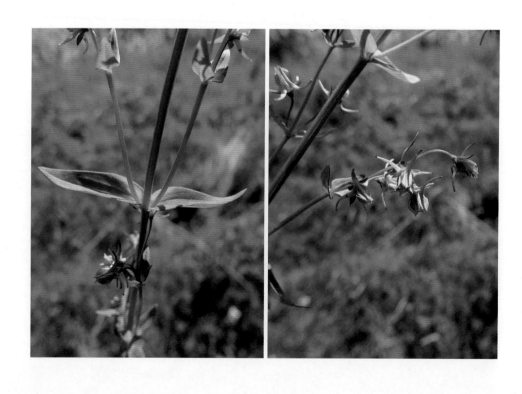

龙胆科 Gentianaceae　扁蕾属 Gentianopsis

宽叶扁蕾

Gentianopsis barbata (Froel.) Ma var. *ovato-deltoidea* (Burk.)

| 植物别名 | 糙边扁蕾。

| 蒙 文 名 | 乌日根－特木日－地格达。

| 药 材 名 | **中药** 扁蕾（药用部位：全草）。
蒙药 哈日－特木尔－地格达（药用部位：全草。别名：铁木尔－地格达）。

| 形态特征 | 一年生或二年生草本，高达 40 cm。茎单生，上部分枝，具棱。叶卵状三角形，长 3 ~ 5 cm，宽 1 ~ 2 cm。花单生于茎枝先端；花萼筒状，稍短于花冠，裂片具白色膜质边缘，外对萼裂片线状披针形，长 0.7 ~ 2 cm，先端尾尖，内对萼裂片卵状披针形，长 0.6 ~ 1.2 cm，先端渐尖，萼筒长 1 ~ 1.8 cm，直径 0.6 ~ 1 cm；花冠筒状漏斗形，

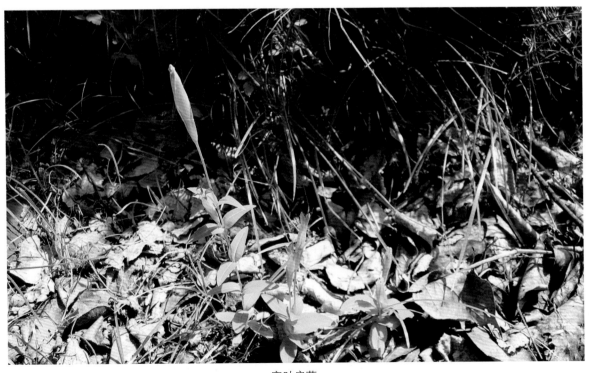

宽叶扁蕾

花冠筒黄白色，冠檐蓝色或淡蓝色，长 2.5 ~ 5 cm，裂片椭圆形，长 0.6 ~ 1.2 cm，先端圆，具小尖头，边缘具小齿，下部两侧具短细条状裂齿；子房具柄，窄椭圆形，长 2.5 ~ 3 cm，花柱短，长 1 ~ 1.5 mm。蒴果具短柄，与花冠等长；种子长圆形，长约 1 mm。花果期 7 ~ 9 月。

| 生境分布 | 生于山坡林缘、灌丛、低湿草甸、沟谷及河滩砾石层中。分布于内蒙古乌兰察布市（兴和县、卓资县）、包头市（土默特右旗）。

| 资源情况 | 野生资源稀少。药材来源于野生。

| 采收加工 | **中药** 扁蕾：夏季采收，洗净泥土，阴干或晒干，切段。
　　　　　　蒙药 哈日－特木尔－地格达：同"扁蕾"。

| 功能主治 | **中药** 扁蕾：苦，寒。归心、肝经。清热解毒，消肿止痛。用于外感发热，肝炎，胆囊炎，头痛目赤，外伤肿痛，疮疖肿毒。
　　　　　　蒙药 哈日－特木尔－地格达：苦，寒，钝、糙、轻、燥。清热，利胆，消肿。用于黄疸，肝胆热，头痛，肺热，胃热，发热。

| 用法用量 | **中药** 扁蕾：内服煎汤，6 ~ 10 g；或入丸、散剂。外用适量，捣敷。
　　　　　　蒙药 哈日－特木尔－地格达：内服煎汤，单用 1.5 ~ 3 g；或入丸、散剂。

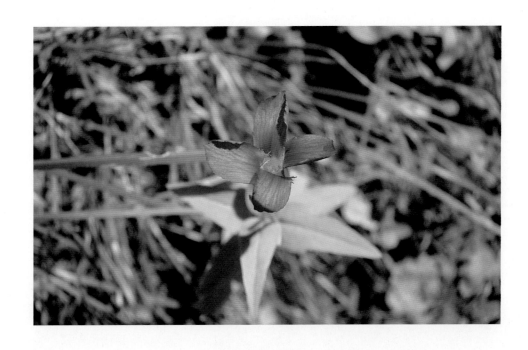

龙胆科 Gentianaceae 扁蕾属 Gentianopsis

扁蕾

Gentianopsis barbata (Froel.) Ma

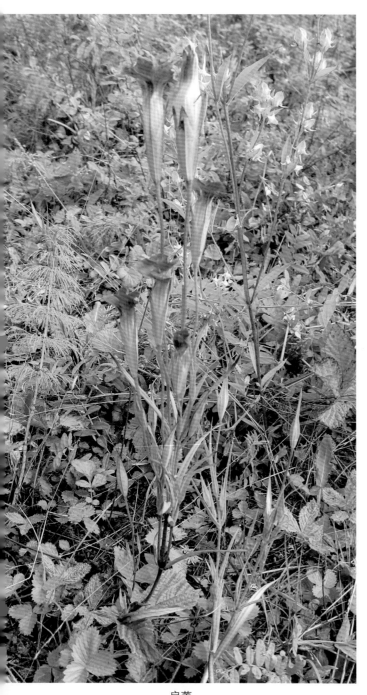

扁蕾

| 植物别名 |

剪割龙胆。

| 蒙 文 名 |

乌苏图 – 特木日 – 地格达。

| 药 材 名 |

中药 扁蕾（药用部位：全草）。

蒙药 哈日 – 特木尔 – 地格达（药用部位：全草。别名：铁木尔 – 地格达）。

| 形态特征 |

一年生直立草本，高 20 ~ 50 cm。根呈细长圆锥形，稍分枝。茎具 4 纵棱，光滑无毛，有分枝，节部膨大。叶对生，条形，先端渐尖，基部 2 对生叶几相连，全缘，下部 1 主脉明显凸起；基生叶匙形或条状倒披针形，早枯落。花单生于分枝的先端，直立，花梗长 5 ~ 12 cm；花萼管状钟形，具 4 棱，萼筒长 12 ~ 20 mm，内对萼裂片披针形，先端尾尖，与萼筒近等长，外对萼裂片条状披针形，比内对萼裂片长；花冠管状钟形，长 3 ~ 5 cm，裂片矩圆形，蓝色或蓝紫色，两旁边缘剪割状，无褶；蜜腺 4，着生于花冠管近基部，近球形而下垂。蒴果狭矩圆形，

长 2 ~ 3 cm，具柄，2 瓣裂开；种子椭圆形，棕褐色，密被小瘤状突起。花果期 7 ~ 9 月。

| 生境分布 | 生于山坡林缘、灌丛、低湿草甸、沟谷及河滩砾石层中。分布于内蒙古呼伦贝尔市（扎兰屯市、海拉尔区、陈巴尔虎旗、牙克石市、鄂温克族自治旗、额尔古纳市、根河市、新巴尔虎左旗、阿荣旗、鄂伦春自治旗、满洲里市）、兴安盟（阿尔山市、突泉县、科尔沁右翼前旗）、通辽市（扎鲁特旗、霍林郭勒市）、赤峰市（克什克腾旗、巴林右旗、阿鲁科尔沁旗、宁城县、敖汉旗、翁牛特旗、元宝山区、松山区、红山区）、锡林郭勒盟（锡林浩特市、西乌珠穆沁旗、东乌珠穆沁旗、正蓝旗、多伦县）、乌兰察布市（兴和县、卓资县、凉城县）、呼和浩特市（武川县）、包头市（固阳县）。

| 资源情况 | 野生资源一般。药材来源于野生。

| 采收加工 | **中药** 扁蕾：夏季采收，洗净，晾干。
蒙药 哈日 – 特木尔 – 地格达：同"扁蕾"。

| 药材性状 | **中药** 扁蕾：本品根呈细长圆锥形，稍有分枝，长短不一，直径约 1.5 mm，表面淡黄色。茎具 4 纵棱，有分枝，长短不一，直径约 2 mm，表面黄绿色，光滑无毛，节部膨大；质脆，易折断，断面中空。叶对生，皱缩破碎，完整叶片呈条形，先端渐尖，全缘，基部 2 对生叶几相连，表面绿色或暗绿色；质脆，易碎。花单生于枝端，多断落，花萼钟状，具 4 棱，4 裂，内对萼裂片披针形，先端尾尖，外对萼裂片条状披针形，较内对萼裂片长，黄绿色，花冠钟形，淡黄色、黄绿色或淡蓝色。气微，味微苦。

| 功能主治 | **中药** 扁蕾：苦，寒。归心、肝经。清热解毒，消肿止痛。用于外感发热，肝炎，胆囊炎，头痛目赤，外伤肿痛，疮疖肿毒。
蒙药 哈日 – 特木尔 – 地格达：苦，寒，钝、糙、轻、燥。清热，利胆，消肿。用于黄疸，肝胆热，头痛，肺热，胃热，发热。

| 用法用量 | **中药** 扁蕾：内服煎汤，6 ~ 10 g；或入丸、散剂。外用适量，捣敷。
蒙药 哈日 – 特木尔 – 地格达：内服煎汤，单用 1.5 ~ 3 g；或入丸、散剂。

龙胆科 Gentianaceae 喉毛花属 Comastoma

镰萼喉毛花 Comastoma falcatum (Turcz. ex Kar. et Kir.) Toyokuni

| 植物别名 | 镰萼龙胆、镰萼假龙胆。

| 蒙文名 | 阿拉善 – 特木尔 – 地格达。

| 药材名 | 镰萼喉毛花（药用部位：全草）。

| 形态特征 | 一年生草本，高 5 ~ 12 cm。茎常斜升，近四棱形，沿棱具翅，自
基部多分枝。基生叶莲座状，矩圆状倒披针形，长 1 ~ 2 cm，宽
3 ~ 6 mm，先端圆形，基部渐狭成短柄，全缘；茎生叶 1 ~ 2 对，
与基生叶相似。花单生枝顶，花梗细长而稍弯曲，长 1.5 ~ 8 cm；
萼片 5，不等形、披针形或卵形，长 10 ~ 12 mm，稍呈镰形；花冠
管状钟形，淡蓝色或淡紫色，长 14 ~ 20 mm，具 5 矩圆形的裂片，

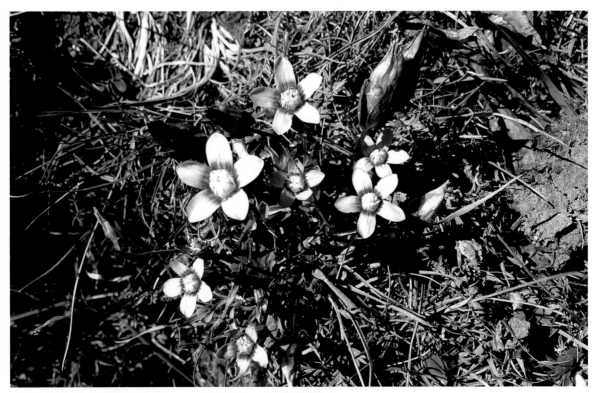

镰萼喉毛花

每裂片基部具 2 流苏状鳞片。蒴果狭矩圆形；种子多数，椭圆形。花果期 7 ~ 9 月。

| 生境分布 | 生于亚高山或高山草甸。分布于内蒙古阿拉善盟（阿拉善左旗）。

| 资源情况 | 野生资源较少。药材来源于野生。

| 采收加工 | 秋季采收，除去杂质，洗净泥土，晒干，切段。

| 功能主治 | 苦，凉。利胆，退黄，清热，健胃，治伤。用于黄疸，肝热，胆热，胃热，金伤。

| 用法用量 | 内服煎汤，1.5 ~ 3 g；或入丸、散剂。

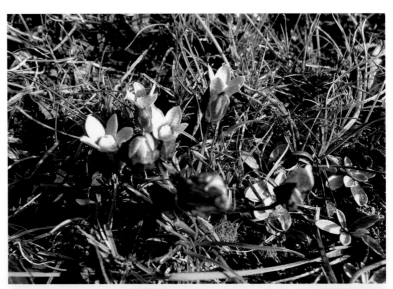

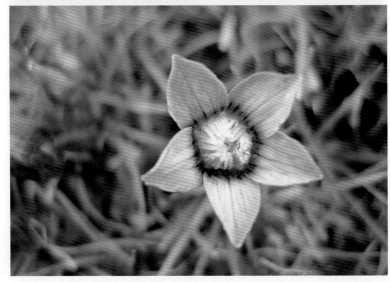

龙胆科 Gentianaceae 翼萼蔓属 Pterygocalyx

翼萼蔓

Pterygocalyx volubilis Maxim.

| 植物别名 | 翼萼蔓龙胆、双蝴蝶。

| 蒙 文 名 | 达拉布其古 – 额布斯。

| 药 材 名 | 翼萼蔓（药用部位：全草）。

| 形态特征 | 一年生草本。茎缠绕，纤细，具纵棱，上部分枝。叶对生，披针形或条状披针形，长 2 ~ 4 cm，宽 5 ~ 15 mm，先端尖细或尾尖，基部渐狭，全缘，三出脉；具短柄。花序顶生或腋生，单生或数朵簇生；花蓝色；花萼钟状管形，膜质，具 4 翼状突起，向前延伸为 4 裂片，裂片披针形，长 4 ~ 6 mm；花冠管状钟形，长 2 ~ 2.5 cm，具 4 裂片，裂片近椭圆形，长 5 ~ 7 mm；雄蕊 4，着生于花冠管中部；子

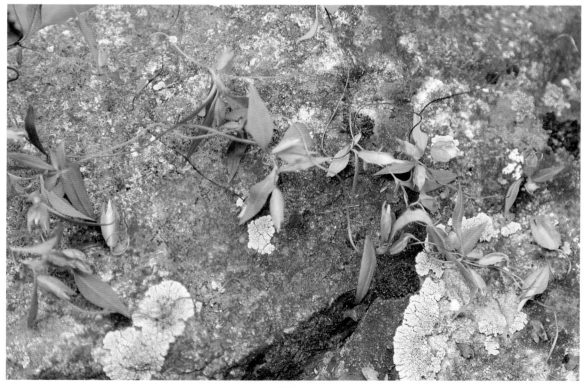

翼萼蔓

房狭椭圆形,具柄,柱头2裂。蒴果椭圆形;种子多数,扁椭圆形,具不规则翅。花果期8~9月。

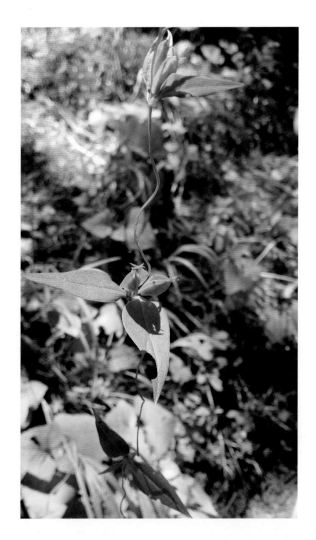

| **生境分布** | 生于白桦林、山杨林下。分布于内蒙古赤峰市(喀喇沁旗、宁城县)、呼和浩特市(土默特左旗、武川县)、包头市(土默特右旗)。

| **资源情况** | 野生资源稀少。药材来源于野生。

| **采收加工** | 夏、秋季采收,洗净泥土,晒干。

| **功能主治** | 甘、苦,平。润肺止咳。用于虚劳咳嗽。

| **用法用量** | 内服煎汤,6~9g。

龙胆科 Gentianaceae 假龙胆属 Gentianella

尖叶假龙胆

Gentianella acuta (Michx.) Hulten

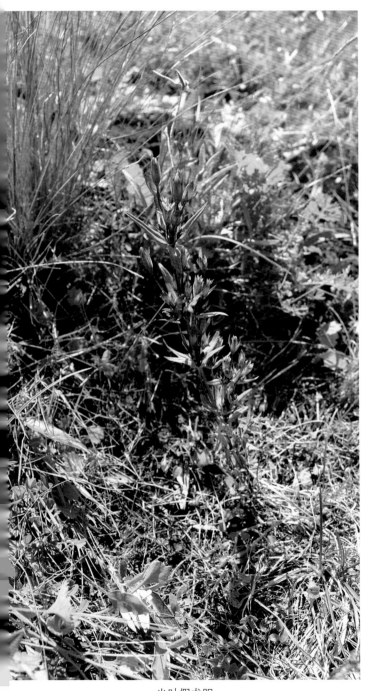

尖叶假龙胆

| 植物别名 |

苦龙胆、尖叶喉毛花。

| 蒙 文 名 |

乌珠日图 – 珠勒根其日。

| 药 材 名 |

中药 尖叶假龙胆（药用部位：全草）。
蒙药 阿古特 – 其其格（药用部位：全草）。

| 形态特征 |

一年生草本。主根细长。茎直立，单一，上部有短的分枝，近四棱形。基生叶早落；茎生叶无柄，披针形或卵状披针形，先端急尖，基部稍宽，不联合。聚伞花序顶生和腋生，组成狭窄的总状圆锥花序；花 5 基数，稀 4 基数；花梗细而短，四棱形；花冠蓝色，狭圆筒形，裂片矩圆状披针形，先端急尖，基部具 6 ~ 7 排列不整齐的流苏，流苏长柔毛状，内有维管束，花冠筒基部具 8 ~ 10 小腺体，雄蕊着生于花冠筒中部，花丝线形，基部下延成狭翅，花药蓝色，矩圆形；子房无柄，圆柱形，花柱不明显。蒴果无柄，圆柱形；种子褐色，圆球形，表面具小点状突起。花果期 8 ~ 9 月。

| 生境分布 | 生于山地林下、灌丛及低湿草甸。分布于内蒙古呼伦贝尔市（根河市、额尔古纳市、鄂伦春自治旗）、兴安盟（阿尔山市、科尔沁右翼前旗）、赤峰市（巴林左旗、巴林右旗、克什克腾旗）、锡林郭勒盟（西乌珠穆沁旗）、包头市（土默特右旗、固阳县）、巴彦淖尔市（乌拉特前旗）、阿拉善盟（阿拉善左旗）。 |

| 资源情况 | 野生资源较少。药材来源于野生。 |

| 采收加工 | **中药** 尖叶假龙胆：秋季采收，洗净，晒干。
蒙药 阿古特－其其格：同"尖叶假龙胆"。 |

| 药材性状 | **中药** 尖叶假龙胆：本品茎呈四棱形，多分枝，长短不等，直径 1 ~ 4 mm；表面黄色或黄绿色，光滑。质脆，易折断，断面中空。叶对生，多皱缩破碎，完整叶片展平后呈披针形，全缘，无叶柄，表面黄绿色或灰绿色。质脆，易碎。花淡蓝紫色，花冠管状钟形，喉部具流苏状鳞片。气微，味微苦。 |

| 功能主治 | **中药** 尖叶假龙胆：苦，寒。归肝、胆经。清热燥湿，泻肝火。用于湿热黄疸，阴肿，带下，肝胆实火，目赤耳聋，高热惊风。
蒙药 阿古特－其其格：清热，利胆，退黄。用于黄疸，头痛，发热，口干，未成熟热，胆热。 |

| 用法用量 | **中药** 尖叶假龙胆：内服煎汤，3 ~ 6 g；或入丸、散剂。
蒙药 阿古特－其其格：单用 1.5 ~ 3 g；或入丸、散剂。 |

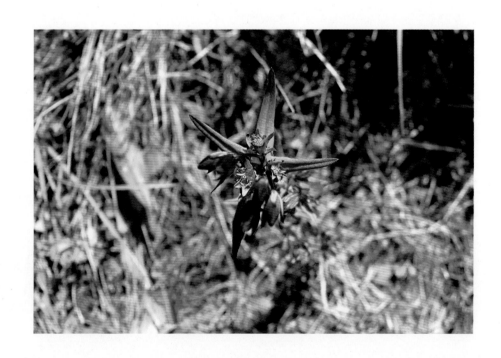

龙胆科 Gentianaceae 肋柱花属 Lomatogonium

肋柱花 Lomatogonium carinthiacum (Wulfen.) Reichb.

| 植物别名 | 加地侧蕊、加地肋柱花。

| 蒙 文 名 | 哈比日干－其其格。

| 药 材 名 | **中药** 肋柱花（药用部位：全草）。
　　　　　　蒙药 哈比日干－地格达（药用部位：全草）。

| 形态特征 | 一年生草本，高6～16 cm，全株无毛。茎直立，近四棱形，多分枝。叶卵状披针形或椭圆形，长10～15 mm，宽3～6 mm，先端钝或锐尖，基部近圆形或宽楔形，无叶柄。花序生于分枝先端；花具纤细的长梗；萼片5，披针形，长6～8 mm，宽2～3 mm，先端锐尖；花冠淡蓝色，有脉纹，分裂至基部成5裂片，裂片卵形，长

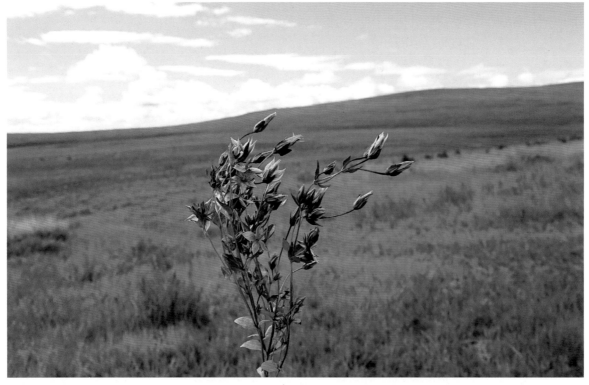

肋柱花

7 ～ 10 mm，先端渐尖；花药矩圆形，蓝色，长约 3 mm；子房狭矩圆形，枯黄色。蒴果棕褐色，先端 2 裂，长约 15 mm。花果期 8 ～ 10 月。

| **生境分布** | 生于山坡草地、灌丛草甸、河滩草地、高山草甸。分布于内蒙古呼伦贝尔市（阿荣旗）、通辽市（扎鲁特旗、霍林郭勒市）、赤峰市（克什克腾旗、巴林右旗、元宝山区、松山区）、乌兰察布市（察哈尔右翼中旗）、呼和浩特市（武川县）。

| **资源情况** | 野生资源一般，栽培资源稀少。药材来源于野生和栽培。

| **采收加工** | 中药 肋柱花：秋季开花时采收，除去杂质，洗净泥土，阴干。
蒙药 哈比日干 - 地格达：同 "肋柱花"。

| **药材性状** | 中药 肋柱花：本品根呈细圆柱形，有多数须根，黄色，断面黄白色。茎具 4 纵棱，有分枝，节明显，节间长 2 ～ 7 cm，表面黄绿色或紫褐色；质脆，易折断，断面中空。叶多破碎，完整者展平后呈条形或条状披针形，先端尖，基部略抱茎，全缘，下面有一凸起的脉纹，绿色。聚伞花序，花具花梗，长 2 ～ 5 cm，具 4 棱，萼片 5，狭条形，先端尖，花冠淡蓝紫色，裂片 5，长圆状椭圆形，具 7 深色脉纹。蒴果条形，浅棕褐色，先端 2 裂。气微香，味苦。

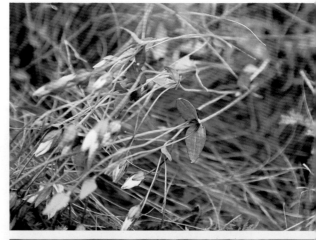

| **功能主治** | 中药 肋柱花：苦，寒。归肝、胆经。清热利湿，解毒。用于黄疸性肝炎，外感头痛发热。
蒙药 哈比日干 - 地格达：苦，寒，钝、糙、轻、燥。清热，利胆，退黄，治伤，健胃。用于黄疸，肝胆热，头痛，口干，发热，肺热，胃热，伤热，瘟疫，流行性感冒。

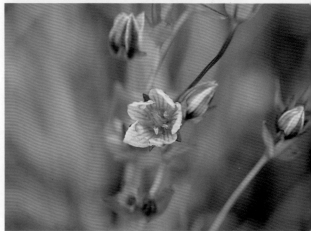

| **用法用量** | 中药 肋柱花：内服煎汤，10 ～ 15 g。
蒙药 哈比日干 - 地格达：内服煎汤，单用 1.5 ～ 3 g；或入丸、散剂。

龙胆科 Gentianaceae 肋柱花属 Lomatogonium

辐状肋柱花 *Lomatogonium rotatum* (L.) Fries ex Nym.

蒙 文 名	萨出日嘎 – 哈比日干 – 其其格。

药 材 名	**中药** 肋柱花（药用部位：全草）。
	蒙药 哈比日干 – 地格达（药用部位：全草）。

| 形态特征 | 一年生草本，高 15 ~ 40 cm。茎不分枝或自基部有少数分枝，近四棱形，直立，绿色或常带紫色。叶无柄，狭长披针形、披针形至线形，枝及上部叶较小。花 5 基数，顶生和腋生，花梗直立或斜伸，四棱形，不等长，长至 8 cm；花萼较花冠稍短或等长，裂片线形或线状披针形，稍不整齐；花冠淡蓝色，具深色脉纹，裂片椭圆状披针形或椭圆形，边缘具不整齐的裂片状流苏；花丝线形，花药蓝色，狭矩圆形；子房无柄，柱头小，三角形，下延至子房下部。蒴 |

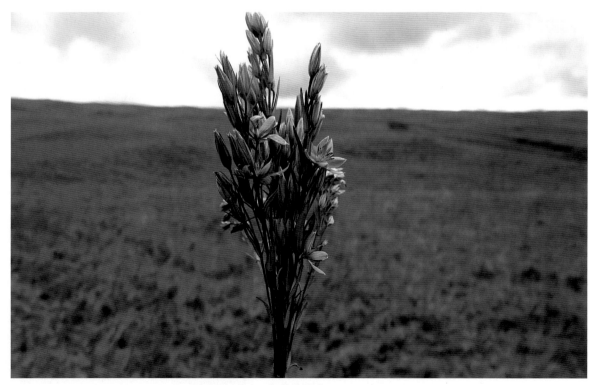

辐状肋柱花

果狭椭圆形或倒披针状椭圆形，与花冠等长或稍长；种子淡褐色，圆球形，光滑。
花果期 8 ～ 9 月。

| 生境分布 | 生于阴湿山坡、林下、田边等。分布于内蒙古呼伦贝尔市（根河市、额尔古纳市、满洲里市、牙克石市）、兴安盟（阿尔山市、突泉县、科尔沁右翼前旗）、赤峰市（阿鲁科尔沁旗、巴林右旗、克什克腾旗）、锡林郭勒盟（东乌珠穆沁旗、西乌珠穆沁旗、锡林浩特市、苏尼特左旗、正蓝旗、多伦县）、乌兰察布市（察哈尔右翼中旗）、呼和浩特市（武川县）。

| 资源情况 | 野生资源较少。药材来源于野生。

| 采收加工 | **中药** 肋柱花：8 ～ 9 月采收，晒干或鲜用。
蒙药 哈比日干 – 地格达：同"肋柱花"。

| 功能主治 | **中药** 肋柱花：苦，寒。归肝、胆经。清热利湿，解毒。用于黄疸性肝炎，外感头痛发热。
蒙药 哈比日干 – 地格达：苦，寒，钝、糙、轻、燥。清热，利胆，退黄，治伤，健胃。用于黄疸，肝胆热，头痛，口干，发热，肺热，胃热，伤热，瘟疫，流行性感冒。

| 用法用量 | **中药** 肋柱花：内服煎汤，10 ～ 15 g。
蒙药 哈比日干 – 地格达：内服煎汤，单用 1.5 ～ 3 g；或入丸、散剂。

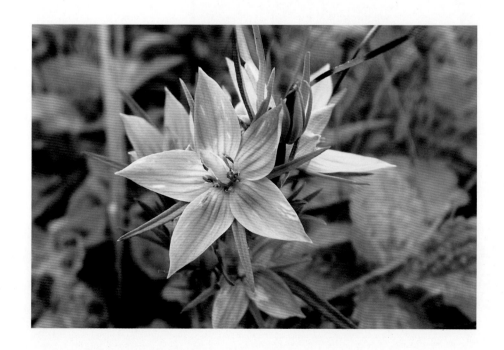

龙胆科 Gentianaceae 肋柱花属 Lomatogonium

短萼肋柱花 *Lomatogonium floribundum* (Franch.) Y.

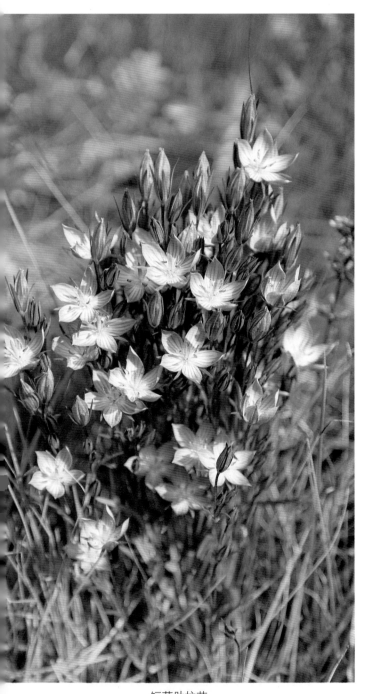

短萼肋柱花

| 蒙 文 名 |

其其格图－哈比日干－其其格。

| 药 材 名 |

中药 肋柱花（药用部位：全草）。
蒙药 哈比日干－地格达（药用部位：全草）。

| 形 态 特 征 |

一年生草本，高（5～）10～30 cm，全株无毛。茎直立，近四棱形，有分枝。叶通常披针形或狭披针形，全缘，具1脉。花序顶生或腋生，由聚伞花序组成复总状；花具长梗，直立，棱四棱形；花冠淡蓝色，具7深色脉纹；花药狭矩圆形，蓝色；子房狭矩圆形，橘黄色。蒴果条形，浅棕褐色，先端2裂，压扁，紧包在宿存花冠内，先端稍外露；种子近椭圆形，淡棕色，具光泽，近光滑。花果期8～9月。

| 生 境 分 布 |

生于森林草原带和草原带的低湿草甸及亚高山低湿草甸。分布于内蒙古赤峰市（克什克腾旗）、锡林郭勒盟（西乌珠穆沁旗、锡林浩特市）、乌兰察布市（察哈尔右翼中旗、

凉城县）、鄂尔多斯市（伊金霍洛旗、乌审旗、鄂托克旗）。

| 资源情况 | 野生资源较少。药材来源于野生。

| 采收加工 | **中药** 肋柱花：8～9月采收，晒干或鲜用。
蒙药 哈比日干－地格达：同"肋柱花"。

| 功能主治 | **中药** 肋柱花：苦，寒。归肝、胆经。清热利湿，解毒。用于黄疸性肝炎，外感头痛发热。
蒙药 哈比日干－地格达：苦，寒，钝、糙、轻、燥。清热，利胆，退黄，治伤，健胃。用于黄疸，肝胆热，头痛，口干，发热，肺热，胃热，伤热，瘟疫，流行性感冒。

| 用法用量 | **中药** 肋柱花：内服煎汤，10～15 g。
蒙药 哈比日干－地格达：内服煎汤，单用1.5～3 g；或入丸、散剂。

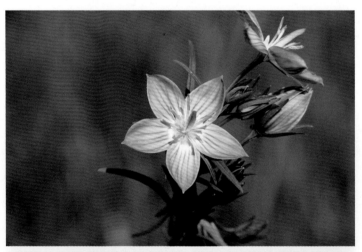

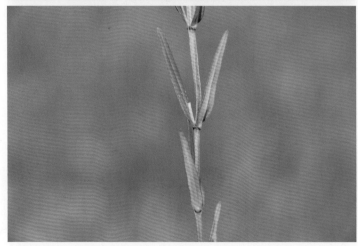

龙胆科 Gentianaceae 獐牙菜属 Swertia

红直獐牙菜 *Swertia erythrostieta* Maxim.

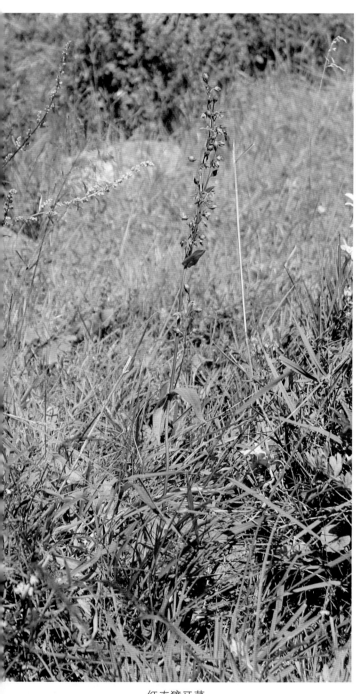

红直獐牙菜

| 植物别名 |

红直当药。

| 蒙 文 名 |

吉斯－地格达。

| 药 材 名 |

红直当药（药用部位：全草。别名：红点
当药）。

| 形态特征 |

多年生草本，高达 50 cm。茎直伸，不分
枝。基生叶花期枯萎；茎生叶对生，多
对，长圆形、卵状椭圆形或卵形，长 5 ～
11（～12.5）cm，先端钝，稀渐尖，基
部渐窄成柄，叶柄扁平，下部联合成筒
状抱茎。圆锥状复聚伞花序，长（5～）
10 ～ 45 cm，具多花；花梗常弯垂；花 5
基数，直径 1.2 ～ 1.5（～ 2）cm；萼筒长
2.5 ～ 3.5 mm，裂片窄披针形，先端渐尖；
花冠绿色或黄绿色，具红褐色斑点，裂片长
圆形或卵状长圆形，先端钝，基部具 1 褐色
圆形腺窝，边缘被柔毛状流苏；花丝扁平，
线状锥形，基部背面被流苏状柔毛，花柱圆
柱状。蒴果卵状椭圆形，长 1 ～ 1.5 cm；种

子周缘具宽翅。花期 8 月，果期 9 月。

| **生境分布** | 生于溪边、草甸。分布于内蒙古赤峰市（克什克腾旗）、呼和浩特市（武川县、和林格尔县）。

| **资源情况** | 野生资源稀少。药材来源于野生。

| **采收加工** | 8 ~ 9 月采收，洗净，切段，晒干或鲜用。

| **功能主治** | 苦，寒。清热解毒，健胃杀虫。用于肺炎黄疸，咽喉肿痛；外用于疥癣。

| **用法用量** | 内服煎汤，15 ~ 30 g；或研末冲服。外用适量，捣敷。

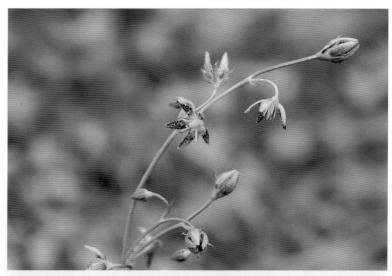

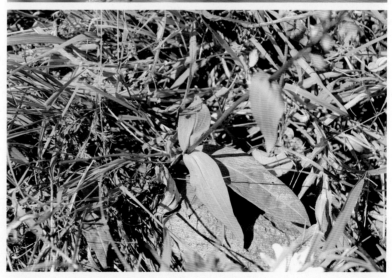

北方獐牙菜 *Swertia diluta* (Turcz.) Benth. et Hook. f.

| 植物别名 | 当药、淡味獐牙菜。

| 蒙 文 名 | 塔拉音－地格达。

| 药 材 名 | **中药** 当药（药用部位：全草）。
蒙药 塔拉音－地格达（药用部位：全草）。

| 形态特征 | 一年生草本，高 20 ～ 70 cm。根黄色。茎直立，四棱形，棱上具窄翅，基部直径 2 ～ 4 mm，多分枝，枝细瘦，斜升。叶无柄，线状披针形至线形，两端渐狭，下面中脉明显凸起。圆锥状复聚伞花序具多数花；花梗直立，四棱形；花 5 基数，直径 1 ～ 1.5 cm；花萼绿色，长于或等于花冠，裂片线形，先端锐尖，背面中脉明显；花冠浅蓝色，

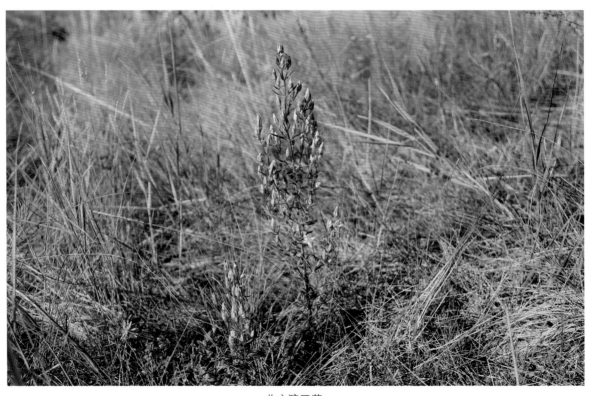

北方獐牙菜

裂片椭圆状披针形，先端急尖，基部有 2 腺窝，腺窝窄矩圆形，沟状，周缘具长柔毛状流苏；花丝线形，花药狭矩圆形；子房无柄，椭圆状卵形至卵状披针形，花柱粗短，柱头 2 裂，裂片半圆形。蒴果卵形；种子深褐色，矩圆形，表面具小瘤状突起。花果期 8 ~ 9 月。

| **生境分布** | 生于山地沟谷草甸、低湿草甸。分布于内蒙古呼伦贝尔市（鄂温克族自治旗）、兴安盟（科尔沁右翼前旗）、赤峰市（阿鲁科尔沁旗、红山区、喀喇沁旗、敖汉旗）、锡林郭勒盟（正蓝旗）、呼和浩特市（清水河县、和林格尔县）、包头市（土默特右旗）、鄂尔多斯市（准格尔旗、伊金霍洛旗）。

| **资源情况** | 野生资源较少。药材来源于野生。

| **采收加工** | **中药** 当药：8 ~ 9 月采收，洗净，晒干或鲜用。
蒙药 塔拉音 - 地格达：同"当药"。

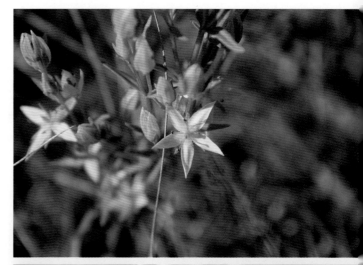

| **功能主治** | **中药** 当药：苦，寒。归肝、胃、大肠经。清湿热，健胃。用于湿热黄疸，胁痛，痢疾腹痛，食欲不振。
蒙药 塔拉音 - 地格达：平息协热，清热健胃，利湿。用于发热，瘟疫，流行性感冒，胆结石，中暑，头痛，肝胆热，黄疸，伤热，食积胃热。

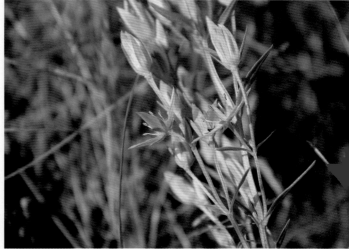

| **用法用量** | **中药** 当药：内服煎汤，6 ~ 12 g；儿童酌减。
蒙药 塔拉音 - 地格达：多配方用。

龙胆科 Gentianaceae 獐牙菜属 Swertia

瘤毛獐牙菜
Swertia pseudochinensis Hara

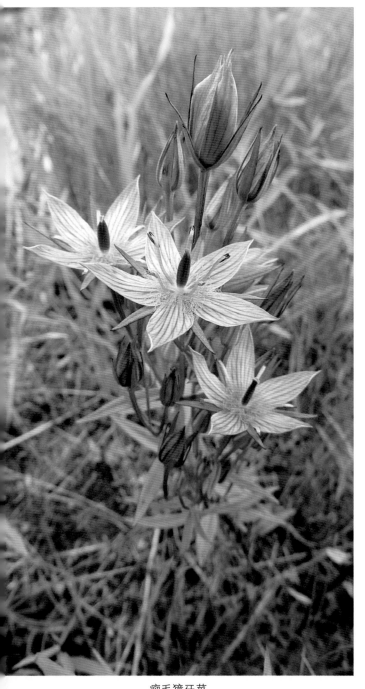

瘤毛獐牙菜

| 植物别名 |

紫花当药。

| 蒙 文 名 |

毕乐楚图 - 地格达。

| 药 材 名 |

中药 当药（药用部位：全草。别名：紫花当药、水红菜）。
蒙药 查干 - 铁木尔 - 地格达（药用部位：全草。别名：毕乐楚图 - 地格达）。

| 形态特征 |

一年生草本，高 10 ~ 15 cm。主根明显。茎直立，四棱形，棱上有窄翅，从下部起多分枝，基部直径 2 ~ 3 mm。叶无柄，线状披针形至线形，两端渐狭，下面中脉明显凸起。圆锥状复聚伞花序多花，开展；花梗直立，四棱形，长至 2 cm；花 5 基数，直径达 2 cm；花萼绿色，与花冠近等长，裂片线形，先端渐尖，下面中脉明显凸起；花冠蓝紫色，具深色脉纹，裂片披针形，先端锐尖，基部具 2 腺窝，腺窝矩圆形，沟状，基部浅囊状，边缘具长柔毛状流苏，流苏表面有瘤状突起；花丝线形，花药窄椭圆形；子房无柄，

狭椭圆形，花柱短，不明显，柱头 2 裂，裂片半圆形。花果期 9 ~ 10 月。

| 生境分布 | 生于山坡林缘、草甸。分布于内蒙古呼伦贝尔市（鄂伦春自治旗、额尔古纳市、牙克石市、海拉尔区、扎兰屯市、陈巴尔虎旗、莫力达瓦达斡尔族自治旗、根河市、新巴尔虎左旗、阿荣旗、鄂温克族自治旗）、兴安盟（阿尔山市、突泉县、科尔沁右翼前旗、扎赉特旗）、通辽市（霍林郭勒市、开鲁县）、赤峰市（克什克腾旗、巴林右旗、宁城县、敖汉旗、元宝山区、松山区）、锡林郭勒盟（太仆寺旗、多伦县）、鄂尔多斯市（乌审旗）。

| 资源情况 | 野生资源较少。药材来源于野生。

| 采收加工 | **中药** 当药：夏、秋季采挖，除去杂质，晒干。
蒙药 查干 – 铁木尔 – 地格达：同 "当药"。

| 药材性状 | **中药** 当药：本品根呈长圆锥形，长 2 ~ 7 cm，表面黄色或黄褐色，断面类白色。茎呈方柱形，常具狭翅，多分枝，直径 1 ~ 2.5 mm；表面黄绿色或黄棕色带紫色，节处略膨大；质脆，易折断，断面中空。叶对生，无柄；叶片多皱缩或破碎，完整者展平后呈条状披针形，长 2 ~ 4 cm，宽 0.3 ~ 0.9 cm，先端渐尖，基部狭，全缘。圆锥状聚伞花序顶生或腋生；花萼 5 深裂，裂片线形；花冠淡蓝紫色或暗黄色，5 深裂，裂片内侧基部有 2 腺体，腺体周围有长毛。蒴果椭圆形。气微，味苦。

| 功能主治 | **中药** 当药：苦，寒。归肝、胃、大肠经。清湿热，健胃。用于湿热黄疸，胁痛，痢疾腹痛，食欲不振。
蒙药 查干 – 铁木尔 – 地格达：利胆，退黄，清热，治伤，健胃。用于胆结石，黄疸，食积，肝热，伤热，胃热。

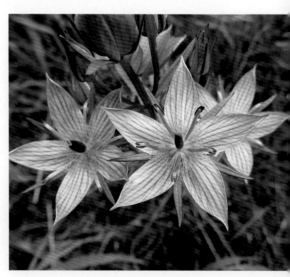

| 用法用量 | **中药** 当药：内服煎汤，6 ~ 12 g，儿童用量酌减。
蒙药 查干 – 铁木尔 – 地格达：单用 1.5 ~ 3 g，内服煎汤；或入丸、散剂。

| 附 注 | 本种为 2020 年版《中国药典》收载的当药药材的基原之一。

龙胆科 Gentianaceae 獐牙菜属 Swertia

歧伞獐牙菜 *Swertia dichotoma* L.

| **植物别名** | 腺鳞草、歧伞当药。

| **蒙 文 名** | 萨拉图 - 地格达。

| **药 材 名** | **中药** 当药（药用部位：全草。别名：紫花当药、水红菜）。
蒙药 查干 - 铁木尔 - 地格达（药用部位：全草。别名：比拉出特 -
地格达）。

| **形态特征** | 一年生草本，高 5 ~ 12 cm。直根较粗，侧根少。茎细弱，四棱形，
棱上有狭翅，从基部作二歧式分枝，枝细瘦，四棱形。叶质薄，下
部叶具柄，叶片匙形，叶脉 1 ~ 3。聚伞花序顶生或腋生；花梗细弱，
弯垂，四棱形，有狭翅，不等长；花萼绿色，长为花冠之半，裂片

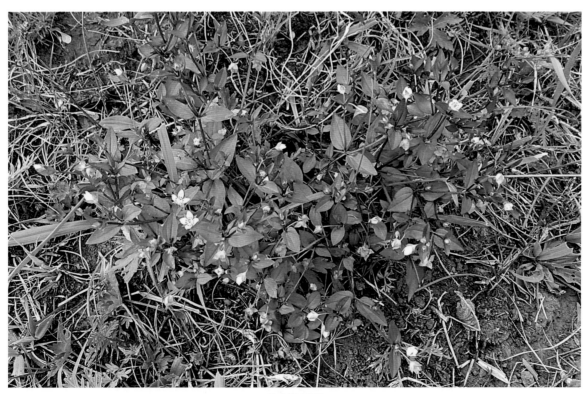

歧伞獐牙菜

宽卵形，先端锐尖，边缘及背面脉上稍粗糙，背面具不明显的 1 ~ 3 脉；花冠白色，带紫红色，裂片卵形，先端钝，中下部具 2 腺窝，腺窝黄褐色，鳞片半圆形，背部中央具角状突起；花丝线形，基部背面两侧具流苏状长柔毛，有时可延伸至腺窝上，花药蓝色，卵形。蒴果椭圆状卵形；种子淡黄色，矩圆形，表面光滑。花果期 7 ~ 9 月。

| **生境分布** | 生于河谷草甸。分布于内蒙古呼伦贝尔市（海拉尔区）、赤峰市（巴林右旗、克什克腾旗）、锡林郭勒盟（正蓝旗）、乌兰察布市（兴和县、察哈尔右翼中旗）、包头市（固阳县）、巴彦淖尔市（乌拉特前旗）、阿拉善盟（阿拉善左旗）。

| **资源情况** | 野生资源较少。药材来源于野生。

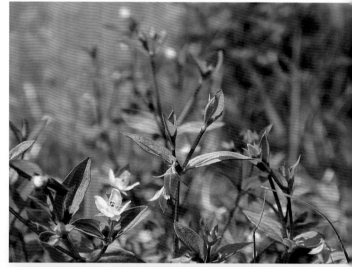

| **采收加工** | **中药** 当药：夏、秋季采收，洗净泥土，晒干或阴干，切段。
蒙药 查干－铁木尔－地格达：同“当药”。

| **功能主治** | **中药** 当药：苦，寒。归肝、胃、大肠经。清湿热，健胃。用于湿热黄疸，胁痛，痢疾腹痛，食欲不振。
蒙药 查干－铁木尔－地格达：利胆，退黄，清热，治伤，健胃。用于胆结石，黄疸，食积，肝热，伤热，胃热。

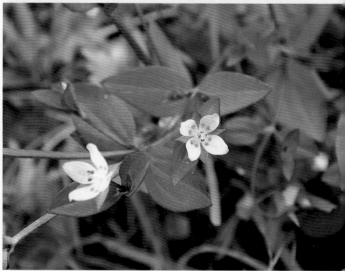

| **用法用量** | **中药** 当药：内服煎汤，6 ~ 12 g；儿童酌减。
蒙药 查干－铁木尔－地格达：单用 1.5 ~ 3 g，内服煎汤；或入丸、散剂。

龙胆科 Gentianaceae 睡菜属 Menyanthes

睡菜
Menyanthes trifoliata L.

| **植物别名** | 绰菜、瞑菜。

| **蒙文名** | 给拉嘎海。

| **药材名** | 睡菜（药用部位：全草。别名：绰菜、瞑菜、醉草）。

| **形态特征** | 多年生沼生草本，高 15 ～ 35 cm，全株无毛。根茎匍匐状，粗而长，黄色，具节，节部生不定根与枯叶鞘。三出复叶，基生，具长叶柄，柄长 10 ～ 25 cm，下部增宽，鞘状；小叶 3，椭圆形或矩圆状倒卵形，长 3 ～ 6 cm，宽 1 ～ 1.5 cm，先端钝，基部楔形，边缘微波状；无小叶柄。花葶由叶丛旁侧抽出，总状花序具多数花；苞片近卵形，长 3 ～ 5 mm；花萼钟状，5 深裂，裂片卵状披针形，长 2 ～ 3 mm，

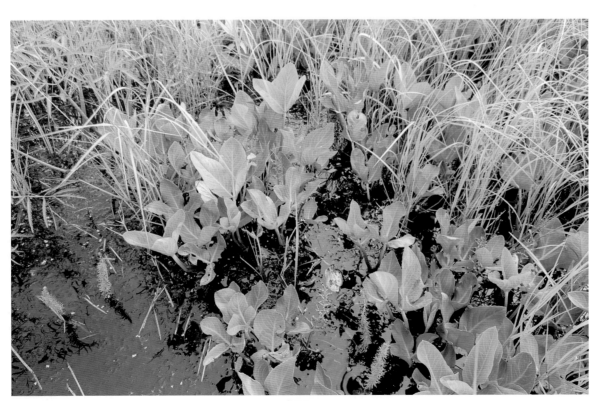

睡菜

先端钝；花冠白色或淡红紫色，长 9 ~ 12 mm，5 中裂，裂片披针形，长 4 ~ 5 mm，宽约 2 mm，先端锐尖，里面被白色流苏状毛；雌雄蕊异长。蒴果近球形，直径 5 ~ 7 mm；种子椭圆形，稍扁，平滑，黄褐色。花果期 6 ~ 8 月。

| 生境分布 | 生于河滩沼泽及山地藓类沼泽中，多零星散生。分布于内蒙古呼伦贝尔市（新巴尔虎左旗、根河市、额尔古纳市）、兴安盟（阿尔山市、科尔沁右翼前旗）、锡林郭勒盟（西乌珠穆沁旗）。

| 资源情况 | 野生资源较少。药材来源于野生。

| 采收加工 | 夏季采收，晒干或鲜用。

| 药材性状 | 本品长 20 ~ 30 cm。根茎长条形，有节。根茎上端长叶，为三出复叶，叶柄长，小叶无柄。完整叶片稍厚，略呈肉质，长椭圆形，长 4 ~ 6 cm，宽 1 ~ 1.5 cm，先端钝尖，基部楔形，上部叶缘微波状。根茎先端有花茎，不分枝，长可达 35 cm，花序总状。气微，味微苦。

| 功能主治 | 甘、微苦，寒。归心、脾经。健脾消食，养心安神，清热利尿。用于胃炎，消化不良，心悸失眠，湿热黄疸，胆囊炎，水肿，小便不利或赤热涩痛。

| 用法用量 | 内服煎汤，10 ~ 15 g；或捣汁。

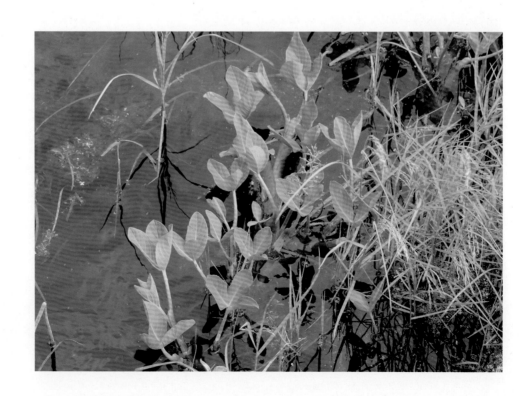

龙胆科 Gentianaceae 荇菜属 Nymphoides

荇菜 *Nymphoides peltata* (Gmel.) O. Kuntze

| 植物别名 | 莲叶荇菜、水葵。

| 蒙 文 名 | 扎木勒－额布斯。

| 药 材 名 | 荇菜（药用部位：全草。别名：金莲子、马脚莲）。

| 形态特征 | 多年生水生草本。茎圆柱形，多分枝，密生褐色斑点，节下生根。上部叶对生，下部叶互生，叶片漂浮，近革质，圆形或卵圆形，基部心形，全缘。花常多数，簇生节上，5 基数；花萼长 9 ~ 11 mm，分裂至近基部，裂片椭圆形或椭圆状披针形，先端钝，全缘；花冠金黄色，分裂至近基部，花冠筒短，喉部具 5 束长柔毛；雄蕊着生于花冠筒上，整齐，花丝基部疏被长毛；在短花柱的花中，雌蕊长

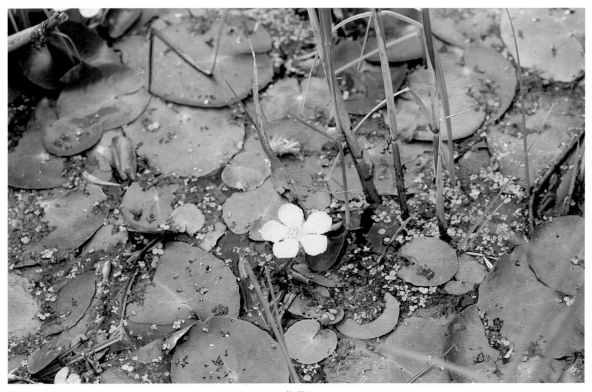

荇菜

5 ～ 7 mm，花柱长 1 ～ 2 mm，花药常弯曲，箭形；在长花柱的花中，雌蕊长 7 ～ 17 mm，花柱长达 10 mm，柱头大，2 裂，花丝长 1 ～ 2 mm，花药长 2 ～ 3.5 mm；腺体 5，黄色，环绕子房基部。蒴果无柄，椭圆形；种子大，褐色，椭圆形，长 4 ～ 5 mm，边缘密生睫毛。花果期 7 ～ 9 月。

| **生境分布** | 生于池塘或湖泊中。分布于内蒙古锡林郭勒盟（锡林浩特市、正蓝旗）。

| **资源情况** | 野生资源较少。药材来源于野生。

| **采收加工** | 夏、秋季采收，鲜用或晒干。

| **药材性状** | 本品多缠绕成团。茎细长，多分枝，节处生不定根。叶片多皱缩，完整叶片近圆形或卵圆形，长 1.5 ～ 7 cm，基部深心形，近革质。叶柄长 5 ～ 10 cm，基部渐宽，抱茎。上部的叶对生，其他部位的叶互生。气微，味辛。

| **功能主治** | 辛、甘，寒。归膀胱经。发汗透疹，利尿通淋，清热解毒。用于感冒发热无汗，麻疹透发不畅，水肿，小便不利，热淋，诸疮肿毒，毒蛇咬伤。

| **用法用量** | 内服煎汤，10 ～ 15 g。外用鲜品适量，捣敷。

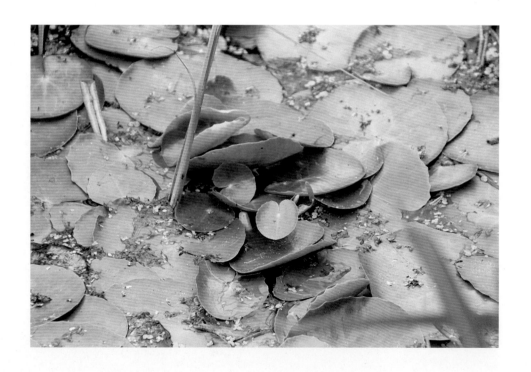

夹竹桃科 Apocynaceae 长春花属 Catharanthus

长春花 *Catharanthus roseus* (L.) G. Don

| 植物别名 | 日日新、雁来红。

| 蒙 文 名 | 哈布日金 – 其其格。

| 药 材 名 | 长春花（药用部位：全草）。

| 形态特征 | 半灌木，略有分枝，高达 60 cm，有水液，全株无毛或仅有微毛。茎近方形，有条纹，灰绿色。叶膜质，倒卵状长圆形，先端浑圆，有短尖头，基部广楔形至楔形，渐狭而成叶柄；叶脉在叶面扁平，在叶背略隆起，侧脉约 8 对。聚伞花序腋生或顶生，有花 2 ～ 3；花萼 5 深裂，内面无腺体或腺体不明显，萼片披针形或钻状渐尖；花冠红色，高脚碟状，花冠筒圆筒状，内面具疏柔毛，喉部紧缩，具刚毛；花冠裂片宽倒卵形；雄蕊着生于花冠筒的上半部，但花药

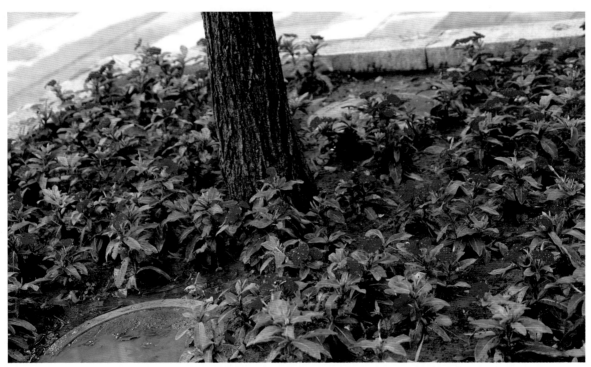

长春花

隐藏于花喉之内，与柱头离生；子房和花盘与属的特征相同。蓇葖果双生，直立，平行或略叉开；外果皮厚纸质，有条纹，被柔毛；种子黑色，长圆状圆筒形，两端截形，具有颗粒状小瘤。花果期几全年。

| **生境分布** | 内蒙古无野生分布。内蒙古西部地区有少量栽培，用于园林绿化。

| **资源情况** | 无野生资源，栽培资源稀少。药材来源于栽培。

| **采收加工** | 当年 9 月下旬至 10 月上旬采收，选晴天收割地上部分，先切除植株茎部的木质化硬茎，再切成长 6 cm 的小段，晒干。

| **药材性状** | 本品长 30 ～ 50 cm。主根圆锥形，略弯曲。茎枝绿色或红褐色，类圆柱形，有棱，折断面显纤维性，髓部中空。叶对生，皱缩，展平后呈倒卵形或长圆形，长 3 ～ 6 cm，宽 1.5 ～ 2.5 cm，先端钝圆，具短尖头，基部楔形，深绿色或绿褐色，羽状脉明显；叶柄甚短。枝端或叶腋有花，花冠高脚碟形，长约 3 cm，淡红色或紫红色。气微，味微甘、苦。

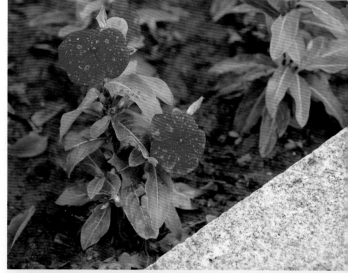

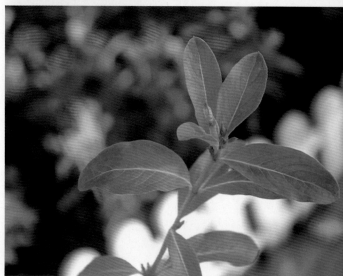

| **功能主治** | 苦，寒；有毒。归肝、肾经。解毒抗癌，清热平肝。用于多种恶性肿瘤，高血压，痈肿疮毒，烫伤。

| **用法用量** | 内服煎汤，5 ～ 10 g。外用适量，捣敷；或研末调敷；或将提取物制成注射剂静脉注射。

夹竹桃科 Apocynaceae 罗布麻属 Apocynum

罗布麻 *Apocynum venetum* L.

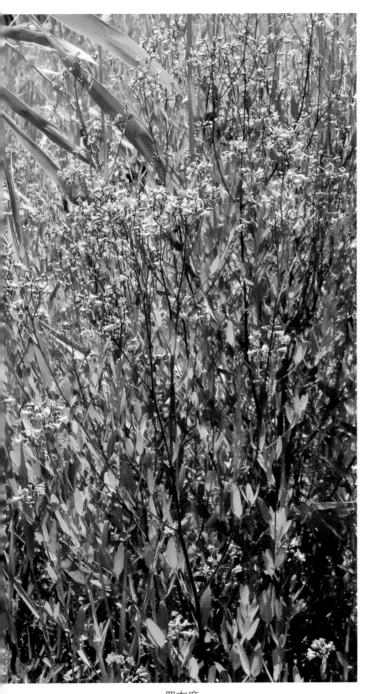

罗布麻

| 植物别名 |

茶叶花、野麻。

| 蒙 文 名 |

老布－敖鲁苏。

| 药 材 名 |

罗布麻叶（药用部位：叶。别名：泽漆麻、缸花草、野茶）。

| 形态特征 |

亚灌木，高达 4 m，除花序外全株无毛。叶常对生，窄椭圆形或窄卵形，长 1 ~ 8 cm，基部圆或宽楔形，具细齿，叶柄长 3 ~ 6 mm。花萼裂片窄椭圆形或窄卵形，长约 1.5 mm；花冠紫红色或粉红色，花冠筒钟状，长 6 ~ 8 mm，被颗粒状突起，花冠裂片长 3 ~ 4 mm，花盘肉质，5 裂，基部与子房合生。蓇葖果长 8 ~ 20 cm，直径 2 ~ 3 cm；种子卵球形或椭圆形，长 2 ~ 3 mm。花期 6 ~ 7 月，果期 8 月。

| 生境分布 |

生于沙漠边缘、河漫滩、湖泊周围、盐碱地、沟谷及河岸沙地等。分布于内蒙古兴安盟

（科尔沁右翼中旗、扎赉特旗）、通辽市（科尔沁左翼中旗、奈曼旗、库伦旗、开鲁县、扎鲁特旗）、赤峰市（阿鲁科尔沁旗、巴林右旗）、鄂尔多斯市（鄂托克前旗、达拉特旗、鄂托克旗）、乌海市（海勃湾区、乌达区、海南区）、阿拉善盟（阿拉善右旗、额济纳旗）。

| 资源情况 | 野生资源较少，栽培资源稀少。药材来源于野生和栽培。

| 采收加工 | 夏季采收，除去杂质，干燥。

| 药材性状 | 本品多皱缩卷曲，有的破碎，完整叶片展平后呈椭圆状披针形或卵圆状披针形，长 2 ～ 5 cm，宽 0.5 ～ 2 cm。淡绿色或灰绿色，先端钝，有小芒尖，基部钝圆或楔形，边缘具细齿，常反卷，两面无毛，叶脉于下表面凸起；叶柄细，长约 4 mm。质脆。气微，味淡。

| 功能主治 | 甘、微苦，凉。清热平肝，利水消肿。用于高血压，眩晕，头痛，心悸，失眠，水肿。

| 用法用量 | 内服煎汤，5 ～ 10 g；或泡茶。

| 附　注 | 本种为 2020 年版《中国药典》收载的罗布麻叶药材的基原。

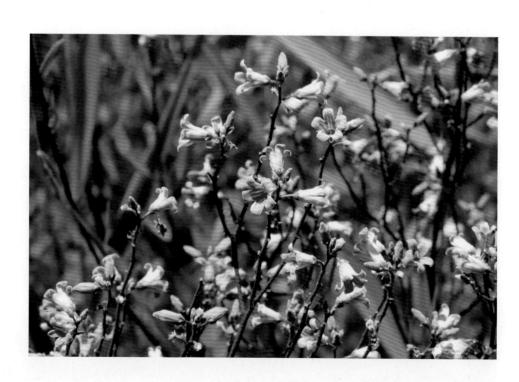

夹竹桃科 Apocynaceae 罗布麻属 Apocynum

白麻 *Apocynum pictum* Schrenk

| 蒙 文 名 | 查干－敖鲁苏。

| 药 材 名 | 罗布麻叶（药用部位：叶。别名：泽漆麻、缸花草、野茶）。

| 形态特征 | 直立半灌木，高 0.5 ~ 2 m，基部木质化。茎黄绿色，有条纹；小枝倾向茎的中轴，幼嫩部分与苞片、小苞片、花梗、花萼的外面均被灰褐色柔毛，尤其在花梗及花萼外面为密。叶坚纸质，互生，稀在茎的上部对生，边缘具细牙齿，表面具颗粒状突起。圆锥状聚伞花序一至多歧，顶生；花萼 5 裂，下部合生；花冠骨盆状，粉红色，裂片 5，每裂片有 3 深紫色条纹；副花冠着生在花冠筒的基部，裂片 5，三角形；雄蕊 5，与副花冠裂片互生，花丝短，被茸毛。蓇葖果 2，平行或略为叉生，倒垂，外果皮灰褐色，有细纵纹；种子红

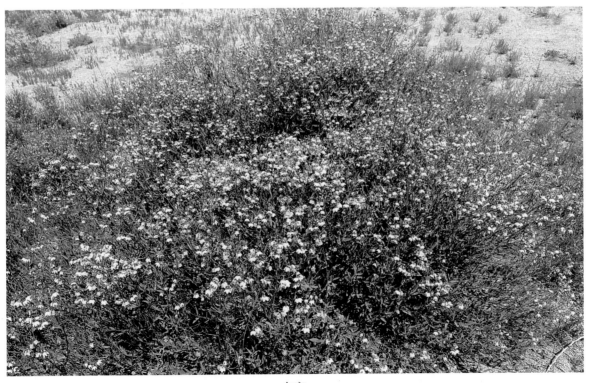

白麻

褐色，长圆形，先端具 1 簇白色绢质种毛；种毛长约 2 cm。花期 6 ~ 7 月，果期 8 月。

| 生境分布 | 生于盐碱荒地、河流两岸冲积地、湖泊周围。分布于内蒙古阿拉善盟（阿拉善右旗、额济纳旗）。

| 资源情况 | 野生资源稀少。药材来源于野生。

| 采收加工 | 夏季采收，除去杂质，干燥。

| 功能主治 | 甘、微苦，凉。清热平肝，利水消肿。用于高血压，眩晕，头痛，心悸，失眠，水肿。

| 用法用量 | 内服煎汤，5 ~ 10 g；或泡茶。

| 附　　注 | 在 FOC 中，本种的拉丁学名被修订为 *Apocynum pictum* Schrenk。

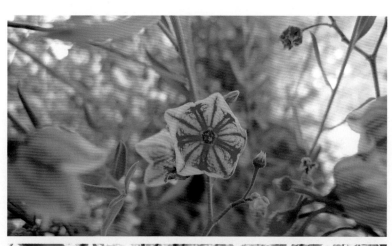

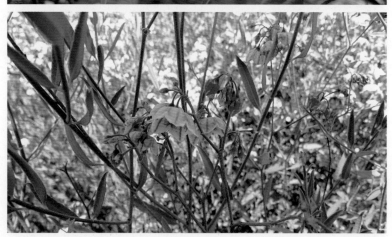

萝藦科 Asclepiadaceae 杠柳属 Periploca

杠柳
Periploca sepium Bunge

| 植物别名 | 北五加皮。

| 蒙 文 名 | 义满－额伯日。

| 药 材 名 | **中药** 香加皮（药用部位：根皮。别名：北五加皮、羊奶藤、羊桃梢）。
蒙药 义满－额伯日（药用部位：茎枝）。

| 形态特征 | 落叶蔓性灌木，长可达 1.5 m。主根圆柱状，外皮灰棕色，内皮浅黄色。具乳汁，除花外，全株无毛。茎皮灰褐色；小枝通常对生，有细条纹，具皮孔。叶卵状长圆形。聚伞花序腋生，着花数朵；花序梗和花梗柔弱；花萼裂片卵圆形，花萼内面基部有 10 小腺体；

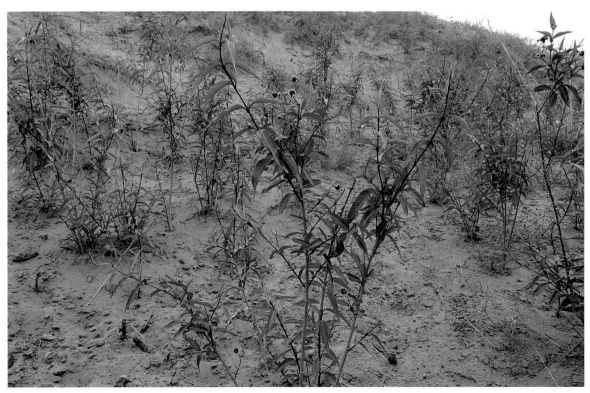

杠柳

花冠紫红色，辐状，内面被长柔毛，外面无毛；副花冠环状，10 裂，其中 5 裂片延伸、丝状、被短柔毛，先端向内弯；雄蕊着生在副花冠内面，并与其合生，花药彼此粘连并包围柱头，背面被长柔毛。蓇葖果 2，圆柱状，无毛，具有纵条纹；种子长圆形，黑褐色，先端具白色绢质种毛；种毛长 3 cm。花期 6 ~ 7 月，果期 8 ~ 9 月。

| 生境分布 | 生于黄土丘陵、固定或半固定沙丘。分布于内蒙古兴安盟（科尔沁右翼中旗）、通辽市（科尔沁区、科尔沁左翼中旗、奈曼旗、库伦旗、开鲁县）、赤峰市（阿鲁科尔沁旗、翁牛特旗、宁城县）、巴彦淖尔市（磴口县）、鄂尔多斯市（鄂托克前旗、鄂托克旗、乌审旗、准格尔旗、杭锦旗）、乌海市（海南区）、阿拉善盟（阿拉善左旗）。

| 资源情况 | 野生资源一般，栽培资源较少。药材来源于野生和栽培。

| 采收加工 | 中药 香加皮：春、秋季采挖根，剥取根皮，晒干。
蒙药 义满 - 额伯日：春、夏季采收，除去杂质，晒干，切段，粉碎。

| 药材性状 | 中药 香加皮：本品呈卷筒状或槽状，少数呈不规则块片状，长 3 ~ 12 cm，直径 0.7 ~ 2 cm，厚 2 ~ 5 mm。外表面灰棕色至黄棕色，粗糙，有横向皮孔，栓皮常呈鳞片状剥落，露出灰白色部分；内表面淡黄色至灰黄色，稍平滑，有细纵纹。体轻，质脆，易折断，断面黄白色，不整齐。有特异香气，味苦。以条粗、皮厚、呈卷筒状、香气浓、味苦者为佳。

| 功能主治 | 中药 香加皮：辛、苦，温；有毒。归肝、肾、心经。利水消肿，祛风湿，强筋骨。用于下肢浮肿，心悸气短，风寒湿痹，腰膝酸软。
蒙药 义满 - 额伯日：辛、甘，凉；有毒。清热解毒，除"协日乌素"。用于毒热，隐热，血热，"协日乌素"热，陈热。

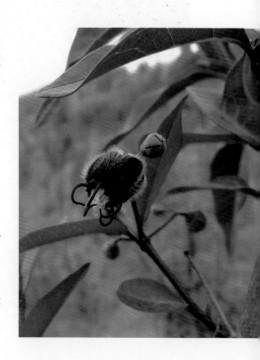

| 用法用量 | 中药 香加皮：内服煎汤，3 ~ 6 g。
蒙药 义满 - 额伯日：多入丸、散、汤剂。外用适量，作药浴。

| 附 注 | 本种为 2020 年版《中国药典》收载的香加皮药材的基原。

萝摩科 Asclepiadaceae 鹅绒藤属 Cynanchum

鹅绒藤 *Cynanchum chinense* R. Br.

| 植物别名 | 祖子花、羊奶角角、牛皮消。

| 蒙 文 名 | 哲乐特－特莫根－呼胡。

| 药 材 名 | **中药** 鹅绒藤（药用部位：根、茎中的白色乳汁。别名：羊奶角角、牛皮消、祖马花）。
蒙药 吉乐图－特莫根－呼呼（药用部位：地上部分）。

| 形态特征 | 缠绕草质藤本，长达 4 m。全株被短柔毛。叶对生，宽三角状心形，先端骤尖，基部心形，基出脉达 9，侧脉 6 对。聚伞花序伞状，2 歧分枝，具花约 20，花序长达 1 cm；花梗长约 1 cm；花萼裂片长圆状三角形，被柔毛及缘毛；花冠白色，辐状或反折，无毛，花冠筒

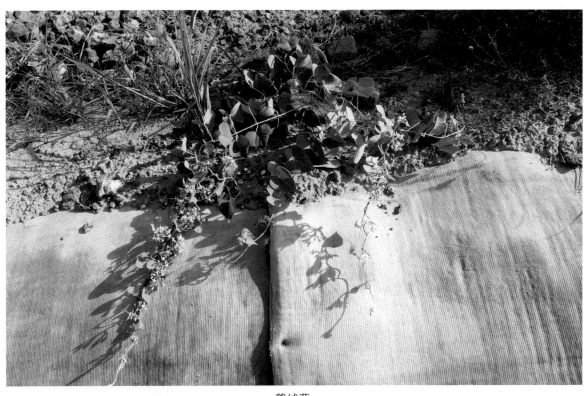

鹅绒藤

长 0.5 ~ 1 mm，裂片长圆状披针形；副花冠杯状，先端具 10 丝状体，2 轮，外轮与花冠裂片等长，内轮稍短；花药近菱形，先端附属物圆形；花粉块长圆形。蓇葖果圆柱状纺锤形；种子长圆形，种毛长 2.5 ~ 3 cm。花期 6 ~ 7 月，果期 8 ~ 9 月。

| 生境分布 | 生于沙地、河滩地、田埂。分布于内蒙古呼伦贝尔市（新巴尔虎右旗）、兴安盟（突泉县、科尔沁右翼前旗、科尔沁右翼中旗）、通辽市（科尔沁区、开鲁县、科尔沁左翼中旗、奈曼旗、库伦旗、霍林郭勒市）、赤峰市（阿鲁科尔沁旗、敖汉旗、巴林右旗、翁牛特旗、元宝山区、松山区、红山区）、锡林郭勒盟（正镶白旗、锡林浩特市、苏尼特右旗、苏尼特左旗、二连浩特市、镶黄旗）、乌兰察布市（丰镇市、察哈尔右翼前旗、卓资县、凉城县）、呼和浩特市（和林格尔县、土默特左旗、武川县、托克托县、玉泉区）、包头市（青山区、东河区、固阳县、土默特右旗）、鄂尔多斯市（鄂托克旗、准格尔旗、乌审旗、达拉特旗、鄂托克前旗、伊金霍洛旗、杭锦旗、康巴什区）、巴彦淖尔市（临河区、五原县、乌拉特后旗、杭锦后旗、磴口县、乌拉特中旗、乌拉特前旗）、乌海市（海勃湾区、乌达区、海南区）、阿拉善盟（阿拉善左旗）。

| 资源情况 | 野生资源丰富。药材来源于野生。

| 采收加工 | **中药** 鹅绒藤：秋季采挖根，洗净，晒干。夏、秋季采收乳汁，随采随用。
蒙药 吉乐图 – 特莫根 – 呼呼：夏、秋季采收，除去杂质，晒干。

| 药材性状 | **中药** 鹅绒藤：本品根呈圆柱形，长约 20 cm，直径 5 ~ 8 mm。表面灰黄色，平滑或有细皱纹，栓皮易剥离，剥离处显灰白色。质脆，易折断，断面不平坦，黄色，中空。气微，味淡。

| 功能主治 | **中药** 鹅绒藤：甘，凉。归肝经。根祛风解毒，健胃止痛。用于小儿食积。茎乳汁外敷，用于寻常性疣赘。
蒙药 吉乐图 – 特莫根 – 呼呼：苦，凉。清希日，止泻。用于脏腑希日病，热性腹泻，肠刺痛。

| 用法用量 | **中药** 鹅绒藤：内服煎汤，15 g。外用乳汁涂。
蒙药 吉乐图 – 特莫根 – 呼呼：入丸、散、汤剂。

萝藦科 Asclepiadaceae 鹅绒藤属 Cynanchum

白首乌 *Cynanchum bungei* Decne.

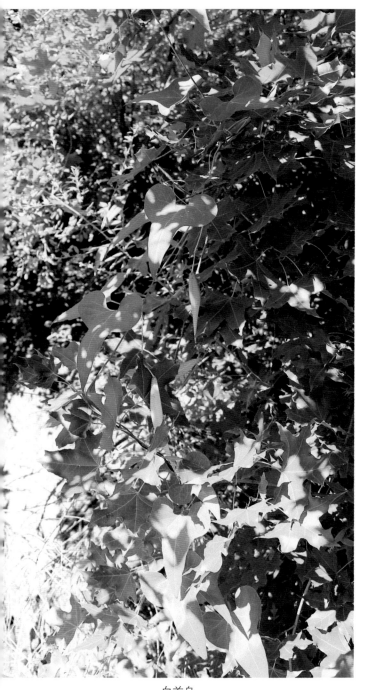

白首乌

| 植物别名 |

何首乌、牛皮消、野山药。

| 蒙 文 名 |

查干－特莫根－呼胡。

| 药 材 名 |

中药 白首乌（药用部位：根。别名：隔山消、白何乌、白木香）。

蒙药 查干－特木根－呼和（药用部位：根）。

| 形态特征 |

多年生草本。块根肉质肥厚，圆柱形或近球形，直径 10 ~ 15 mm，褐色。茎缠绕，纤细而韧，无毛。叶对生，薄纸质，戟形或矩圆状戟形，先端渐尖，全缘，基部心形，两侧裂片近圆形；叶柄长 1 ~ 3 cm，被短硬毛，其先端具数个腺体。聚伞花序伞状，腋生，着花 10 ~ 20 或更多；总花梗长 2 ~ 3.5 cm，先端具披针形、极小的苞片；花梗纤细如丝状；花萼裂片卵形或披针形，长约 2 mm，外面被疏短硬毛，先端尖；花冠白色或淡绿色，裂片披针形，向下反折；副花冠淡黄色，肉质，5 深裂。蓇葖果单生或双生，狭披针

形，顶部长渐尖，淡褐色，表面具纵细纹；种子倒卵形，扁平，暗褐色，先端种缨白色，绢状。花期 6 ～ 7 月，果期 7 ～ 10 月。

| 生境分布 | 生于山地灌丛、林缘草甸、沟谷，也见于田间及撂荒地。分布于内蒙古兴安盟（科尔沁右翼前旗、科尔沁右翼中旗）、赤峰市（翁牛特旗、宁城县、阿鲁科尔沁旗、巴林右旗、喀喇沁旗、敖汉旗）、呼和浩特市（武川县）。

| 资源情况 | 野生资源较少。药材来源于野生。

| 采收加工 | **中药** 白首乌：春初或秋季采挖，洗净泥土，除去残茎和须根，晒干，或趁鲜切片晒干。

蒙药 查干－特木根－呼和：同"白首乌"。

| 药材性状 | **中药** 白首乌：本品呈长圆柱形、长纺锤形或结节状圆柱形，稍弯曲，长 7 ～ 15 cm，直径 1 ～ 4 cm。表面浅棕色，有明显的纵皱纹及横长皮孔，栓皮脱落处土黄色或浅黄棕色，具网状纹理。质坚硬，断面类白色，粉性，显鲜黄色放射状纹理。气微，味微甘而后苦。

| 功能主治 | **中药** 白首乌：苦、甘、涩，微温。归肝、肾、脾、胃经。补肝肾，强筋骨，益精血，健脾消食，解毒疗疮。用于腰膝酸软，阳痿遗精，头晕耳鸣，心悸失眠，食欲不振，小儿疳积，产后乳汁稀少，疮痈肿痛，毒蛇咬伤。

蒙药 查干－特木根－呼和：苦、甘，凉。清希日，止泻。用于脏腑希日病，肠刺痛，热泻。

| 用法用量 | **中药** 白首乌：内服煎汤，6 ～ 15 g，鲜品加倍；研末，每次 1 ～ 3 g；或浸酒。外用适量，鲜品捣敷。

蒙药 查干－特木根－呼和：入丸、散、汤剂。

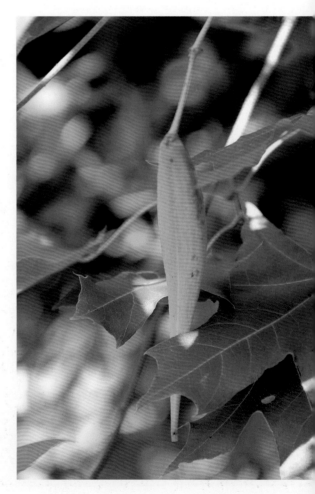

萝藦科 Asclepiadaceae 鹅绒藤属 Cynanchum

紫花杯冠藤 *Cynanchum purpureum* (Pallas) K. Schumann

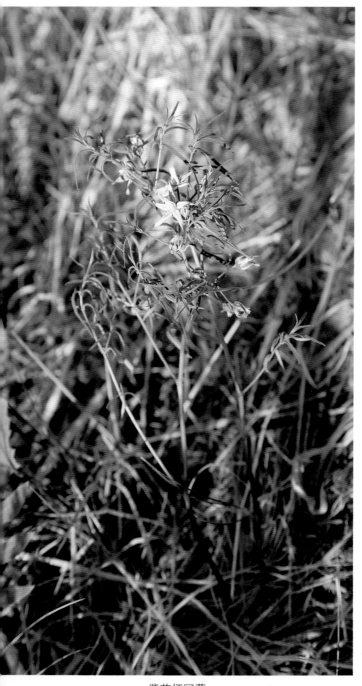

紫花杯冠藤

| 植物别名 |

紫花牛皮消。

| 蒙 文 名 |

宝日 – 特莫根 – 呼胡。

| 药 材 名 |

紫花白前（药用部位：根）。

| 形态特征 |

直立草本，略为分枝而互生，茎被疏长柔毛，干后中空。叶对生，集生于分枝先端，线形或线状披针形，两面被疏长柔毛，尤以边缘为密。聚伞花序伞状，半圆形；总花梗、花梗均被疏长柔毛；花直径 1.5 cm；花萼外面有毛，裂片披针形，基部内面有小腺体；花冠无毛，紫红色，裂片披针形；副花冠薄膜质，筒部呈圆筒状，先端有 5 浅齿，高过合蕊柱；花粉块长圆形，其柄生于着粉腺的下角；柱头圆筒状，先端略 2 裂。蓇葖果长圆形，两端略狭。花期 6 ~ 7 月，果期 7 ~ 9 月。

生境分布	生于山地灌丛、林缘草甸、草原、石砬子。分布于内蒙古呼伦贝尔市（新巴尔虎右旗、根河市、牙克石市、额尔古纳市、海拉尔区、新巴尔虎左旗、满洲里市）、兴安盟（阿尔山市、扎赉特旗、科尔沁右翼前旗、科尔沁右翼中旗）、通辽市（扎鲁特旗）、赤峰市（林西县、巴林左旗、阿鲁科尔沁旗、巴林右旗、喀喇沁旗、宁城县、敖汉旗）、锡林郭勒盟（西乌珠穆沁旗、正蓝旗）。
资源情况	野生资源较少。药材来源于野生。
采收加工	秋季采挖，除去残茎，洗净泥土，晒干，切片。
功能主治	苦、甘，平。用于肺热咳嗽，热淋，肾炎水肿，小便不利。
用法用量	内服煎汤，3 ~ 9 g。

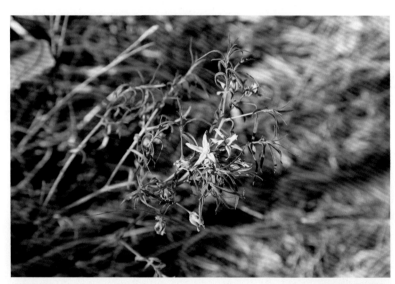

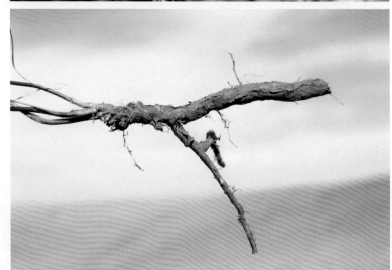

萝藦科 Asclepiadaceae 鹅绒藤属 Cynanchum

羊角子草

Cynanchum cathayense Tsiang et Zhang

| **植物别名** | 羊角桃、蛇舌草、目目箭。

| **蒙文名** | 少布给日 – 特莫根 – 呼胡。

| **药材名** | 羊角子草（药用部位：全草）。

| **形态特征** | 草质藤本。根木质，灰黄色。茎缠绕，下部多分枝，疏被短柔毛，节部较密，具纵细棱。叶对生，纸质，矩圆状戟形或三角状戟形，先端渐尖或锐尖，基部心状戟形，两耳近圆形，掌状 5 ～ 6 脉在下面隆起，两面被短柔毛；叶柄长 1 ～ 2 cm，被短柔毛。聚伞花序伞状或伞房状，腋生，着花数朵至 10 余朵；总花梗、花梗、苞片、花萼均被短柔毛；花冠淡红色，裂片矩圆形或狭卵形，先端钝；副花

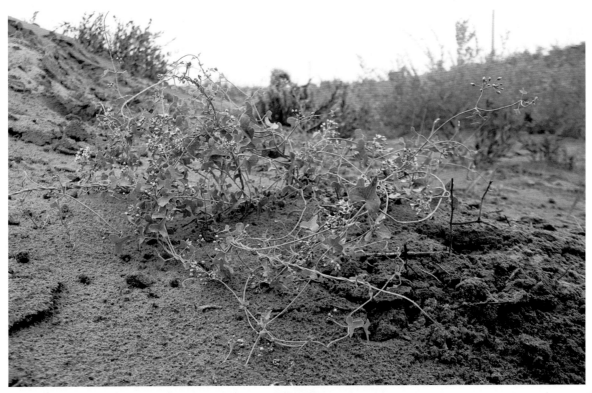

羊角子草

冠杯状，具纵折皱，顶部 5 浅裂，每裂片 3 裂，中央小裂片锐尖或尾尖，比合蕊柱长。蓇葖果披针形或条形，表面被柔毛；种子矩圆状卵形，种缨白色，绢状。花期 5 ~ 8 月，果期 8 ~ 10 月。

| **生境分布** | 生于荒漠地带的绿洲芦苇草甸中、干湖盆、沙丘、低湿沙地。分布于内蒙古巴彦淖尔市（乌拉特后旗）、阿拉善盟（阿拉善左旗、阿拉善右旗）。

| **资源情况** | 野生资源稀少。药材来源于野生。

| **采收加工** | 夏、秋季采收，除去杂质，洗净泥土，晒干，切段。

| **功能主治** | 清热利湿，解毒消肿。用于湿热黄疸，泄泻，痢疾，咽喉肿痛，跌打损伤。

| **用法用量** | 外用适量，煎汤熏洗；或热敷。

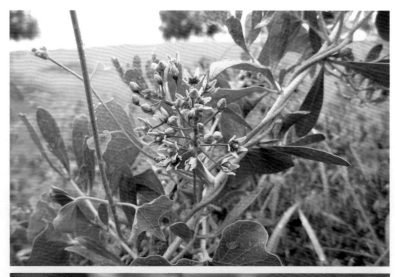

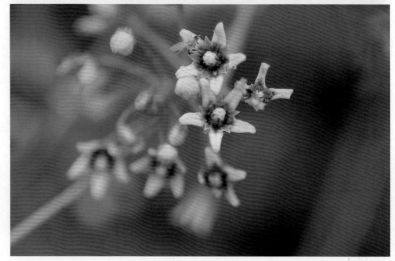

萝藦科 Asclepiadaceae 鹅绒藤属 Cynanchum

地梢瓜

Cynanchum thesioides (Freyn) K. Schum.

| 植物别名 | 沙奶草、老瓜瓢、沙奶奶。

| 蒙 文 名 | 特莫根 – 呼胡。

| 药 材 名 | **中药** 地梢瓜（药用部位：全草。别名：地瓜儿、沙奶奶、山角）。
蒙药 特莫根 – 呼胡（药用部位：种子）。

| 形态特征 | 草质或亚灌木状藤本。地下茎单轴横生。茎自基部多分枝，小枝被
毛。叶对生或近对生，条形，长 3 ～ 5 cm，宽 2 ～ 5 mm，下表面
中脉凸起。伞形聚伞花序腋生；花萼 5 深裂，外面被柔毛；花冠绿
白色，辐射状，裂片 5；副花冠杯状，裂片三角状披针形，渐尖，
长过药隔的膜片。蓇葖果纺锤形，先端渐尖，中部膨大，长 5 ～

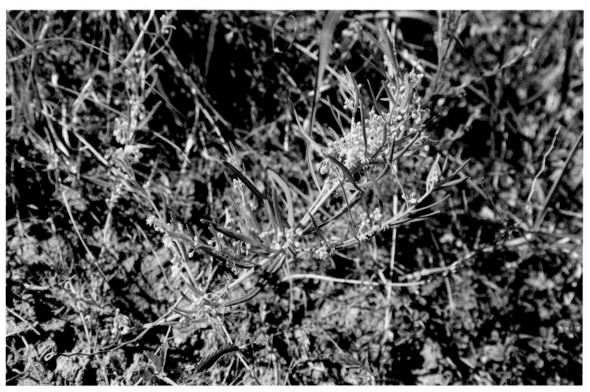

地梢瓜

6 cm，直径 2 cm；种子扁平，暗褐色，长 8 mm；种毛白色绢质，长 2 cm。花期 6 ~ 7 月，果期 7 ~ 8 月。

| **生境分布** | 生于干草原、丘陵坡地、沙丘、撂荒地、田埂。内蒙古各地均有分布。内蒙古西部有少量栽培。

| **资源情况** | 野生资源一般，栽培资源稀少。药材来源于野生和栽培。

| **采收加工** | **中药**　地梢瓜：夏、秋季采收，洗净，晒干。
　　　　　　蒙药　特莫根－呼胡：夏、秋季果实成熟时，采收种子，晒干。

| **药材性状** | **中药**　地梢瓜：本品长 15 ~ 30 cm，常弯曲，地上部分被短柔毛。根细长，褐色，有长根。茎不缠绕，多自基部分枝，圆柱形，具纵皱纹；体轻，质脆，易折断。叶对生，多破碎或脱落，完整者展平后呈条形，长 3 ~ 5 cm，宽 2 ~ 5 mm，全缘。花小，黄白色。蓇葖果纺锤形，表面具纵皱纹。气微，味涩。

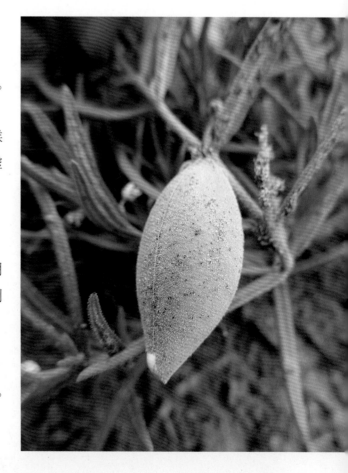

| **功能主治** | **中药**　地梢瓜：甘，凉。归肺经。补肺气，清热降火，生津止渴，消炎止痛。用于虚火上炎，咽喉疼痛，气阴不足，神疲健忘，虚烦口渴，头昏失眠，产后体虚，乳汁不足。
　　　　　　蒙药　特莫根－呼胡：苦，凉、钝、燥、糙。清希日，止泻。用于身目发黄，脏腑希日病，肠刺痛，热泻。

| **用法用量** | **中药**　地梢瓜：内服煎汤，15 ~ 30 g。外用适量，鲜品捣汁涂擦。
　　　　　　蒙药　特莫根－呼胡：多入丸、散、汤剂。

萝藦科 Asclepiadaceae 鹅绒藤属 Cynanchum

雀瓢

Cynanchum thesioides (Freyn) K. Schum. var. *australe* (Maxim.) Tsiang & P. T. Li

| 植物别名 | 地瓜瓢、马奶草、蔓茎地梢瓜。

| 蒙 文 名 | 奥日洋图－特莫根－呼胡。

| 药 材 名 | **中药** 地梢瓜（药用部位：全草。别名：地瓜儿、沙奶奶、山角）。
蒙药 特莫根－呼胡（药用部位：种子）。

| 形态特征 | 直立半灌木。地下茎单轴横生，茎自基部多分枝。茎柔弱，分枝较少，茎端通常伸长而缠绕。叶对生或近对生，线形或线状长圆形，长 3 ~ 5 cm，宽 2 ~ 5 mm，叶背中脉隆起。伞形聚伞花序腋生；花萼外面被柔毛；花冠绿白色；花较小、较多；副花冠杯状，裂片三角状披针形，渐尖，高过药隔的膜片。蓇葖果纺锤形，先端渐尖，

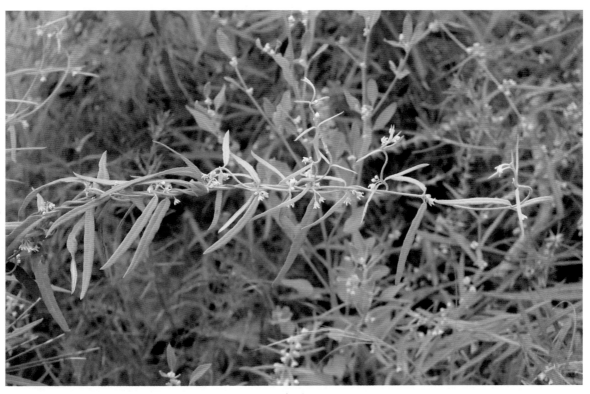

雀瓢

中部膨大，长 5 ～ 6 cm，直径 2 cm；种子扁平，暗褐色，长 8 mm；种毛白色绢质，长 2 cm。花期 3 ～ 8 月，果期 8 ～ 10 月。

| **生境分布** | 生于干草原、丘陵坡地、沙丘、撂荒地、田埂。分布于内蒙古锡林郭勒盟（锡林浩特市、苏尼特左旗）、乌兰察布市（四子王旗）、呼和浩特市（土默特左旗）、鄂尔多斯市（达拉特旗、准格尔旗）、巴彦淖尔市（磴口县、乌拉特中旗）。

| **资源情况** | 野生资源较少。药材来源于野生。

| **采收加工** | **中药** 地梢瓜：夏、秋季采收，除去杂质，洗净泥土，晒干，切段。

蒙药 特莫根－呼胡：夏、秋季果实成熟时，采收种子，晒干。

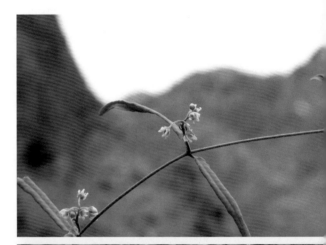

| **功能主治** | **中药** 地梢瓜：甘，凉。归肺经。补肺气，清热降火，生津止渴，消炎止痛。用于虚火上炎，咽喉疼痛，气阴不足，神疲健忘，虚烦口渴，头昏失眠，产后体虚，乳汁不足。

蒙药 特莫根－呼胡：苦，凉，钝、燥、糙。清希日，止泻。用于身目发黄，脏腑希日病，肠刺痛，热泻。

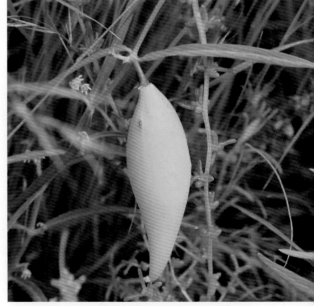

| **用法用量** | **中药** 地梢瓜：内服煎汤，15 ～ 30 g。外用适量，鲜品捣汁涂擦。

蒙药 特莫根－呼胡：多入丸、散、汤剂。

萝藦科 Asclepiadaceae 鹅绒藤属 Cynanchum

合掌消

Cynanchum amplexicaule (Sieb. et Zucc.) Hemsl.

| 植物别名 | 甜胆草、合掌草。

| 蒙 文 名 | 巴嘎拉图 – 根莫根 – 呼胡。

| 药 材 名 | 合掌消（药用部位：根。别名：土胆草、合掌草、牛皮消）。

| 形态特征 | 多年生草本，全株有乳汁，高 30 ~ 50 cm。根须状，淡褐黄色。茎直立，具纵棱。叶对生，倒卵状椭圆形，长 4 ~ 7 cm，宽 2 ~ 4 cm，先端锐尖，基部心形，半抱茎。多歧聚伞花序顶生或腋生，具总花梗；花直径 5 mm；花冠黄绿色或棕黄色；副花冠 5 裂，扁平；花粉块每室 1，下垂。蓇葖果单生，刺刀形，长 5 cm，直径 5 mm；种子近卵形，先端具白色绢质种毛。花期 7 ~ 8 月，果期 8 ~ 9 月。

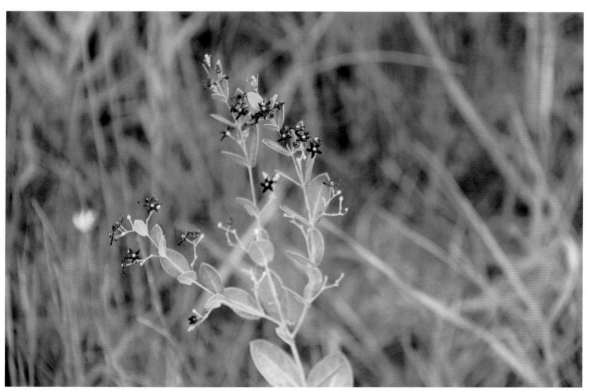

合掌消

| 生境分布 | 生于山坡草地、草甸、沙滩草丛。分布于内蒙古呼伦贝尔市（莫力达瓦达斡尔族自治旗）、兴安盟（扎赉特旗、科尔沁右翼中旗）、通辽市（奈曼旗）、赤峰市（翁牛特旗、敖汉旗）、鄂尔多斯市（达拉特旗、乌审旗）。

| 资源情况 | 野生资源较少。药材来源于野生。

| 采收加工 | 夏、秋季采挖，除去茎叶，洗净泥土，晒干，切段。

| 药材性状 | 本品长约 20 cm，直径不及 1 mm，弯曲，表面黄棕色，具细纵纹。质较脆，易折断，断面平坦。气特异，味微苦。

| 功能主治 | 苦、辛，平。归肺、脾经。清热解毒，祛风湿，活血消肿。用于风湿痹痛，偏头痛，腰痛，月经不调，乳痈，痈肿疔毒。

| 用法用量 | 内服煎汤，15 ~ 30 g。外用适量，捣敷；或研末调敷。

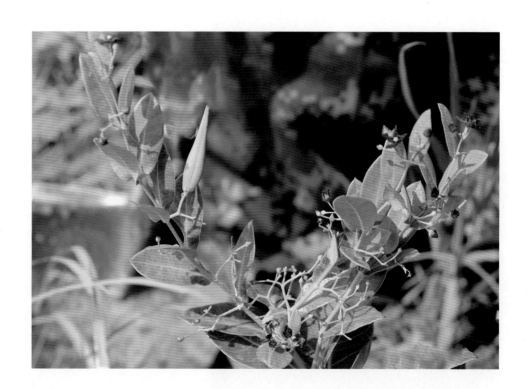

萝藦科 Asclepiadaceae 鹅绒藤属 Cynanchum

白薇 *Cynanchum atratum* Bunge

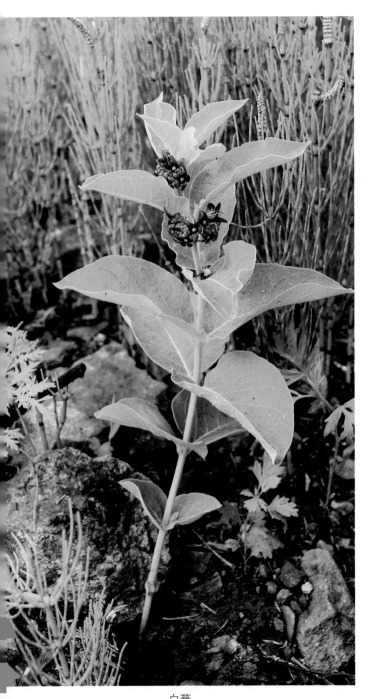

白薇

| 植物别名 |

白马尾。

| 蒙 文 名 |

伊麻干－呼胡。

| 药 材 名 |

白薇（药用部位：根及根茎。别名：白马尾、薇草、白龙须）。

| 形态特征 |

多年生直立草本，高达 50 cm。根须状，有香气。叶卵形或卵状长圆形，长 5 ~ 8 cm，宽 3 ~ 4 cm，先端渐尖或急尖，基部圆形，两面均被有白色绒毛，特别以叶背及脉上为密；侧脉 6 ~ 7 对。伞形聚伞花序，无总花梗，生在茎的四周，着花 8 ~ 10；花深紫色，直径约 10 mm；花萼外面有绒毛，内面基部有小腺体 5；花冠辐状，外面有短柔毛，并具缘毛；副花冠 5 裂，裂片盾状，圆形，与合蕊柱等长，花药先端具一圆形的膜片；花粉块每室 1，下垂，长圆状膨大；柱头扁平。蓇葖果单生，向端部渐尖，基部钝形，中间膨大；种子扁平；种毛白色。花期 7 ~ 8 月，果期 8 ~ 9 月。

| **生境分布** | 生于林缘草地、河边。分布于内蒙古呼伦贝尔市（扎兰屯市、莫力达瓦达斡尔族自治旗、阿荣旗）、兴安盟（扎赉特旗、科尔沁右翼前旗）、通辽市（库伦旗）、赤峰市（宁城县、敖汉旗）。 |

| **资源情况** | 野生资源稀少。药材来源于野生。 |

| **采收加工** | 春、秋季采挖，洗净，干燥。 |

| **药材性状** | 本品根茎粗短，有结节，多弯曲，上面有圆形的茎痕，下面及两侧簇生多数细长的根。根长 10 ~ 25 cm，直径 0.1 ~ 0.2 cm，表面棕黄色。质脆，易折断，断面皮部黄白色，木部黄色。气微，味微苦。 |

| **功能主治** | 苦、咸，寒。归肺、胃、肝经。清热凉血，利尿通淋，解毒疗疮。用于温邪伤营发热，阴虚发热，骨蒸劳热，产后血虚发热，热淋，血淋，痈疽肿毒。 |

| **用法用量** | 内服煎汤，4.5 ~ 9 g。 |

| **附　注** | 本种为 2020 年版《中国药典》收载的白薇药材的基原之一。 |

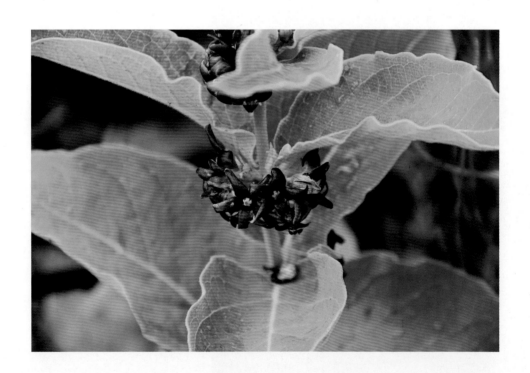

萝藦科 Asclepiadaceae 鹅绒藤属 Cynanchum

徐长卿 *Cynanchum paniculatum* (Bunge) Kitag.

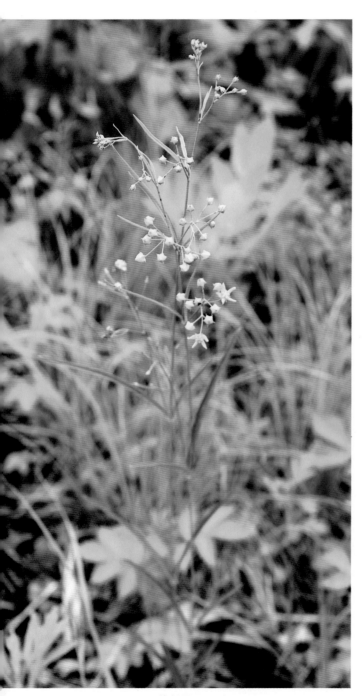

徐长卿

| 植物别名 |

寥刁竹、竹叶细辛、九头狮子草。

| 蒙 文 名 |

那林－浩同浩日。

| 药 材 名 |

徐长卿（药用部位：根及根茎。别名：逍遥竹、竹叶细辛、铜锣草）。

| 形态特征 |

多年生直立草本，高约 1 m。根须状，多至 50 余条。茎不分枝，稀从根部发出几条，无毛或被微毛。叶对生，纸质，披针形至线形，两端锐尖，两面无毛或叶面具疏柔毛，叶缘有边毛；侧脉不明显；叶柄长约 3 mm。圆锥状聚伞花序生于先端的叶腋内，长达 7 cm，着花 10 余朵；花萼内的腺体或有或无；花冠黄绿色，近辐状；副花冠裂片 5，基部增厚，先端钝；花粉块每室 1，下垂；子房椭圆形；柱头五角形，先端略为凸起。蓇葖果单生，披针形，向端部长渐尖；种子长圆形；种毛白色绢质，长 1 cm。花期 7 月，果期 8 ~ 9 月。

| 生境分布 | 生于山地或丘陵阳坡草丛中。分布于内蒙古呼伦贝尔市（扎兰屯市、牙克石市、莫力达瓦达斡尔族自治旗、根河市、鄂伦春自治旗、阿荣旗、额尔古纳市）、兴安盟（阿尔山市、科尔沁右翼前旗、科尔沁右翼中旗、扎赉特旗）、通辽市（扎鲁特旗、科尔沁左翼中旗、科尔沁左翼后旗）、赤峰市（阿鲁科尔沁旗、宁城县、翁牛特旗、巴林右旗、敖汉旗）、锡林郭勒盟（锡林浩特市、西乌珠穆沁旗、正镶白旗）。

| 资源情况 | 野生资源稀少。药材来源于野生。

| 采收加工 | 秋季采挖，除去杂质，阴干。

| 药材性状 | 本品根茎呈不规则柱状，有盘节，长 0.5 ~ 3.5 cm，直径 2 ~ 4 mm；有的先端附圆柱形残茎，长 1 ~ 2 cm，断面中空。根簇生于根茎节处，圆柱形，细长而弯曲，长 10 ~ 16 cm，直径 1 ~ 1.5 mm；表面淡黄棕色至淡棕色，具微细纵皱纹，并有纤细须根；质脆，易折断，断面粉性，皮部类白色或黄白色，形成层环淡棕色，木部细小。气香，味微辛、凉。以香气浓者为佳。

| 功能主治 | 辛，温。归肝、胃经。祛风，化湿，止痛，止痒。用于风湿痹痛，胃痛胀满，牙痛，腰痛，跌扑伤痛，风疹，湿疹。

| 用法用量 | 内服煎汤，3 ~ 12 g。

| 附 注 | 本种为 2020 年版《中国药典》收载的徐长卿药材的基原。

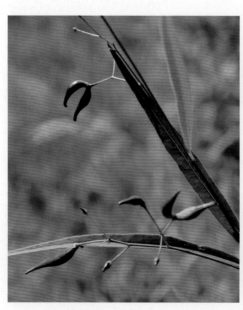
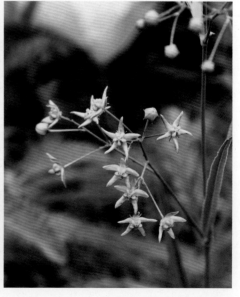

萝藦科 Asclepiadaceae 萝藦属 Metaplexis

萝藦
Metaplexis japonica (Thunb.) Makino

| 植物别名 | 婆婆针线包、赖瓜瓢。

| 蒙 文 名 | 阿古乐朱日－吉木斯。

| 药 材 名 | 萝藦（药用部位：全草。别名：白环藤、奶浆藤、天浆壳）、萝藦子（药
用部位：果实。别名：斫合子）。

| 形态特征 | 多年生草质藤本，具乳汁。茎缠绕，圆柱形，具纵棱，被短柔毛。
叶卵状心形，少披针状心形，长 5 ~ 11 cm，宽 3 ~ 10 cm，先端渐
尖或骤尖，全缘，基部心形，两面被短柔毛，老时毛常脱落；叶柄
长 2 ~ 6 cm，先端具丛生腺体。花序腋生，着花 10 余朵，总花梗
长 7 ~ 12 cm，花梗长 3 ~ 6 mm，被短柔毛；花蕾圆锥形，先端

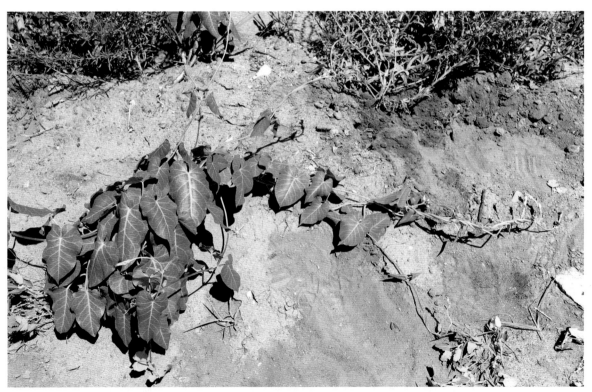

萝藦

锐尖；花萼裂片条状披针形，长 6 ~ 8 mm，被短柔毛；花冠白色，近辐状，条状披针形，长约 10 mm，张开，里面被柔毛。蓇葖果叉生，纺锤形，长 6 ~ 8 cm，被短柔毛；种子扁卵圆形，先端具 1 簇白色绢质长种毛。花期 7 ~ 8 月，果期 7 ~ 9 月。

| 生境分布 | 生于河边沙质坡地。分布于内蒙古呼伦贝尔市（扎兰屯市、鄂伦春自治旗、牙克石市、莫力达瓦达斡尔族自治旗、阿荣旗）、兴安盟（科尔沁右翼前旗、扎赉特旗）、通辽市（科尔沁左翼中旗、扎鲁特旗、奈曼旗）、赤峰市（宁城县、阿鲁科尔沁旗、红山区、敖汉旗）、锡林郭勒盟（锡林浩特市、苏尼特左旗、苏尼特右旗、二连浩特市、西乌珠穆沁旗）、鄂尔多斯市（达拉特旗、杭锦旗）、阿拉善盟（额济纳旗）。

| 资源情况 | 野生资源较少。药材来源于野生。

| 采收加工 | 萝藦：7 ~ 8 月采收，鲜用或晒干。
萝藦子：秋季采收成熟果实，晒干。

| 药材性状 | 萝藦：本品卷曲成团。根细长，直径 2 ~ 3 mm，浅黄棕色。茎圆柱形，扭曲，直径 1 ~ 3 mm，表面黄白色至黄棕色，具纵纹，节膨大；折断面髓部常中空，木部发达，可见数个小孔。叶皱缩，完整叶湿润展平后呈卵状心形，长 5 ~ 11 cm，宽 4 ~ 7 cm，背面叶脉明显，侧脉 5 ~ 7 对。气微，味甘、平。

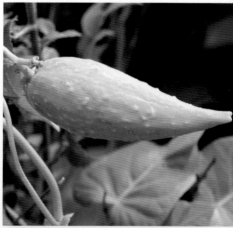

| 功能主治 | 萝藦：甘、微辛，温。归心、肺、肾经。补精益气，通乳，解毒。用于虚损劳伤，阳痿，遗精，带下，乳汁不足，丹毒，瘰疬，疔疮，蛇虫咬伤。
萝藦子：补益精气，生肌止血。用于虚劳，阳痿，遗精，金疮出血。

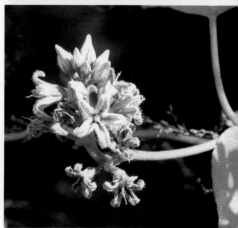

| 用法用量 | 萝藦：内服煎汤，15 ~ 60 g。外用鲜品适量，捣敷。
萝藦子：内服煎汤，9 ~ 18 g；或研末。外用适量，捣敷。

茜草科 Rubiaceae 拉拉藤属 Galium

拉拉藤 *Galium aparine* L. var. *echinospermum* (Wallr.) Cuf.

| **植物别名** | 猪殃殃、爬拉殃、八仙草。

| **蒙 文 名** | 胡和呐 – 乌如木杜乐。

| **药 材 名** | 八仙草（药用部位：全草。别名：猪殃殃、拉拉藤、小茜草）。

| **形态特征** | 多枝、蔓生或攀缘状草本，通常高 30 ~ 90 cm。茎有 4 棱角。棱上、叶缘、叶脉上均有倒生的小刺毛。叶纸质或近膜质，6 ~ 8 轮生，稀为 4 ~ 5，带状倒披针形或长圆状倒披针形，长 1 ~ 5.5 cm，宽 1 ~ 7 mm，先端有针状凸尖头，基部渐狭，两面常有紧贴的刺状毛，常呈萎软状，干时常卷缩，具 1 脉，近无柄。聚伞花序腋生或顶生，少至多花，花小，4 基数，有纤细的花梗；花萼被钩毛，萼檐近平截；

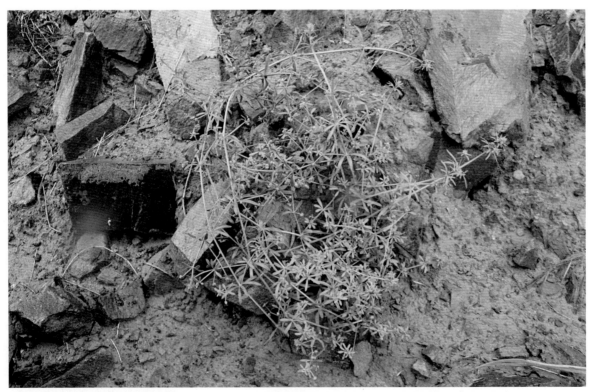

拉拉藤

花冠黄绿色或白色，辐状，裂片长圆形，长不及 1 mm，镊合状排列；子房被毛，花柱 2 裂至中部，柱头头状。果实干燥，有 1 或 2 近球状的分果爿，直径达 5.5 mm，肿胀，密被钩毛，果梗直，长可达 2.5 cm，较粗，每一爿有一平凸的种子。花期 6 月，果期 7 ~ 8 月。

| 生境分布 | 生于山地石缝、阴坡、山谷湿地、山坡灌丛、路旁。分布于内蒙古呼伦贝尔市（牙克石市）、兴安盟（阿尔山市、科尔沁右翼前旗、科尔沁右翼中旗）、赤峰市（宁城县、阿鲁科尔沁旗、巴林右旗、克什克腾旗、喀喇沁旗、敖汉旗）、锡林郭勒盟（锡林浩特市、苏尼特左旗、东乌珠穆沁旗、西乌珠穆沁旗）、乌兰察布市（凉城县）、呼和浩特市（和林格尔县、武川县）、巴彦淖尔市（乌拉特前旗）。

| 资源情况 | 野生资源较少。药材来源于野生。

| 采收加工 | 夏季采收，鲜用或晒干。

| 功能主治 | 辛、微苦，微寒。清热解毒，利尿通淋，消肿止痛。用于痈疽肿毒，乳腺炎，阑尾炎，水肿，感冒发热，痢疾，尿路感染，尿血，牙龈出血，刀伤出血。

| 用法用量 | 内服煎汤，15 ~ 30 g。外用适量，捣敷。

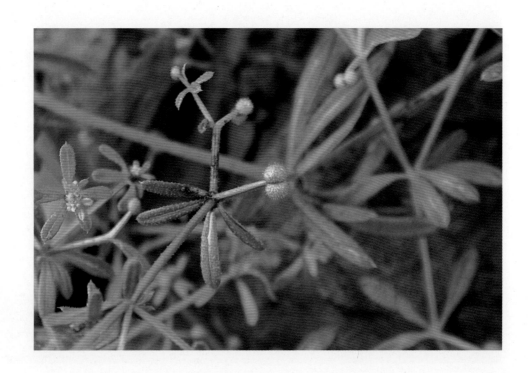

茜草科 Rubiaceae 拉拉藤属 Galium

北方拉拉藤 *Galium boreale* L.

| 植物别名 | 砧草。

| 蒙 文 名 | 查干－乌如木杜乐。

| 药 材 名 | **中药** 北方拉拉藤（药用部位：全草。别名：砧草）。
蒙药 查干－乌如木杜乐（药用部位：全草）。

| 形态特征 | 多年生直立草本，高 20 ~ 65 cm。茎有 4 棱角，无毛或有极短的毛。叶纸质或薄革质，4 轮生，狭披针形或线状披针形，先端钝或稍尖，基部楔形或近圆形，边缘常稍反卷，两面无毛，边缘有微毛；基出脉 3，在下面常凸起，在上面常凹陷；无柄或具极短的柄。聚伞花序顶生和生于上部叶腋，常在枝顶结成圆锥花序式，花小而密集；

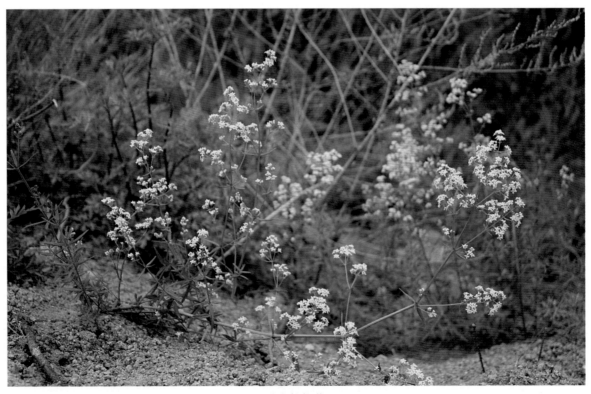

北方拉拉藤

花萼被毛；花冠白色或淡黄色，辐状，花冠裂片卵状披针形，花柱 2 裂至近基部。果实小，果爿单生或双生，密被白色稍弯的糙硬毛。花期 6 ~ 8 月，果期 7 ~ 9 月。

| **生境分布** | 生于山地林下、林缘、灌丛及草甸中，也有少量生于杂类草草甸草原。分布于内蒙古呼伦贝尔市（海拉尔区、扎赉诺尔区、牙克石市、根河市、额尔古纳市、阿荣旗、新巴尔虎左旗、陈巴尔虎旗、莫力达瓦达斡尔族自治旗、鄂伦春自治旗、鄂温克族自治旗）、兴安盟（阿尔山市、突泉县、科尔沁右翼前旗）、赤峰市（林西县、宁城县、阿鲁科尔沁旗、巴林左旗、巴林右旗、克什克腾旗、喀喇沁旗、敖汉旗）、锡林郭勒盟（锡林浩特市、东乌珠穆沁旗、西乌珠穆沁旗、正镶白旗、太仆寺旗）、乌兰察布市（凉城县、卓资县）、呼和浩特市（加赛罕区、武川县）、包头市（固阳县、土默特右旗）、巴彦淖尔市（乌拉特前旗）、阿拉善盟（阿拉善左旗）。

| **资源情况** | 野生资源一般。药材来源于野生。

| **采收加工** | **中药** 北方拉拉藤：夏、秋季采收，除去杂质，洗净泥土，晒干，切段。
蒙药 查干 – 乌如木杜乐：同"北方拉拉藤"。

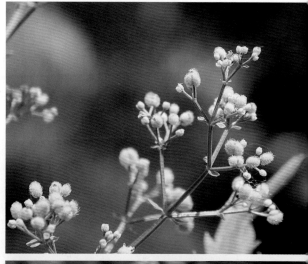

| **功能主治** | **中药** 北方拉拉藤：苦，寒。清热解毒，祛风活血。用于肺炎咳嗽，肾炎水肿，腰腿疼痛，妇女经闭，痛经，带下，疮癣。
蒙药 查干 – 乌如木杜乐：辛、苦，平，燥。平息希日，止血，治伤，接骨，利尿。用于黄疸，不思饮食，头痛，尿血，各种出血，金伤，骨折。

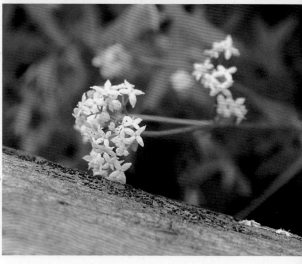

| **用法用量** | **中药** 北方拉拉藤：内服煎汤，15 ~ 30 g。外用适量，捣敷；或煎汤洗。
蒙药 查干 – 乌如木杜乐：多入丸、散剂。

茜草科 Rubiaceae 拉拉藤属 Galium

蓬子菜 *Galium verum* L.

| **植物别名** | 松叶草、疗毒蒿、黄米花。

| **蒙 文 名** | 乌如木杜乐。

| **药 材 名** | 蓬子菜（药用部位：全草。别名：松叶草、疗毒蒿、鸡肠草）。

| **形态特征** | 多年生近直立草本，基部稍木质，高 25 ~ 45 cm。茎有 4 棱角，被短柔毛或秕糠状毛。叶纸质，6 ~ 10 轮生，线形，先端短尖，边缘极反卷，常卷成管状，上面无毛，稍有光泽，下面有短柔毛，稍苍白，干时常变黑色，具 1 脉，无柄。聚伞花序顶生和腋生，较大，多花，在枝顶结成带叶的圆锥花序状；总花梗密被短柔毛；花小，稠密；花梗有疏短柔毛或无毛，萼管无毛；花冠黄色，辐状，无毛，花冠

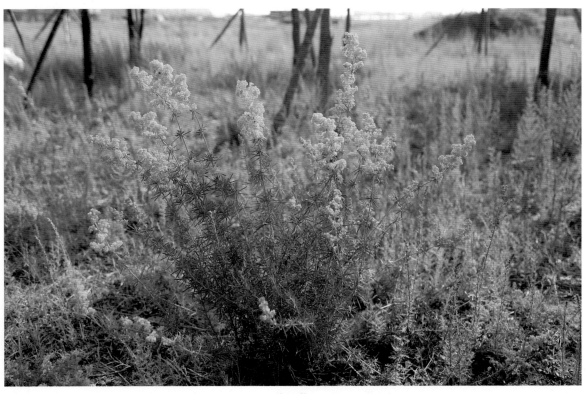

蓬子菜

裂片卵形，先端稍钝，花药黄色，花柱顶部2裂。果实小，果爿双生，近球状，无毛。花期7月，果期8～9月。

| 生境分布 | 生于草甸草原、杂类草草甸、山地林缘及灌丛中，常成为草甸草原的优势植物之一。分布于内蒙古呼伦贝尔市（海拉尔区、扎赉诺尔区、满洲里市、扎兰屯市、牙克石市、根河市、额尔古纳市、阿荣旗、新巴尔虎左旗、新巴尔虎右旗、陈巴尔虎旗、莫力达瓦达斡尔族自治旗、鄂伦春自治旗、鄂温克族自治旗）、兴安盟（乌兰浩特市、阿尔山市、突泉县、科尔沁右翼前旗、科尔沁右翼中旗）、通辽市（霍林郭勒市、科尔沁左翼中旗、科尔沁左翼后旗、奈曼旗、扎鲁特旗）、赤峰市（红山区、松山区、元宝山区、林西县、宁城县、阿鲁科尔沁旗、巴林左旗、巴林右旗、克什克腾旗、喀喇沁旗、敖汉旗）、锡林郭勒盟（锡林浩特市、多伦县、苏尼特左旗、东乌珠穆沁旗、西乌珠穆沁旗、镶黄旗、正镶白旗、太仆寺旗、正蓝旗）、乌兰察布市（丰镇市、四子王旗、察哈尔右翼中旗、凉城县、卓资县、兴和县、商都县、化德县）、呼和浩特市（武川县、和林格尔县、土默特左旗）、包头市（固阳县、土默特右旗、达尔罕茂明安联合旗、白云鄂博矿区）、鄂尔多斯市（准格尔旗）、巴彦淖尔市（乌拉特前旗、乌拉特中旗）、阿拉善盟（阿拉善左旗、阿拉善右旗）。

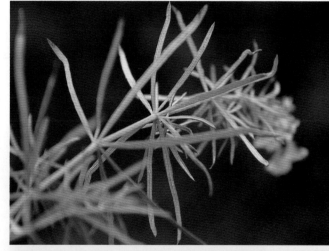
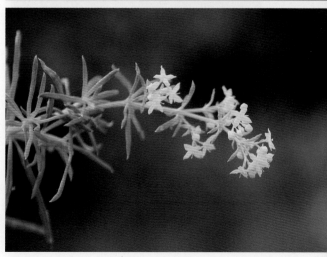

| 资源情况 | 野生资源一般。药材来源于野生。

| 采收加工 | 夏、秋季采收，洗净泥土，鲜用或晒干，切段。

| 功能主治 | 苦、甘，凉。清热解毒，活血行瘀，除湿止痒。用于肝炎，咽喉肿痛，痈疮肿毒，跌打损伤，荨麻疹，月经不调，腹痛。

| 用法用量 | 内服煎汤，10～15 g；或浸酒。外用适量，捣敷；或熬膏涂。

茜草科 Rubiaceae 拉拉藤属 *Galium*

毛果蓬子菜 *Galium verum* L. var. *trachycarpum* DC.

| 蒙 文 名 | 乌斯如乎 - 乌如木杜乐。

| 药 材 名 | 蓬子菜（药用部位：全草。别名：松叶草、疔毒蒿、鸡肠草）。

| 形态特征 | 多年生近直立草本，基部稍木质，高 25 ~ 45 cm。茎有 4 棱角，被短柔毛或秕糠状毛。叶纸质，6 ~ 10 轮生，线形，通常长 1.5 ~ 3 cm，宽 1 ~ 1.5 mm，先端短尖，边缘极反卷，常卷成管状，上面无毛，稍有光泽，下面有短柔毛，稍苍白，干时常变黑色，具 1 脉，无柄。聚伞花序顶生和腋生，较大，多花，通常在枝顶结成带叶、长可达 15 cm、宽可达 12 cm 的圆锥花序状；总花梗密被短柔毛；花小，稠密；花梗有疏短柔毛或无毛，长 1 ~ 2.5 mm；花萼被毛；花冠黄色，辐状，无毛，直径约 3 mm，花冠裂片卵形或长圆形，先端稍钝，长

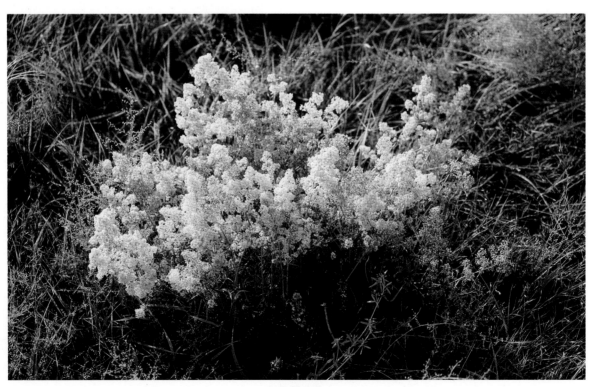

毛果蓬子菜

约 1.5 mm；花药黄色，花丝长约 0.6 mm；花柱长约 0.7 mm，顶部 2 裂。果实小，果爿双生，近球状，直径约 2 mm，被毛。花期 7 月，果期 8 ～ 9 月。

| 生境分布 | 生于草甸草原、杂类草草甸、山地林缘及灌丛中，常成为草甸草原的优势植物之一。分布于内蒙古呼伦贝尔市（海拉尔区、陈巴尔虎旗）、赤峰市（克什克腾旗）、锡林郭勒盟（锡林浩特市、苏尼特左旗、东乌珠穆沁旗、西乌珠穆沁旗、太仆寺旗）、呼和浩特市（回民区）。

| 资源情况 | 野生资源较少。药材来源于野生。

| 采收加工 | 夏、秋季采收，洗净泥土，鲜用或晒干，切段。

| 功能主治 | 苦、甘，凉。清热解毒，活血行瘀，除湿止痒。用于肝炎，咽喉肿痛，痈疮肿毒，跌打损伤，荨麻疹，月经不调，腹痛。

| 用法用量 | 内服煎汤，10 ～ 15 g；或浸酒。外用适量，捣敷；或熬膏涂。

| 附　注 | 在 FOC 中，本种的拉丁学名被修订为 *Galium verum* L. var. *trachycarpum* Candolle。

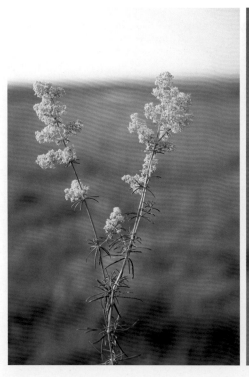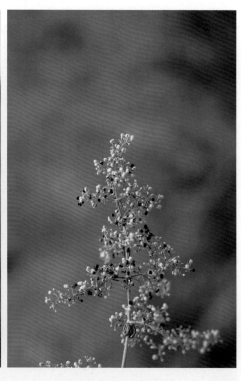

茜草
Rubia cordifolia L.

| **植物别名** | 红丝线、涩涩草、粘粘草。

| **蒙 文 名** | 麻日纳。

| **药 材 名** | **中药** 茜草（药用部位：根及根茎。别名：红丝线、涩涩草、红内消）。
蒙药 麻日纳（药用部位：根及根茎）。

| **形态特征** | 草质攀缘藤木，通常长 1.5 ~ 3.5 m。根茎及其节上的须根均为红色。茎数至多条，从根茎的节上发出，细长，方柱形，有 4 棱，棱上生倒生皮刺，中部以上多分枝。叶通常 4 轮生，纸质，披针形或长圆状披针形，先端渐尖，有时钝尖，基部心形，边缘有齿状皮刺，两面粗糙，脉上有微小皮刺；基出脉 3，极少外侧有 1 对很小的基出脉；

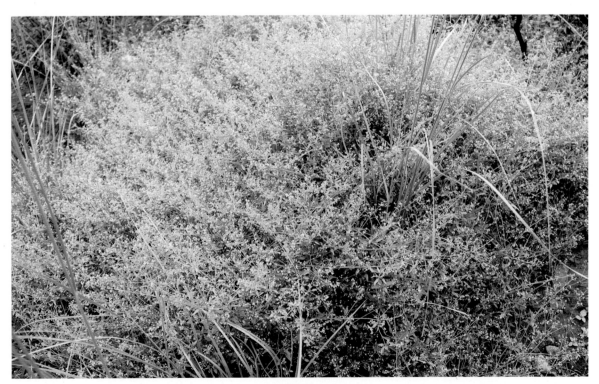

茜草

叶柄有倒生皮刺。聚伞花序腋生和顶生，多回分枝，有花 10 余朵至数十朵，花序和分枝均细瘦，有微小皮刺；花冠淡黄色，干时淡褐色，花冠裂片近卵形，微伸展，外面无毛。果实球形，成熟时橘黄色。花果期 7 ~ 9 月。

| 生境分布 | 生于山地杂木林下、林缘、路旁草丛、沟谷草甸及河边。分布于内蒙古呼伦贝尔市（海拉尔区、扎赉诺尔区、满洲里市、扎兰屯市、牙克石市、根河市、额尔古纳市、阿荣旗、新巴尔虎左旗、陈巴尔虎旗、莫力达瓦达斡尔族自治旗、鄂伦春自治旗、鄂温克族自治旗）、兴安盟（乌兰浩特市、阿尔山市、突泉县、扎赉特旗、科尔沁右翼前旗、科尔沁右翼中旗）、通辽市（霍林郭勒市、奈曼旗、库伦旗、扎鲁特旗、科尔沁左翼中旗、科尔沁左翼后旗）、赤峰市（红山区、松山区、元宝山区、宁城县、阿鲁科尔沁旗、巴林左旗、巴林右旗、克什克腾旗、喀喇沁旗、敖汉旗）、锡林郭勒盟（锡林浩特市、苏尼特左旗、阿巴嘎旗、东乌珠穆沁旗、西乌珠穆沁旗、镶黄旗、正镶白旗、太仆寺旗、正蓝旗）、乌兰察布市（四子王旗、凉城县、卓资县、兴和县）、呼和浩特市（托克托县、武川县、和林格尔县、土默特左旗）、包头市（青山区、土默特右旗、达尔罕茂明安联合旗）、鄂尔多斯市（东胜区、达拉特旗、准格尔旗、鄂托克前旗、鄂托克旗、乌审旗）、巴彦淖尔市（乌拉特前旗）、阿拉善盟（阿拉善左旗、阿拉善右旗、额济纳旗）。

| 资源情况 | 野生资源一般。药材来源于野生。

| 采收加工 | **中药** 茜草：春、秋季采挖，除去泥沙，干燥。
蒙药 麻日纳：春、秋季采挖，除去茎苗，洗净泥土，晒干，切片。

| 药材性状 | **中药** 茜草：本品根茎呈结节状，丛生粗细不等的根。根呈圆柱形，略弯曲，长 10 ~ 25 cm，直径 0.2 ~ 1 cm；表面红棕色或暗棕色，具细纵皱纹和少数细根痕；皮部脱落处呈黄红色。质脆，易折断，断面平坦，皮部狭，紫红色，木部宽广，浅黄红色，导管孔多数。气微，味微苦，久嚼刺舌。

| 功能主治 | **中药** 茜草：苦，寒。归肝经。凉血，祛瘀，止血，通经。用于吐血，衄血，崩漏，外伤出血，瘀阻经闭，关节痹痛，跌打肿痛。
蒙药 麻日纳：苦，凉，钝，糙，柔，燥。清血热，止血，止泻。用于血热，吐血，鼻衄，子宫出血，肾肺伤热，麻疹，肠刺痛，肠热腹泻。

| 用法用量 | **中药** 茜草：内服煎汤，6 ~ 10 g。
蒙药 麻日纳：多入丸、散剂。

| 附 注 | 本种为 2020 年版《中国药典》收载的茜草药材的基原。

茜草科 Rubiaceae 茜草属 Rubia

披针叶茜草 *Rubia lanceolata* Hayata

| 蒙 文 名 | 那林 – 麻日纳。

| 药 材 名 | 长叶茜草（药用部位：根和根茎。别名：锯锯藤、沾沾草）。

| 形态特征 | 多年生草本，攀缘状或披散状，长达 1 m。茎具棱，棱上具倒向小皮刺。叶 4 轮生，草质或近草质，叶片卵状披针形，基部浅心形至近圆形，全缘，边缘反卷，具倒向小刺，上面绿色，有光泽，下面暗绿色，两面脉上均被糙毛或短硬毛，基出脉 3，表面凹下，背面凸起。聚伞花序排成大而疏散的圆锥花序，顶生或腋生；总花梗长而直，花梗均具倒向小刺；小苞片披针形，萼筒近球形，无毛；花冠辐状，黄绿色，筒部极短，檐部 5 裂，裂片宽三角形；雄蕊 5，着生于花冠喉部；花柱 2 深裂，柱头头状。果实球形，成熟后黑色，

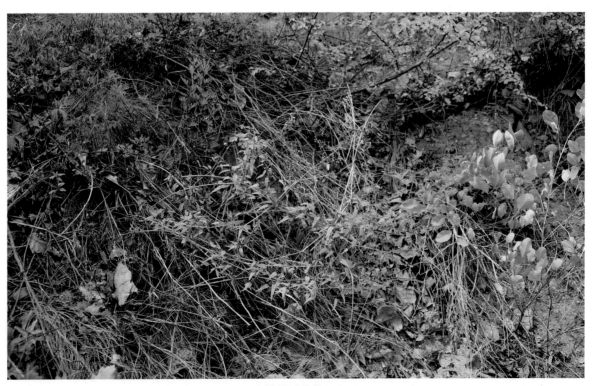

披针叶茜草

光滑无毛。花期 6 ~ 7 月，果期 8 ~ 9 月。

| **生境分布** | 生于山沟、山坡林下、湖岸石壁、沙丘灌丛下与河滩草地。分布于内蒙古呼伦贝尔市（新巴尔虎右旗）、锡林郭勒盟（锡林浩特市、东乌珠穆沁旗）、鄂尔多斯市（乌审旗）。

| **资源情况** | 野生资源较少。药材来源于野生。

| **采收加工** | 春、秋季采挖，除去茎苗，洗净泥土，晒干，切片。

| **功能主治** | 苦，寒。归肝经。行血活血，通经活络，止痛。用于吐血，衄血，崩漏，经闭，月经不调，风湿骨痛，跌打损伤，牙痛。

| **用法用量** | 内服煎汤，6 ~ 10 g。

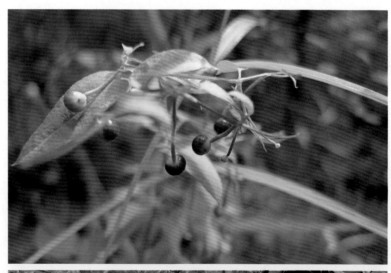

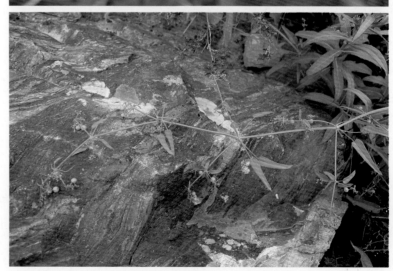

花葱科 Polemoniaceae 花葱属 Polemonium

花葱 *Polemonium coeruleum* L.

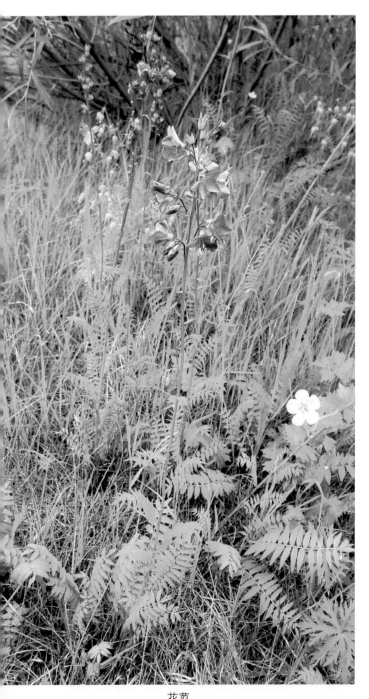

花葱

| 植物别名 |

鱼翅菜、手参、穴菜。

| 蒙 文 名 |

音吉 – 布古日乐。

| 药 材 名 |

花葱（药用部位：根及根茎。别名：电灯花、小花葱）。

| 形态特征 |

多年生草本，高 40 ~ 80 cm。具根茎和多数纤维状须根。茎单一，不分枝，上部被腺毛，中部以下无毛。奇数羽状复叶，小叶11 ~ 23，卵状披针形，基部偏斜，全缘，无毛，无小叶柄。聚伞圆锥花序顶生或生于上部叶腋，疏生多花；总花梗、花梗和花萼均被腺毛，有时花梗和花萼具疏长柔毛；花萼钟状，裂片长卵形，先端钝或微尖，稍短于或等长于萼筒；花冠蓝紫色，钟状，裂片倒卵形，边缘无睫毛或偶有极稀的睫毛；雄蕊 5，子房卵圆形，柱头稍伸出花冠之外。蒴果卵球形；种子褐色，纺锤形，种皮具膨胀性黏液细胞，干后膜质，似种子有翅。花期 6 ~ 7 月，果期 7 ~ 8 月。

| **生境分布** | 生于山地林下草甸或沟谷湿地。分布于内蒙古呼伦贝尔市（海拉尔区、扎赉诺尔区、扎兰屯市、牙克石市、根河市、额尔古纳市、新巴尔虎左旗、新巴尔虎右旗、陈巴尔虎旗、鄂伦春自治旗、鄂温克族自治旗）、兴安盟（阿尔山市、突泉县、科尔沁右翼前旗）、通辽市（科尔沁左翼后旗）、赤峰市（阿鲁科尔沁旗、巴林右旗、克什克腾旗、翁牛特旗、喀喇沁旗、敖汉旗）、锡林郭勒盟（锡林浩特市、东乌珠穆沁旗、西乌珠穆沁旗、正蓝旗）、乌兰察布市（丰镇市、察哈尔右翼中旗、凉城县、兴和县）、呼和浩特市（武川县、和林格尔县、土默特左旗）、包头市（固阳县、土默特右旗）、鄂尔多斯市（伊金霍洛旗）、巴彦淖尔市（乌拉特前旗、乌拉特后旗）。

| **资源情况** | 野生资源一般。药材来源于野生。

| **采收加工** | 秋季采挖，除去残茎，洗净泥土，晒干。

| **功能主治** | 微苦，平。化痰，安神，止血。用于咳嗽痰多，癫痫，失眠，咯血，衄血，吐血，便血，月经过多。

| **用法用量** | 内服煎汤，3～10 g。

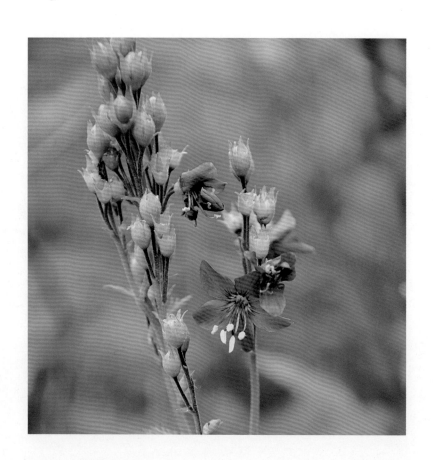

旋花科 Convolvulaceae 打碗花属 Calystegia

打碗花 Calystegia hederacea Wall.

| 植物别名 | 面根藤、喇叭花、小旋花。

| 蒙 文 名 | 阿牙根 – 其其格。

| 药 材 名 | 面根藤（药用部位：全草。别名：打碗花、秧子根、天剑草）。

| 形态特征 | 一年生草本，全体不被毛，植株通常矮小，高 8 ~ 30（~ 40）cm，常自基部分枝，具细长白色的根。茎细，平卧，有细棱。基部叶片长圆形，先端圆，基部戟形，上部叶片 3 裂，中裂片长圆状披针形，侧裂片近三角形，全缘或 2 ~ 3 裂，叶片基部心形或戟形。花 1，腋生，花梗长于叶柄，有细棱；苞片宽卵形，萼片长圆形，先端钝，具小短尖头，内萼片稍短；花冠淡紫色或淡红色，钟状，冠檐近截

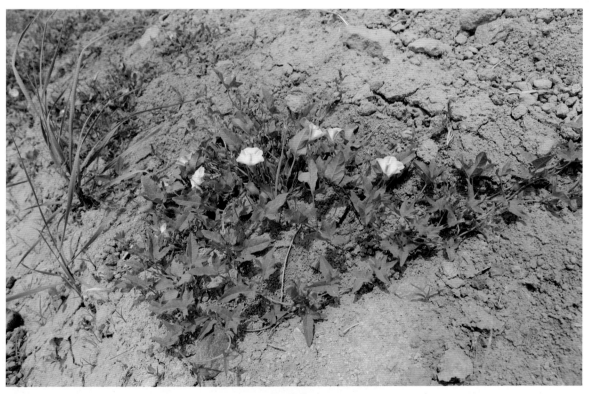

打碗花

形或微裂；雄蕊近等长，花丝基部扩大，贴生花冠管基部，被小鳞毛；子房无毛，柱头 2 裂。蒴果卵球形；种子黑褐色，表面有小疣。花期 7 ~ 9 月，果期 8 ~ 10 月。

| 生境分布 | 生于耕地、撂荒地和路旁，在溪边或潮湿生境中生长得最好，并可聚生成丛。内蒙古各地均有分布。

| 资源情况 | 野生资源一般。药材来源于野生。

| 采收加工 | 夏、秋季采收，洗净，鲜用或晒干。

| 功能主治 | 甘、微苦，平。健脾，利湿，调经。用于脾胃虚弱，消化不良，小儿吐乳，疳积，带下，月经不调。

| 用法用量 | 内服煎汤，10 ~ 30 g。

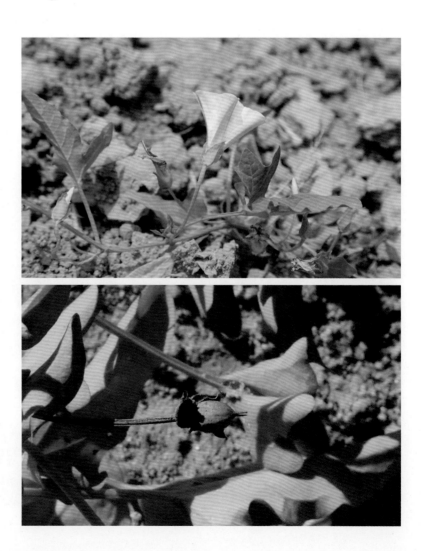

旋花科 Convolvulaceae 打碗花属 Calystegia

旋花 Calystegia sepium (L.) R. Br.

| **植物别名** | 宽叶打碗花、喇叭花、篱天剑。

| **蒙 文 名** | 色得日根。

| **药 材 名** | 旋花根（药用部位：根。别名：篱天剑根、续筋根、旋蒉草根）、旋花苗（药用部位：茎叶）、旋花（药用部位：花。别名：筋根花、鼓子花、打碗花）。

| **形态特征** | 多年生草本，全体不被毛。茎缠绕，伸长，有细棱。叶形多变，三角状卵形或宽卵形，先端渐尖或锐尖，基部戟形或心形，全缘或基部稍伸展为具 2 ~ 3 大齿缺的裂片；叶柄常短于叶片或两者近等长。花 1，腋生；花梗有细棱或有时具狭翅；苞片宽卵形，萼片卵形，

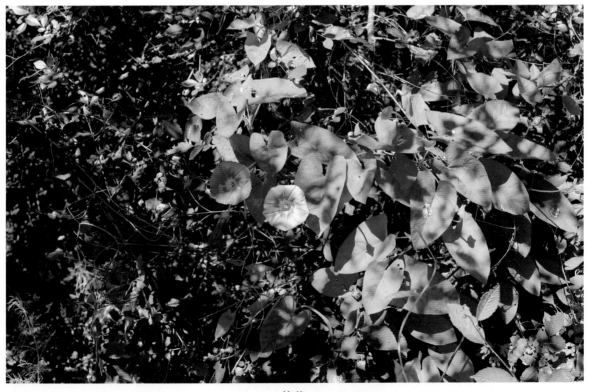

旋花

花冠通常白色或有时淡红色或紫色，漏斗状，冠檐微裂；雄蕊花丝基部扩大，被小鳞毛；子房无毛，柱头 2 裂，裂片卵形，扁平。蒴果卵形，为增大宿存的苞片和萼片所包被；种子黑褐色，表面有小疣。花期 6 ～ 7 月，果期 7 ～ 8 月。

| **生境分布** | 生于撂荒地、农田、路旁、溪边草丛或山地林缘草甸中。分布于内蒙古呼伦贝尔市（海拉尔区、扎兰屯市、根河市、额尔古纳市、鄂伦春自治旗）、兴安盟（阿尔山市）、巴彦淖尔市（磴口县）。

| **资源情况** | 野生资源较少。药材来源于野生。

| **采收加工** | 旋花根：秋季采挖，洗净，晒干或鲜用。
旋花苗：夏季采收，洗净，鲜用或晒干。
旋花：夏季开花时采摘，晾干。

| **功能主治** | 旋花根：甘、微苦，温。益气补虚，续筋接骨，解毒，杀虫。用于劳损，金疮，丹毒，蛔虫病。
旋花苗：甘、微苦，平。清热解毒。用于丹毒。
旋花：甘，温。益气，养颜，涩精。用于面皯，遗精，遗尿。

| **用法用量** | 旋花根：内服煎汤，10 ～ 15 g；或绞汁。外用适量，捣敷。
旋花苗：内服煎汤，10 ～ 15 g；或绞汁。
旋花：内服煎汤，6 ～ 10 g；或入丸剂。

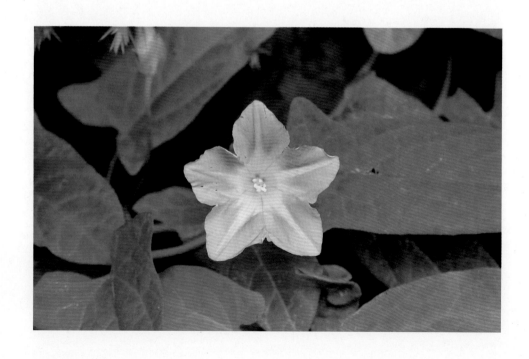

旋花科 Convolvulaceae 打碗花属 Calystegia

毛打碗花

Calystegia dahurica (Herb.) Choisy

| 植物别名 | 马刺楷、欧旋花。

| 蒙文名 | 兴安奈 – 阿牙根 – 其其格。

| 药材名 | 狗狗秧（药用部位：全草。别名：打碗花、夫儿苗、马刺楷）。

| 形态特征 | 多年生草本。茎缠绕，先端密被粗硬毛，至茎基部毛渐稀疏。叶通常卵状矩圆形，幼叶密被粗硬毛，茎基部叶毛渐稀疏，先端渐尖，基部心形或戟形；叶柄被毛。花单生于叶腋，花梗长于叶片，被毛，或在茎基部的花梗稀疏被毛或近无毛。花大，长 4 ~ 4.5 cm，苞片狭卵形，先端稍钝，具缘毛；花冠淡红色，雄蕊 5，子房柱头 2 裂。蒴果卵形，为增大、宿存的苞片和萼片所包被；种子卵圆形，黑色。

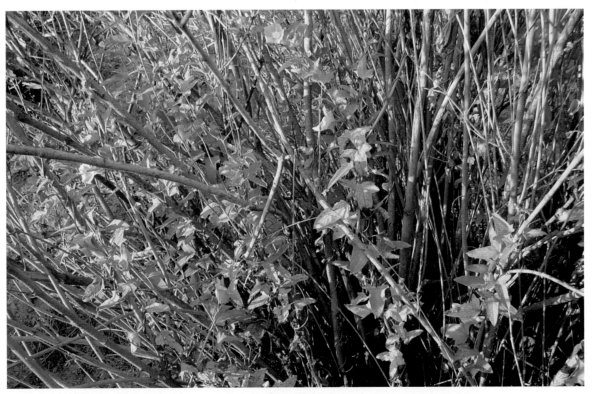

毛打碗花

花期 7 ~ 9 月，果期 8 ~ 10 月。

| **生境分布** | 生于路边、撂荒地及农田。分布于内蒙古呼伦贝尔市（莫力达瓦达斡尔族自治旗）、兴安盟（科尔沁右翼前旗）、赤峰市（喀喇沁旗）。

| **资源情况** | 野生资源较少。药材来源于野生。

| **采收加工** | 夏、秋季连根挖取，洗净，切段，晒干。

| **功能主治** | 甘，寒。清肝热，滋阴，利小便。用于肝阳上亢，头晕，目眩，小便不利。

| **用法用量** | 内服煎汤，15 ~ 30 g。

| **附　　注** | 在 FOC 中，本种被修订为欧旋花 *Calystegia sepium* (L.) R. Br. subsp. *spectabilis* Brummitt。

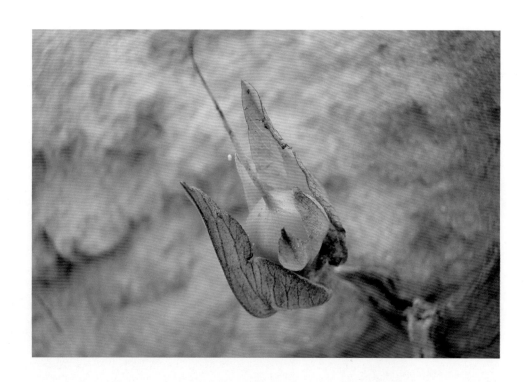

旋花科 Convolvulaceae 打碗花属 Calystegia

藤长苗

Calystegia pellita (Ledeb.) G. Don

| **植物别名** | 缠绕天剑、狗儿苗、大夫苗。

| **蒙 文 名** | 乌苏图－阿牙根－其其格。

| **药 材 名** | 藤长苗（药用部位：全草。别名：狗儿秧、毛胡弯、野兔子苗）。

| **形态特征** | 多年生草本。根细长。茎缠绕或下部直立，圆柱形，有细棱，密被灰白色或黄褐色长柔毛。叶长圆形，全缘，两面被柔毛，通常背面沿中脉密被长柔毛，叶脉在背面稍凸起；叶柄毛被同茎。花腋生，单一，花梗短于叶，密被柔毛；苞片卵形，外面密被褐黄色短柔毛，具有如叶脉的中脉和侧脉；萼片近相等，长圆状卵形，上部具黄褐色缘毛；花冠淡红色，漏斗状，冠檐于瓣中带先端被黄褐色短柔毛。

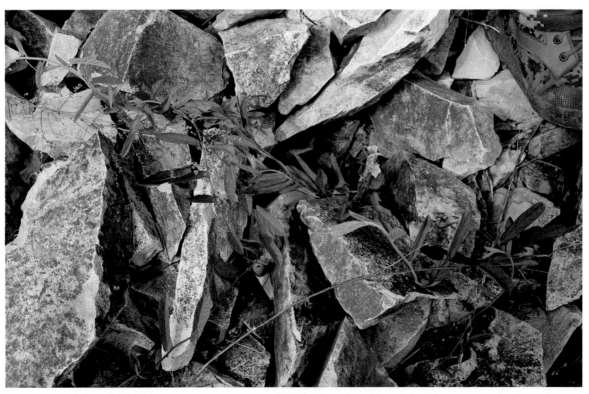

藤长苗

蒴果近球形；种子卵圆形，无毛。花期 6 ～ 9 月，果期 10 月。

| 生境分布 | 生于森林带和草原带的耕地、撂荒地、路旁、山地草甸。分布于内蒙古呼伦贝尔市、赤峰市（红山区、松山区、宁城县、喀喇沁旗、敖汉旗）。

| 资源情况 | 野生资源较少。药材来源于野生。

| 采收加工 | 夏、秋季采收，切段，晒干。

| 功能主治 | 有小毒。益气利尿，强筋壮骨，活血祛瘀。

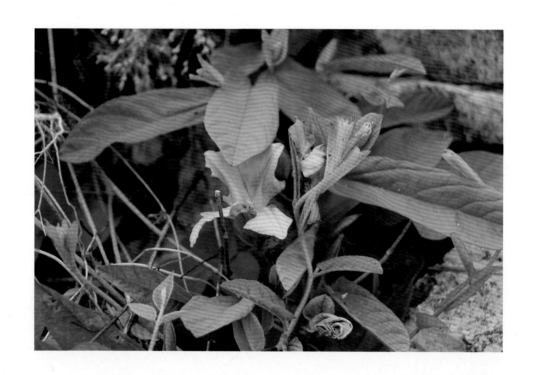

旋花科 Convolvulaceae 旋花属 Convolvulus

刺旋花
Convolvulus tragacanthoides Turcz.

| 植物别名 | 木旋花。

| 蒙 文 名 | 乌日格斯图 – 色得日格讷。

| 药 材 名 | 刺旋花（药用部位：全草）。

| 形态特征 | 匍匐有刺亚灌木，全体被银灰色绢毛，高 4 ～ 10 （ ～ 15 ） cm。茎密集分枝，呈披散垫状；小枝坚硬，具刺。叶狭线形或稀倒披针形，无柄，均密被银灰色绢毛。花 2 ～ 5 （ ～ 6 ）密集于枝端，稀单花，花枝有时伸长，无刺，花梗密被半贴生绢毛；萼片椭圆形，外面被棕黄色毛；花冠漏斗形，粉红色，具 5 密生毛的瓣中带，5 浅裂；雄蕊 5，雌蕊较雄蕊长。蒴果球形，有毛；种子卵圆形，无毛。花

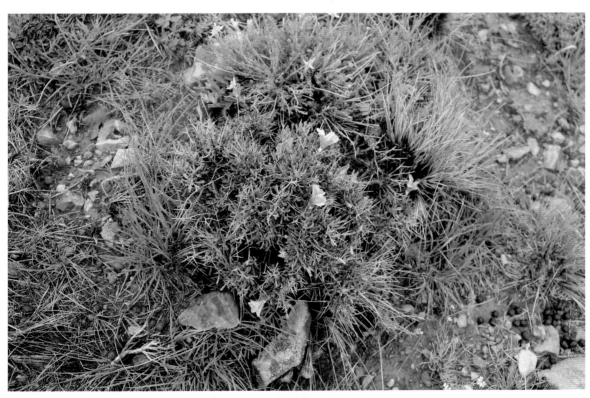

刺旋花

期 7 ~ 9 月，果期 8 ~ 10 月。

| **生境分布** | 生于半荒漠地带，常在干沟、干河床及砾石质丘陵坡地上形成小片群落，或散生于山坡石隙间。分布于内蒙古包头市（达尔罕茂明安联合旗）、鄂尔多斯市（鄂托克旗、杭锦旗）、巴彦淖尔市（乌拉特后旗）、乌海市、阿拉善盟（阿拉善左旗）。

| **资源情况** | 野生资源较少。药材来源于野生。

| **采收加工** | 夏、秋季采收，除去杂质，洗净泥土，晒干。

| **功能主治** | 祛风除湿。

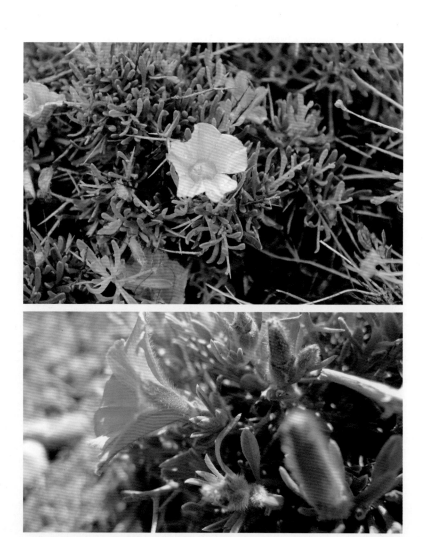

旋花科 Convolvulaceae 旋花属 Convolvulus

田旋花 *Convolvulus arvensis* L.

| 植物别名 | 中国旋花、箭叶旋花。

| 蒙 文 名 | 塔拉音－色得日格讷。

| 药 材 名 | 田旋花（药用部位：全草。别名：拉拉菀、野牵牛、车子蔓）。

| 形态特征 | 多年生草本。根茎横走。茎平卧或缠绕，有条纹及棱角，无毛或上部被疏柔毛。叶卵状长圆形至披针形，先端钝或具小短尖头，基部多呈戟形，全缘或 3 裂，侧裂片展开，微尖，中裂片卵状椭圆形，微尖或近圆；叶柄较叶片短；叶脉羽状，基部掌状。花序腋生，总梗长 3 ~ 8 cm，1 或有时 2 ~ 3 至多花，花梗比花萼长得多；苞片 2，线形；萼片有毛，稍不等，2 外萼片稍短，钝，具短缘毛，内萼片

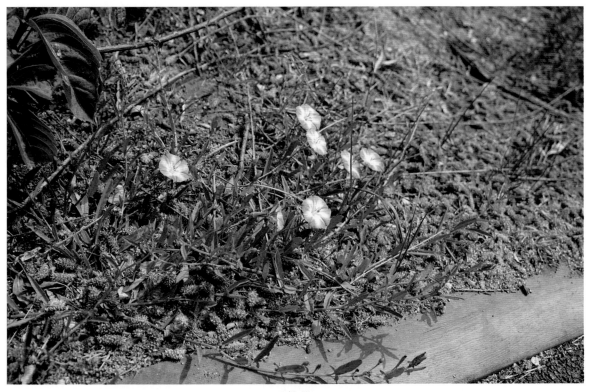

田旋花

近圆形，钝或稍凹，或多或少具小短尖头，边缘膜质；花冠宽漏斗形，白色或粉红色，具粉红色或白色的瓣中带，5浅裂；雄蕊5，稍不等长，较花冠短一半，花丝基部扩大，具小鳞毛；雌蕊较雄蕊稍长，子房有毛，2室，柱头2，线形。蒴果卵状球形，无毛。花期6～8月，果期7～9月。

| **生境分布** | 生于田间、撂荒地、村舍与路旁，并可见于轻度盐化的草甸中。内蒙古各地均有分布。

| **资源情况** | 野生资源丰富。药材来源于野生。

| **采收加工** | 夏、秋季采收，除去杂质，洗净泥土，晒干。

| **药材性状** | 本品多皱缩卷曲成团状，根茎细长，有须根。茎呈细圆柱形，具棱角及条纹，上部被疏毛。叶互生，多卷曲或脱落，完整者展平后呈三角状卵形，先端钝圆，具小尖头，基部戟形、心形或箭形，全缘；叶柄长1～2mm。花序腋生，花1～3；花冠宽漏斗状，白色或粉红色，花梗细弱，长3～8cm。蒴果类球形；种子4，黑褐色。气微，味咸。

| **功能主治** | 辛，温；有毒。归肾经。祛风，止痛，止痒。用于风湿痹痛，牙痛，神经性皮炎。

| **用法用量** | 内服煎汤，6～10g。外用适量，浸酒涂。

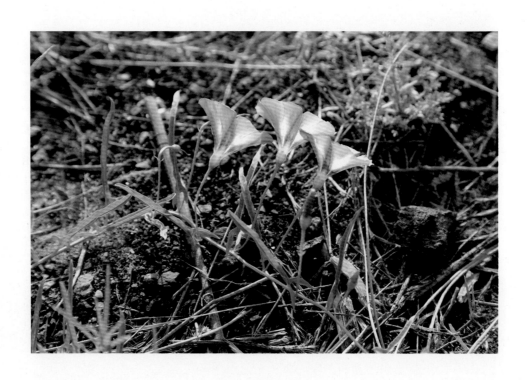

银灰旋花

Convolvulus ammannii Desr.

| **植物别名** | 阿氏旋花。

| **蒙 文 名** | 宝日－额力黑讷。

| **药 材 名** | 小旋花（药用部位：全草。别名：阿氏旋花、沙地小旋花、彩木）。

| **形态特征** | 多年生草本。根茎短，木质化，茎少数或多数，高 2 ~ 10（ ~ 15）cm，平卧或上升，枝和叶密被贴生（稀半贴生）银灰色绢毛。叶互生，线形或狭披针形，无柄。花单生于枝端，具细花梗，萼片 5，外萼片长圆状椭圆形，近锐尖或稍渐尖，内萼片较宽，椭圆形，渐尖，密被贴生银色毛；花冠小，漏斗状，淡玫瑰色或白色带紫色条纹，有毛，5 浅裂；雄蕊 5，较花冠短一半，基部稍扩大；雌蕊无毛，花

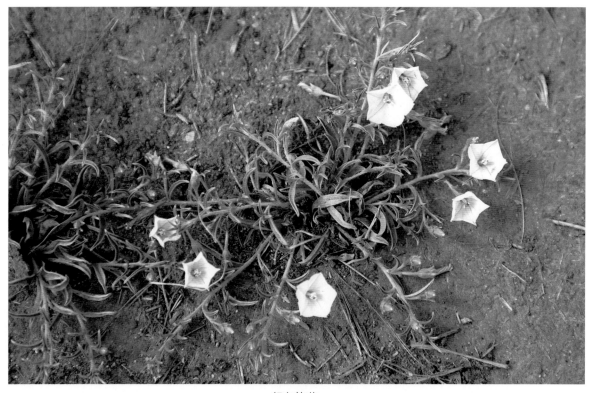

银灰旋花

柱 2 裂，柱头 2，线形。蒴果球形，2 裂；种子 2 ～ 3，卵圆形，光滑，具喙，淡褐红色。花期 7 ～ 9 月，果期 9 ～ 10 月。

| 生境分布 | 是荒漠草原和典型草原群落常见的伴生植物，也见于山地阳坡及石质丘陵等干旱环境。内蒙古各地均有分布。

| 资源情况 | 野生资源较丰富。药材来源于野生。

| 采收加工 | 夏、秋季采收，切段，晒干。

| 药材性状 | 本品长 2 ～ 12 cm，地上部分被银灰色丝状毛。根茎短，木质化。茎多分枝，细弱而弯曲；质脆，易折断。叶互生，多皱缩或脱落，完整者展平后呈条形或狭披针形，长 1 ～ 2 cm，先端尖，基部狭，无柄。花小，单生于枝端，具细花梗；花冠漏斗状，淡紫色或白色。蒴果球形，2 裂；种子 2 ～ 3，卵圆形，淡褐红色，光滑。气微，味辛。

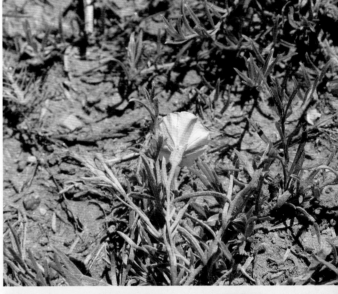

| 功能主治 | 辛，温。解表，止咳。用于感冒，咳嗽。

| 用法用量 | 内服煎汤，6 ～ 9g。

| 附　注 | 旱生植物。在荒漠草原中是植被放牧退化演替的指示种，在戈壁针茅草原的畜群点、饮水点附近，因频繁放牧践踏，常形成银灰旋花占优势的次生群落。

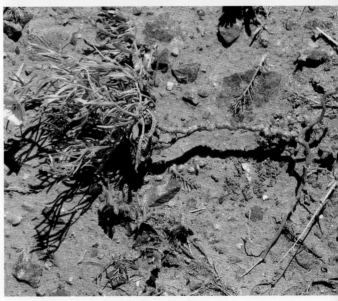

旋花科 Convolvulaceae 鱼黄草属 Merremia

北鱼黄草
Merremia sibirica (L.) Hall. f.

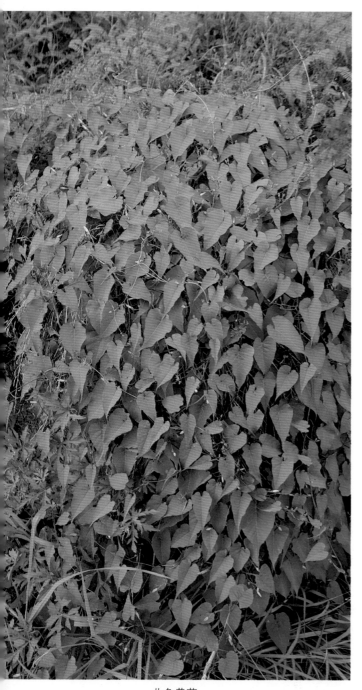

北鱼黄草

| 植物别名 |

西伯利亚鱼黄草、西伯利亚牵牛、囊毛鱼黄草。

| 蒙 文 名 |

西伯日－莫日莫。

| 药 材 名 |

北鱼黄草（药用部位：全草。别名：钻芝灵、小瓠花）、铃当子（药用部位：种子）。

| 形态特征 |

缠绕草本，植株各部分近无毛。茎圆柱状，具细棱。叶卵状心形，先端长渐尖或尾状渐尖，基部心形，全缘或稍波状，侧脉 7 ~ 9 对，纤细，近平行射出，近边缘弧曲向上；叶柄基部具小耳状假托叶。聚伞花序腋生，有（1 ~）3 ~ 7 花，花序梗通常比叶柄短，有时超出叶柄，明显具棱或狭翅；苞片小，线形；花梗向上增粗；萼片椭圆形，近相等，先端明显具钻状短尖头，无毛；花冠淡红色，钟状，无毛，冠檐具三角形裂片；花药不扭曲；子房无毛，2 室。蒴果近球形，无毛，4 瓣裂；种子 4 或较少，黑色，椭圆状三棱形，先端钝圆，无毛。花果期夏、秋季。

| **生境分布** | 生于路边、田边、山地草丛或山坡灌丛。分布于内蒙古呼伦贝尔市（扎兰屯市、莫力达瓦达斡尔族自治旗）、兴安盟（乌兰浩特市、阿尔山市、扎赉特旗、科尔沁右翼前旗、科尔沁右翼中旗）、通辽市（科尔沁区）、赤峰市（红山区、宁城县、阿鲁科尔沁旗、巴林右旗、克什克腾旗、敖汉旗）、鄂尔多斯市（达拉特旗、准格尔旗）、巴彦淖尔市（五原县）。

| **资源情况** | 野生资源较少。药材来源于野生。

| **采收加工** | 北鱼黄草：夏季采收，洗净，鲜用或晒干。
铃当子：秋季采收果实，晒干，打下种子。

| **药材性状** | 铃当子：本品呈卵形，多为圆球体的 1/4，长 4 ~ 6 mm，宽 3 ~ 5 mm。表面灰褐色，被金黄色鳞片状非腺毛，脱落处粗糙，呈小凹点状，背面弓形隆起，中央有浅纵沟，腹面为 1 棱线。种脐明显，在棱线及背面交界处呈缺刻状。质硬，横切面淡黄色，可见 2 皱缩折叠的子叶。气微，味微辛辣。

| **功能主治** | 北鱼黄草：辛、微苦，微寒。活血解毒。用于劳伤疼痛，疔疮。
铃当子：泻下消积。用于大便秘结，食积腹胀。

| **用法用量** | 北鱼黄草：内服煎汤，3 ~ 10 g。外用适量，捣敷。
铃当子：内服研末，1.5 ~ 3 g。

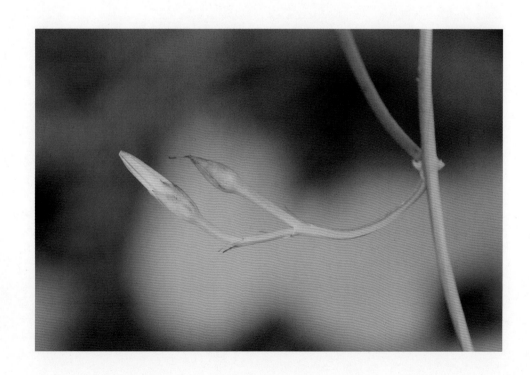

番薯 *Ipomoea batatas* (L.) Lam.

植物别名	红薯、白薯、地瓜。
蒙 文 名	阿木塔图 – 图木苏。
药 材 名	番薯（药用部位：块根。别名：甘薯、红山药、地瓜）。
形态特征	一年生草本。地下部分具圆形、椭圆形或纺锤形的块根，块根的形状、皮色和肉色因品种或土壤不同而异。茎平卧或上升，多分枝，圆柱形或具棱，绿色或紫色，被疏柔毛或无毛，茎节易生不定根。叶片的形状、颜色常因品种不同而异，也有时在同一植株上具有不同的叶形，通常为宽卵形，全缘或 3 ~ 5（~ 7）裂，两面被疏柔毛或近无毛，叶色有浓绿色、黄绿色、紫绿色等，顶叶的颜色为品种

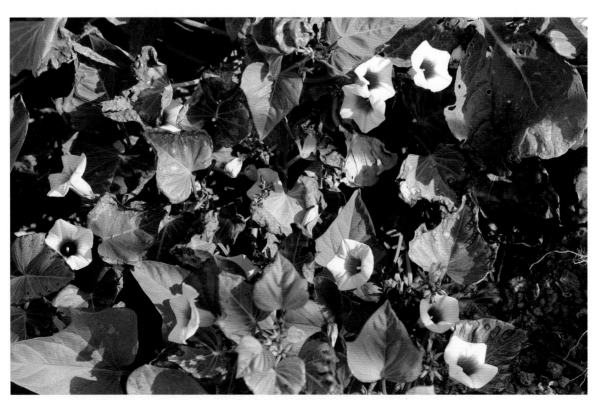

番薯

的特征之一；叶柄长短不一，被疏柔毛或无毛。聚伞花序腋生，花序梗稍粗壮，无毛或有时被疏柔毛；苞片小，披针形，早落；萼片不等长，先端骤然呈芒尖状，无毛或疏生缘毛；花冠粉红色、白色、淡紫色或紫色，钟状或漏斗状，外面无毛；雄蕊及花柱内藏，花丝基部被毛；子房 2 ~ 4 室。蒴果通常少见；种子通常 2，无毛。

| 生境分布 | 内蒙古无野生分布。内蒙古西部地区有栽培。

| 资源情况 | 无野生资源，栽培资源较丰富。药材来源于栽培。

| 采收加工 | 秋季采挖，洗净，鲜用，或切片晒干。

| 药材性状 | 本品常为类圆形斜切片，宽 2 ~ 4 cm，厚约 2 mm，偶见未去净的淡红色或灰褐色外皮。切面白色或淡黄白色，粉性，可见淡黄色的筋脉点或线纹，近皮部可见一淡黄棕色的环纹，质柔软，具弹性，手弯成弧状而不折断。气清香，味甘甜。

| 功能主治 | 甘，平。归脾、肾经。补中和血，益气生津，宽肠胃，通便秘。用于脾虚水肿，便泄，疮疡肿毒，大便秘结。

| 用法用量 | 内服适量，生食或煮食。外用适量，捣敷。

| 附 注 | 耐酸碱性好，土壤环境适应性强。其根系发达、吸肥能力强，宜选择土层深厚、土壤疏松、土质良好、灌排能力强、pH 在 4.2 ~ 8.3 的地块进行栽培。

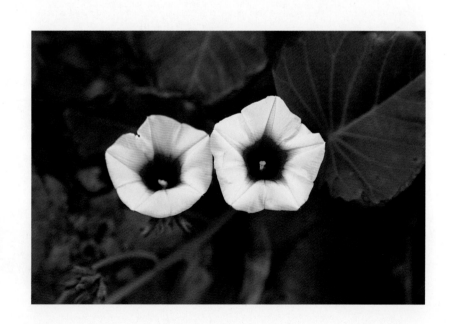

■旋花科■ Convolvulaceae ■虎掌藤属■ *Ipomoea*

蕹菜

Ipomoea aquatica Forsskal

| 植物别名 | 空心菜、通菜蓊、蓊菜。

| 蒙 文 名 | 浑地－诺高。

| 药 材 名 | 蕹菜（药用部位：茎叶）。

| 形态特征 | 一年生蔓生草本。茎圆柱形，有节，节间中空，节上生根，无毛。叶片三角状长卵形，长 6 ~ 15 cm，宽 0.9 ~ 8.5 cm，先端锐尖，具小短尖头，基部心形、戟形或箭形，全缘或波状，两面近无毛或偶有稀疏柔毛；叶柄无毛，长 3 ~ 14 cm。聚伞花序腋生，花序梗长 3 ~ 6 cm，基部被柔毛，向上无毛，具花 1 ~ 3（~ 5）；苞片小鳞片状，长 1.5 ~ 2 mm；花梗长 1.5 ~ 5 cm，无毛；萼片近等长，先

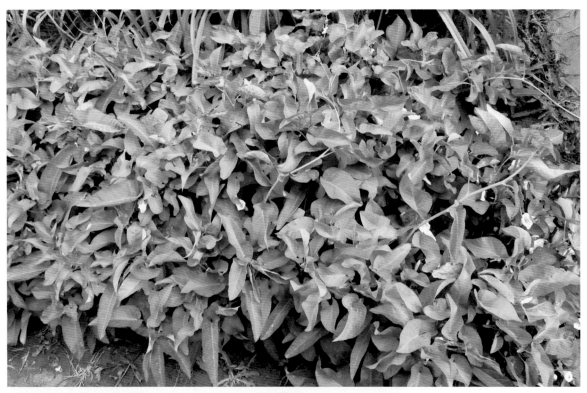

蕹菜

端钝，具小短尖头，卵形，长 7 ~ 8 mm，外面无毛；花冠白色、淡红色或紫红色，漏斗状，长 3.5 ~ 5 cm；雄蕊不等长，花丝基部被毛；子房圆锥状，无毛。蒴果球形，直径约 1 cm，无毛；种子密被短柔毛或有时无毛。

| **生境分布** | 内蒙古无野生分布。内蒙古地区有少量栽培。

| **资源情况** | 无野生资源，栽培资源较少。药材来源于栽培。

| **采收加工** | 秋季采收，洗净，鲜用或晒干。

| **功能主治** | 凉血止血，清热利湿。用于鼻衄，便秘，淋浊，便血，尿血，痔疮，痈肿，蛇虫咬伤。

| **用法用量** | 内服煎汤，60 ~ 120 g；或捣汁服。外用适量，煎汤洗；或捣敷。

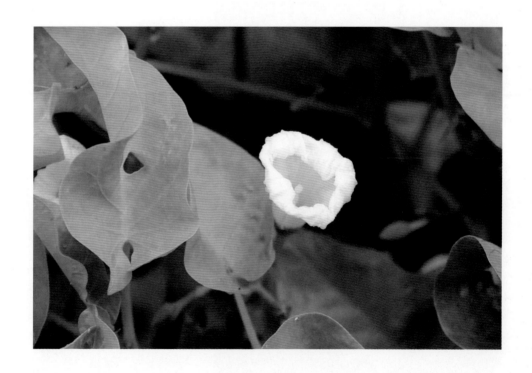

旋花科 Convolvulaceae 牵牛属 Pharbitis

牵牛 *Pharbitis nil* (L.) Choisy

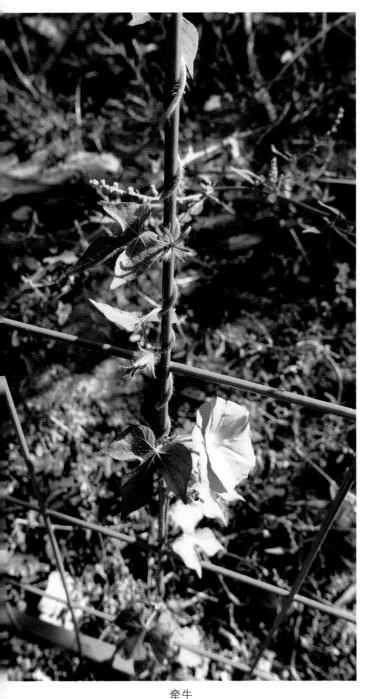

牵牛

| 植物别名 |

裂叶牵牛、喇叭花、黑白丑。

| 蒙 文 名 |

混达干 - 其其格。

| 药 材 名 |

牵牛子（药用部位：种子。别名：草金铃、二丑、丑牛子）。

| 形态特征 |

一年生缠绕草本。茎上被倒向的短柔毛，杂有倒向或开展的长硬毛。叶宽卵形，深或浅3裂，偶5裂，基部圆，心形，中裂片长圆形，渐尖或骤尖，侧裂片较短，三角形，裂口锐或圆，叶面或疏或密被微硬的柔毛；叶柄毛被同茎。花腋生，单一或通常2着生于花序梗先端，花序梗长短不一，通常短于叶柄，有时较长，毛被同茎；苞片线形或叶状，被开展的微硬毛；小苞片线形；萼片近等长，披针状线形，内面2稍狭，外面被开展的刚毛，基部更密；花冠漏斗状，蓝紫色或紫红色，花冠管色淡；雄蕊及花柱内藏；雄蕊不等长；花丝基部被柔毛；子房无毛，柱头头状。蒴果近球形，3瓣裂；种子卵状三棱形，

黑褐色或米黄色，被褐色短绒毛。花期 7 ~ 9 月，果期 8 ~ 10 月。

| 生境分布 | 生于山坡灌丛、干燥河谷路边、园边宅旁、山地路边，或为栽培。分布于内蒙古呼和浩特市（清水河县）、鄂尔多斯市（杭锦旗）。

| 资源情况 | 野生资源稀少，栽培资源稀少。药材来源于野生和栽培。

| 采收加工 | 秋末果实成熟、果壳未开裂时采割植株，晒干，打下种子，除去杂质。

| 药材性状 | 本品似橘瓣状，长 4 ~ 8 mm，宽 3 ~ 5 mm。表面灰黑色或淡黄白色，背面有 1 浅纵沟，腹面棱线的下端有 1 点状种脐，微凹。质硬，横切面可见淡黄色或黄绿色皱缩折叠的子叶，微显油性。气微，味辛、苦，有麻感。

| 功能主治 | 苦，寒；有毒。归肺、肾、大肠经。泻水通便，消痰涤饮，杀虫攻积。用于水肿胀满，二便不通，痰饮积聚，气逆喘咳，虫积腹痛。

| 用法用量 | 内服入丸、散剂，3 ~ 6 g，每次 1.5 ~ 3 g。

| 附 注 | （1）在 FOC 中，本种的拉丁学名被修订为 *Ipomoea nil* (Linnaeus) Roth。
（2）本种为 2020 年版《中国药典》收载的牵牛子药材的基原之一。

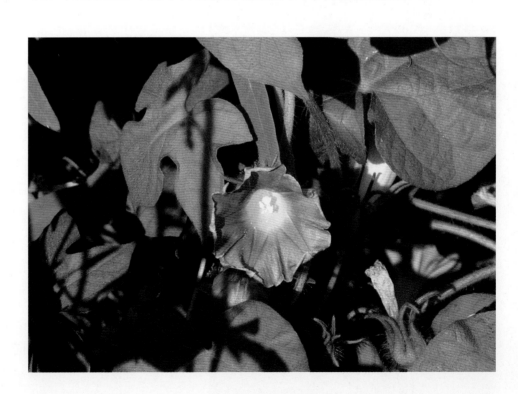

旋花科 Convolvulaceae 牵牛属 Pharbitis

圆叶牵牛
Pharbitis purpurea (L.) Voisgt

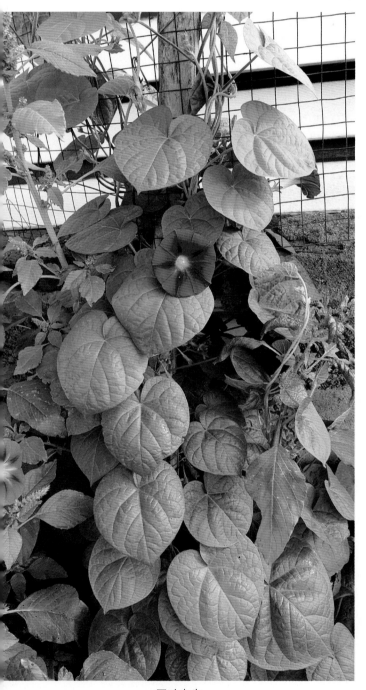

圆叶牵牛

| 植物别名 |

紫牵牛、喇叭花、毛牵牛。

| 蒙 文 名 |

宝日 – 混达干 – 其其格。

| 药 材 名 |

中药 牵牛子（药用部位：种子。别名：草金铃、二丑、丑牛子）。

蒙药 混达干 – 其其格（药用部位：种子）。

| 形态特征 |

一年生缠绕草本。茎上被倒向的短柔毛，杂有倒向或开展的长硬毛。叶圆心形或宽卵状心形，基部圆，心形，全缘，偶有3裂，两面疏或密被刚伏毛。花腋生，单一或2~5着生于花序梗先端成伞形聚伞花序，苞片线形，被开展的长硬毛；花梗被倒向短柔毛及长硬毛；萼片近等长，外面3长椭圆形，渐尖，内面2线状披针形，外面均被开展的硬毛，基部更密；花冠漏斗状，紫红色、红色或白色，花冠管通常白色，瓣中带于内面色深，外面色淡；雄蕊与花柱内藏；雄蕊不等长，花丝基部被柔毛；子房无毛，3室，柱头头状；花盘环状。蒴果近球形，3瓣裂；种子

卵状三棱形，黑褐色或米黄色，被极短的秕糠状毛。花期 7～9 月，果期 8～10 月。

| 生境分布 | 生于田边、路边、宅旁或山谷林内，栽培或逸为野生。内蒙古各地常见栽培。

| 资源情况 | 野生资源较少，栽培资源常见。药材来源于野生和栽培。

| 采收加工 | **中药** 牵牛子：秋末果实成熟、果壳未开裂时采割植株，晒干，打下种子，除去杂质。

蒙药 混达干 – 其其格：同"牵牛子"。

| 药材性状 | **中药** 牵牛子：本品似橘瓣状，长 4～8 mm，宽 3～5 mm。表面灰黑色或淡黄白色，背面有 1 浅纵沟，腹面棱线的下端有 1 点状种脐，微凹。质硬，横切面可见淡黄色或黄绿色皱缩折叠的子叶，微显油性。气微，味辛、苦，有麻感。

| 功能主治 | **中药** 牵牛子：苦，寒；有毒。归肺、肾、大肠经。泻水通便，消痰涤饮，杀虫攻积。用于水肿胀满，二便不通，痰饮积聚，气逆喘咳，虫积腹痛。

蒙药 混达干 – 其其格：苦，寒，动；有小毒。泻下，驱虫，杀黏。用于希日病，黏疫，瘟病，虫疾，"协日乌素"病。

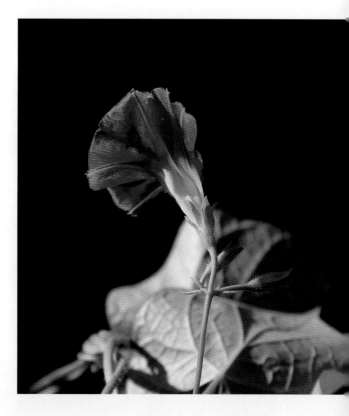

| 用法用量 | **中药** 牵牛子：内服入丸、散剂，3～6 g，每次 1.5～3 g。

蒙药 混达干 – 其其格：多入丸、散、膏剂。

| 附 注 | （1）在 FOC 中，本种的拉丁学名被修订为 *Ipomoea purpurea* Lam.。

（2）本种为 2020 年版《中国药典》收载的牵牛子药材的基原之一。

旋花科 Convolvulaceae 菟丝子属 Cuscuta

南方菟丝子 *Cuscuta australis* R. Br.

| **植物别名** | 飞扬藤、金线藤、女萝。

| **蒙 文 名** | 额木讷图－希日－敖日阳古。

| **药 材 名** | 菟丝子（药用部位：种子。别名：豆寄生、无根草、黄丝子）。

| **形态特征** | 一年生寄生草本。茎缠绕，金黄色，纤细，直径 1 mm 左右，无叶。
花序侧生，少花或多花簇生成小伞形或小团伞花序，总花序梗近无；
苞片及小苞片均小，鳞片状；花梗稍粗壮，花萼杯状，基部联合，
裂片 4 ~ 5，长圆形或近圆形，通常不等大，先端圆；花冠乳白色
或淡黄色，杯状，裂片卵形或长圆形，先端圆，约与花冠管近等长，
直立，宿存；雄蕊着生于花冠裂片弯缺处，比花冠裂片稍短；鳞

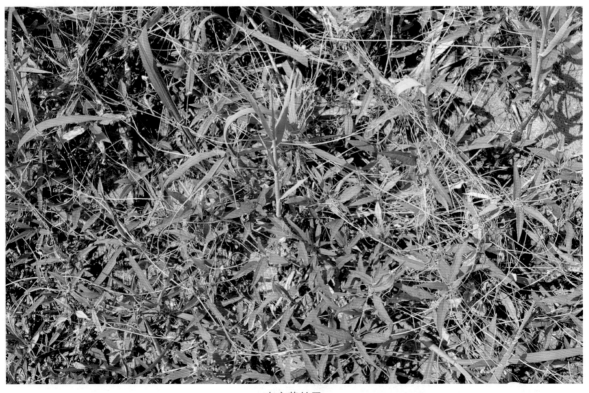

南方菟丝子

片小，边缘短流苏状；子房扁球形，花柱 2，等长或稍不等长，柱头球形。蒴果扁球形，下半部为宿存花冠所包，成熟时不规则开裂，不为周裂；通常有 4 种子，淡褐色，卵形，表面粗糙。花期 5 ~ 7 月，果期 7 ~ 8 月。

| **生境分布** | 寄生于田边和路旁的豆科、菊科蒿属、马鞭草科牡荆属等草本或小灌木上。内蒙古各地均有分布。

| **资源情况** | 野生资源较少。药材来源于野生。

| **采收加工** | 秋季果实成熟时采收植株，晒干，打下种子，除去杂质。

| **药材性状** | 本品呈类球形，直径 1 ~ 2 mm。表面灰棕色至棕褐色，粗糙，种脐线形或扁圆形。质坚实，不易以指甲压碎。气微，味淡。

| **功能主治** | 辛、甘，平。归肝、肾、脾经。补益肝肾，固精缩尿，安胎，明目，止泻；外用消风祛斑。用于肝肾不足，腰膝酸软，阳痿遗精，遗尿尿频，肾虚胎漏，胎动不安，目昏耳鸣，脾肾虚泻；外用于白癜风。

| **用法用量** | 内服煎汤，6 ~ 12 g。外用适量，炒研调敷。

| **附　注** | 本种为 2020 年版《中国药典》收载的菟丝子药材的基原之一。

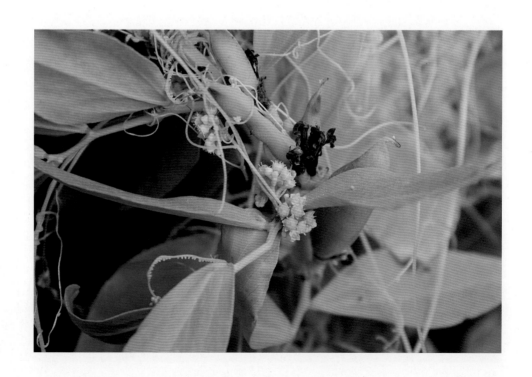

菟丝子 *Cuscuta chinensis* Lam.

| 植物别名 | 豆寄生、无根草、金丝藤。

| 蒙 文 名 | 希日－敖日阳古。

| 药 材 名 | **中药** 菟丝子（药用部位：种子。别名：豆寄生、无根草、黄丝子）。
蒙药 希日－敖日阳古（药用部位：种子。别名：希日－奥日义羊古）。

| 形态特征 | 一年生寄生草本。茎缠绕，黄色，纤细，直径约 1 mm，无叶。花序侧生，少花或多花簇生成小伞形或小团伞花序，近无总花序梗；苞片及小苞片小，鳞片状；花梗稍粗壮，花萼杯状，中部以下联合，裂片三角状，先端钝；花冠白色，壶形，裂片三角状卵形，先端锐

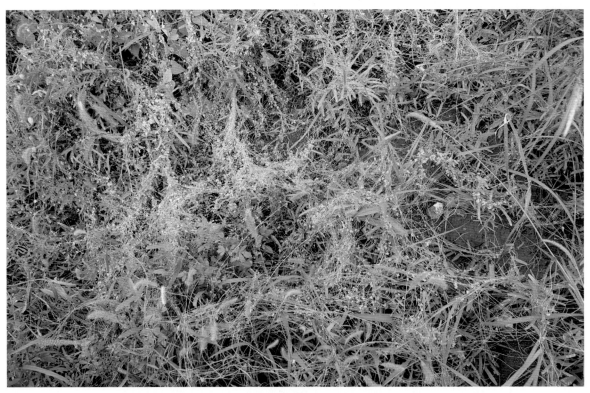

菟丝子

尖或钝，向外反折，宿存；雄蕊着生于花冠裂片弯缺微下处；鳞片长圆形，边缘长流苏状；子房近球形，花柱 2，等长或不等长，柱头球形。蒴果球形，几乎全为宿存的花冠所包围，成熟时整齐地周裂；种子 2 ~ 49，淡褐色，卵形，表面粗糙。花期 7 ~ 8 月，果期 8 ~ 10 月。

| 生境分布 | 寄生于草本植物上，多寄生在豆科植物上，故有"豆寄生"之名。除荒漠区外，内蒙古各地均有分布。

| 资源情况 | 野生资源一般，栽培资源较少。药材来源于野生和栽培。

| 采收加工 | **中药** 菟丝子：秋季果实成熟时采收植株，晒干，打下种子，除去杂质。
蒙药 希日 - 敖日阳古：同"菟丝子"。

| 药材性状 | **中药** 菟丝子：本品呈类球形，直径 1 ~ 2 mm。表面灰棕色至棕褐色，粗糙，种脐线形或扁圆形。质坚实，不易以指甲压碎。气微，味淡。

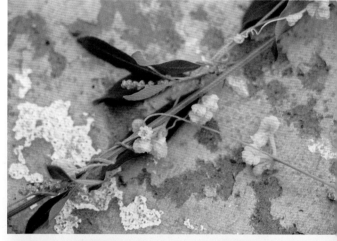

| 功能主治 | **中药** 菟丝子：辛、甘、平。归肝、肾、脾经。补益肝肾，固精缩尿，安胎，明目，止泻；外用消风祛斑。用于肝肾不足，腰膝酸软，阳痿遗精，遗尿尿频，肾虚胎漏，胎动不安，目昏耳鸣，脾肾虚泻；外用于白癜风。

蒙药 希日 - 敖日阳古：甘，凉。清热解毒。用于肝热，肺热，脉热，毒热，遗精，腰腿酸痛。

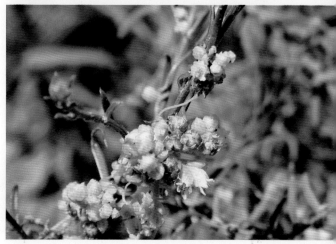

| 用法用量 | **中药** 菟丝子：内服煎汤，6 ~ 12 g。外用适量，炒研调敷。
蒙药 希日 - 敖日阳古：多入丸、散剂。

| 附 注 | 本种为 2020 年版《中国药典》收载的菟丝子药材的基原之一。

旋花科 Convolvulaceae 菟丝子属 *Cuscuta*

金灯藤 *Cuscuta japonica* Choisy

| 植物别名 | 日本菟丝子、金丝草、金灯笼。

| 蒙 文 名 | 毕拉楚特－希日－敖日阳古。

| 药 材 名 | **中药** 菟丝子（药用部位：种子。别名：豆寄生、无根草、黄丝子）。
蒙药 希日－敖日阳古（药用部位：种子。别名：希日－奥日义羊古）。

| 形态特征 | 一年生寄生缠绕草本。茎较粗壮，肉质，直径 1～2 mm，黄色，常带紫红色瘤状斑点，无毛，多分枝，无叶。花无柄，形成穗状花序，基部常多分枝；苞片及小苞片鳞片状，卵圆形，先端尖，全缘，沿背部增厚；花萼碗状，肉质，5 裂几达基部，裂片卵圆形，先端尖，

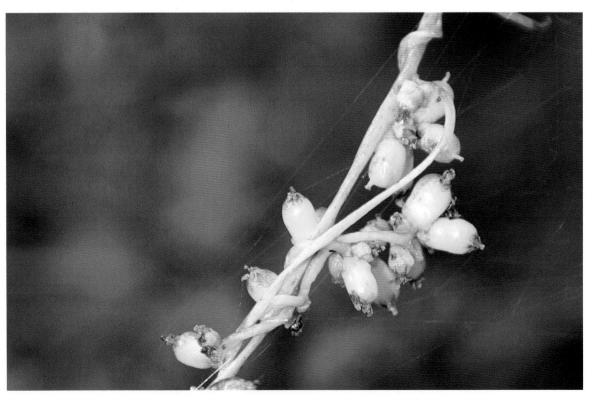

金灯藤

背面常有紫红色瘤状突起；花冠钟状，淡红色或绿白色，先端 5 浅裂，裂片卵状三角形，钝，直立或稍反折，短于花冠筒；雄蕊 5，着生于花冠喉部裂片之间，花药卵圆形，黄色，花丝无；鳞片 5，长圆形，边缘流苏状，着生于花冠筒基部，伸长至花冠筒中部或中部以上；子房球状，平滑，无毛，2 室，花柱细长，合生为 1，柱头 2 裂。蒴果卵圆形，近基部周裂；种子 1 ~ 2，光滑，褐色。花期 7 ~ 8 月，果期 8 ~ 9 月。

| **生境分布** | 寄生于草本植物上，常寄生于草原植物及草甸植物。分布于内蒙古兴安盟（科尔沁右翼前旗、科尔沁右翼中旗）、赤峰市（红山区、宁城县、巴林左旗、克什克腾旗、喀喇沁旗、敖汉旗）、鄂尔多斯市（鄂托克前旗）。

| **资源情况** | 野生资源稀少。药材来源于野生。

| **采收加工** | **中药** 菟丝子：秋季果实成熟时采收植株，晒干，打下种子，除去杂质。
蒙药 希日 - 敖日阳古：同"菟丝子"。

| **功能主治** | **中药** 菟丝子：辛、甘、平。归肝、肾、脾经。补益肝肾，固精缩尿，安胎，明目，止泻；外用消风祛斑。用于肝肾不足，腰膝酸软，阳痿遗精，遗尿尿频，肾虚胎漏，胎动不安，目昏耳鸣，脾肾虚泻；外用于白癜风。

蒙药 希日 - 敖日阳古：甘，凉。清热解毒。用于肝热，肺热，脉热，毒热，遗精，腰腿酸痛。

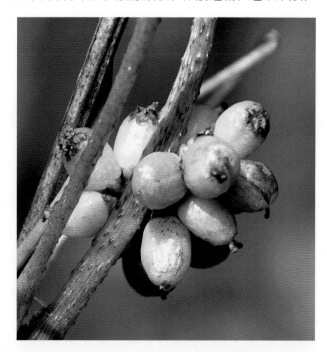

| **用法用量** | **中药** 菟丝子：内服煎汤，6 ~ 12 g。外用适量，炒研调敷。
蒙药 希日 - 敖日阳古：多入丸、散剂。

旋花科 Convolvulaceae 菟丝子属 Cuscuta

欧洲菟丝子 *Cuscuta europaea* L.

| 植物别名 | 大菟丝子、苜蓿菟丝子。

| 蒙 文 名 | 套木－希日－敖日阳古。

| 药 材 名 | **中药** 菟丝子（药用部位：种子。别名：豆寄生、无根草、黄丝子）。
蒙药 希日－敖日阳古（药用部位：种子。别名：希日－奥日义羊古）。

| 形态特征 | 一年生寄生草本。茎缠绕，带黄色或带红色，纤细，毛发状，无叶。花序侧生，少花或多花密集成团伞花序，花萼杯状，中部以下联合，裂片4～5，有时不等大，三角状卵形，花冠淡红色，壶形，裂片4～5，三角状卵形，通常向外反折，宿存；雄蕊着生于花冠凹缺微下处，

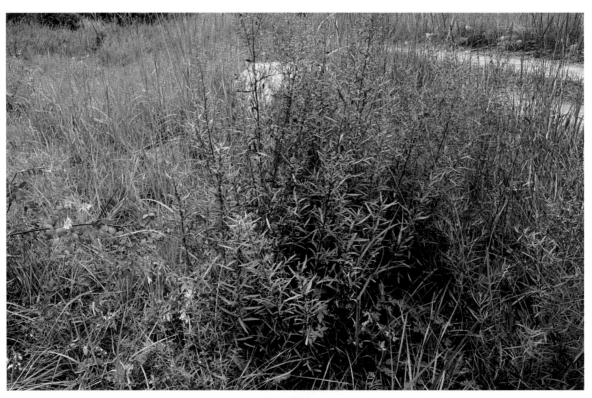

欧洲菟丝子

花药卵圆形，花丝比花药长；鳞片薄，倒卵形，着生于花冠基部之上、花丝之下，先端2裂或不分裂，边缘流苏较少；子房近球形，花柱2，柱头棒状，下弯或叉开，与花柱近等长，花柱和柱头短于子房。蒴果近球形，上部覆以凋存的花冠，成熟时整齐周裂；种子通常4，淡褐色，椭圆形，表面粗糙。花期7～8月，果期8～9月。

| 生境分布 | 寄生于多种草本植物上，尤以豆科、菊科、藜科为多。分布于内蒙古兴安盟（阿尔山市）、锡林郭勒盟（东乌珠穆沁旗、西乌珠穆沁旗）、赤峰市（宁城县、巴林右旗、克什克腾旗、喀喇沁旗）、乌兰察布市（察哈尔右翼中旗）、鄂尔多斯市（鄂托克旗）、巴彦淖尔市（乌拉特前旗）、阿拉善盟（阿拉善左旗）。

| 资源情况 | 野生资源较少。药材来源于野生。

| 采收加工 | **中药** 菟丝子：秋季果实成熟时采收植株，晒干，打下种子，除去杂质。
蒙药 希日－敖日阳古：同"菟丝子"。

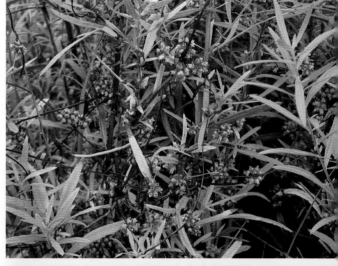

| 功能主治 | **中药** 菟丝子：辛、甘、平。归肝、肾、脾经。补益肝肾，固精缩尿，安胎，明目，止泻；外用消风祛斑。用于肝肾不足，腰膝酸软，阳痿遗精，遗尿尿频，肾虚胎漏，胎动不安，目昏耳鸣，脾肾虚泻；外用于白癜风。
蒙药 希日－敖日阳古：甘，凉。清热解毒。用于肝热，肺热，脉热，毒热，遗精，腰腿酸痛。

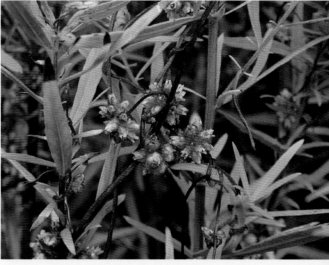

| 用法用量 | **中药** 菟丝子：内服煎汤，6～12g。外用适量，炒研调敷。
蒙药 希日－敖日阳古：多入丸、散剂。

紫草科 Boraginaceae 砂引草属 Messerschmidia

细叶砂引草

Messerschmidia sibirica L. var. *angustior* (DC.) W. T. Wang

| **植物别名** | 紫丹草、挠挠糖。

| **蒙文名** | 那林 – 浩吉格日 – 额布斯。

| **药材名** | 砂引草（药用部位：全草。别名：紫丹草、挠挠糖）。

| **形态特征** | 多年生草本，具细长的根茎。茎高 8 ～ 25 cm，密被长柔毛，常自基部分枝。叶披针形或条状倒披针形，先端尖，基部渐狭，两面密被伏生的长柔毛，无柄或几无柄。伞房状聚伞花序顶生，花密集，仅花序基部具 1 条形苞片，被密柔毛；花萼 5 深裂，裂片披针形，密被白柔毛；花冠白色，漏斗状，花冠筒 5 裂，裂片卵圆形，外被密柔毛，喉部无附属物；雄蕊 5，内藏，着生于花冠筒近中部或以下，

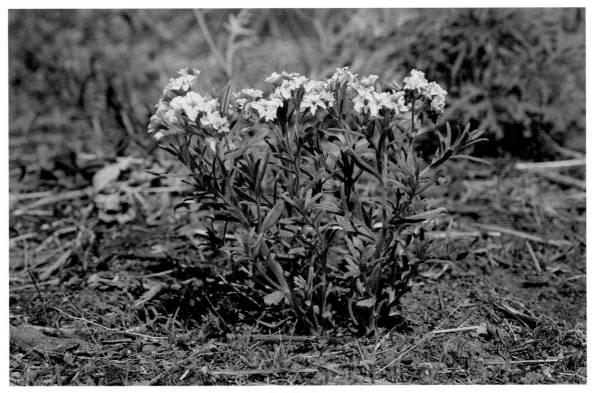

细叶砂引草

花药箭形，基部 2 裂，花丝短，子房不裂，4 室，柱头浅 2 裂，其下具膨大的环状物，花柱较粗。果实矩圆状球形，先端平截，具纵棱，被密短柔毛。花期 5 ~ 6 月，果期 7 月。

| **生境分布** | 生于沙地、沙漠边缘、盐生草甸、干河沟边。分布于内蒙古呼伦贝尔市（新巴尔虎左旗、新巴尔虎右旗）、兴安盟（扎赉特旗、科尔沁右翼中旗）、通辽市（科尔沁左翼后旗、扎鲁特旗）、赤峰市（红山区、松山区、阿鲁科尔沁旗、巴林右旗、克什克腾旗、翁牛特旗）、锡林郭勒盟（苏尼特左旗、苏尼特右旗、正镶白旗、正蓝旗、镶黄旗）、乌兰察布市（四子王旗）、呼和浩特市（回民区、玉泉区、新城区、赛罕区）、包头市（固阳县、达尔罕茂明安联合旗）、鄂尔多斯市（康巴什区、准格尔旗、鄂托克旗、杭锦旗、乌审旗、伊金霍洛旗）、巴彦淖尔市（磴口县、乌拉特前旗、乌拉特中旗）、阿拉善盟（阿拉善左旗、阿拉善右旗）。

| **资源情况** | 野生资源较丰富。药材来源于野生。

| **采收加工** | 秋季采收，洗净泥土，晒干，切段。

| **功能主治** | 苦，寒。清热解毒，排脓，敛疮，疗伤。用于瘰疬，疮疡破溃，久不收口，皮肤湿疹。

| **用法用量** | 内服煎汤，3 ~ 9 g。外用适量，煎汤洗；或煎膏敷。

| **附　注** | 在 FOC 中，本种的拉丁学名被修订为 *Tournefortia sibirica* var. *angustior* (A. de Candolle) G. L. Chu & M. G. Gilbert。

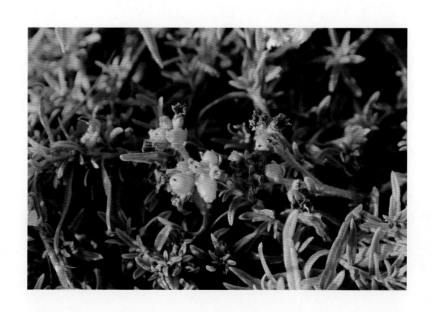

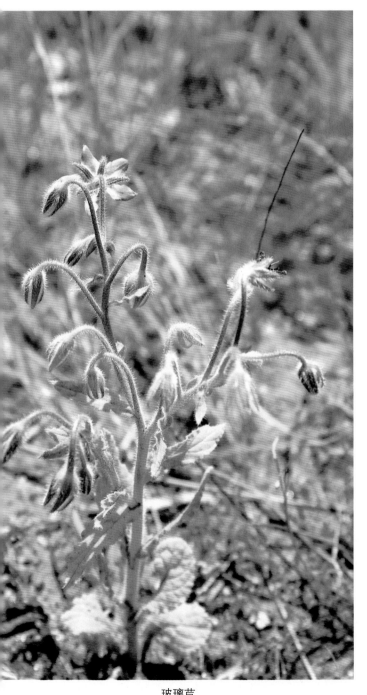

玻璃苣

紫草科 Boraginaceae 玻璃苣属 Borago

玻璃苣
Borago officinalis L.

| 植物别名 |

琉璃苣、琉璃花。

| 蒙 文 名 |

乌日格苏图－赫莫很－闹高。

| 药 材 名 |

玻璃苣（药用部位：全草。别名：琉璃苣）。

| 形态特征 |

一年生芳香草本。全株密生粗毛，株高
60 ~ 100 cm。茎直立、中空、有棱，近圆
形。单叶互生，卵形，叶长 12 ~ 20 cm，宽
2 ~ 12 cm。聚伞花序，深蓝色，有黄瓜香味，
花瓣 5，雌雄同花，雄蕊 5，鲜黄色。小坚
果长圆形；每花有种子 1 ~ 4，种子黑色。
花期 5 ~ 10 月，果期 7 ~ 10 月。

| 生境分布 |

逸生于路边、洪水冲沟。分布于内蒙古巴彦
淖尔市（乌拉特中旗）、阿拉善盟（阿拉善
左旗、阿拉善右旗）。内蒙古地区偶见栽培，
用于园林绿化。

玻璃苣

资源情况 | 野生资源稀少，栽培资源稀少。药材来源于栽培。

采收加工 | 秋季采收，拣净，晒干。

功能主治 | 用于女性的经前症候群，更年期症状，动脉粥样硬化，心脏病，糖尿病，湿疹，关节炎疼痛，呼吸道炎症。

用法用量 | 多入丸剂。外用适量。

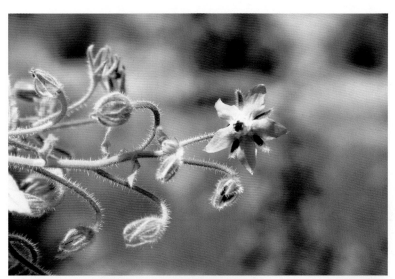

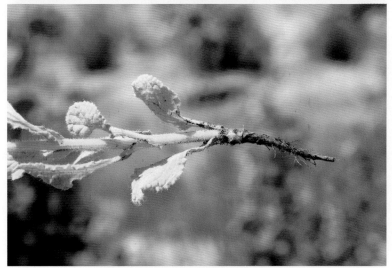

紫草科 Boraginaceae 紫草属 Lithospermum

紫草 *Lithospermum erythrorhizon* Sieb. et Zucc.

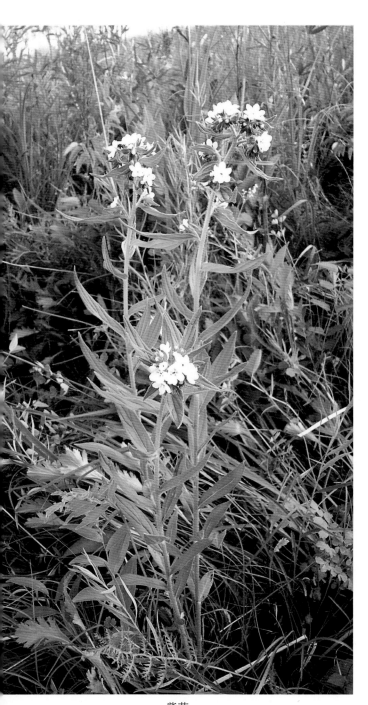

紫草

| 植物别名 |

紫丹、地血。

| 蒙 文 名 |

毕日木格。

| 药 材 名 |

中药 紫草（药用部位：根。别名：紫丹、地血、东日勒）。

蒙药 毕日木格（药用部位：根）。

| 形态特征 |

多年生草本。根富含紫色物质。茎通常1～3，直立，高40～90 cm，有贴伏和开展的短糙伏毛，上部有分枝，枝斜升并常稍弯曲。叶无柄，卵状披针形至宽披针形，先端渐尖，基部渐狭，两面均有短糙伏毛，叶脉在叶下面凸起，沿脉有较密的糙伏毛。花序生于茎和枝上部，果期延长；苞片与叶同形而较小；花萼裂片线形，背面有短糙伏毛；花冠白色，外面稍有毛，裂片宽卵形，开展，全缘或微波状，先端有时微凹，喉部附属物半球形，无毛；雄蕊着生于花冠筒中部稍上，柱头头状。小坚果卵球形，乳白色或带淡黄褐色，平滑，有光泽，腹面中线凹

陷成纵沟。花期 6 ~ 7 月，果期 8 ~ 9 月。

| **生境分布** | 生于山地林缘、灌丛中，也散生于路边。分布于内蒙古呼伦贝尔市（牙克石市、莫力达瓦达斡尔族自治旗、鄂伦春自治旗）、赤峰市（巴林右旗、克什克腾旗、喀喇沁旗）、锡林郭勒盟（西乌珠穆沁旗）、乌兰察布市（凉城县、化德县）。

| **资源情况** | 野生资源稀少，栽培资源较少。药材来源于栽培。

| **采收加工** | **中药** 紫草：春、秋季采挖，除去茎枝，洗净泥土，晒干，切段。
蒙药 毕日木格：用鲜牛奶浸泡 4 ~ 6 小时后晾干，粉碎或煅用。

| **药材性状** | **中药** 紫草：本品呈扭曲不直的圆锥形，有分枝，根头部较大，有茎残基，长 7 ~ 14 cm，直径 1 ~ 2 cm。表面呈红紫色或紫黑色，粗糙有纵纹，薄而呈鳞片状，易剥落。质硬而脆，易折断，断面皮部较薄，呈深紫色，木部较大，呈灰黄色。微有香气，味微苦、涩。

| **功能主治** | **中药** 紫草：甘、苦，寒。清热凉血，解毒透疹。用于温毒发斑发疹，湿热黄疸，肝炎，痈肿，绒毛膜上皮癌，热淋，尿血，紫癜，热结便秘；外用于烫火伤，冻疮，皮肤湿疹。
蒙药 毕日木格：甘、微苦，凉。清热，止血，透疹。用于肺热咳嗽，干咳，肺脓疡，痰中带血，肾热尿血等各种出血，麻疹。

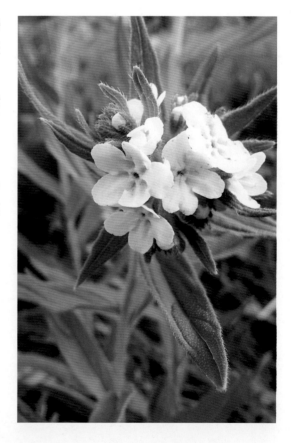

| **用法用量** | **中药** 紫草：内服煎汤，3 ~ 9 g；或入丸、散剂。外用适量，熬膏涂敷；或煎汤洗。
蒙药 毕日木格：单用 1.5 ~ 3 g；或入丸、散剂。

紫草科 Boraginaceae 软紫草属 Arnebia

疏花软紫草 *Arnebia szechenyi* Kanitz

| 植物别名 | 疏花假紫草。

| 蒙 文 名 | 塔日木格－希日－毕日木格。

| 药 材 名 | **中药** 假紫草（药用部位：根。别名：蒙紫草、滴紫筒草）。
蒙药 希日－毕日漠格（药用部位：根）。

| 形态特征 | 多年生草本。根稍含紫色物质。茎高 20 ~ 30 cm，有疏分枝，密生灰白色短柔毛。叶无叶柄，狭卵形至线状长圆形，先端急尖，两面均有短伏毛和具基盘的短硬毛，边缘具钝锯齿，齿端有硬毛。镰状聚伞花序有数朵花，排列较疏；苞片与叶同形；花萼裂片线形，两面密生长硬毛和短硬毛；花冠黄色，筒状钟形，外面有短毛，常有

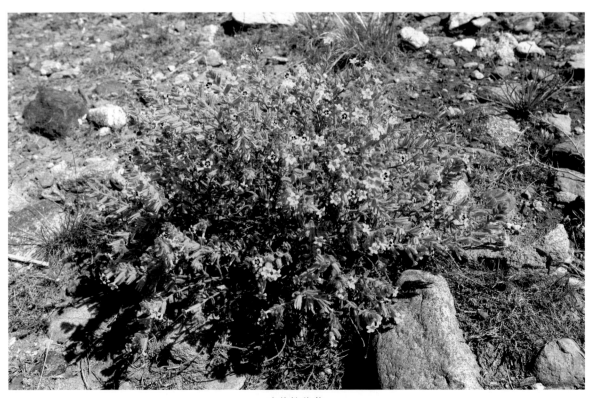

疏花软紫草

紫色斑点；雄蕊着生于花冠筒中部（长花柱花）或喉部（短花柱花），子房 4 裂，花柱丝状，稍伸出喉部（长花柱花）或仅达花冠筒中部，先端浅 2 裂。小坚果三角状卵形，有疣状突起和短伏毛。花期 6 ～ 9 月，果期 8 ～ 9 月。

| **生境分布** | 生于石质山坡及山沟坡地。分布于内蒙古鄂尔多斯市（鄂托克旗）、巴彦淖尔市（磴口县、乌拉特中旗、乌拉特后旗）、乌海市（乌达区、海勃湾区、海南区）、阿拉善盟（阿拉善左旗、阿拉善右旗）。

| **资源情况** | 野生资源较少。药材来源于野生。

| **采收加工** | **中药** 假紫草：春、秋季采挖，除去残茎，洗净泥土，晒干，切段。
蒙药 希日 – 毕日漠格：生用或用牛奶浸泡后阴干，或装于铁锅内，上扣小铁锅，两锅结合处用盐泥封固，锅上压一重物，用武火煅透，冷却后，取出。

| **功能主治** | **中药** 假紫草：甘、咸，寒。清热凉血，消肿解毒，透疹，润肠通便。用于斑疹热毒，疹出不透，痈肿，紫癜，烫火伤，湿疹，大便燥结。
蒙药 希日 – 毕日漠格：甘、苦，凉。清热，止血。用于肾热，肺热咳嗽，肺脓肿，膀胱热，淋病，尿血，腰痛，鼻出血，月经过多，创伤出血，预防麻疹。

| **用法用量** | **中药** 假紫草：内服煎汤，3 ～ 9 g。
蒙药 希日 – 毕日漠格：多入丸、散剂。

| **附　注** | 本种为砾石生旱生植物。

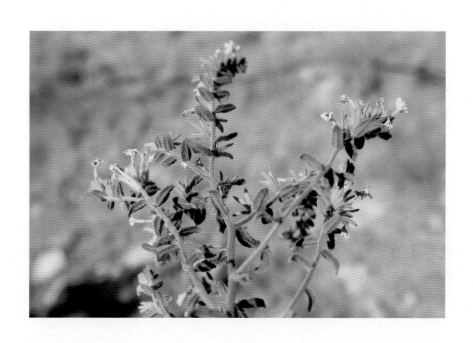

紫草科 Boraginaceae 软紫草属 Arnebia

黄花软紫草 *Arnebia guttata* Bge.

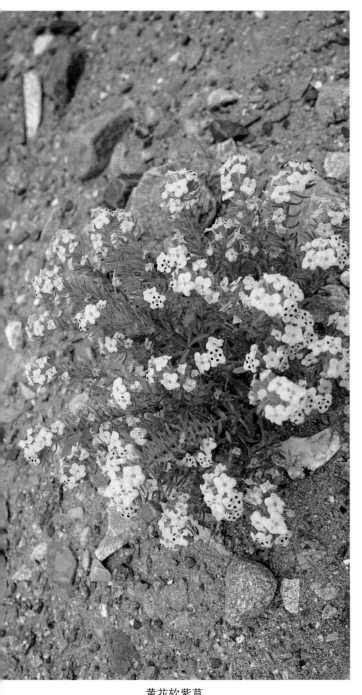

黄花软紫草

植物别名

假紫草、内蒙紫草、滴紫筒草。

蒙文名

希日－毕日木格。

药材名

中药 紫草（药用部位：根。别名：假紫草、蒙紫草、滴紫筒草）。

蒙药 希日－毕日漠格（药用部位：根）。

形态特征

多年生草本。根含紫色物质。茎通常 2 ~ 4，有时 1，直立，多分枝，高 10 ~ 25 cm，密生开展的长硬毛和短伏毛。叶无柄，匙状线形至线形，长 1.5 ~ 5.5 cm，宽 3 ~ 11 mm，两面密生具基盘的白色长硬毛，先端钝。镰状聚伞花序长 3 ~ 10 cm，含多数花；苞片线状披针形；花萼裂片线形，果期前长 6 ~ 10 mm，果期可达 15 mm，有开展或半贴伏的长伏毛；花冠黄色，筒状钟形，外面有短柔毛，檐部直径 7 ~ 12 mm，裂片宽卵形或半圆形，开展，常有紫色斑点；雄蕊着生于花冠筒中部（长花柱花）或喉部（短花柱花），花药长圆形，长约 1.8 mm；子房 4 裂，花柱丝状，稍伸出喉部（长花柱花）

或仅达花冠筒中部（短花柱花），先端浅 2 裂，柱头肾形。小坚果三角状卵形，长 2.5 ～ 3 mm，淡黄褐色，有疣状突起。花期 6 ～ 7 月，果期 8 ～ 9 月。

| 生境分布 | 生于荒漠化小针茅草原及猪毛菜类荒漠中。分布于内蒙古巴彦淖尔市（临河区、磴口县、乌拉特中旗、乌拉特后旗）、阿拉善盟（阿拉善左旗、阿拉善右旗、额济纳旗）。

| 资源情况 | 野生资源较少。药材来源于野生。

| 采收加工 | **中药** 紫草：春、秋季采挖，除去残茎及泥土（勿用水洗，以防褪色），晒干或微火烘干。

蒙药 希日－毕日漠格：生用或用牛奶浸泡后阴干，或装于铁锅内，上扣小铁锅，两锅结合处用盐泥封固，锅上压一重物，用武火煅透，冷却后，取出。

| 药材性状 | **中药** 紫草：本品呈圆锥形或圆柱形，扭曲，长 6 ～ 20 cm，直径 0.5 ～ 4 cm。根头部略粗大，先端有 1 或多个残茎，被短硬毛。表面紫红色、暗紫色，皮部略薄，常数层相叠，易剥离。质硬而脆，易折断，断面较整齐。皮部紫红色，木部较小，黄白色。气特异，味涩。

| 功能主治 | **中药** 紫草：甘、咸，寒。归心、肝经。清热凉血，活血解毒，透疹消斑。用于血热毒盛，斑疹紫黑，麻疹不透，疮疡，湿疹，烫火伤。

蒙药 希日－毕日漠格：甘、苦，凉。用于肾热，肺热咳嗽，肺脓肿，膀胱热，淋病，尿血，腰痛，鼻出血，月经过多，创伤出血，预防麻疹。

| 用法用量 | **中药** 紫草：内服，5 ～ 10 g。外用适量，熬膏；或用植物油浸泡涂擦。

蒙药 希日－毕日漠格：多入丸、散剂。

| 附　　注 | （1）本种为 2020 年版《中国药典》收载的紫草药材的基原之一。

（2）历代本草记载的紫草主要是产于我国河南、湖北、陕西、山东、辽宁、贵州等地的紫草 *Lithospermum erythrorhizon* Sieb. et Zucc.，而《植物名实图考》及《植物名实图考长编》中所述紫草的品种可能是产于云南等地的滇紫草 *Onosma paniculatum* Bur. et Franch.。1990 年以前《中国药典》收载的紫草来源为紫草 *Lithospermum erythrorhizon* Sieb. et Zucc. 和新疆紫草 *Arnebia euchroma*（Royle）Johnst.，1990 年版《中国药典》将内蒙紫草（黄花软紫草）*Arnebia guttata* Bge. 收载，此时，紫草的来源为紫草科植物紫草、新疆紫草或内蒙紫草。但 2005 年版《中国药典》中紫草的植物来源发生了改变，取消了紫草 *Lithospermum erythrorhizon* Sieb. et Zucc.。因此，现行版 2020 年版《中国药典》紫草的来源仅为紫草科植物新疆紫草和内蒙紫草。

（3）本种为旱生植物。喜生于沙砾质及砾石质土壤。

紫草科 Boraginaceae 软紫草属 Arnebia

灰毛软紫草 *Arnebia fimbriata* Maxim.

| **植物别名** | 灰毛假紫草。

| **蒙文名** | 柴布日－希日－毕日木格。

| **药材名** | 假紫草（药用部位：根。别名：蒙紫草、滴紫筒草）。

| **形态特征** | 多年生草本，全株密生灰白色长硬毛。茎通常多条，高 10 ～
18 cm，多分枝。叶无柄，线状长圆形至线状披针形。镰状聚伞花序，
具排列较密的花；苞片线形；花萼裂片钻形，两面密生长硬毛；花
冠淡蓝紫色或粉红色，有时为白色，外面稍有毛，筒部直或稍弯曲，
裂片宽卵形，几等大，边缘具不整齐牙齿；雄蕊着生于花冠筒中部
（长花柱花）或喉部（短花柱花），子房 4 裂，花柱丝状，稍伸出

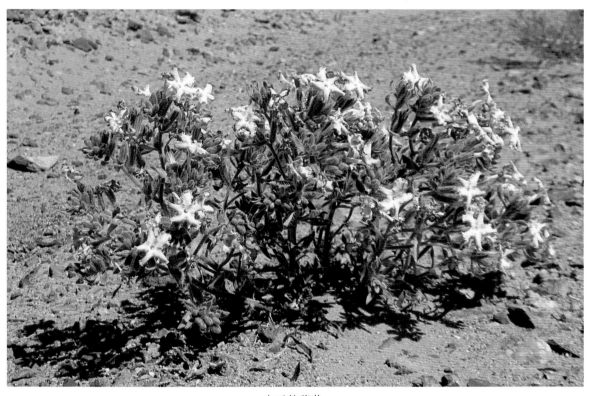

灰毛软紫草

喉部（长花柱花）或仅达花冠筒中部，先端微 2 裂。小坚果三角状卵形，密生疣状突起，无毛。花期 5～6 月。

| **生境分布** | 散生于荒漠带及荒漠草原带的沙地、砾石质坡地及干河谷中。分布于内蒙古巴彦淖尔市（乌拉特中旗、乌拉特后旗）、阿拉善盟（阿拉善左旗、阿拉善右旗、额济纳旗）。

| **资源情况** | 野生资源稀少。药材来源于野生。

| **采收加工** | 春、秋季采挖，除去残茎，洗净泥土，晒干，切段。

| **功能主治** | 甘、咸，寒。清热凉血，消肿解毒，透疹，润肠通便。用于斑疹热毒，疹出不透，痈肿，紫癜，烫火伤，湿疹，大便燥结。

| **用法用量** | 内服煎汤，3～9 g。

| **附　注** | 本种为旱生植物。

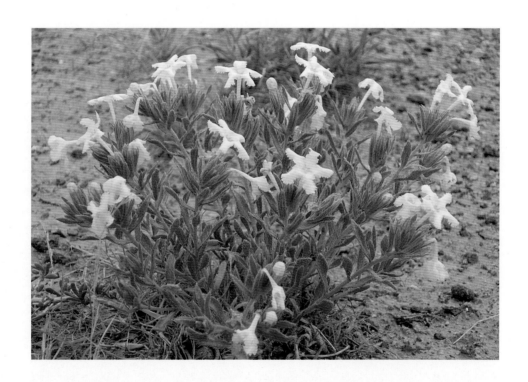

紫草科 Boraginaceae 紫筒草属 Stenosolenium

紫筒草
Stenosolenium saxatile (Pall.) Turcz.

| **植物别名** | 紫根根、白毛草、伏地蜈蚣草。

| **蒙 文 名** | 呼和 – 毕日木格。

| **药 材 名** | **中药** 紫筒草（药用部位：全草。别名：紫根根、白毛草、吉木格）。
蒙药 敏吉音 – 扫日（药用部位：根）。

| **形态特征** | 多年生草本。根细锥形，根皮紫褐色，稍含紫红色物质。茎通常数条，直立或斜升，高 10 ～ 25 cm，不分枝或上部有少数分枝，密生开展的长硬毛和短伏毛。基生叶和下部叶匙状线形或倒披针状线形，近花序的叶披针状线形，两面密生硬毛，先端钝或微钝，无柄。花序顶生，逐渐延长，密生硬毛；苞片叶状；花具长约 1 mm 的短花梗；花萼长约 7 mm，密生长硬毛，裂片钻形，果期直立，基部包围

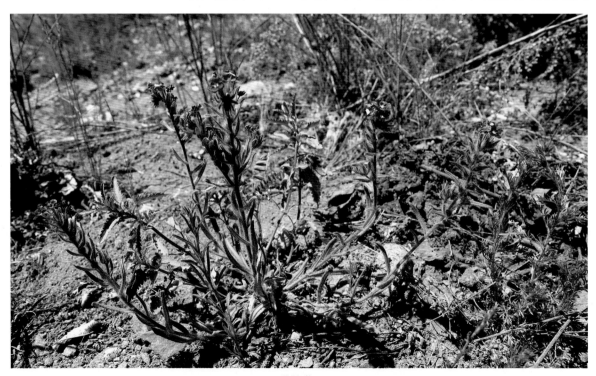

紫筒草

果实；花冠蓝紫色、紫色或白色，长 1 ~ 1.4 cm，外面有稀疏短伏毛，花冠筒细，明显较檐部长，通常稍弧曲，檐部直径 5 ~ 7 mm，裂片开展；雄蕊螺旋状着生于花冠筒中部之上，内藏；花柱长约为花冠筒的 1/2，先端 2 裂，柱头球形。小坚果的短柄长约 0.5 mm，着生面居短柄的底面。花期 5 ~ 6 月，果期 6 ~ 8 月。

| **生境分布** | 生于干草原、沙地、低山丘陵的石质坡地和路旁。分布于内蒙古呼伦贝尔市（满洲里市）、兴安盟（突泉县、科尔沁右翼前旗、科尔沁右翼中旗）、通辽市（霍林郭勒市、开鲁县、科尔沁左翼中旗、科尔沁左翼后旗、库伦旗、扎鲁特旗）、赤峰市（红山区、松山区、元宝山区、林西县、阿鲁科尔沁旗、巴林左旗、巴林右旗、克什克腾旗、翁牛特旗、敖汉旗）、锡林郭勒盟（苏尼特左旗）、乌兰察布市（集宁区、察哈尔右翼前旗、察哈尔右翼后旗、凉城县、卓资县、兴和县、商都县、化德县）、呼和浩特市（新城区、托克托县、清水河县、武川县、和林格尔县）、包头市（昆都仑区、青山区、东河区、九原区、石拐区、固阳县、土默特右旗、达尔罕茂明安联合旗）、鄂尔多斯市（东胜区、康巴什区、达拉特旗、准格尔旗、鄂托克前旗、乌审旗）、巴彦淖尔市（乌拉特前旗、乌拉特中旗、乌拉特后旗）。

| **资源情况** | 野生资源一般。药材来源于野生。

| **采收加工** | **中药** 紫筒草：夏季采收，晒干，切段。
蒙药 敏吉音 – 扫日：秋季采挖，洗净泥土，用鲜牛奶浸泡 4 ~ 6 小时后晾干，粉碎。

| **药材性状** | **中药** 紫筒草：本品长 8 ~ 25 cm，密被粗硬毛和短柔毛。根细圆柱形，长短不一，直径 0.5 ~ 2 mm，表面紫黑色或黑棕色，断面皮部黑紫色，木部淡黄白色。茎细圆柱形，直径 0.5 ~ 2.5 mm，表面灰绿色或暗褐色，断面类白色，中空。叶互生，多破碎卷曲，草质，灰绿色，完整者展平后呈倒披针状条形或披针状条形，花棕黄色。小坚果三角状卵形，常 4 着生在一起。气微，味微苦。

| **功能主治** | **中药** 紫筒草：苦、辛，凉。清热凉血，止血，止咳。用于吐血，肺热咳嗽，感冒，关节疼痛。
蒙药 敏吉音 – 扫日：甘、微苦，凉。清热，止血，止咳。用于肺热咳嗽，肾热，血热，吐血。

| **用法用量** | **中药** 紫筒草：内服煎汤，6 ~ 9 g。
蒙药 敏吉音 – 扫日：多入丸、散剂。

紫草科 Boraginaceae 勿忘草属 Myosotis

勿忘草

Myosotis silvatica Ehrh. ex Hoffm.

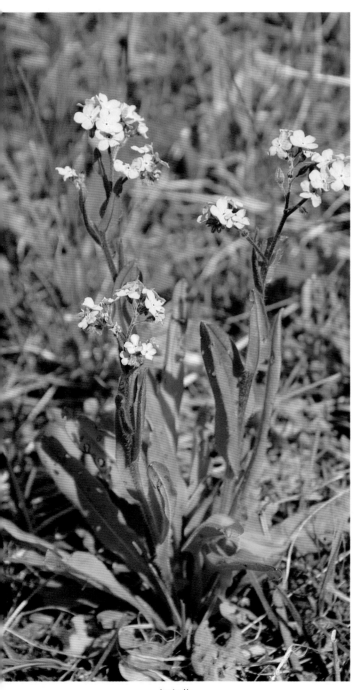

勿忘草

| 植物别名 |

草原勿忘草、林勿忘草、勿忘我。

| 蒙 文 名 |

章古特 – 额布苏。

| 药 材 名 |

勿忘草（药用部位：花。别名：勿忘我）。

| 形态特征 |

多年生草本。茎直立，单一或数条簇生，高 20 ～ 45 cm，通常具分枝，疏生开展的糙毛，有时被卷毛。基生叶和茎下部叶有柄，狭倒披针形、长圆状披针形或线状披针形，先端圆或稍尖，基部渐狭，下延成翅，两面被糙伏毛，毛基部具小型的基盘；茎中部以上叶无柄，较短而狭。花序在花期短，花后伸长，无苞片；花梗较粗，在果期直立，与萼等长或稍长，密生短伏毛；花萼果期增大，深裂为花萼长度的 2/3 ～ 3/4，裂片披针形，先端渐尖，密被伸展或具钩的毛；花冠蓝色，裂片 5，近圆形，喉部附属物 5，花药椭圆形，先端具圆形的附属物。小坚果卵形，暗褐色，平滑，有光泽，周围具狭边但先端较明显，基部无附属物。

| **生境分布** | 生于山地落叶松林、桦木林下及山地灌丛、山地草甸中，并可生于亚高山地带。分布于内蒙古呼伦贝尔市（海拉尔区、扎赉诺尔区、满洲里市、扎兰屯市、牙克石市、根河市、额尔古纳市、新巴尔虎左旗、新巴尔虎右旗、陈巴尔虎旗、鄂伦春自治旗）、兴安盟（乌兰浩特市、阿尔山市、突泉县、科尔沁右翼前旗）、通辽市（库伦旗）、赤峰市（林西县、阿鲁科尔沁旗、巴林右旗、克什克腾旗、喀喇沁旗）、锡林郭勒盟（锡林浩特市、苏尼特左旗、东乌珠穆沁旗、西乌珠穆沁旗）、乌兰察布市（察哈尔右翼中旗、察哈尔右翼后旗）、呼和浩特市（武川县）。 |

| **资源情况** | 野生资源一般。药材来源于野生。 |

| **采收加工** | 夏季开花时采收，晾干。 |

| **功能主治** | 清热解毒，清肝明目，护肤养颜。可促进机体新陈代谢，延缓衰老，提高免疫力。 |

| **用法用量** | 开水泡服，代茶饮。 |

| **附　　注** | 在 FOC 中，本种的拉丁学名被修订为 *Myosotis alpestris* F. W. Schmidt。 |

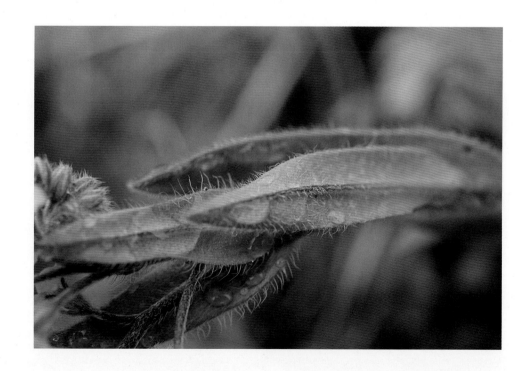

紫草科 Boraginaceae 附地菜属 Trigonotis

附地菜
Trigonotis peduncularis (Trev.) Benth. ex Baker et Moore

| 植物别名 | 地胡椒、黄瓜香、伏地菜。

| 蒙 文 名 | 特木根－浩告来。

| 药 材 名 | 附地菜（药用部位：全草。别名：鸡肠草、地胡椒、伏地菜）。

| 形态特征 | 一年生或二年生草本。茎通常多条丛生，稀单一，密集，铺散，高
5～30 cm，基部多分枝，被短糙伏毛。基生叶呈莲座状，有叶柄，
叶片匙形，两面被糙伏毛，茎上部叶椭圆形。花序生于茎顶，幼时
卷曲，后渐次伸长，通常占全茎的 1/2～4/5，只在基部具 2～3 叶
状苞片，其余部分无苞片；花梗短，花后伸长，先端与花萼连接部
分变粗成棒状；花萼裂片卵形，先端急尖；花冠淡蓝色或粉色，筒

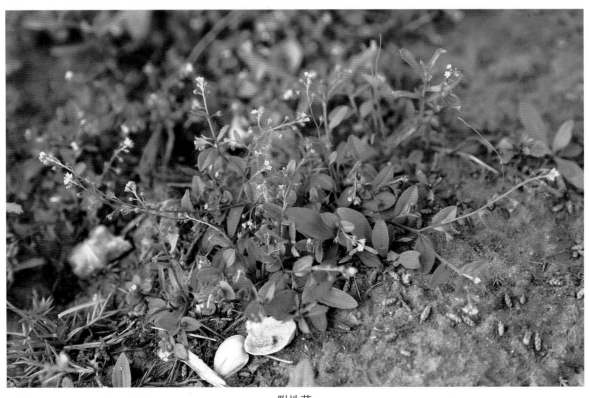

附地菜

部甚短，檐部直径 1.5 ~ 2.5 mm，裂片平展，倒卵形，先端圆钝，喉部附属物 5，白色或带黄色；花药卵形，先端具短尖。小坚果 4，斜三棱锥状四面体形，有短毛或平滑无毛，背面三角状卵形，具 3 锐棱，腹面的 2 侧面近等大而基底面略小，凸起，具短柄，向一侧弯曲。花期 5 ~ 6 月，果期 7 ~ 8 月。

| **生境分布** | 生于山地林缘、草甸及沙地。分布于内蒙古呼伦贝尔市（牙克石市、额尔古纳市、鄂伦春自治旗、鄂温克族自治旗）、兴安盟（科尔沁右翼前旗）、通辽市（开鲁县、科尔沁左翼后旗）、赤峰市（红山区、松山区、林西县、宁城县、阿鲁科尔沁旗、巴林左旗、克什克腾旗、喀喇沁旗）、锡林郭勒盟（多伦县、西乌珠穆沁旗）、呼和浩特市（玉泉区、土默特左旗）、包头市（昆都仑区、青山区、东河区、九原区、固阳县、土默特右旗、达尔罕茂明安联合旗）、鄂尔多斯市（达拉特旗、准格尔旗、鄂托克前旗、杭锦旗、乌审旗）、巴彦淖尔市（杭锦后旗、乌拉特中旗）、阿拉善盟（阿拉善右旗、额济纳旗）。

| **资源情况** | 野生资源一般。药材来源于野生。

| **采收加工** | 夏季采收，除去杂质，洗净泥土，晒干或鲜用。

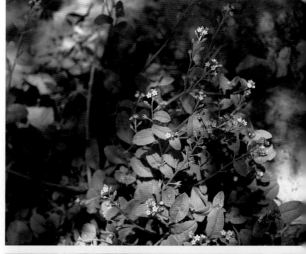

| **药材性状** | 本品多皱缩成团。湿润展开后，根呈细长圆锥形。茎 1 至数条，纤细，多分枝，基部淡紫棕色，上部枯绿色，有短糙毛。基生叶具长柄，叶片椭圆状卵形，长可达 2 cm，两面有糙毛，茎生叶几无柄，叶片稍小。总状花序细长，长可达 20 cm，可见类白色或蓝色小花，有时具四面体形的小坚果。有青草气，味微苦涩。

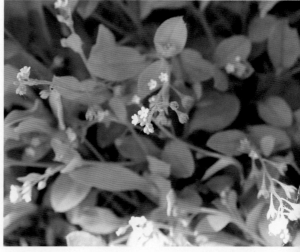

| **功能主治** | 苦、辛，平。行气止痛，解毒消肿。用于胃痛吐酸，痢疾，热毒痈肿，手脚麻木。

| **用法用量** | 内服煎汤，15 ~ 30 g；或研末。外用适量，捣敷；或研末擦。

紫草科 Boraginaceae 齿缘草属 Eritrichium

石生齿缘草 *Eritrichium rupestre* (Pall.) Bge.

| **植物别名** | 蓝梅、少花齿缘草。

| **蒙文名** | 哈丹－巴特哈。

| **药材名** | **中药** 齿缘草（药用部位：全草。别名：蓝梅）。
　　　　　　 蒙药 额布森－得瓦（药用部位：全草。别名：哈德奈－巴特哈）。

| **形态特征** | 多年生草本，高10～20（～30）cm，全株密被灰色绢毛。茎数条，
　　　　　　 基部有短分枝、基生叶片及宿存的枯叶，常形成密簇。基生叶匙形，
　　　　　　 先端急尖或圆钝，基部渐狭成柄状；茎生叶狭倒披针形。花序顶生，
　　　　　　 花后延长，分枝2～3（～4），分枝有花数至十数朵，生于苞腋外；
　　　　　　 苞片线状披针形；花梗直立或稍斜伸，生短伏毛；花萼裂片线形，

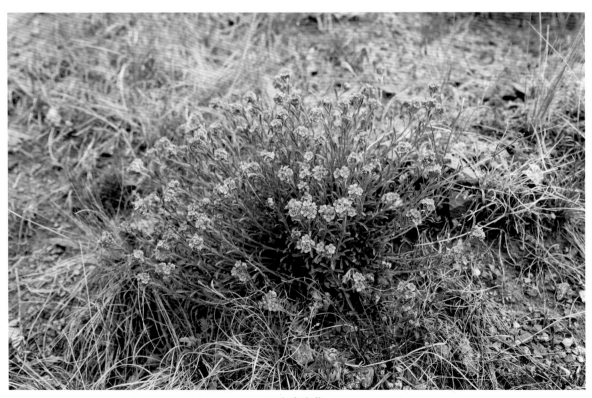

石生齿缘草

先端急尖或圆钝，花期直立，果期斜展；花冠蓝色，钟状辐形，裂片椭圆形，附属物半月形或矮梯形，生短曲柔毛，伸出喉部，中下部有 1 乳突；花药长圆形。小坚果陀螺形，有疣突和毛，背面平或微凸，着生面宽卵形，位于基部，棱缘有三角形小齿，齿端无锚钩，稀小齿退化或变长，长者先端具锚钩。花果期 7 ~ 8 月。

| 生境分布 | 生于山地草原、羊茅草原、砾石质草原、山地砾石质坡地，也可生于亚高山地带。分布于内蒙古通辽市（扎鲁特旗）、赤峰市（阿鲁科尔沁旗、巴林右旗、克什克腾旗、喀喇沁旗）、锡林郭勒盟（苏尼特右旗、西乌珠穆沁旗、镶黄旗、正镶白旗、太仆寺旗）、乌兰察布市（集宁区、丰镇市、四子王旗、察哈尔右翼前旗、察哈尔右翼中旗、察哈尔右翼后旗、凉城县、兴和县、商都县、化德县）、呼和浩特市（清水河县、武川县、和林格尔县、土默特左旗）、包头市（石拐区、固阳县、土默特右旗、达尔罕茂明安联合旗、白云鄂博矿区）、鄂尔多斯市（准格尔旗）、巴彦淖尔市（乌拉特前旗）、阿拉善盟（阿拉善左旗、阿拉善右旗）。

| 资源情况 | 野生资源较丰富。药材来源于野生。

| 采收加工 | **中药** 齿缘草：夏、秋季采收，除去杂质，洗净泥土，晒干，切段。
蒙药 额布森 - 得瓦：同"齿缘草"。

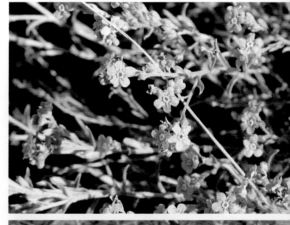

| 功能主治 | **中药** 齿缘草：苦、甘，寒。清热解毒。用于感冒发热。
蒙药 额布森 - 得瓦：苦、甘，凉。杀黏，清热，解毒。用于瘟热，流行性感冒，游脉希日症，希日热。

| 用法用量 | **中药** 齿缘草：内服煎汤，3 ~ 5 g；或研末冲服，每次 3 g。
蒙药 额布森 - 得瓦：内服煎汤，单用 3 ~ 5 g；或入丸、散剂。

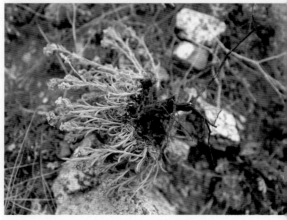

| 附　注 | 在 FOC 中，本种被修订为少花齿缘草 *Eritrichium pauciflorum* (Ledebour) de Candolle。

紫草科 Boraginaceae 齿缘草属 Eritrichium

东北齿缘草 *Eritrichium mandshuricum* M. Pop.

| **植物别名** | 细叶蓝梅。

| **蒙 文 名** | 曼哲-巴特哈。

| **药 材 名** | **中药** 齿缘草（药用部位：全草。别名：蓝梅）。
　　　　　　　　蒙药 额布森-得瓦（药用部位：全草。别名：满吉-巴特哈）。

| **形态特征** | 多年生草本，高 15 ~ 30 cm。茎由基部分枝，呈丛生状，直立或稍外倾。叶线形或近丝状，密被白色伏毛。花序似总状花序，生于茎或上部分枝先端，有花十数朵，具叶状苞片；花梗较粗壮，直立或斜升，生短伏毛；花萼裂片线状倒披针形，果期稍伸长，两面被短伏毛，直立或稍开展；花冠淡蓝色，钟状辐形，裂片近圆形，附

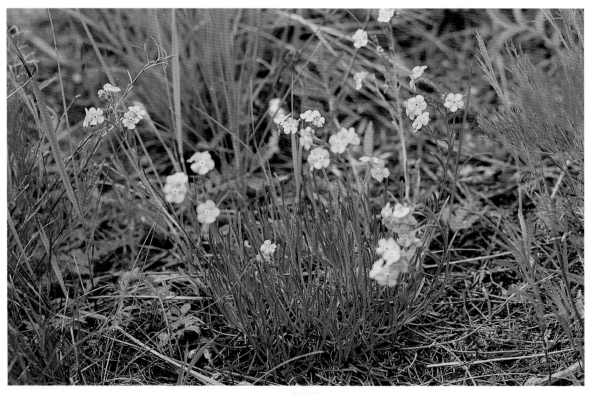

东北齿缘草

属物拱形或矮梯形，微凸出喉部，有 1 乳突，具曲柔毛，花药长圆形。小坚果背腹二面体型，背面微凸，无毛，具乳头状突起，中肋明显，腹面具龙骨状突起，着生面长圆形，位于下部或基部，棱缘无锚状刺，通常光滑无毛，稀有少数小齿状突起。

| 生境分布 | 生于山地草原，也见于村旁路边。分布于内蒙古呼伦贝尔市（满洲里市、扎兰屯市、牙克石市、阿荣旗、鄂伦春自治旗）、兴安盟（乌兰浩特市、突泉县、扎赉特旗、科尔沁右翼前旗、科尔沁右翼中旗）、通辽市（扎鲁特旗）、赤峰市（林西县、阿鲁科尔沁旗、巴林左旗、巴林右旗）、锡林郭勒盟（西乌珠穆沁旗）、乌兰察布市（集宁区）。

| 资源情况 | 野生资源较少。药材来源于野生。

| 采收加工 | **中药** 齿缘草：夏、秋季采收，除去杂质，洗净泥土，晒干，切段。
蒙药 额布森－得瓦：同"齿缘草"。

| 功能主治 | **中药** 齿缘草：苦、甘，寒。清热解毒。用于感冒发热。
蒙药 额布森－得瓦：苦、甘，凉。杀黏，清热，解毒。用于瘟热，流行性感冒，游脉希日症，希日热。

| 用法用量 | **中药** 齿缘草：内服煎汤，3～5 g；或研末冲服，每次 3 g。
蒙药 额布森－得瓦：内服煎汤，单用 3～5 g；或入丸、散剂。

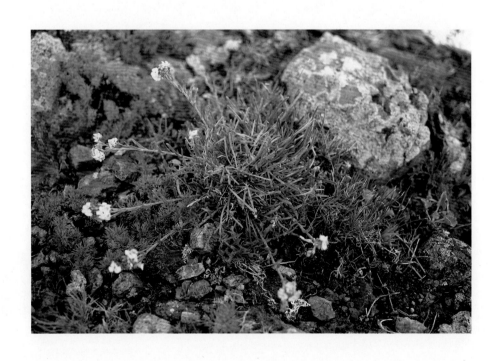

卵盘鹤虱
Lappula redowskii (Hornem.) Greene

| 植物别名 | 小粘染子、蒙古鹤虱、中间鹤虱。

| 蒙 文 名 | 蒙古勒－闹朝日嘎那。

| 药 材 名 | **中药** 赖毛子（药用部位：果实。别名：东北鹤虱、小粘染子、赖鸡毛子）。

蒙药 囊给－章古（药用部位：果实。别名：拿得玛－扎日玛）。

| 形态特征 | 一年生草本。主根单一，粗壮，圆锥形。茎高达 60 cm，直立，通常单生，中部以上多分枝，小枝斜升，密被灰色糙毛。茎生叶较密，线形，扁平或沿中肋纵向对折，直立，先端钝，两面有具基盘的长硬毛，但上面毛较稀疏。花序生于茎或小枝先端，果期伸长；苞片

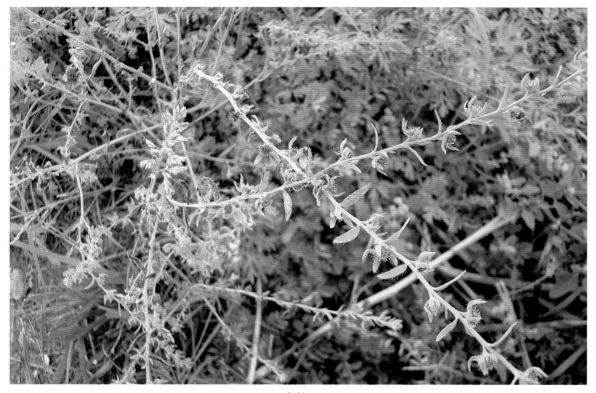

卵盘鹤虱

下部者叶状，上部者渐小，呈线形，比果实稍长；花梗直立，花后稍伸长，下部者长，上部者较短；花萼 5 深裂，裂片线形，果期增大，星状开展；花冠蓝紫色至淡蓝色，钟状，较花萼稍长，筒部短，檐部直径约 3 mm，裂片长圆形，喉部缢缩，附属物生于花冠筒中部以上。小坚果宽卵形，具颗粒状突起，边缘具 1 行锚状刺，平展，基部略增宽、相互邻接或离生，腹面常具折皱；花柱短，隐藏于小坚果间。花果期 5 ~ 8 月。

| **生境分布** | 生于山麓砾石质坡地、河岸及湖边沙地，也常生于村旁路边。分布于内蒙古呼伦贝尔市（海拉尔区、陈巴尔虎旗、鄂伦春自治旗）、兴安盟（科尔沁右翼前旗、科尔沁右翼中旗）、通辽市（科尔沁左翼后旗）、赤峰市（红山区、宁城县、阿鲁科尔沁旗、巴林左旗、巴林右旗、克什克腾旗、翁牛特旗、喀喇沁旗、敖汉旗）、锡林郭勒盟（锡林浩特市、苏尼特左旗、太仆寺旗）、乌兰察布市（察哈尔右翼后旗）、鄂尔多斯市（鄂托克旗）、巴彦淖尔市（磴口县、乌拉特前旗、乌拉特中旗、乌拉特后旗）、阿拉善盟（阿拉善右旗）。

| **资源情况** | 野生资源一般。药材来源于野生。

| **采收加工** | **中药** 赖毛子：秋季果实成熟时采收，除去杂质，晒干。
蒙药 囊给 – 章古：同 "赖毛子"。

| **功能主治** | **中药** 赖毛子：苦、辛，平；有小毒。驱虫，消积，止痒。用于蛔虫病，绦虫病，蛲虫病，虫积腹痛。
蒙药 囊给 – 章古：苦、辛，平；有小毒。杀虫，止痒，消肿，治伤。用于蛔虫病，蛲虫病，疮疡，关节伤，鼠疮。

| **用法用量** | **中药** 赖毛子：内服煎汤，10 ~ 15 g；或入丸、散剂。外用适量，煎汤洗。
蒙药 囊给 – 章古：5 ~ 10 g，布包煎服；或与其他药配伍入丸、散剂。外用适量，研末酒调敷。

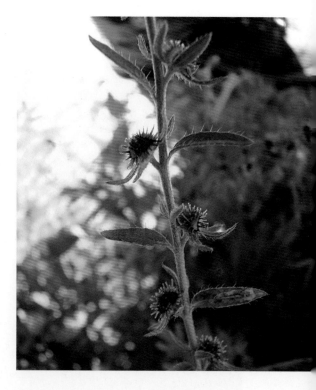

紫草科 Boraginaceae 鹤虱属 *Lappula*

鹤虱 *Lappula myosotis* Moench

| **植物别名** | 小粘染子、小赖毛子。

| **蒙 文 名** | 闹朝日嘎那。

| **药 材 名** | **中药** 赖毛子（药用部位：果实。别名：东北鹤虱、小粘染子、赖鸡毛子）。
　　　　　　　蒙药 囊给－章古（药用部位：果实。别名：拿得玛－扎日玛）。

| **形态特征** | 一年生或二年生草本。茎直立，高 30 ~ 60 cm，中部以上多分枝，密被白色短糙毛。基生叶长圆状匙形，全缘，两面密被有白色基盘的长糙毛；茎生叶较短而狭，扁平或沿中肋纵折，无叶柄。花序果期伸长，苞片线形，较果实稍长；花梗果期伸长，直立而被毛；花萼 5 深裂，裂片线形，急尖，有毛，果期增大成狭披针形，星状开展或反折；花冠淡蓝色，漏斗状至钟状，裂片长圆状卵形，喉部附

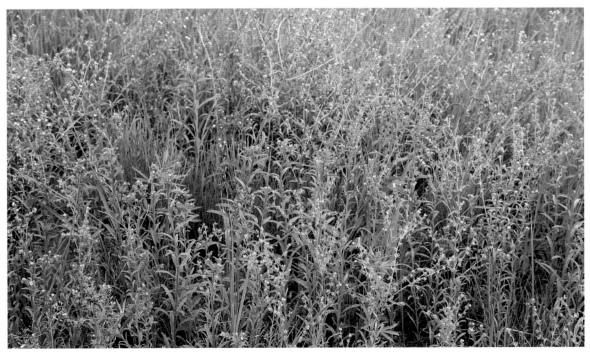

鹤虱

属物梯形。小坚果卵状，背面狭卵形，通常有颗粒状疣突，稀平滑或沿中线龙骨状突起上有小棘突，边缘有 2 行近等长的锚状刺，内行刺基部不联合，外行刺较内行刺稍短，通常直立，小坚果腹面通常具棘状突起或有小疣状突起；花柱伸出小坚果但不超过小坚果上方之刺。花果期 6 ~ 8 月。

| **生境分布** | 生于河谷草甸、山地草甸及路旁等处。分布于内蒙古呼伦贝尔市（扎赉诺尔区、满洲里市、扎兰屯市、牙克石市、根河市、额尔古纳市、阿荣旗、新巴尔虎左旗、新巴尔虎右旗、陈巴尔虎旗、莫力达瓦达斡尔族自治旗、鄂伦春自治旗）、兴安盟（乌兰浩特市、阿尔山市、突泉县、科尔沁右翼前旗、科尔沁右翼中旗）、通辽市（开鲁县、奈曼旗、扎鲁特旗）、赤峰市（松山区、元宝山区、宁城县、阿鲁科尔沁旗、巴林左旗、巴林右旗、克什克腾旗、喀喇沁旗、敖汉旗）、锡林郭勒盟（锡林浩特市、二连浩特市、多伦县、苏尼特左旗、苏尼特右旗、正镶白旗）、乌兰察布市（集宁区、四子王旗、察哈尔右翼中旗、察哈尔右翼后旗、凉城县、卓资县、兴和县、商都县、化德县）、呼和浩特市（玉泉区、赛罕区、托克托县、武川县、土默特左旗）、包头市（土默特右旗、达尔罕茂明安联合旗）、鄂尔多斯市（康巴什区、达拉特旗、准格尔旗、鄂托克前旗、鄂托克旗、杭锦旗、乌审旗）、巴彦淖尔市（临河区、杭锦后旗、乌拉特前旗、乌拉特后旗）、乌海市（乌达区、海勃湾区、海南区）、阿拉善盟（阿拉善左旗、阿拉善右旗）。

| **资源情况** | 野生资源一般。药材来源于野生。

| **采收加工** | **中药** 赖毛子：秋季果实成熟时采收，除去杂质，晒干。
蒙药 囊给 - 章古：同"赖毛子"。

| **药材性状** | **中药** 赖毛子：本品多为分离的小坚果，呈卵状三棱形，长 2 ~ 3 mm，宽 1.5 ~ 2 mm，先端尖，基部钝圆。表面棕褐色或灰绿色，密布小瘤状突起，腹面有线形突起的着生痕迹，背面棱缘有 2 行锚状钩刺，外行刺与内行刺近等长或稍短，背面中央有或无小钩刺。果皮较坚硬，破开后，种仁类白色，显油性。气微，味淡。

| **功能主治** | **中药** 赖毛子：苦、辛，平；有小毒。驱虫，消积，止痒。用于蛔虫病，绦虫病，蛲虫病，虫积腹痛。
蒙药 囊给 - 章古：苦、辛，平；有小毒。杀虫，止痒，消肿，治伤。用于蛔虫病，蛲虫病，疮疡，关节伤，鼠疮。

| **用法用量** | **中药** 赖毛子：内服煎汤，10 ~ 15 g；或入丸、散剂。外用适量，煎汤洗。
蒙药 囊给 - 章古：5 ~ 10 g，布包煎服；或与其他药配伍入丸、散剂。外用适量，研末酒调敷。

紫草科 Boraginaceae 鹤虱属 Lappula

异刺鹤虱 *Lappula heteracantha* (Ledeb.) Gurke

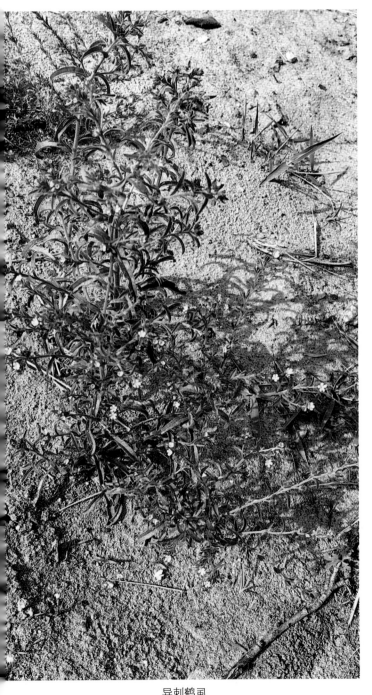

异刺鹤虱

| 植物别名 |

小粘染子、东北鹤虱。

| 蒙 文 名 |

乌日格斯图 - 闹朝日嘎那。

| 药 材 名 |

异刺鹤虱（药用部位：果实。别名：东北鹤虱）。

| 形态特征 |

一年生草本。茎直立，高 30 ~ 50 cm，上部有分枝，被开展或近贴伏的灰色柔毛，茎下部的毛渐脱落。基生叶常呈莲座状，长圆形，全缘，两面被开展或近开展的具基盘的灰色糙毛；茎生叶似基生叶，但较小而狭，无叶柄。花序疏松，果期强烈伸长；苞片线形，下方者比果实长，上方者比果实短；花梗果期伸长，直立而粗壮；花萼深裂至基部，花期直立，果期增大，常星状开展；花冠淡蓝色，钟状，喉部白色或淡黄色，附属物梯形。小坚果卵形，背面长圆状披针形，有小疣状突起，边缘有 2 行锚状刺，内行刺黄色，基部扩展、相互联合成狭翅，外行刺比内行刺短，通常生于小坚果腹面的中下部，小坚果

腹面具疣状突起；花柱隐藏于小坚果上方锚状刺之中。花果期 5 ~ 8 月。

| 生境分布 | 生于山地及沟谷草甸与田野，也见于村旁及路边，为常见的农田杂草。分布于内蒙古通辽市（科尔沁左翼后旗）、赤峰市（红山区）、锡林郭勒盟（锡林浩特市、苏尼特左旗、苏尼特右旗、阿巴嘎旗、西乌珠穆沁旗）、包头市（土默特右旗、达尔罕茂明安联合旗）、鄂尔多斯市（鄂托克旗、乌审旗）、巴彦淖尔市（乌拉特前旗）、阿拉善盟（阿拉善右旗）。

| 资源情况 | 野生资源一般。药材来源于野生。

| 采收加工 | 秋季果实成熟时采收，除去杂质，晒干。

| 功能主治 | 苦、辛，平；有小毒。驱虫，消积，止痒。用于蛔虫病，蛲虫病，虫积腹痛。

| 用法用量 | 内服煎汤，3 ~ 9 g；或入丸、散剂。

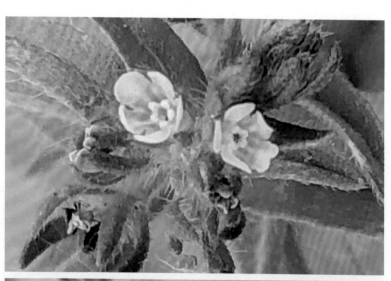

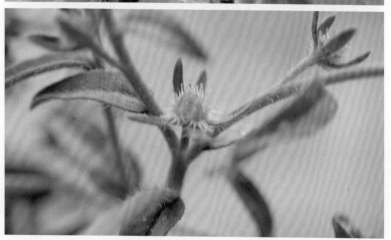

紫草科 Boraginaceae 斑种草属 Bothriospermum

狭苞斑种草
Bothriospermum kusnezowii Bge.

| 植物别名 | 细叠子草。

| 蒙 文 名 | 那林－朝和日－乌日图－额布斯。

| 药 材 名 | 斑种草（药用部位：全草）。

| 形态特征 | 一年生草本，高 15 ~ 40 cm。茎数条丛生，直立或平卧，被开展的硬毛及短伏毛，由下部多分枝。基生叶莲座状，倒披针形或匙形，先端钝，基部渐狭成柄，边缘有波状小齿，两面疏生硬毛及伏毛，茎生叶无柄，线状倒披针形。花序具苞片；苞片线形，密生硬毛及伏毛；花梗果期增长，花萼果期增大，外面密生开展的硬毛及短硬毛，内面中部以上被向上的伏毛，裂片线形，先端尖，裂至近基部；

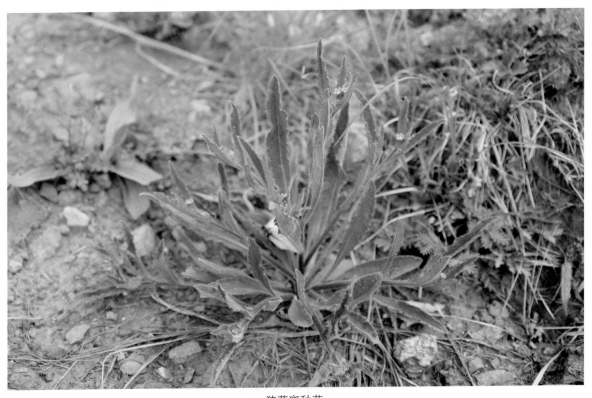

狭苞斑种草

花冠淡蓝色、蓝色或紫色，钟状，裂片圆形，有明显的网脉，喉部有 5 梯形附属物，先端浅 2 裂；花药椭圆形或卵圆形，花丝极短，着生于花冠筒基部以上 1 mm 处；花柱短，长约为花萼的 1/2，柱头头状。小坚果椭圆形，密生疣状突起，腹面的环状凹陷圆形，增厚的边缘全缘。花果期 5 ~ 8 月。

| **生境分布** | 生于山地草原、河谷、草甸及路边。分布于内蒙古兴安盟（科尔沁右翼前旗、科尔沁右翼中旗）、赤峰市（松山区、元宝山区、林西县、阿鲁科尔沁旗、巴林右旗、翁牛特旗）、锡林郭勒盟（锡林浩特市、二连浩特市）、乌兰察布市（集宁区、丰镇市、兴和县、商都县、察哈尔右翼前旗、察哈尔右翼后旗）、呼和浩特市（玉泉区）、包头市（昆都仑区、青山区、东河区、九原区、石拐区、固阳县、土默特右旗、达尔罕茂明安联合旗）、鄂尔多斯市（东胜区、达拉特旗、准格尔旗、鄂托克旗、乌审旗、伊金霍洛旗）、巴彦淖尔市（乌拉特前旗）、阿拉善盟（阿拉善左旗）。

| **资源情况** | 野生资源一般。药材来源于野生。

| **采收加工** | 夏、秋季采收，拣净，晒干。

| **功能主治** | 微苦，凉。解毒消肿，利湿止痒。用于痔疮，肛门肿痛，湿疹。

| **用法用量** | 内服煎汤，9 ~ 12 g。

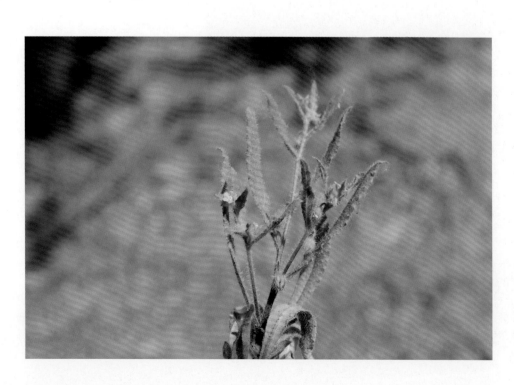

紫草科 Boraginaceae 琉璃草属 Cynoglossum

大果琉璃草

Cynoglossum divaricatum Stephan ex Lehmann

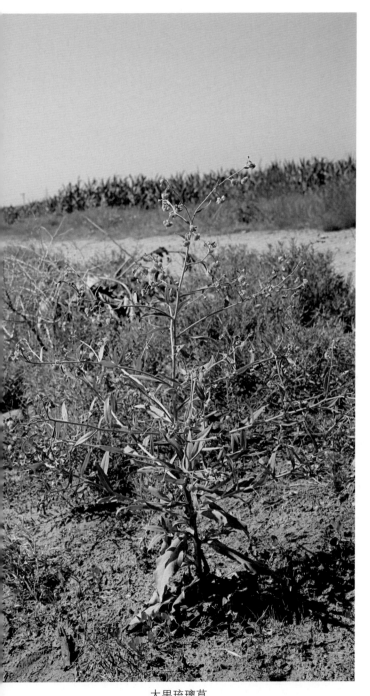

大果琉璃草

植物别名

沾染子、展枝倒提壶、大赖鸡毛子。

蒙文名

囊给 - 章古。

药材名

琉璃草根（药用部位：根。别名：展枝倒提
壶、倒提壶、大赖毛子）、琉璃草子（药用
部位：果实。别名：大沾染子、倒提壶）。

形态特征

多年生草本，高 25 ~ 100 cm，具红褐色粗
壮直根。茎直立，中空，具肋棱，由上部分
枝，分枝开展，被向下贴伏的柔毛。基生叶
和茎下部叶长圆状披针形或披针形，先端钝
或渐尖，基部渐狭成柄，灰绿色，上、下面
均密生贴伏的短柔毛；茎中部及上部叶无柄，
狭披针形，被灰色短柔毛。花序顶生及腋生，
花稀疏，集为疏松的圆锥状花序；苞片狭披
针形或线形；花梗细弱，花后伸长，下弯，
密被贴伏柔毛；花萼外面密生短柔毛；花冠
蓝紫色，檐部直径 3 ~ 5 mm，深裂至下 1/3
处，裂片卵圆形，先端微凹，喉部有 5 梯形
附属物；花药卵球形，着生于花冠筒中部以

上；花柱肥厚，扁平。小坚果卵形，密生锚状刺，背面平，腹面中部以上有卵圆形的着生面。花期 6 ～ 7 月，果期 8 ～ 9 月。

| **生境分布** | 生于沙地、干河谷的沙砾质冲积物上、田边、路边、村旁，为常见的农田杂草。分布于内蒙古呼伦贝尔市（海拉尔区、扎赉诺尔区、额尔古纳市、陈巴尔虎旗）、兴安盟（乌兰浩特市、突泉县、科尔沁右翼前旗、科尔沁右翼中旗）、通辽市（科尔沁左翼中旗、科尔沁左翼后旗、库伦旗、扎鲁特旗）、赤峰市（林西县、阿鲁科尔沁旗、巴林右旗、克什克腾旗、敖汉旗）、锡林郭勒盟（锡林浩特市、苏尼特左旗、西乌珠穆沁旗、正蓝旗）、乌兰察布市（集宁区、丰镇市、四子王旗、察哈尔右翼前旗、凉城县、卓资县、化德县）、呼和浩特市（托克托县、清水河县、武川县）、包头市（固阳县、土默特右旗、达尔罕茂明安联合旗）、鄂尔多斯市（康巴什区、达拉特旗、准格尔旗、鄂托克前旗、鄂托克旗、杭锦旗、乌审旗、伊金霍洛旗）、巴彦淖尔市（乌拉特前旗、乌拉特中旗、乌拉特后旗）。 |

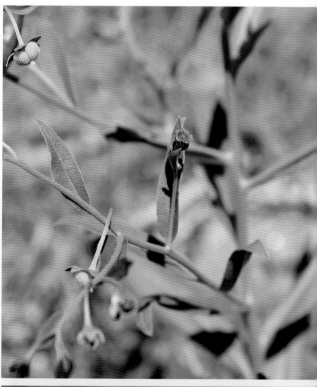

| **资源情况** | 野生资源一般。药材来源于野生。 |

| **采收加工** | 琉璃草根：春、秋季采挖，晒干或鲜用。
琉璃草子：秋季果实成熟时采收，晒干。 |

| **功能主治** | 琉璃草根：淡，寒。清热解毒。用于咽喉肿痛，痈肿疮疖。
琉璃草子：苦，平。收敛，止泻。用于小儿腹泻。 |

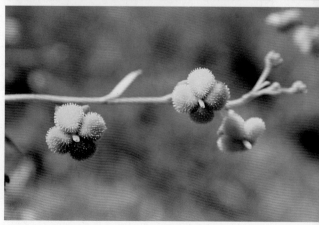

| **用法用量** | 琉璃草根：内服煎汤，9 ～ 15 g。外用适量，捣敷。
琉璃草子：内服煎汤，3 ～ 9 g；或研末冲服。 |

马鞭草科 Verbenaceae 牡荆属 Vitex

荆条
Vitex negundo L. var. *heterophylla* (Franch.) Rehd.

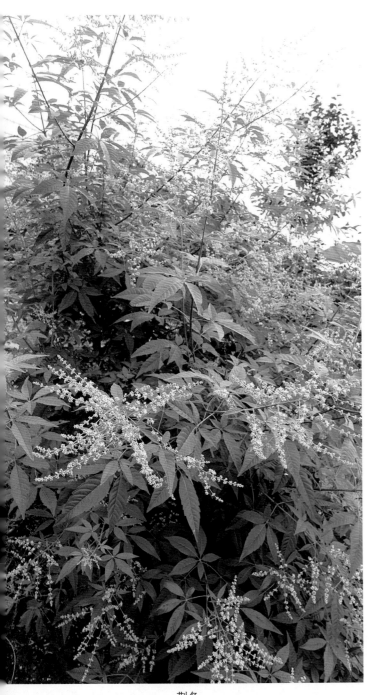

荆条

| 植物别名 |

荆棵、黄荆条。

| 蒙 文 名 |

退邦。

| 药 材 名 |

荆条（药用部位：全草。别名：荆条子、刻叶黄荆）。

| 形态特征 |

灌木，高 1 ~ 2 m。幼枝四方形，老枝圆筒形，幼时有微柔毛。掌状复叶，具小叶 5，有时 3，矩圆状卵形至披针形，先端渐尖，基部楔形，边缘有缺刻状锯齿，浅裂至羽状深裂，上面绿色光滑，下面有灰色绒毛；叶柄长 1.5 ~ 5 cm。顶生圆锥花序，花小，蓝紫色，具短梗；花冠二唇形；花萼钟状，先端具 5 齿，外被柔毛；雄蕊 4，二强，伸出花冠；子房上位，4 室，柱头先端 2 裂。核果包于宿存花萼内。花期 7 ~ 8 月，果熟期 9 月。

| **生境分布** | 生于山地阳坡及林缘。分布于内蒙古通辽市（奈曼旗、库伦旗）、赤峰市（宁城县、巴林右旗、翁牛特旗、喀喇沁旗、敖汉旗）、乌兰察布市（兴和县）、鄂尔多斯市（准格尔旗、伊金霍洛旗）。

| **资源情况** | 野生资源较少，栽培资源稀少。药材来源于野生和栽培。

| **采收加工** | 夏、秋季采收，除去杂质，洗净泥土，晒干，切段。

| **功能主治** | 苦、辛，平。清热化痰，止咳平喘，理气止痛。用于肺热咳嗽，痰多，喘满，胃痛，消化不良，泄泻，痢疾。

| **用法用量** | 内服煎汤，3 ~ 15 g；或提取挥发油制成胶丸服用。

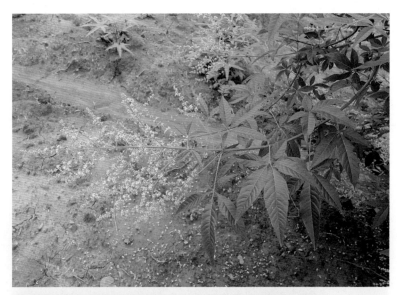

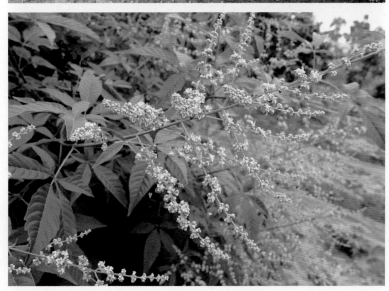

马鞭草科 Verbenaceae 莸属 Caryopteris

蒙古莸 *Caryopteris mongholica* Bunge

| **植物别名** | 白蒿、山茶、灰脖子。

| **蒙文名** | 呼和－图如图－毛杜。

| **药材名** | **中药** 蒙古莸（药用部位：地上部分。别名：蓝花茶、山狼毒、白蒿）。
蒙药 呼和－图如图－毛杜（药用部位：地上部分。别名：依曼额布热－宝塔）。

| **形态特征** | 落叶小灌木，常自基部即分枝，高 0.3 ~ 1.5 m；嫩枝紫褐色，圆柱形，有毛，老枝毛渐脱落。叶片厚纸质，线状披针形或线状长圆形，全缘，很少有稀齿，表面深绿色，稍被细毛，背面密生灰白色绒毛。聚伞花序腋生，无苞片和小苞片；花萼钟状，外面密生灰白色绒毛，深 5 裂，裂片阔线形至线状披针形，花冠蓝紫色，外面

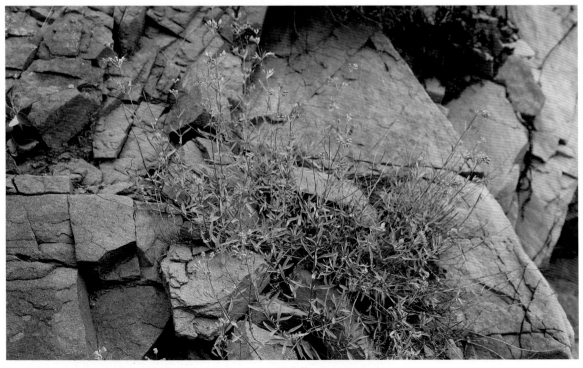

蒙古莸

被短毛，5 裂，下唇中裂片较长大，边缘流苏状，花冠管内喉部有细长柔毛；雄蕊 4，几等长，与花柱均伸出花冠管外；子房长圆形，无毛，柱头 2 裂。蒴果椭圆状球形，无毛，果瓣具翅。花期 7 ~ 8 月，果熟期 8 ~ 9 月。

| 生境分布 | 生于草原带的石质山坡、沙地、干河床及沟谷等地。分布于内蒙古呼伦贝尔市（新巴尔虎右旗）、锡林郭勒盟（锡林浩特市、二连浩特市、苏尼特左旗、苏尼特右旗、阿巴嘎旗、镶黄旗、正镶白旗、太仆寺旗、正蓝旗）、乌兰察布市（四子王旗、察哈尔右翼中旗、凉城县、卓资县、商都县、化德县）、呼和浩特市（新城区、托克托县、清水河县、武川县、和林格尔县、土默特左旗）、包头市（东河区、石拐区、固阳县、土默特右旗、达尔罕茂明安联合旗）、鄂尔多斯市（康巴什区、达拉特旗、准格尔旗、鄂托克前旗、鄂托克旗、杭锦旗、乌审旗）、巴彦淖尔市（磴口县、乌拉特前旗、乌拉特中旗、乌拉特后旗）、乌海市（乌达区、海勃湾区、海南区）、阿拉善盟（阿拉善左旗、阿拉善右旗、额济纳旗）。

| 资源情况 | 野生资源较丰富，栽培资源一般。药材来源于野生和栽培。

| 采收加工 | **中药** 蒙古荛：夏、秋季采收，除去杂质，晒干，切段。
蒙药 呼和－图如图－毛杜：夏、秋季采收，除去杂质，晒干，粉碎。

| 药材性状 | **中药** 蒙古荛：本品茎呈圆柱形，稍扭曲，长短不一，直径 1 ~ 4 mm，表面紫褐色，有细纵纹及灰绿色叶痕。叶多脱落破碎，完整者展平后呈条形或条状披针形，长 1 ~ 4 cm，宽 2 ~ 7 cm，先端渐尖，基部楔形，全缘，上面淡绿色，下面灰绿色，两面均有短毛；叶柄长约 3 mm。可见腋生聚伞花序，花皱缩成团，暗紫色。叶、花揉搓后有香气，味稍苦。

| 功能主治 | **中药** 蒙古荛：甘，温。温中理气，祛风除湿，止痛，利水。用于脘腹胀痛，消化不良，风湿痹痛，小便不利，浮肿。
蒙药 呼和－图如图－毛杜：甘、苦、辛，温，软、轻。祛寒，健胃，止咳，壮身。用于巴达干病，消化不良，肺寒干咳，浮肿。

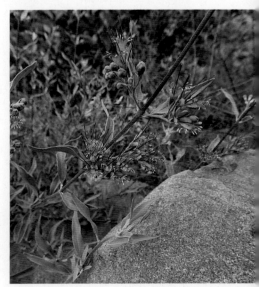

| 用法用量 | **中药** 蒙古荛：内服煎汤，3 ~ 9 g；或煎汤代茶饮。外用适量，煎汤洗。
蒙药 呼和－图如图－毛杜：多入丸、散剂。

马鞭草科 Verbenaceae 美女樱属 Glandularia

美女樱
Glandularia hybrida (Groenland & Rümpler) G. L. Nesom & Pruski

| 植物别名 | 草五色梅、铺地马鞭草、四季绣球。

| 蒙文名 | 赛哈拉 – 其其格。

| 药材名 | 美女樱（药用部位：全草）。

| 形态特征 | 多年生草本，全株有细绒毛，株丛矮密，丛生而铺覆地面，株高
10 ~ 50 cm。茎四棱。叶对生，深绿色。穗状花序顶生，密集成伞
房状，花小而密集，有白色、粉色、红色、复色等，芳香。蒴果。
花期 5 ~ 10 月，果熟期 9 ~ 10 月。

| 生境分布 | 内蒙古无野生分布。内蒙古西部有少量栽培，用于园林绿化。

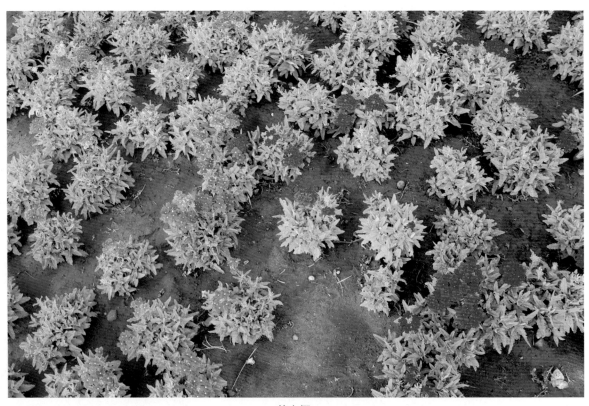

美女樱

| **资源情况** | 无野生资源，栽培资源一般。药材来源于栽培。

| **采收加工** | 夏、秋季采收，除去杂质，晒干，切段。

| **功能主治** | 清热凉血，止血。用于由于血热引起的各种疾病。

| **附　　注** | 喜阳光，不耐阴，较耐寒，不耐旱，在炎热的夏季能正常开花。在阳光充足、疏松肥沃的土壤中生长，花开繁茂。

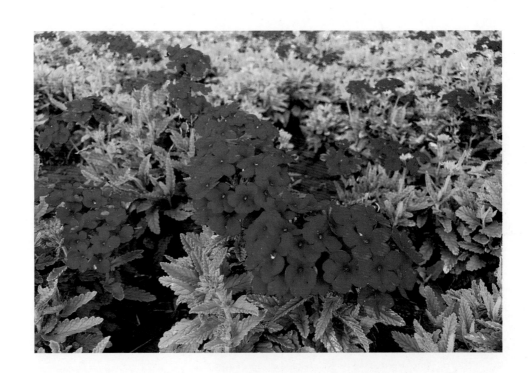

唇形科 Lamiaceae 筋骨草属 Ajuga

多花筋骨草 *Ajuga multiflora* Bunge

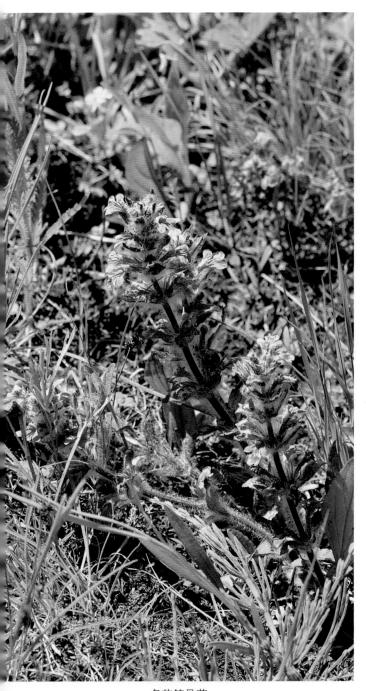

多花筋骨草

| 植物别名 |

耗子花、毛毛花。

| 蒙 文 名 |

奥兰其－吉杜格。

| 药 材 名 |

多花筋骨草（药用部位：全草。别名：筋骨草、透筋草）。

| 形态特征 |

多年生草本。茎直立，不分枝，高6～20 cm，四棱形，密被灰白色绵毛状长柔毛，幼嫩部分尤密。叶片纸质，基部下延抱茎，边缘有不甚明显的波状齿，具长柔毛状缘毛，脉三或五出，两面凸起。轮伞花序自茎中部向上渐靠近，至先端呈一密集的穗状聚伞花序；苞叶大，下部者与茎叶同形；花梗极短，被柔毛；花萼外面被长柔毛，以萼齿上毛最密，萼齿5，具柔毛状缘毛；花冠蓝紫色，筒状，内外两面被微柔毛，内面近基部有毛环，冠檐二唇形，上唇短，直立，先端2裂，下唇3裂；雄蕊4，二强；花柱先端2浅裂；花盘环状，前面呈指状膨大；子房先端被微柔毛。小坚果背部具网状皱纹，腹部中间隆起，具 1 大果脐，其长度占腹面的 2/3，边缘被微柔毛。花期 4 ~ 5 月，果期 5 ~ 6 月。

| **生境分布** | 生于山地森林带及森林草原带的山地草甸、河谷草甸、林缘地灌丛中。分布于内蒙古呼伦贝尔市（扎兰屯市、牙克石市、额尔古纳市、莫力达瓦达斡尔族自治旗、鄂伦春自治旗）、兴安盟（科尔沁右翼前旗）、赤峰市（喀喇沁旗）。

| **资源情况** | 野生资源较少。药材来源于野生。

| **采收加工** | 夏季采收，洗净泥土，晒干。

| **功能主治** | 苦，寒。归肺、大肠、胃、肝经。清热解毒，止血。用于肺热咳嗽，咯血，疮痈肿毒。

| **用法用量** | 内服煎汤，6 ~ 9 g。外用适量，捣敷。

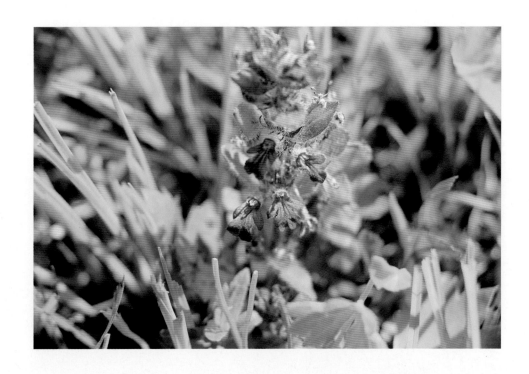

唇形科 Lamiaceae 水棘针属 Amethystea

水棘针
Amethystea caerulea L.

| **植物别名** | 土荆芥、细叶山紫苏。

| **蒙 文 名** | 巴西格。

| **药 材 名** | 水棘针（药用部位：全草。别名：山油子、土荆芥、细叶山紫苏）。

| **形态特征** | 一年生草本，高 0.3 ~ 1 m，呈金字塔形分枝。茎四棱形，紫色，被疏柔毛，节上较多。叶柄紫绿色，有沟，具狭翅，被疏长硬毛；叶片纸质或近膜质，3 深裂，边缘具粗锯齿，基部不对称，下延，叶片上面被疏微柔毛，下面无毛，中肋隆起。圆锥花序，苞叶与茎叶同形，变小；小苞片线形，具缘毛；花梗短，与总梗被疏腺毛；花萼钟形，外面被乳头状突起及腺毛，具 10 脉，其中 5 脉明显隆起，

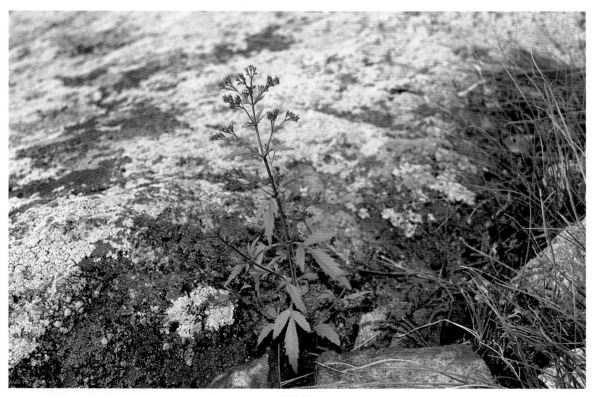

水棘针

萼齿 5，边缘具缘毛；果时花萼增大；花冠蓝色，外面无毛，冠檐二唇形，外面被腺毛，上唇 2 裂，下唇 3 裂；雄蕊 4，花药 2 室，纵裂，成熟后为 1 室；花柱略超出雄蕊，先端不相等 2 浅裂；花盘环状，具相等的浅裂片。小坚果背面具网状皱纹，腹面具棱，两侧平滑。花期 8 ~ 9 月，果期 9 ~ 10 月。

| **生境分布** | 生于河滩沙地、田边路旁、溪旁、居民点附近，散生或形成小群落。分布于内蒙古呼伦贝尔市（海拉尔区、满洲里市、扎兰屯市、牙克石市、根河市、额尔古纳市、新巴尔虎左旗、新巴尔虎右旗、莫力达瓦达斡尔族自治旗、鄂伦春自治旗）、兴安盟（阿尔山市、扎赉特旗、科尔沁右翼前旗、科尔沁右翼中旗）、通辽市（科尔沁左翼中旗、科尔沁左翼后旗、奈曼旗、扎鲁特旗）、赤峰市（红山区、林西县、宁城县、阿鲁科尔沁旗、巴林左旗、巴林右旗、克什克腾旗、喀喇沁旗、敖汉旗）、锡林郭勒盟（锡林浩特市、二连浩特市、多伦县、东乌珠穆沁旗、西乌珠穆沁旗、镶黄旗、正镶白旗、太仆寺旗、正蓝旗）、乌兰察布市（丰镇市、察哈尔右翼前旗、察哈尔右翼中旗、卓资县）、呼和浩特市（武川县、土默特左旗）、包头市（固阳县、土默特右旗）、鄂尔多斯市（达拉特旗、准格尔旗、鄂托克旗）。

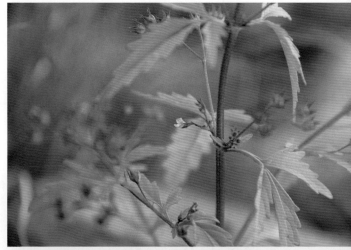

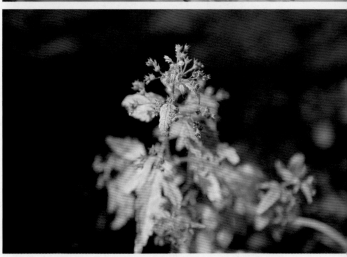

| **资源情况** | 野生资源较少。药材来源于野生。

| **采收加工** | 夏、秋季采收，切段，晒干。

| **功能主治** | 辛，平。归肺经。疏风解表，宣肺平喘。用于感冒，咳嗽气喘。

| **用法用量** | 内服煎汤，3 ~ 9 g。

唇形科 Lamiaceae 黄芩属 Scutellaria

京黄芩
Scutellaria pekinensis Maxim.

| **植物别名** | 北京黄芩、丹参、筋骨草。

| **蒙 文 名** | 铂晶－浑芩。

| **药 材 名** | 乌苏里黄芩（药用部位：根。别名：小黄芩、胡黄芩、黄底芩）。

| **形态特征** | 一年生草本。根茎细长。茎高 24 ~ 40 cm，直立，四棱形，绿色，基部带紫色，疏被上曲的白色小柔毛，以茎上部者较密。叶草质，三角状卵圆形，边缘具浅而钝的 2 ~ 10 对牙齿，两面疏被伏贴的小柔毛，下面以沿各脉上较密，侧脉 3 ~ 4 对，斜上升，与中脉在上面不明显，在下面凸出；叶柄疏被上曲的小柔毛。花对生，排列成顶生的总状花序；花梗与花序轴密被上曲的白色小柔毛；苞片除花序上最下 1 对较大且呈叶状外，余均细小、狭披针形，全缘，疏被

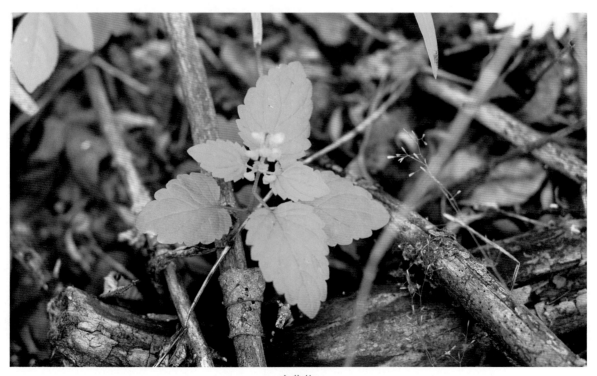

京黄芩

短柔毛；花萼果时增大，密被小柔毛，盾片果时增大；花冠蓝紫色，外被具腺小柔毛，内面无毛；花冠筒前方基部略膝曲状，向上渐宽；冠檐二唇形。成熟小坚果黑栗色，卵形，具瘤，腹面中下部具 1 果脐。花期 6 ~ 8 月，果期 7 ~ 10 月。

| **生境分布** | 生于山地林下或林间草甸湿地。分布于内蒙古呼伦贝尔市（扎兰屯市、牙克石市、鄂伦春自治旗）、通辽市（科尔沁左翼后旗）。

| **资源情况** | 野生资源稀少。药材来源于野生。

| **采收加工** | 秋季采收，挖出根部，洗净，晒干。

| **功能主治** | 苦，寒。清热，解毒，止血，安胎。用于高热烦渴，肺热咳嗽，热毒泻痢，血热吐衄，胎动不安，疮痈肿毒，跌打损伤。

| **用法用量** | 内服煎汤，6 ~ 15 g。外用适量，研末撒。

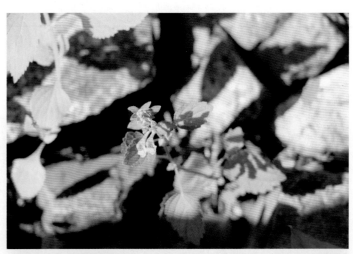

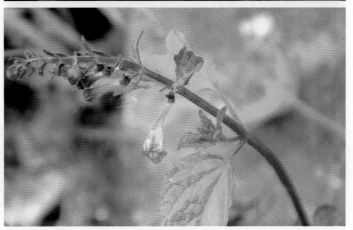

唇形科 Lamiaceae 黄芩属 Scutellaria

粘毛黄芩

Scutellaria viscidula Bunge

| **植物别名** | 黄花黄芩、腺毛黄芩、下巴子。

| **蒙 文 名** | 尼力车盖 – 混芩。

| **药 材 名** | **中药** 黄芩（药用部位：根。别名：山茶根、元芩、黄金条根）、
黄芩子（药用部位：果实）。
蒙药 希日 – 混芩（药用部位：根。别名：希日 – 巴布）。

| **形态特征** | 多年生草本。根茎直生或斜行，自上部生出数茎。茎直立或渐上升，
被疏或密、倒向或有时近平展、具腺的短柔毛，通常生出多数伸长
而斜向开展的分枝。叶具极短的柄或无柄，下部叶通常具柄；叶片
披针形、披针状线形或线状长圆形至线形。花序顶生，总状；花梗
与花序轴均密被具腺平展短柔毛；苞片下部者似叶，上部者远较小；
花冠黄白色或白色，外面被疏或密的具腺短柔毛，内面在囊状膨大

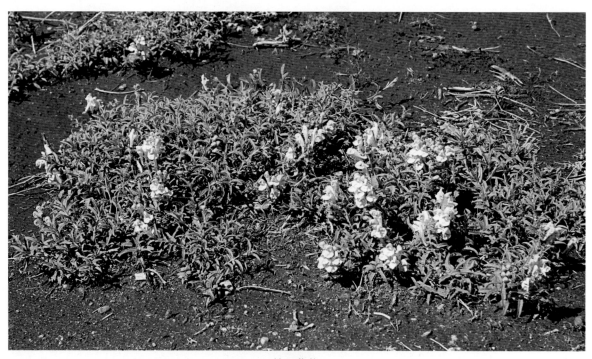

粘毛黄芩

处疏被柔毛；花冠筒近基部明显膝曲；雄蕊 4，前对较长，伸出，具半药，后对较短，内藏，具全药，药室裂口具髯毛；花丝扁平，中部以下具疏柔毛；花柱细长，微裂；花盘肥厚，前方隆起，后方延伸成子房柄。小坚果黑色，卵球形，具瘤，腹面近基部具果脐。花期 6 ~ 8 月，果期 8 ~ 9 月。

| **生境分布** | 生于草原带的沙质干草原群落中，亦见于农田、撂荒地、路旁。分布于内蒙古兴安盟（扎赉特旗、科尔沁右翼中旗）、通辽市（扎鲁特旗）、赤峰市（红山区、元宝山区、林西县、阿鲁科尔沁旗、巴林左旗、巴林右旗、克什克腾旗、翁牛特旗）、锡林郭勒盟（锡林浩特市、阿巴嘎旗、东乌珠穆沁旗、西乌珠穆沁旗、太仆寺旗、正蓝旗）、乌兰察布市（集宁区、丰镇市、四子王旗、察哈尔右翼前旗、察哈尔右翼中旗、察哈尔右翼后旗、兴和县、商都县）、呼和浩特市（清水河县、和林格尔县）、包头市（九原区、固阳县、达尔罕茂明安联合旗）、鄂尔多斯市（东胜区、达拉特旗、准格尔旗、鄂托克旗、杭锦旗）。

| **资源情况** | 野生资源较丰富。药材来源于野生。

| **采收加工** | **中药** 黄芩：春、秋季采挖，除去须根及泥沙，晒后撞去粗皮，晒干。
黄芩子：夏、秋季果实成熟后采摘，晒干。
蒙药 希日 - 混芩：夏、秋季采收，除去残茎，洗净泥土，晒干。

| **药材性状** | **中药** 黄芩：本品多为细长根，圆锥形或圆柱形，长 7 ~ 15 cm，直径 0.5 ~ 1.5 cm，表面棕褐色，外皮脱落处呈黄棕色或鲜黄色，有稀疏的疣状细根痕。质硬而脆，易折断，断面黄色，中心红棕色，少中空或腐朽。气微，味苦。

| **功能主治** | **中药** 黄芩：苦，寒。归肺、胆、脾、大肠、小肠经。清热燥湿，泻火解毒，止血，安胎。用于湿温、暑湿，胸闷呕恶，湿热痞满，泻痢，黄疸，肺热咳嗽，高热烦渴，血热吐衄，痈肿疮毒，胎动不安。
黄芩子：止痢。用于痢下脓血。
蒙药 希日 - 混芩：苦，寒，钝、轻。清热解毒。用于毒热，黏热，肺热咳嗽，口渴。

| **用法用量** | **中药** 黄芩：内服煎汤，3 ~ 10 g；或入丸、散剂。外用适量，研末敷；或煎汤洗。
黄芩子：内服煎汤，5 ~ 10 g。
蒙药 希日 - 混芩：1.5 ~ 3 g；或入丸、散剂。

| **附 注** | 《中华本草》记载本种的根作为黄芩入药，产于河北、山西、山东、内蒙古等地，多混于黄芩中销售。

唇形科 Lamiaceae 黄芩属 Scutellaria

甘肃黄芩
Scutellaria rehderiana Diels

| **植物别名** | 阿拉善黄芩。

| **蒙文名** | 甘肃－混芩。

| **药材名** | 黄芩（药用部位：根。别名：山茶根、元芩、黄金条根）。

| **形态特征** | 多年生草本。根茎斜行，自根茎或其分枝先端生出少数茎。茎弧曲，直立，高 12 ~ 35 cm，四棱形，沿棱角被下曲的短柔毛，余部近无毛或被疏或密、近平展或稍下曲的白色细柔毛。叶具柄，被下曲或近平展的短柔毛；叶片草质，卵圆状披针形，全缘，或自下部每侧有 2 ~ 5 不规则远离的浅牙齿而中部以上常全缘，上面被极稀疏的伏毛或散生细柔毛，下面在脉上疏被细柔毛至疏柔毛，边缘密被短

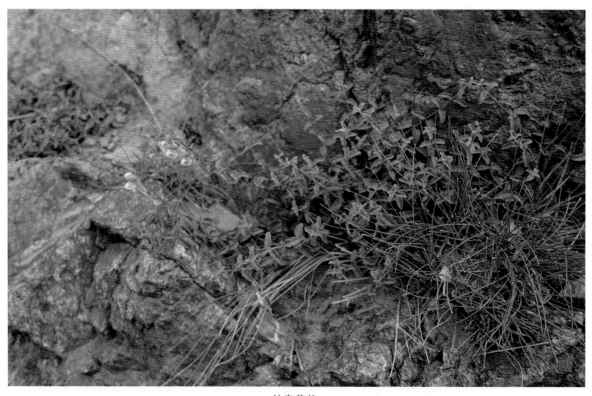

甘肃黄芩

睫毛，侧脉 4 对，与中脉上面稍凹陷、下面隆起。花序总状，顶生，苞片卵圆形，被长缘毛，带紫色；小苞片针状，具缘毛；花梗与花序轴密被具腺短柔毛；花萼密被具腺短柔毛；花冠粉红色、淡紫色至紫蓝色，外面被具腺短柔毛，内面无毛；花冠筒近基部膝曲，向上渐增大。花期 5 ~ 8 月。

| **生境分布** | 生于山地向阳草坡。分布于内蒙古鄂尔多斯市（鄂托克旗、乌审旗、伊金霍洛旗）、巴彦淖尔市（磴口县、乌拉特中旗）、阿拉善盟（阿拉善左旗、额济纳旗）。

| **资源情况** | 野生资源一般。药材来源于野生。

| **采收加工** | 秋季采收，挖出根部，洗净，晒干。

| **功能主治** | 苦，寒。归脾、肺、小肠、胆、大肠经。清热燥湿，泻火解毒，止血，安胎。用于湿温、暑湿，胸闷呕恶，湿热痞满，泻痢，黄疸，肺热咳嗽，高热烦渴，血热吐衄，痈肿疮毒，胎动不安。

| **用法用量** | 内服煎汤，3 ~ 9 g；或入丸、散剂。

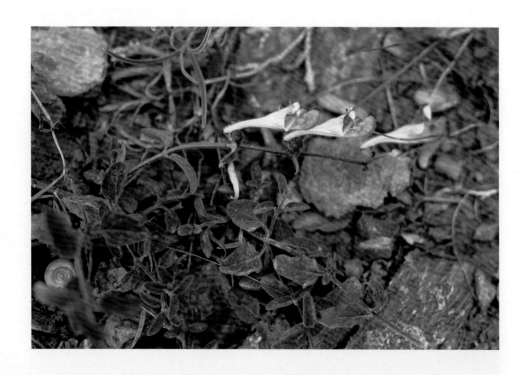

盔状黄芩 *Scutellaria galericulata* L.

| **植物别名** | 头巾草。

| **蒙 文 名** | 道古力格特 – 混芩。

| **药 材 名** | 兜冠黄芩（药用部位：全草。别名：半枝莲）。

| **形态特征** | 多年生草本。根茎匍匐，在节上生纤维状须根。茎直立，高 35 ～ 40 cm，锐四棱形，微具槽，除沿棱角疏被下曲短柔毛外，余均无毛，中部以上多分枝，下部常无叶，节间常比叶短。叶具短柄，背面密被短柔毛；叶片长圆状披针形，茎下部者较大，向茎顶渐变小，边缘具圆齿状锯齿，膜质至坚纸质，侧脉约 4 对。花单生于茎中部以上叶腋内，偏向一侧；花梗密被下曲短柔毛，靠近基部有 1 对线形、

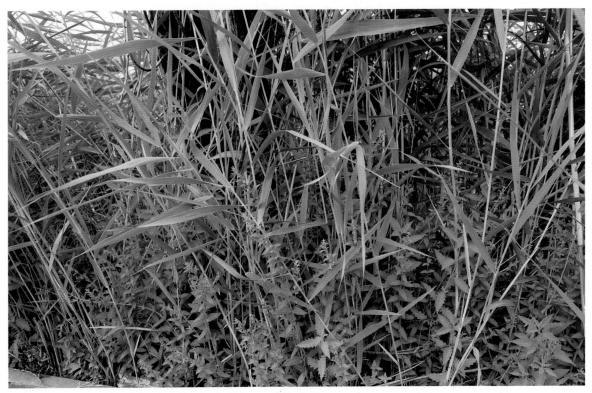

盔状黄芩

无毛的小苞片；花萼外密被白色短柔毛，盾片着生在萼筒中部稍下方；花冠紫蓝色，外被具腺短柔毛，内于上唇及下唇 2 侧裂片间被微柔毛；花冠筒基部微囊大，向上渐增大；冠檐二唇形；雄蕊 4，子房 4 裂。小坚果黄色，三棱状卵圆形，具小瘤突，腹面中央具果脐。花期 6 ~ 7 月，果期 7 ~ 8 月。

| **生境分布** | 生于河滩草甸及河谷湿地。分布于内蒙古呼伦贝尔市（海拉尔区、扎赉诺尔区、根河市、新巴尔虎左旗、鄂伦春自治旗、鄂温克族自治旗）、兴安盟（突泉县、科尔沁右翼前旗）、赤峰市（克什克腾旗）、锡林郭勒盟（锡林浩特市、苏尼特左旗、西乌珠穆沁旗）、鄂尔多斯市（准格尔旗、杭锦旗）。

| **资源情况** | 野生资源较少。药材来源于野生。

| **采收加工** | 夏、秋季采收，洗净，切断，鲜用或晒干。

| **功能主治** | 苦，寒。归肺、胃、大肠经。清热解毒，利水通淋，活血散瘀。用于热淋，血淋，肠痈，肝炎，肿瘤，疮疡肿毒，跌打损伤，毒蛇咬伤。

| **用法用量** | 内服煎汤，15 ~ 30 g。外用适量，捣敷。

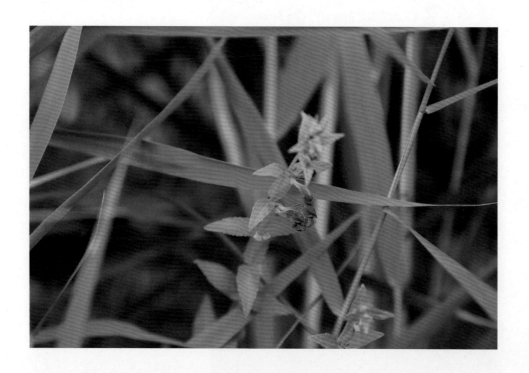

唇形科 Lamiaceae 黄芩属 Scutellaria

狭叶黄芩 *Scutellaria regeliana* Nakai

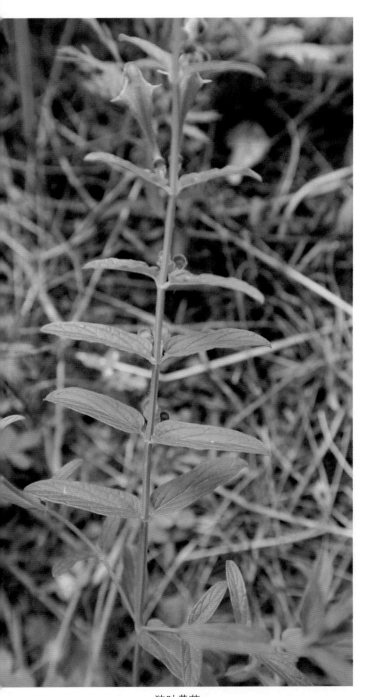

狭叶黄芩

| 植物别名 |

塔头黄芩、薄叶黄芩、香水水草。

| 蒙 文 名 |

那林 – 浑芩。

| 药 材 名 |

薄叶黄芩（药用部位：根）。

| 形态特征 |

多年生草本。根茎直伸或斜行，纤细，在节上生须根及匍匐枝。茎直立，高 26 ~ 30 cm，四棱形，具沟，被有上曲短小柔毛，在棱上较密集。叶具极短的柄，柄粗壮，密被很短的小柔毛；叶片披针形或三角状披针形，边缘全缘但稍内卷，上面密被微糙毛，下面密被微柔毛，脉上尤著，有分散的细粒状腺体，侧脉约 3 对，与中脉在上面凹陷、在下面凸起。花单生于茎中部以上的叶腋内，偏向一侧；花梗密被微柔毛，基部有 1 对被疏柔毛的针状小苞片；花萼外面密被短柔毛，盾片很小；花冠紫色，外面被短柔毛，内面在花冠筒囊大部分上方及上唇与 2 侧裂片接合处疏被柔毛；冠檐二唇形，上唇盔状，下唇中裂片大，全缘，2 侧裂片长圆形。

小坚果黄褐色，具瘤状突起，腹面基部具果脐。花期6～7月，果期7～9月。

| **生境分布** | 生于林缘草甸、沟谷沼泽草甸、河滩草甸。分布于内蒙古呼伦贝尔市（海拉尔区、扎兰屯市、牙克石市、额尔古纳市、莫力达瓦达斡尔族自治旗、鄂伦春自治旗）、兴安盟（扎赉特旗、科尔沁右翼中旗）、通辽市（扎鲁特旗）、赤峰市（宁城县、阿鲁科尔沁旗、巴林右旗、敖汉旗）、锡林郭勒盟（锡林浩特市、多伦县、苏尼特左旗、东乌珠穆沁旗、西乌珠穆沁旗）、乌兰察布市（察哈尔右翼中旗、察哈尔右翼后旗、化德县）、包头市（石拐区）。

| **资源情况** | 野生资源较少。药材来源于野生。

| **采收加工** | 春、夏季采收，除去须根、茎苗及泥土，洗净，晒干。

| **功能主治** | 苦，凉。归肺、小肠经。清热解毒。用于牙龈肿痛，痈疮疖肿。

| **用法用量** | 内服煎汤，9～15 g。

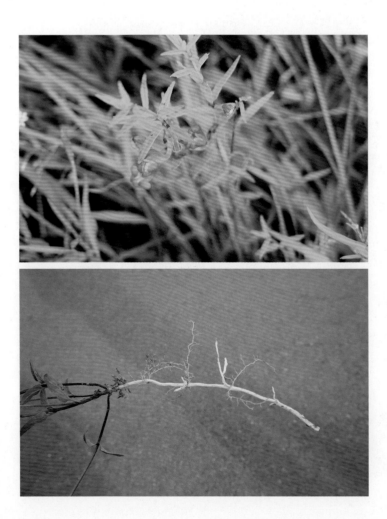

唇形科 Lamiaceae 黄芩属 Scutellaria

并头黄芩
Scutellaria scordifolia Fisch. ex Schrenk

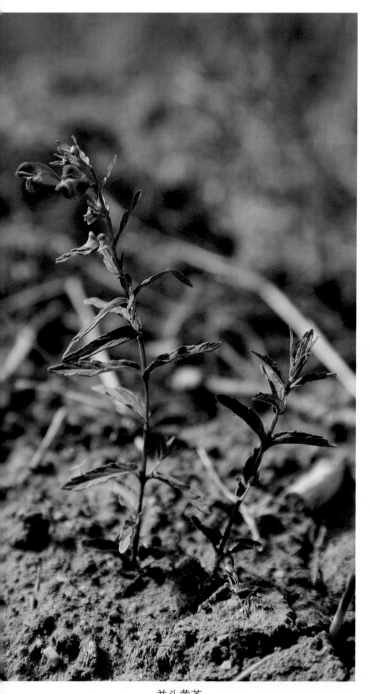

并头黄芩

| 植物别名 |

山麻子、头巾草。

| 蒙 文 名 |

乌特纳。

| 药 材 名 |

中药 头巾草（药用部位：全草。别名：山麻子、半枝莲）。
蒙药 浩斯－其其格特－混芩（药用部位：全草。别名：吉布泽）。

| 形态特征 |

多年生直立草本。根茎斜行或近直伸，节上生须根。茎直立，四棱形，基部常带紫色。叶具很短的柄或近无柄，腹凹背凸，被小柔毛；叶片三角状狭卵形，基部浅心形，近截形。花单生于茎上部的叶腋内，偏向一侧；花梗被短柔毛；花萼被短柔毛及缘毛；花冠蓝紫色，外面被短柔毛，内面无毛；花冠筒基部浅囊状膝曲，向上渐宽，至喉部宽达 6.5 mm；冠檐二唇形，上唇盔状，内凹，先端微缺，下唇中裂片圆状卵圆形，先端微缺，2 侧裂片卵圆形，先端微缺；雄蕊 4，均内藏，前对较长，具能育半药，药

室裂口具髯毛；花丝扁平；花柱细长，先端锐尖，微裂；花盘前方隆起，后方延伸成短子房柄；子房 4 裂，裂片等大。小坚果黑色，椭圆形，具瘤状突起，腹面近基部具果脐。花期 6 ~ 8 月，果期 8 ~ 9 月。

| 生境分布 | 生于河滩草甸、山地草甸、山地林缘、林下、撂荒地、路旁、村舍附近，其生境较为广泛。分布于内蒙古呼伦贝尔市（海拉尔区、扎赉诺尔区、满洲里市、扎兰屯市、牙克石市、根河市、额尔古纳市、阿荣旗、新巴尔虎左旗、新巴尔虎右旗、陈巴尔虎旗、莫力达瓦达斡尔族自治旗、鄂伦春自治旗、鄂温克族自治旗）、兴安盟（乌兰浩特市、阿尔山市、突泉县、扎赉特旗、科尔沁右翼前旗、科尔沁右翼中旗）、通辽市（科尔沁区、霍林郭勒市、开鲁县、科尔沁左翼后旗、奈曼旗、扎鲁特旗）、赤峰市（红山区、松山区、元宝山区、林西县、宁城县、阿鲁科尔沁旗、巴林左旗、巴林右旗、克什克腾旗、翁牛特旗、喀喇沁旗、敖汉旗）、锡林郭勒盟（锡林浩特市、二连浩特市、多伦县、苏尼特左旗、苏尼特右旗、阿巴嘎旗、东乌珠穆沁旗、西乌珠穆沁旗、正镶白旗、太仆寺旗、正蓝旗）、乌兰察布市（丰镇市、四子王旗、察哈尔右翼中旗、察哈尔右翼后旗、凉城县、卓资县、兴和县、商都县、化德县）、呼和浩特市（回民区、赛罕区、托克托县、清水河县、武川县、和林格尔县、土默特左旗）、包头市（昆都仑区、青山区、固阳县）、鄂尔多斯市（康巴什区、达拉特旗、鄂托克前旗、鄂托克旗、乌审旗、伊金霍洛旗）、巴彦淖尔市（乌拉特前旗、乌拉特中旗、乌拉特后旗）。

| 资源情况 | 野生资源一般。药材来源于野生。

| 采收加工 | **中药** 头巾草：7 ~ 9 月采收，鲜用或晒干。
蒙药 浩斯 – 其其格特 – 混芩：夏、秋季采收，洗净泥土，晒干，切段。

| 功能主治 | **中药** 头巾草：微苦，凉。归心、肺、胆、大肠经。清热利湿，解毒消肿。用于肝炎，肝硬化腹水，阑尾炎，乳腺炎，蛇虫咬伤，跌打损伤。
蒙药 浩斯 – 其其格特 – 混芩：微苦，凉。清热，解毒，清希日。用于黄疸，肝热，蛇咬伤，希日病。

| 用法用量 | **中药** 头巾草：内服煎汤，15 ~ 30 g；或绞汁。外用适量，鲜品捣敷。
蒙药 浩斯 – 其其格特 – 混芩：单用 1.5 ~ 3 g；或入丸剂。

唇形科 Lamiaceae 薰衣草属 Lavandula

薰衣草
Lavandula angustifolia Mill.

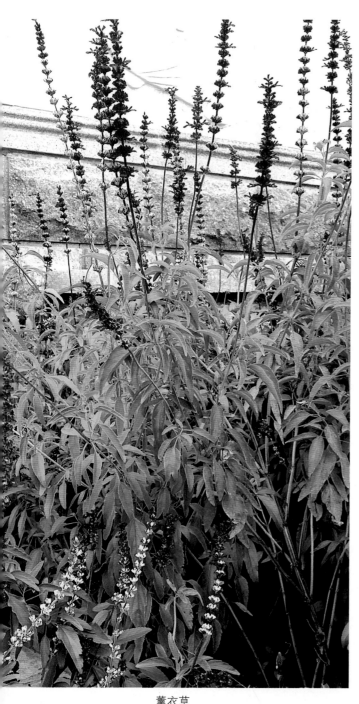

薰衣草

| 植物别名 |

香水植物、灵香草、拉文德。

| 蒙 文 名 |

扎嘎日－额布苏。

| 药 材 名 |

薰衣草（药用部位：全草）。

| 形态特征 |

半灌木或矮灌木，分枝，被星状绒毛。叶线形，在花枝上的叶较大，疏离，被灰色星状绒毛，在更新枝上的叶小，簇生，密被灰白色星状绒毛，全缘，边缘外卷。轮伞花序通常具 6 ~ 10 花，多数，在枝顶聚集成穗状花序，花序梗长约为花序本身的 3 倍，密被星状绒毛；苞片菱状卵圆形，具 5 ~ 7 脉，被星状绒毛，花具短梗，蓝色，密被灰色绒毛；花萼具 13 脉，二唇形，上唇 1 齿较宽而长，下唇具 4 短齿，齿相等而明显；花冠长约为花萼的 2 倍，具 13 脉纹，冠檐二唇形，上唇直伸，2 裂，裂片较大，圆形，且彼此稍重叠，下唇开展，3 裂，裂片较小。小坚果 4，光滑。花期 6 月。

| **生境分布** | 内蒙古无野生分布。内蒙古地区广泛栽培，用于园林绿化。

| **资源情况** | 无野生资源，栽培资源丰富。药材来源于栽培。

| **采收加工** | 夏、秋季采收，晒干，切段。

| **功能主治** | 防腐，消炎，杀菌，驱虫。用于烫火伤，皮肤病，神经痛。

| **附　　注** | 适应性强，成年植株既耐低温，又耐高温，喜干燥，需水不多，为长日照植物，喜土层深厚、疏松、透气良好而富含硅钙质的肥沃土壤。

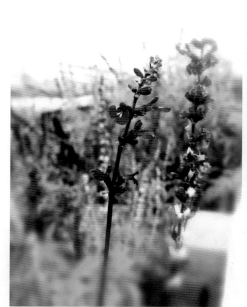
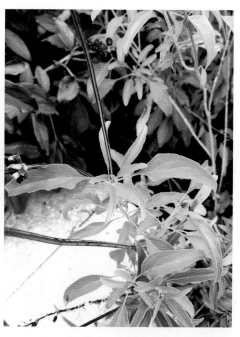

唇形科 Lamiaceae 夏至草属 Lagopsis

夏至草
Lagopsis supina (Steph. ex Willd.) Ik.-Gal. ex Knorr.

| 植物别名 | 白花益母、白花夏杜、灯笼棵。

| 蒙文名 | 套来音 – 奥如乐 – 额布苏。

| 药材名 | **中药** 夏至草（药用部位：全草。别名：小益母草、白花夏枯草、
风轮草）。
蒙药 查干 – 西莫体格（药用部位：全草）。

| 形态特征 | 多年生草本，具圆锥形的主根。茎高 15 ~ 35 cm，四棱形，具沟槽，
带紫红色，密被微柔毛，常在基部分枝。叶基部心形，3 深裂，裂
片有圆齿；基部越冬叶较宽大，上面疏生微柔毛，下面沿脉上被长
柔毛，余部具腺点，边缘具纤毛，脉掌状，3 ~ 5 出。轮伞花序疏花，
在枝条上部者较密集；小苞片稍短于萼筒，弯曲，刺状，密被微柔毛；

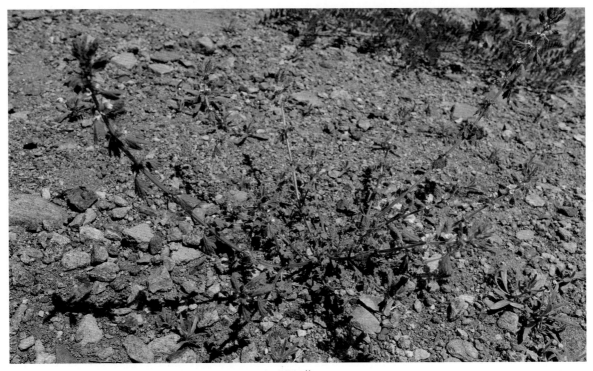

夏至草

花萼管状钟形，外面密被微柔毛，内面无毛，脉5，齿5，不等大，边缘有细纤毛，果时明显展开，且2齿稍大；花冠白色，稀粉红色，稍伸出萼筒，外面被绵状长柔毛，内面被微柔毛，在花丝基部有短柔毛；冠檐二唇形；雄蕊4，花药2室；花柱先端2浅裂；花盘平顶。小坚果长卵形，褐色，有鳞秕。花果期6～8月。

| 生境分布 | 多生于田野、撂荒地及路旁，为农田杂草，常在撂荒地上形成小群落。分布于内蒙古呼伦贝尔市（扎赉诺尔区、扎兰屯市、新巴尔虎右旗、莫力达瓦达斡尔族自治旗）、兴安盟（乌兰浩特市、突泉县、扎赉特旗、科尔沁右翼前旗、科尔沁右翼中旗）、通辽市（科尔沁区）、赤峰市（红山区、宁城县、阿鲁科尔沁旗、巴林左旗、翁牛特旗、喀喇沁旗）、锡林郭勒盟（锡林浩特市、二连浩特市、苏尼特右旗）、乌兰察布市（集宁区、凉城县、卓资县、兴和县、商都县）、呼和浩特市（回民区、玉泉区、托克托县、清水河县、武川县、土默特左旗）、包头市（昆都仑区、青山区、东河区、九原区、石拐区、固阳县、土默特右旗、达尔罕茂明安联合旗、白云鄂博矿区）、鄂尔多斯市（康巴什区、达拉特旗、准格尔旗、鄂托克前旗、杭锦旗、伊金霍洛旗）、巴彦淖尔市（磴口县、乌拉特前旗、乌拉特中旗、乌拉特后旗）、乌海市（乌达区、海勃湾区、海南区）、阿拉善盟（阿拉善左旗）。

| 资源情况 | 野生资源较丰富。药材来源于野生。

| 采收加工 | 中药　夏至草：夏至前花期采收，洗净泥土，鲜用或晒干，切段。
蒙药　查干-西莫体格：同“夏至草”。

| 药材性状 | 中药　夏至草：本品茎呈类方柱形，有分枝，长15～30cm，被倒生细毛。叶对生，黄绿色至暗绿色，多皱缩，完整叶展平后呈半圆形，3浅裂或3深裂，裂片钝圆或具小裂片，两面密被细毛；叶柄长。轮伞花序腋生；花萼钟形，萼齿5，齿端有尖刺；花冠钟状，类白色。小坚果褐色，长卵形。质脆，气微，味微苦。

| 功能主治 | 中药　夏至草：辛、微苦，寒。归肝经。养血活血，清热利湿。用于月经不调，产后瘀滞腹痛，血虚头昏，半身不遂，跌打损伤，水肿，小便不利，目赤肿痛，疮痛，冻疮，牙痛，皮疹瘙痒。
蒙药　查干-西莫体格：微辛，寒。利尿，退翳。用于沙眼，结膜炎，遗尿。

| 用法用量 | 中药　夏至草：内服煎汤，9～12g；或煎膏。
蒙药　查干-西莫体格：多入丸、散剂。

| 唇形科 Lamiaceae | 藿香属 Agastache

藿香 *Agastache rugosa* (Fisch. et Mey.) O. Ktze.

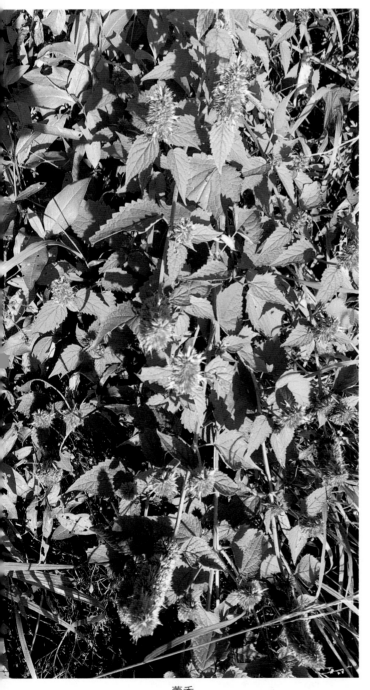

藿香

| 植物别名 |

合香、苍告、山茴香。

| 蒙 文 名 |

阿嘎苏图 – 其其格。

| 药 材 名 |

中药 藿香（药用部位：地上部分。别名：野藿香、土藿香、川藿香）。

蒙药 乌努日根讷（药用部位：地上部分。别名：昆都桑布）。

| 形态特征 |

多年生草本。茎直立，高 0.5 ～ 1.5 m，四棱形，上部被极短的细毛，下部无毛，在上部具能育的分枝。叶心状卵形，边缘具粗齿，纸质，上面榄绿色，下面被微柔毛及点状腺体。轮伞花序多花，在主茎或侧枝上组成顶生、密集的圆筒形穗状花序；花序基部的苞叶披针状线形；花萼管状倒圆锥形，被腺微柔毛及黄色小腺体，染成浅紫色或紫红色，喉部微斜，萼齿三角状披针形；花冠淡紫蓝色，外被微柔毛，冠檐二唇形，上唇直伸，先端微缺，下唇 3 裂，中裂片较宽大，平展，边缘波状，侧裂片半圆形；雄蕊伸出花冠，

花丝细，扁平，无毛；花柱与雄蕊近等长，丝状，先端 2 裂；花盘厚环状；子房裂片顶部具绒毛。小坚果腹面具棱，先端具短硬毛，褐色。花期 6 ~ 9 月，果期 9 ~ 10 月。

| **生境分布** | 逸生于山地林缘草甸。分布于内蒙古呼伦贝尔市（扎兰屯市、额尔古纳市、鄂伦春自治旗）、兴安盟（阿尔山市、科尔沁右翼前旗）、通辽市（科尔沁左翼中旗）、赤峰市（宁城县、巴林左旗、巴林右旗、喀喇沁旗）、乌兰察布市（卓资县）、包头市（土默特右旗）。

| **资源情况** | 野生资源较少。药材来源于野生。

| **采收加工** | **中药** 藿香：夏、秋季采收，除去残根及杂质，阴干，切段。
蒙药 乌努日根讷：同"藿香"。

| **功能主治** | **中药** 藿香：辛，微温。归肺、脾、胃经。祛暑解表，化湿和胃。用于暑湿感冒，寒热头痛，胸闷恶心，食欲不振，腹痛吐泻；外用于手足癣。
蒙药 乌努日根讷：辛，微温。解表，祛暑。用于感冒，发热，中暑，血热头痛，头昏眼花。

| **用法用量** | **中药** 藿香：内服煎汤，6 ~ 12 g；或入丸、散剂。外用适量，煎汤洗；或研末搽。
蒙药 乌努日根讷：单用 1.5 ~ 3 g；或入丸、散、汤剂。

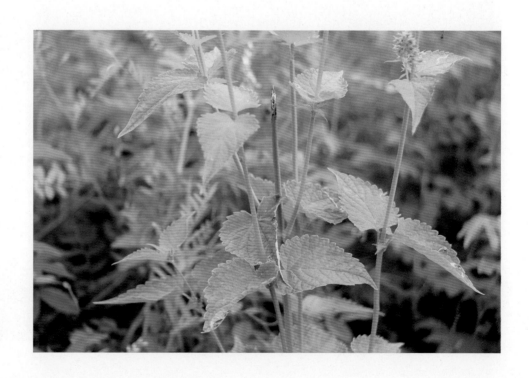

唇形科 Lamiaceae 裂叶荆芥属 Schizonepeta

多裂叶荆芥 *Schizonepeta multifida* (L.) Briq.

| 植物别名 | 东北裂叶荆芥、裂叶荆芥。

| 蒙 文 名 | 哈嘎日海 – 吉如格巴。

| 药 材 名 | **中药** 荆芥（药用部位：地上部分。别名：假苏、鼠蓂）。
蒙药 哈日 – 吉如格巴（药用部位：地上部分）。

| 形态特征 | 多年生草本。根茎木质，由其上发出多数萌株。茎半木质化，上部四棱形，基部带圆柱形，侧枝通常极短。叶卵形，羽状深裂，全缘或具疏齿，坚纸质，上面榄绿色，下面白黄色。花序为由多数轮伞花序组成的顶生穗状花序，小苞片卵状披针形；花萼紫色，基部带黄色，具 15 脉，外被稀疏的短柔毛，内面无毛，齿 5，三角形，先端急尖；花冠蓝紫色，干后变淡黄色，外被交错的柔毛，内面在喉

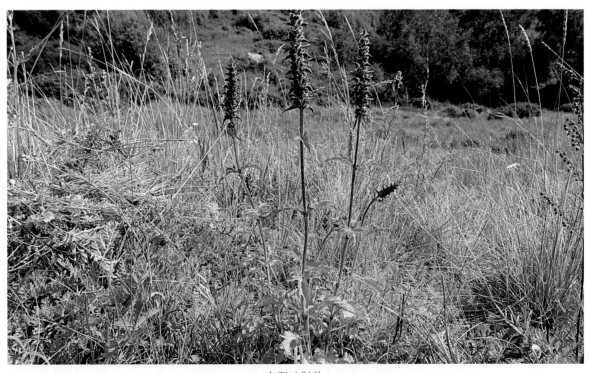

多裂叶荆芥

部被极少柔毛，花冠筒向喉部渐宽，冠檐二唇形，上唇 2 裂，下唇 3 裂，中裂片最大；雄蕊 4，前对较上唇短，后对略超出上唇；花药浅紫色；花柱与前对雄蕊等长，先端近相等 2 裂，柱头略粗，带紫色。小坚果腹部略具棱，褐色，平滑，基部渐狭。花期 7～9 月，果期在 9 月以后。

| **生境分布** | 生于沙质平原、丘陵坡地及石质山坡，为草甸草原和典型草原的常见伴生种，也见于林缘及灌丛中。分布于内蒙古呼伦贝尔市（海拉尔区、满洲里市、扎兰屯市、牙克石市、根河市、额尔古纳市、阿荣旗、新巴尔虎左旗、新巴尔虎右旗、陈巴尔虎旗、莫力达瓦达斡尔族自治旗、鄂伦春自治旗、鄂温克族自治旗）、兴安盟（乌兰浩特市、阿尔山市、突泉县、扎赉特旗、科尔沁右翼前旗、科尔沁右翼中旗）、通辽市（奈曼旗、扎鲁特旗）、赤峰市（松山区、林西县、宁城县、阿鲁科尔沁旗、巴林左旗、巴林右旗、克什克腾旗、翁牛特旗、喀喇沁旗、敖汉旗）、锡林郭勒盟（锡林浩特市、多伦县、苏尼特左旗、苏尼特右旗、阿巴嘎旗、东乌珠穆沁旗、西乌珠穆沁旗、太仆寺旗、正蓝旗）、乌兰察布市（丰镇市、四子王旗、察哈尔右翼中旗、凉城县、卓资县、兴和县）、呼和浩特市（回民区、赛罕区、武川县、和林格尔县、土默特左旗）、包头市（固阳县）、巴彦淖尔市（乌拉特前旗）、阿拉善盟（阿拉善左旗）。

| **资源情况** | 野生资源丰富。药材来源于野生。

| **采收加工** | **中药** 荆芥：夏、秋季花开到顶，穗绿时采割，除去杂质，晒干。
蒙药 哈日 – 吉如格巴：春季花开穗绿时割取地上部分，晒干。

| **药材性状** | **中药** 荆芥：本品茎枝表面呈淡紫红色，被短柔毛；质轻脆，易折断，断面纤维状。叶裂片较宽，卵形或卵状披针形。轮伞花序连续，很少间断；萼齿急尖。气芳香，味微涩而辛凉。

| **功能主治** | **中药** 荆芥：辛，微温。归肺、肝经。解表散风，透疹，消疮。用于感冒，头痛，麻疹，风疹，疮疡初起。
蒙药 哈日 – 吉如格巴：健胃，止痒，愈创。用于梅毒，巴达干病，皮肤瘙痒，阴道滴虫病，外伤。

| **用法用量** | **中药** 荆芥：内服煎汤，5～10 g。
蒙药 哈日 – 吉如格巴：单用 1.5～3 g；或入丸、散剂。

| **附　注** | 在 FOC 中，本种的拉丁学名被修订为 *Nepeta multifida* Linnaeus。

唇形科 Lamiaceae 裂叶荆芥属 Schizonepeta

裂叶荆芥
Schizonepeta tenuifolia (Benth.) Briq.

| **植物别名** | 假苏、四棱杆蒿、荆芥。

| **蒙 文 名** | 敖尼图 - 吉如格巴。

| **药 材 名** | **中药** 荆芥（药用部位：地上部分。别名：假苏、鼠蓂）、荆芥穗（药用部位：花穗）。
蒙药 哈日 - 吉如格巴（药用部位：地上部分）。

| **形态特征** | 一年生草本。茎高 0.3 ～ 1 m，四棱形，多分枝，被灰白色疏短柔毛，茎下部的节及小枝基部通常微红色。叶指状 3 全裂，大小不等，裂片披针形，中间的较大，两侧的较小，全缘，草质，上面暗榄绿色，被微柔毛，下面带灰绿色，被短柔毛，脉上及边缘较密，有腺点。

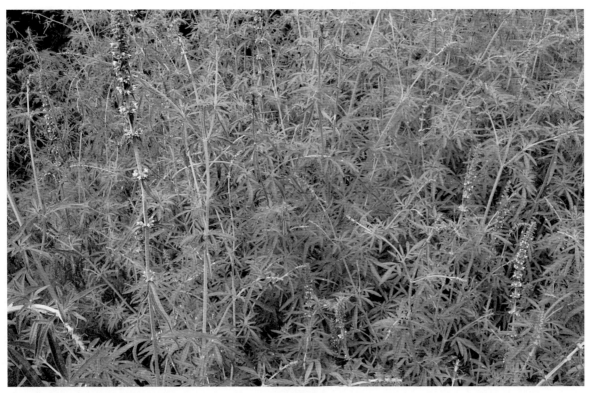

裂叶荆芥

多数轮伞花序组成顶生穗状花序，生于主茎上的较长大而多花，生于侧枝上的较小而疏花，但均为间断的；苞片叶状，下部的较大，与叶同形，上部的渐变小，小苞片线形，极小；花萼管状钟形，被灰色疏柔毛，具 15 脉，齿 5，三角状披针形，先端渐尖，后面的较前面的为长；花冠青紫色，外被疏柔毛，内面无毛，花冠筒向上扩展，冠檐二唇形；雄蕊 4，花药蓝色。小坚果褐色，有小点。花果期 7～9 月。

| **生境分布** | 内蒙古无野生分布。内蒙古赤峰市、呼和浩特市、包头市有栽培。

| **资源情况** | 无野生资源，栽培资源较少。药材来源于栽培。

| **采收加工** | **中药** 荆芥、荆芥穗：夏、秋季花开到顶，穗绿时采割，除去杂质，晒干。
蒙药 哈日-吉如格巴：春季花开穗绿时割取地上部分，晒干。

| **药材性状** | **中药** 荆芥：本品茎呈方柱形，上部有分枝，长 50～80 cm，直径 0.2～0.4 cm；表面淡黄绿色或淡紫红色，被短柔毛；体轻，质脆，断面类白色。叶对生，多已脱落，叶片指状 3 全裂，裂片细长。穗状轮伞花序顶生，长 2～9 cm，直径约 0.7 cm。花冠多脱落，宿萼钟状，先端 5 齿裂，淡棕色或黄绿色，被短柔毛；小坚果棕黑色。气芳香，味微涩而辛凉。
荆芥穗：本品穗状轮伞花序呈圆柱形，长 3～15 cm，直径约 7 mm。花冠多脱落，宿萼黄绿色，钟形，质脆易碎，内有棕黑色小坚果。气芳香，味微涩而辛凉。

| **功能主治** | **中药** 荆芥、荆芥穗：辛，微温。归肺、肝经。解表散风，透疹，消疮。用于感冒，头痛，麻疹，风疹，疮疡初起。
蒙药 哈日-吉如格巴：健胃，止痒，愈创。用于梅毒，巴达干病，皮肤瘙痒，阴道滴虫病，外伤。

| **用法用量** | **中药** 荆芥、荆芥穗：内服煎汤，5～10 g。
蒙药 哈日-吉如格巴：单用 1.5～3 g；或入丸、散剂。

| **附　注** | （1）在 FOC 中，本种的拉丁学名被修订为 *Nepeta tenuifolia* Bentham。
（2）本种为 2020 年版《中国药典》收载的荆芥、荆芥穗、荆芥炭药材的基原。

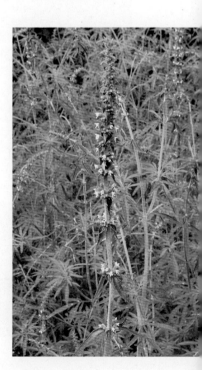

小裂叶荆芥 *Schizonepeta annua* (Pall.) Schischk.

| 蒙 文 名 | 吉吉格－吉如格巴。

| 药 材 名 | 小裂叶荆芥（药用部位：全草）。

| 形态特征 | 一年生草本。茎高 13 ~ 26 cm，通常自最基部分枝，分枝常较主茎为短，茎、枝均为钝四棱形，棱上常为浅紫褐色。叶片宽卵形，2 回羽状深裂，裂片线状长圆形至卵状长圆形，全缘或少数具 1 ~ 2 齿；茎枝下部的叶柄与叶片等长或较长。花序为多数轮伞花序组成的顶生穗状花序；位于穗状花序上部的轮伞花序连续，下部的则间断；花萼外被白色疏柔毛，内面无毛，喉部斜向，具 15 脉，于齿间弯缺处 2 脉相会成结，自结处再分为二叉，沿齿边缘向上至齿端会合成 1 短芒尖，齿 5，卵形，齿边缘均干膜质；花冠淡紫色，略超

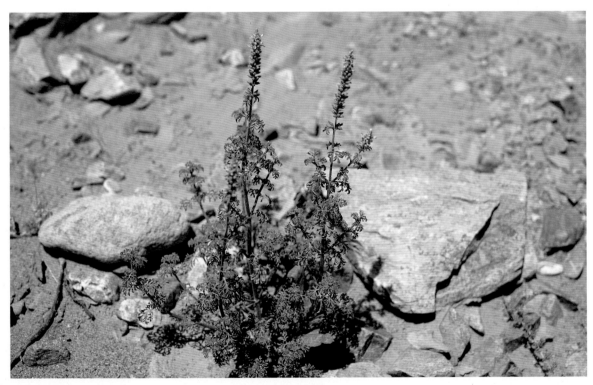

小裂叶荆芥

过花萼，外面被具节长柔毛，内面无毛；雄蕊 4，后对略超出上唇；花柱先端近相等 2 浅裂。小坚果长圆状三棱形，褐色，先端圆形，微被小毛或无毛，基部急尖。花期 7 月。

| 生境分布 | 生于丘陵坡地。分布于内蒙古巴彦淖尔市（磴口县、乌拉特前旗、乌拉特后旗）、阿拉善盟（阿拉善左旗）。

| 资源情况 | 野生资源较少。药材来源于野生。

| 采收加工 | 夏、秋季采收，晒干，切段。

| 功能主治 | 辛、苦、涩。归肺、肝经。发汗，散风，透疹，炒炭止血。用于感冒，头痛，咽痛，皮肤瘙痒。炒炭用于便血。

| 用法用量 | 内服煎汤，3 ~ 10 g；或入丸、散剂。外用适量，煎汤洗；捣敷或研末调敷。

| 附　注 | 在 FOC 中，本种的拉丁学名被修订为 *Nepeta annua* Pallas。

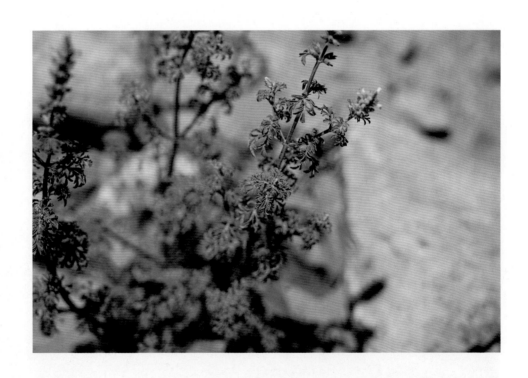

唇形科 Lamiaceae 荆芥属 Nepeta

大花荆芥 *Nepeta sibirica* L.

| 蒙 文 名 | 涛木 – 其其格图 – 吉如格巴。

| 药 材 名 | 大花荆芥（药用部位：全草）。

| 形态特征 | 多年生草本。根茎木质，匍匐状。茎多数，上升，高约 40 cm，常在下部具分枝，四棱形，下部常带紫红色，被微柔毛，混生有小腺点。叶三角状长圆形，上面疏被微柔毛，下面密被黄色腺点，沿脉网被短柔毛，边缘通常密具小牙齿，坚纸质。轮伞花序稀疏排列于茎顶部，苞叶叶状，上部的呈苞片状，披针形；苞片线形，被短柔毛及睫毛；花梗短，密被腺点；花萼外密被腺短柔毛及黄色腺点，喉部极斜，上唇 3 裂，下唇 2 裂至基部；花冠蓝色或淡紫色，外疏被短柔毛。成熟小坚果未见。花期 8 ~ 9 月。

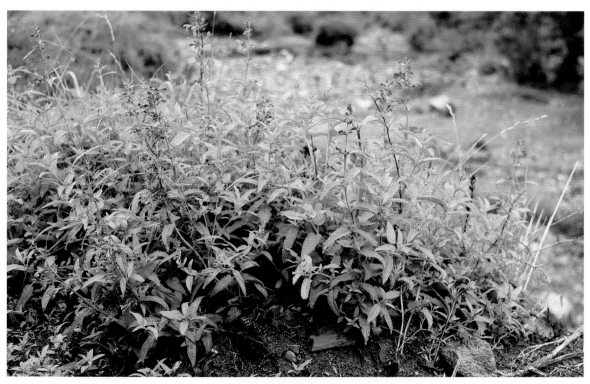

大花荆芥

| **生境分布** | 生于荒漠带和草原带的山地林缘、沟谷草甸。分布于内蒙古鄂尔多斯市（准格尔旗）、巴彦淖尔市（乌拉特前旗）、阿拉善盟（阿拉善左旗）。

| **资源情况** | 野生资源较少。药材来源于野生。

| **采收加工** | 夏、秋季采收，晒干，切段。

| **功能主治** | 散瘀消肿，止血止痛。

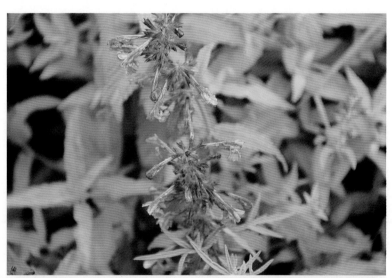

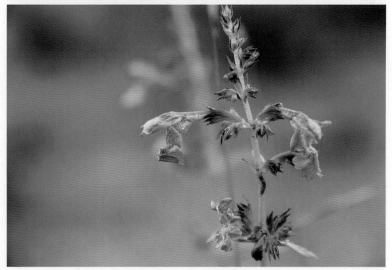

唇形科 Lamiaceae 活血丹属 Glechoma

活血丹

Glechoma longituba (Nakai) Kupr.

| 植物别名 | 连钱草、马蹄草、九里香。

| 蒙文名 | 阿拉坦－昭斯－额布苏。

| 药材名 | 活血丹（药用部位：全草。别名：连钱草、金钱草）。

| 形态特征 | 多年生草本，具匍匐茎，上升，逐节生根。茎高 10 ~ 20（~ 30）cm，四棱形，基部呈淡紫红色，幼嫩部分被疏长柔毛。叶草质，下部者较小，上部者较大，叶片心形，上面被疏粗伏毛，叶脉不明显，下面常带紫色，被疏柔毛或长硬毛。轮伞花序通常具 2 花，稀具 4 ~ 6 花；苞片及小苞片线形，被缘毛；花萼管状，外面被长柔毛，沿肋上多，齿 5，上唇 3 齿，较长，下唇 2 齿，略短，齿长为萼长的

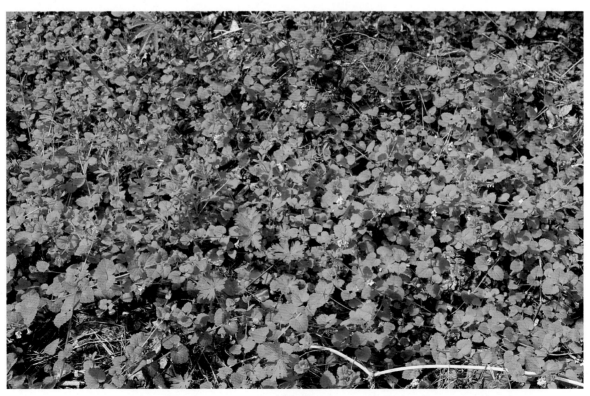

活血丹

1/2，先端芒状，边缘具缘毛；花冠淡蓝色，下唇具深色斑点，花冠筒直立，上部渐膨大成钟形，有长筒与短筒 2 型；上唇直立，2 裂，下唇伸长，斜展，3 裂；花盘杯状，微斜，前方呈指状膨大。小坚果深褐色，先端圆，基部略呈三棱形，无毛。花期 6 ~ 7 月，果期 8 ~ 9 月。

| **生境分布** | 生于林缘、疏林下、草地中、溪边等阴湿处。分布于内蒙古呼伦贝尔市（扎兰屯市、莫力达瓦达斡尔族自治旗、鄂伦春自治旗）。

| **资源情况** | 野生资源较少。药材来源于野生。

| **采收加工** | 夏、秋季采收，洗净泥土，晒干或鲜用。

| **药材性状** | 本品茎呈方柱形，细而扭曲，长 10 ~ 20 cm，直径 1 ~ 2 mm，表面黄绿色或紫红色，具纵棱及短柔毛，节上有不定根，质脆，易折断，断面常中空。叶对生，灰绿色或绿褐色，多皱缩，展平后呈肾形或近心形，长 1 ~ 3 cm，宽 1.5 ~ 3 cm，边缘具圆齿；叶柄纤细，长 4 ~ 7 cm。轮伞花序腋生，花冠淡蓝色或紫色，二唇形，长达 2 cm。搓之气芳香，味微苦。

| **功能主治** | 苦、辛，凉。归肝、胆、膀胱经。利湿通淋，清热解毒，散瘀消肿。用于热淋，石淋，湿热黄疸，疮痈肿痛，跌打损伤。

| **用法用量** | 内服煎汤，15 ~ 30g；或浸酒；或捣汁。外用适量，捣敷；或绞汁涂敷。

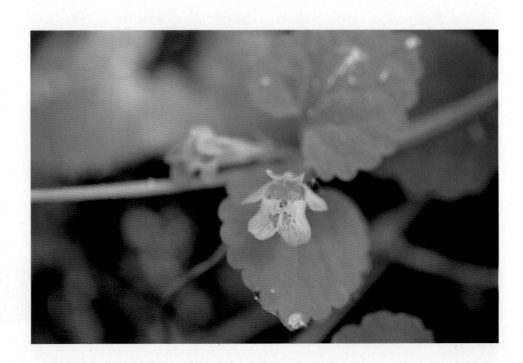

唇形科 Lamiaceae 青兰属 *Dracocephalum*

白花枝子花 *Dracocephalum heterophyllum* Benth.

| **植物别名** | 异叶青兰、白花甜蜜蜜、白花夏枯草。

| **蒙 文 名** | 查干 – 其其格图 – 毕日阳古。

| **药 材 名** | 白花枝子花（药用部位：全草。别名：异叶青兰、白花甜蜜蜜）。

| **形态特征** | 茎在中部以下具长的分枝，高 10 ~ 15 cm，四棱形，密被倒向的小毛。茎下部叶具长柄，叶片宽卵形，基部心形，下面疏被短柔毛或几无毛，边缘被短睫毛及浅圆齿；茎中部叶与基生叶同形，边缘具浅圆齿或尖锯齿；茎上部叶变小，叶柄变短，锯齿常具刺而与苞片相似。轮伞花序生于茎上部叶腋，具 4 ~ 8 花，因上部节间变短而花又长过节间，故各轮花密集；花具短梗；苞片较萼稍短或为其之

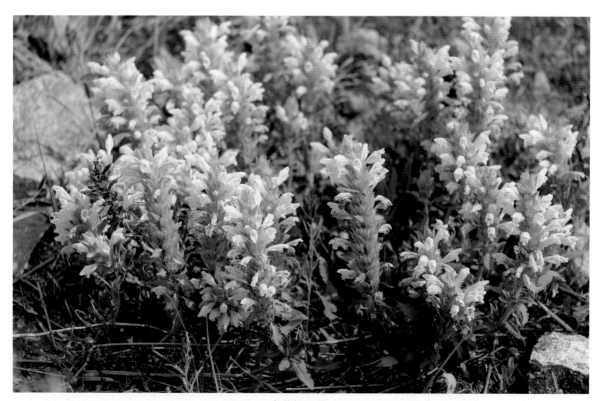

白花枝子花

1/2，疏被小毛及短睫毛，边缘每侧具 3 ~ 8 小齿，齿具长刺；花萼浅绿色，外面疏被短柔毛，下部较密，边缘被短睫毛，2 裂几至中部，上唇 3 裂至本身长度的 1/3 或 1/4，齿几等大，先端具刺，下唇 2 裂至本身长度的 2/3 处，齿披针形，先端具刺；花冠白色，外面密被短柔毛，二唇近等长。花期 7 ~ 8 月。

| **生境分布** | 生于石质山坡及草原地带的石质丘陵坡地上，常为砾石质草原群落的伴生成分。分布于内蒙古乌兰察布市（四子王旗、察哈尔右翼中旗）、呼和浩特市（武川县）、包头市（土默特右旗、达尔罕茂明安联合旗）、鄂尔多斯市（乌审旗）、巴彦淖尔市（乌拉特前旗）、阿拉善盟（阿拉善左旗、阿拉善右旗）。

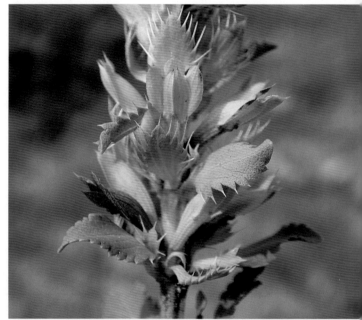

| **资源情况** | 野生资源较丰富。药材来源于野生。

| **采收加工** | 夏季采收，洗净泥土，晒干，切段。

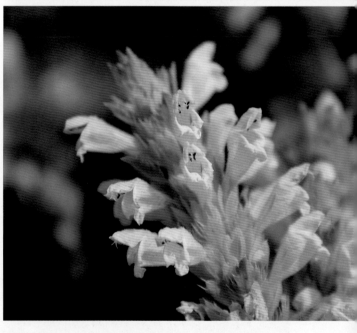

| **功能主治** | 苦、辛，寒。清肺止咳，清肝泻火，散郁结。用于肺热咳嗽，肝火头晕，目赤肿痛，高血压，瘿瘤，颈下核肿。

| **用法用量** | 内服煎汤，6 ~ 12 g；或入散剂。

唇形科 Lamiaceae 青兰属 Dracocephalum

香青兰
Dracocephalum moldavica L.

| **植物别名** | 摩眼子、蓝秋花、野青兰。

| **蒙 文 名** | 乌努日图－毕日阳古。

| **药 材 名** | **中药** 香青兰（药用部位：地上部分。别名：山薄荷、枝子花、香花花）。
蒙药 毕日阳古（药用部位：地上部分）。

| **形态特征** | 一年生草本，高（6～）22～40 cm。茎数条，在中部以下具分枝，不明显四棱形，被倒向的小毛，带紫色。基生叶卵圆状三角形，具疏圆齿，具长柄，很快枯萎；下部茎生叶与基生叶近似，叶片披针形，两面只在脉上疏被小毛及黄色小腺点，边缘具三角形牙齿或疏锯齿，具长刺。轮伞花序生于茎或分枝上部5～12节处，疏松，具

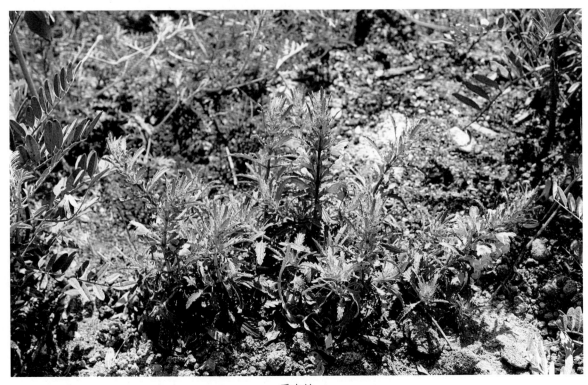

香青兰

4 花；苞片长圆形，疏被贴伏的小毛，每侧具 2 ～ 3 小齿，齿具长刺；花萼被金黄色腺点及短毛，脉常带紫色，上唇 3 浅裂，3 齿近等大，下唇 2 裂，裂片披针形；花冠淡蓝紫色，喉部以上宽展，外面被白色短柔毛，冠檐二唇形，上唇短舟形，下唇 3 裂，中裂片扁，2 裂，具深紫色斑点，短柄上有 2 突起，侧裂片平截。小坚果，顶平截，光滑。花期 7 ～ 8 月，果期 8 ～ 9 月。

| 生境分布 | 生于山坡、沟谷、河谷砾石滩地。内蒙古各地均有分布。

| 采收加工 | **中药** 香青兰：夏、秋季采收，鲜用或晒干，切段。
蒙药 毕日阳古：同"香青兰"。

| 药材性状 | **中药** 香青兰：本品长 20 ～ 40 cm。茎方柱形，直径 2 ～ 5 mm，密被倒向短毛，老茎近圆柱形，较光滑，表面紫红色或黄绿色；质脆，易折断，断面中心有髓。叶对生；多皱缩破碎，完整者展平后呈披针形，长 1.5 ～ 4 cm，宽 0.7 ～ 2.5 cm，边缘具三角形锯齿，有时基部的齿端具长刺毛，叶两面被细毛，下面有凹陷的棕色腺点。轮伞花序顶生，苞片长圆形，每侧有 2 ～ 3 长刺齿，下面有腺点；花萼筒状，长约 1 cm，具 15 纵纹，先端 5 齿裂，齿间具小瘤；花冠唇形，淡蓝紫色。气香，味辛。

| 功能主治 | **中药** 香青兰：辛、苦，凉。疏风清热，利咽止咳，凉肝止血。用于感冒发热，头痛，咽喉肿痛，咳嗽气喘，痢疾，黄疸，吐血，衄血，风疹，皮肤瘙痒。
蒙药 毕日阳古：甘、苦，凉，钝、轻、糙、腻。泻肝火，清胃热，燥"协日乌素"，止血，愈伤。用于黄疸，肝热，胃扩散热，食物中毒，胃痉挛，胃烧口苦，吐酸水，胃出血，青腿病。

| 用法用量 | **中药** 香青兰：内服煎汤，9 ～ 15 g。外用适量，鲜品捣敷；或涂擦；或煎汤洗。
蒙药 毕日阳古：内服煎汤，单用 1.5 ～ 3 g；或入丸、散、汤剂。

| 附 注 | （1）香青兰是我国蒙古族（蒙药名：毕日阳古）、维吾尔族（维药名：巴迪然吉布亚）的习用药材，具有数百年的药用历史。
（2）关于香青兰，《认药白晶鉴》记载：茎细，叶粗糙、绿色，开蓝花，味甘。《无误蒙药鉴》记载：茎细，叶灰蓝色，花如飘摇的蓝缎子。味甘，气香。蒙医认为香青兰具有清胃肝热、止血、愈合伤口、燥"协日乌素"的作用。在民间广泛用于治疗高脂血症、高血压、冠心病、寒性神经性头痛、寒性感冒、气管炎等疾病。香青兰在降血脂、抗动脉粥样硬化、保护缺血心肌和脑等方面具有显著的作用。

唇形科 Lamiaceae 青兰属 *Dracocephalum*

垂花青兰

Dracocephalum nutans L.

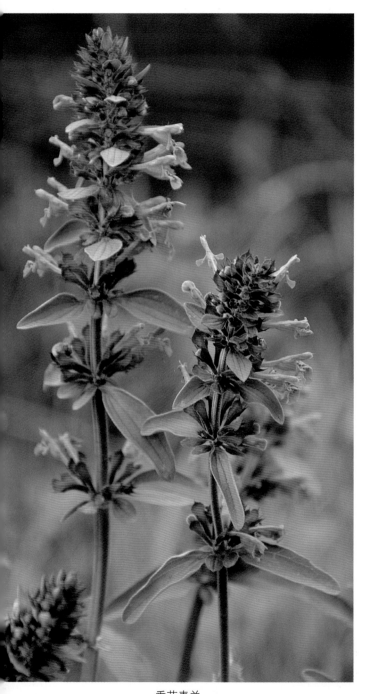

垂花青兰

| 蒙 文 名 |

温吉格日－其其格图－毕日阳古。

| 药 材 名 |

垂花青兰（药用部位：全草）。

| 形 态 特 征 |

茎单一或多数，不分枝或基部具少数分枝，高 16 ~ 55 cm，四棱形，被倒向的短柔毛，上部最密。基生叶及茎下部叶具长柄，边缘具钝齿，被睫毛，两面在脉上被短柔毛；中部茎生叶具短柄，长卵形，先端钝，有时微尖，基部浅心形、近截形或宽楔形，两面疏被短毛，叶缘具锐齿或小牙齿；上部茎生叶变小，叶缘具少数锯齿或全缘。轮伞花序生于茎中部以上的叶腋，具 8 ~ 12 花；花具短梗；苞片全缘，先端急尖，边缘被睫毛，长为萼的 1/3 ~ 1/2；花萼常带紫色，脉上被短毛，边缘被睫毛，5 齿近等长，不明显二唇形，上唇中齿倒卵圆形，先端具短刺，较其他齿宽 2.5 ~ 3 倍，侧齿及下唇 2 齿披针形，先端刺状渐尖；花冠蓝紫色，外面被短柔毛，上唇稍短于下唇。花期 7 ~ 9 月。

| **生境分布** | 生于山地阳坡及山谷阳处，也见于落叶松纯林下。分布于内蒙古呼伦贝尔市（牙克石市）。

| **资源情况** | 野生资源较少。药材来源于野生。

| **采收加工** | 夏、秋季采收，洗净泥土，晒干。

| **功能主治** | 辛、苦，凉。归肺经。止咳化痰。用于久咳未愈。

| **用法用量** | 内服煎汤，6～9g。

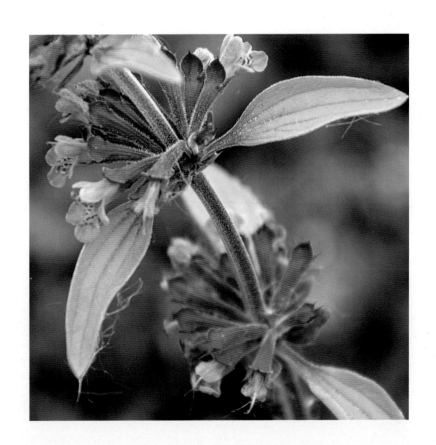

唇形科 Lamiaceae 青兰属 *Dracocephalum*

微硬毛建草 *Dracocephalum rigidulum* Hand.-Mazz.

| 蒙 文 名 | 西如伯特日－毕日阳古。

| 药 材 名 | 岩青兰（药用部位：地上部分。别名：毛尖茶、毛尖）。

| 形态特征 | 根茎多头分枝，木质，丛生，密被枯茎及残余的褐色三角形叶柄。茎高 20 ～ 30 cm，四棱，无毛或在棱上被以极短、极稀的小毛，疏生叶。基生叶少，近莲座状，除基部外具尖的圆三角齿，坚纸质，叶柄较叶片长约 2 倍，基部鞘状扩大而具长而密的倒向白睫毛，并通常带青紫色；茎生叶 3 ～ 6 对，顶叶近无柄而具极狭的近针刺状的三角齿。轮伞花序 1 ～ 2 轮，密集成顶生、近球形的穗状花序，具 5 ～ 10（～ 20）花，下部苞片叶状成对，具刺状三角齿，小苞片

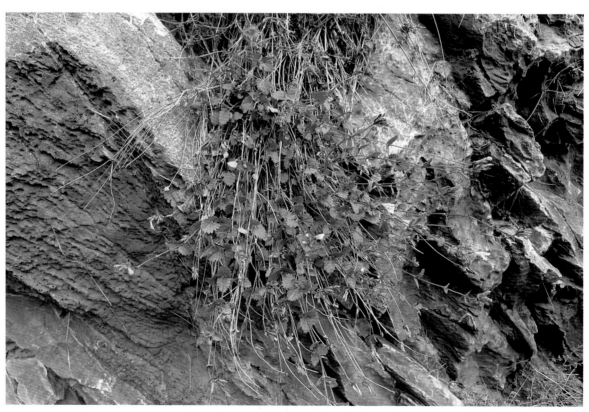

微硬毛建草

钻形，具芒；花萼基部狭，渐扩大，具脉纹，部分青紫色，被以极微小的乳突状细硬毛及无柄腺体，齿 5，近相等，渐尖成芒刺；花冠干时青紫色，花冠筒狭而在萼以上渐扩大并密被白柔毛，冠檐被白柔毛。花期 7 月，果期 8 月。

| **生境分布** | 生于荒漠区的山地阴坡、沟谷及低湿地。分布于内蒙古巴彦淖尔市（乌拉特中旗、乌拉特后旗）。

| **资源情况** | 野生资源稀少。药材来源于野生。

| **采收加工** | 夏、秋季采收，除去残根及杂质，晒干，切段。

| **功能主治** | 辛、苦，凉。疏风清热，凉肝止血。用于风热感冒头痛，咽喉肿痛，咳嗽，黄疸，痢疾，吐血，衄血。

| **用法用量** | 内服煎汤，9 ~ 15 g；或代茶饮。

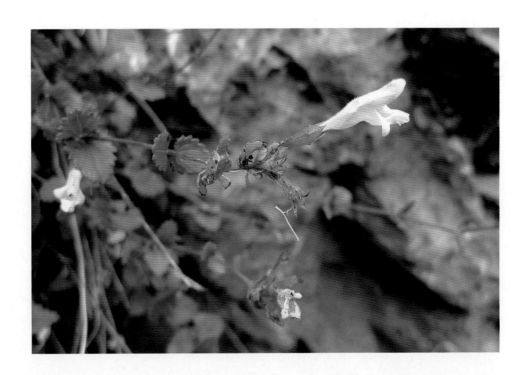

唇形科 Lamiaceae 青兰属 Dracocephalum

毛建草

Dracocephalum rupestre Hance

| **植物别名** | 毛尖茶、岩青兰、君梅茶。

| **蒙 文 名** | 哈丹 – 毕日阳古。

| **药 材 名** | 岩青兰（药用部位：地上部分。别名：毛尖茶、毛尖）。

| **形态特征** | 根茎直，生出多数茎。茎不分枝，渐升，长 15～42 cm，四棱形，疏被倒向的短柔毛，常带紫色。基生叶多数，具长柄，被不密的伸展白色长柔毛，叶片三角状卵形，基部常为深心形，边缘具圆锯齿，两面疏被柔毛；茎中部叶具明显的叶柄，叶片似基生叶，花序处之叶变小，具鞘状短柄或几无柄。轮伞花序密集成头状，疏离成穗状，此时茎的节数常增加，腋多具花轮，甚至个别的有分枝花序；花具

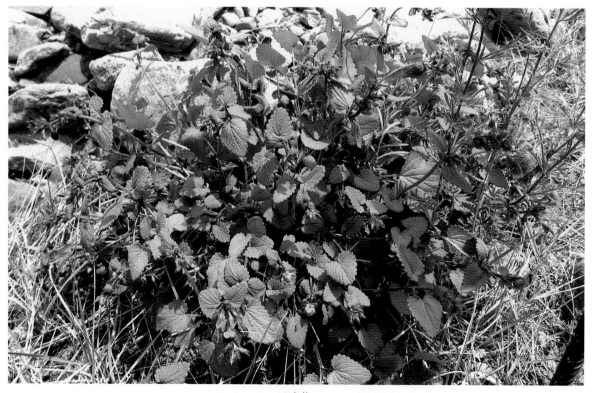

毛建草

短梗；苞片大者倒卵形，疏被短柔毛及睫毛，每侧具 4 ~ 6 带刺的小齿，小者倒披针形，每侧有 2 ~ 3 带刺小齿；花萼常带紫色，被短柔毛及睫毛，2 裂至 2/5 处，上唇 3 裂，中齿宽为侧齿的 2 倍，下唇 2 裂；花冠紫蓝色，外面被短毛，下唇中裂片较小，无深色斑点及白色长柔毛。花期 7 ~ 8 月，果期 8 ~ 9 月。

| **生境分布** | 生于森林区、森林草原带及草原带山地的草甸、疏林或山地草原中。分布于内蒙古通辽市（霍林郭勒市、奈曼旗）、赤峰市（松山区、元宝山区、宁城县、喀喇沁旗、敖汉旗）、包头市（土默特右旗）、巴彦淖尔市（乌拉特前旗）。

| **资源情况** | 野生资源一般。药材来源于野生。

| **采收加工** | 夏、秋季采收，除去残根及杂质，晒干，切段。

| **功能主治** | 辛、苦，凉。疏风清热，凉肝止血。用于风热感冒头痛，咽喉肿痛，咳嗽，黄疸，痢疾，吐血，衄血。

| **用法用量** | 内服煎汤，9 ~ 15 g；或代茶饮。

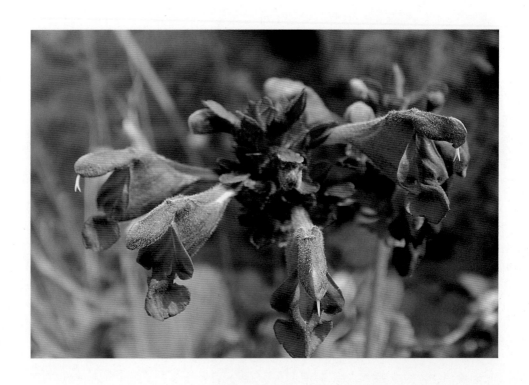

唇形科 Lamiaceae **青兰属** *Dracocephalum*

光萼青兰

Dracocephalum argunense Fisch. ex Link

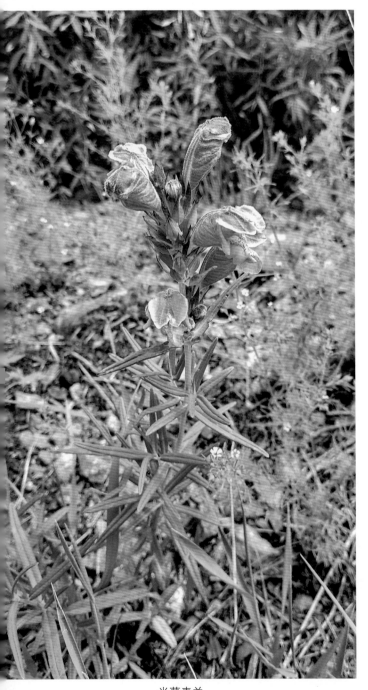

光萼青兰

| 植物别名 |

北青兰。

| 蒙 文 名 |

额尔古那 – 毕日阳古。

| 药 材 名 |

中药 香青兰（药用部位：地上部分。别名：
山薄荷、枝子花、香花花）。

蒙药 毕日阳古（药用部位：地上部分）。

| 形态特征 |

茎多数自根茎生出，直立，高 35 ～ 57 cm，
不分枝，在叶腋有具小型叶的不发育短枝，
上部四棱形，疏被倒向的小毛，中部以下钝
四棱形或近圆柱形，几无毛。茎下部叶具短
柄，柄长为叶片的 1/4 ～ 1/3，叶片长圆状
披针形，在下面中脉上疏被短毛或几无毛；
茎中部以上之叶无柄，披针状线形，在花序
上之叶变短。轮伞花序生于茎顶 2 ～ 4 节上，
多少密集，苞片长为萼之 1/2 或 2/3，绿色，
椭圆形，先端锐尖，边缘被睫毛；花萼下部
密被倒向的小毛，中部变稀疏，上部几无毛，
2 裂至近中部，齿锐尖，常带紫色，上唇 3
裂约至本身的 2/3 处，中齿披针状卵形，较

侧齿稍宽，侧齿披针形，下唇 2 裂几至本身的基部，齿披针形；花冠蓝紫色，外面被短柔毛；花药密被柔毛，花丝疏被毛。花果期 7 ~ 9 月。

| **生境分布** | 生于森林区和森林草原带的山地草甸、山地草原、林缘灌丛，也散见于沟谷及河滩沙地。分布于内蒙古呼伦贝尔市（海拉尔区、扎赉诺尔区、扎兰屯市、满洲里市、牙克石市、额尔古纳市、阿荣旗、新巴尔虎右旗、莫力达瓦达斡尔族自治旗、鄂伦春自治旗、鄂温克族自治旗）、兴安盟（阿尔山市、突泉县、扎赉特旗、科尔沁右翼前旗、科尔沁右翼中旗）、通辽市（库伦旗、扎鲁特旗）、赤峰市（宁城县、巴林左旗、巴林右旗、克什克腾旗、喀喇沁旗）、锡林郭勒盟（西乌珠穆沁旗）。

| **资源情况** | 野生资源较少。药材来源于野生。

| **采收加工** | **中药** 香青兰：夏、秋季采收，鲜用或晒干，切段。
蒙药 毕日阳古：同"香青兰"。

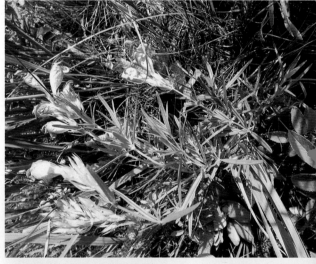

| **功能主治** | **中药** 香青兰：辛、苦，凉。疏风清热，利咽止咳，凉肝止血。用于感冒发热，头痛，咽喉肿痛，咳嗽气喘，痢疾，黄疸，吐血，衄血，风疹，皮肤瘙痒。
蒙药 毕日阳古：甘、苦，凉、钝、轻、糙、腻。泻肝火，清胃热，燥"协日乌素"，止血，愈伤。用于黄疸，肝热，胃扩散热，食物中毒，胃痉挛，胃烧口苦，吐酸水，胃出血，青腿病。

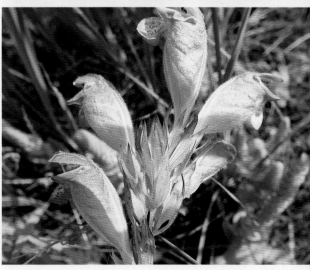

| **用法用量** | **中药** 香青兰：内服煎汤，9 ~ 15 g。外用适量，鲜品捣敷；或涂擦；或煎汤洗。
蒙药 毕日阳古：内服煎汤，单用 1.5 ~ 3 g；或入丸、散、汤剂。

线叶青兰 *Dracocephalum fruticulosum* Stephan ex Willdenow

| 植物别名 | 灌木青兰、沙地青兰。

| 蒙 文 名 | 那林－毕日阳古。

| 药 材 名 | **中药** 香青兰（药用部位：地上部分。别名：山薄荷、枝子花、香花花）。
蒙药 毕日阳古（药用部位：地上部分）。

| 形态特征 | 小半灌木，高可达 20 cm。根粗壮，直径 10 ~ 15 mm。树皮灰褐色，不整齐剥裂，小枝呈不明显的四棱形，略带紫色，密被倒向白色短毛。叶片椭圆形，全缘或每侧边缘具 1 ~ 3 齿，两面密被短毛及腺点，近花序处的叶变小，苞片状；叶柄极短。轮伞花序生于茎顶，多少

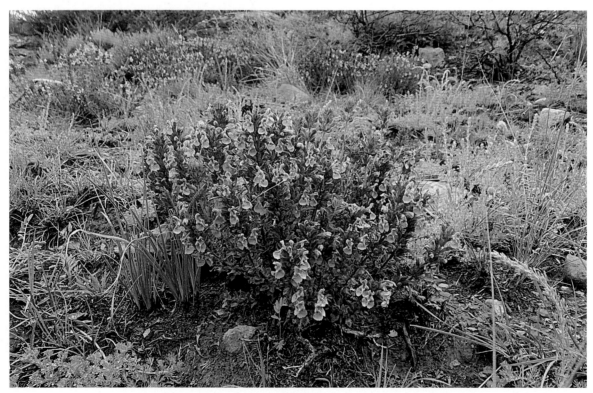

线叶青兰

密集，花具短梗，密被倒向白色短毛；苞片边缘每侧有 1 ~ 3 具长刺的小齿，密被微毛及腺点，边缘具短睫毛；花萼钟状管形，外面密被微毛及腺点，里面疏被微毛，干时紫色，花冠淡紫色，外面密被短柔毛，花冠筒里面中下部具 2 行白色短柔毛，冠檐二唇形，先端 2 浅裂，中间 2 浅裂，侧裂片最小；雄蕊稍伸出，花丝被疏毛，花药深紫色。花期 8 月，果期 9 月。

| **生境分布** | 生于干旱石质山坡。分布于内蒙古呼伦贝尔市（海拉尔区、牙克石市、额尔古纳市、阿荣旗、新巴尔虎右旗、莫力达瓦达斡尔族自治旗、鄂伦春自治旗、鄂温克族自治旗）、兴安盟（阿尔山市、扎赉特旗、科尔沁右翼中旗）、通辽市（库伦旗、扎鲁特旗）、赤峰市（巴林左旗）、鄂尔多斯市（鄂托克旗）、阿拉善盟（阿拉善左旗）。

| **资源情况** | 野生资源较少。药材来源于野生。

| **采收加工** | **中药** 香青兰：夏、秋季采收，鲜用或晒干，切段。
蒙药 毕日阳古：同"香青兰"。

| **功能主治** | **中药** 香青兰：辛、苦，凉。疏风清热，利咽止咳，凉肝止血。用于感冒发热，头痛，咽喉肿痛，咳嗽气喘，痢疾，黄疸，吐血，衄血，风疹，皮肤瘙痒。
蒙药 毕日阳古：甘、苦，凉，钝、轻、糙、腻。泻肝火，清胃热，燥"协日乌素"，止血，愈伤。用于黄疸，肝热，胃扩散热，食物中毒，胃痉挛，胃烧口苦，吐酸水，胃出血，青腿病。

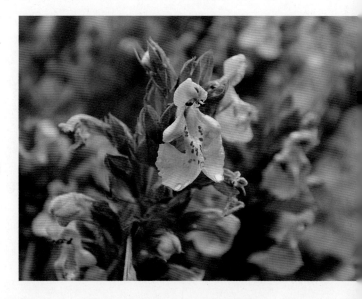

| **用法用量** | **中药** 香青兰：内服煎汤，9 ~ 15 g。外用适量，鲜品捣敷；或涂擦；或煎汤洗。
蒙药 毕日阳古：内服煎汤，单用 1.5 ~ 3 g；或入丸、散、汤剂。

唇形科 Lamiaceae 糙苏属 Phlomis

块根糙苏 *Phlomis tuberosa* L.

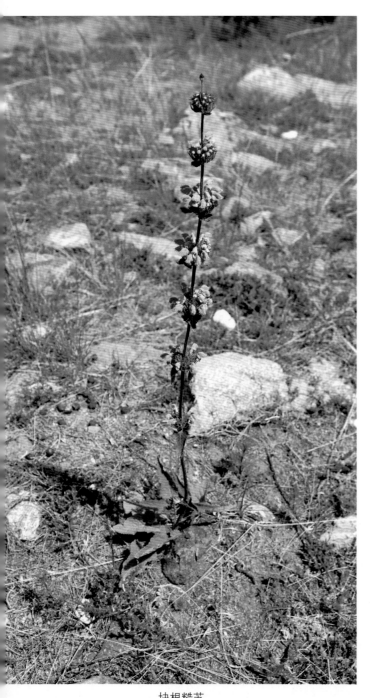

块根糙苏

| 植物别名 |

块茎糙苏、野山药。

| 蒙 文 名 |

图木斯丽格 – 奥古乐金 – 图古日爱。

| 药 材 名 |

中药 块根糙苏（药用部位：块根。别名：野山药）。

蒙药 奥古乐今 – 土古日爱（药用部位：块根。别名：鲁各木日）。

| 形态特征 |

多年生草本，高 40 ～ 150 cm。根块根状增粗。茎具分枝，上部近无毛，下部被疏柔毛，染紫红色或绿色。基生叶或下部的茎生叶三角形，边缘为不整齐的粗圆齿状，中部的茎生叶三角状披针形，边缘为粗牙齿状，苞叶披针形，向上渐变小，以至略超过轮伞花序，边缘锐牙齿状，基生叶及下部茎生叶叶柄长 4 ～ 25 cm，中部茎生叶叶柄长 1.5 ～ 3.5 cm，上部的茎生叶及苞叶叶柄短至无柄，均被具节刚毛或无毛。轮伞花序多数，3 ～ 10 生于主茎及分枝上，彼此分离，多花密集；苞片线状钻形，被具节长缘毛；

花萼管状钟形，齿半圆形，先端微凹，具刺尖；花冠紫红色，外面唇瓣上密被具长射线的星状绒毛，筒部无毛，内面在花冠筒近中部具毛环，冠檐二唇形。小坚果先端被星状短毛。花期 7 ~ 8 月，果期 8 ~ 9 月。

| **生境分布** | 生于山地沟谷草甸、山地灌丛、林缘，也见于草甸化杂类草原中。分布于内蒙古呼伦贝尔市（海拉尔区、扎赉诺尔区、满洲里市、额尔古纳市、新巴尔虎左旗、新巴尔虎右旗、陈巴尔虎旗、鄂温克族自治旗）、兴安盟（阿尔山市、突泉县、科尔沁右翼前旗、科尔沁右翼中旗）、通辽市（扎鲁特旗）、赤峰市（巴林左旗、克什克腾旗、喀喇沁旗）、锡林郭勒盟（锡林浩特市、阿巴嘎旗、东乌珠穆沁旗、西乌珠穆沁旗、太仆寺旗）、乌兰察布市（察哈尔右翼前旗、察哈尔右翼中旗、凉城县、卓资县、商都县、化德县）、呼和浩特市（玉泉区、清水河县、武川县、土默特左旗）、包头市（固阳县、白云鄂博矿区）、鄂尔多斯市（准格尔旗）。

| **资源情况** | 野生资源较少。药材来源于野生。

| **采收加工** | **中药** 块根糙苏：秋后花萎谢后采挖，洗净，切片，晒干。
蒙药 奥古乐今 - 土古日爱：同"块根糙苏"。

| **药材性状** | **中药** 块根糙苏：本品块根呈椭圆形、长椭圆形或扁圆形，长 0.8 ~ 3 cm，直径 0.5 ~ 1.5 cm，少数可达 4 cm，表面棕色或棕褐色，有粗抽皱，有的一端残留茎基，另一端为连接两块根间的细根，有的两侧端均有细根，细根直径约 2 mm。质硬，不易折断，断面黄色或黄白色。气微，味淡。

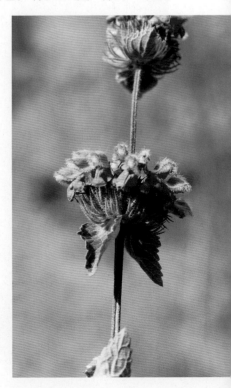

| **功能主治** | **中药** 块根糙苏：微苦，温；有小毒。活血通经，解毒疗疮。用于月经不调，腹痛，痈疮肿毒，梅毒。
蒙药 奥古乐今 - 土古日爱：甘，平，糙、轻；有小毒。清热，止吐，消奇哈。用于感冒发热，鼻痒喷嚏，痰咳，咽热干燥，胸热，头痛，关节痛，骨奇哈病，脉奇哈病，肌奇哈病。

| **用法用量** | **中药** 块根糙苏：内服煎汤，3 ~ 6 g。外用适量，捣敷；或研末撒。
蒙药 奥古乐今 - 土古日爱：单用 1.5 ~ 3 g；或入丸、散剂。

唇形科 Lamiaceae 糙苏属 Phlomis

串铃草
Phlomis mongolica Turcz.

| 植物别名 | 蒙古糙苏、毛尖茶、野洋芋。

| 蒙 文 名 | 蒙古勒－奥古乐金－图古日爱。

| 药 材 名 | **中药** 串铃草（药用部位：全草或根。别名：毛尖茶、野洋芋）。
蒙药 奥古乐今－土古日爱（药用部位：块根。别名：鲁各木日）。

| 形态特征 | 多年生草本。根木质，粗厚，须根纺锤形块根状增粗。茎高 40 ~ 70 cm，被具节疏柔毛或平展具节刚毛，节上较密。基生叶卵状三角形，边缘为圆齿状，茎生叶同形，较小，苞叶三角形，下部的远超出花序，向上渐变小而较花序为短。轮伞花序多花密集，多数，彼此分离；苞片线状钻形，与萼等长，坚硬，上弯，先端刺状，被

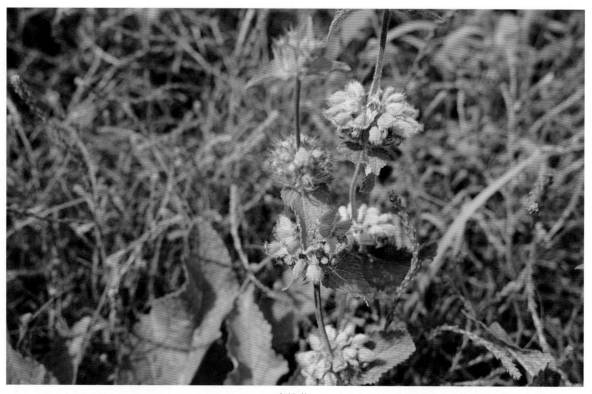

串铃草

平展具节缘毛；花萼管状，外面脉上被平展具节刚毛，余部被尘状微柔毛，齿圆形，先端微凹，具刺尖，齿间具 2 小齿，边缘被疏柔毛；花冠紫色，花冠筒外面在中下部无毛，内面具毛环，冠檐二唇形，外面被星状短柔毛，背部被具节长柔毛，边缘流苏状，自内面被髯毛。小坚果先端被毛。花期 6 ~ 8 月，果期 8 ~ 9 月。

| 生境分布 | 生于草原地带的草甸、草甸化草原、山地沟谷、撂荒地及路边，也见于荒漠区的山地。分布于内蒙古兴安盟（科尔沁右翼前旗、科尔沁右翼中旗）、通辽市（扎鲁特旗）、赤峰市（阿鲁科尔沁旗、巴林右旗、克什克腾旗、喀喇沁旗、敖汉旗）、锡林郭勒盟（锡林浩特市、苏尼特右旗、东乌珠穆沁旗、镶黄旗、正镶白旗、正蓝旗）、乌兰察布市（集宁区、四子王旗、察哈尔右翼后旗、卓资县、化德县）、呼和浩特市（武川县、土默特左旗）、包头市（固阳县、土默特右旗、达尔罕茂明安联合旗）、鄂尔多斯市（准格尔旗、鄂托克旗）、巴彦淖尔市（乌拉特前旗、乌拉特中旗、乌拉特后旗）、阿拉善盟（阿拉善右旗）。

| 资源情况 | 野生资源一般。药材来源于野生。

| 采收加工 | **中药** 串铃草：夏、秋季采收全草，洗净，切段，晒干。秋后花萎谢后挖根，洗净，切片，晒干。
蒙药 奥古乐今－土古日爱：秋后花萎谢后采挖，洗净，切片，晒干。

| 功能主治 | **中药** 串铃草：甘、苦，温。祛风除湿，活血止痛。用于风湿性关节炎，感冒，跌打损伤，体虚发热。
蒙药 奥古乐今－土古日爱：甘，平，轻、糙。清热，止吐，消奇哈。用于感冒发热，鼻痒喷嚏，痰咳，咽热干燥，胸热，头痛，关节痛，骨奇哈病，脉奇哈病，肌奇哈病。

| 用法用量 | **中药** 串铃草：内服煎汤，3 ~ 10 g。
蒙药 奥古乐今－土古日爱：单用 1.5 ~ 3 g；或入丸、散剂。

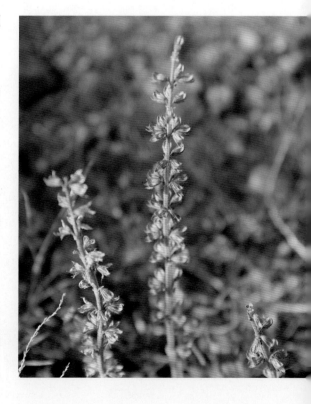

唇形科 Lamiaceae 糙苏属 Phlomis

尖齿糙苏 *Phlomis dentosa* Franch.

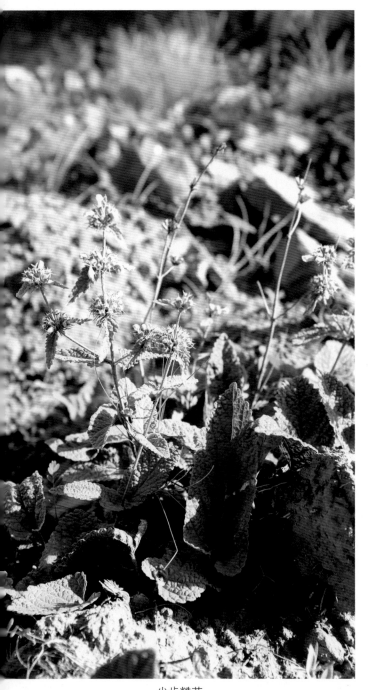

尖齿糙苏

植物别名

糙萼糙苏、粗齿糙苏、毛尖。

蒙文名

阿日阿特－奥古乐金－图古日爱。

药材名

糙苏（药用部位：全草。别名：山苏子、续断、山芝麻）。

形态特征

多年生草本，高达 80 cm。茎多分枝，四棱形，具浅槽，被星状短毡毛及混生的中枝较长的星状糙硬毛。基生叶边缘为不整齐的圆齿状，茎生叶同形，较小，苞叶边缘为疏牙齿状，叶片上面榄绿色，下面色较淡，密被星状短柔毛。轮伞花序多花，生于主茎及侧枝上部；苞片针刺状，密被星状微柔毛及混生的中枝特长的星状短缘毛；花萼外面密被星状短绒毛，脉上具中枝特长的星状短硬毛，先端为平展的钻状刺尖，齿间形成 2 小齿，小齿先端自内面具柔毛束；花冠粉红色，花冠筒外面背面近喉部被短柔毛，内面有斜向、间断的毛环，冠檐二唇形，外面密被星状短柔毛及具节长柔毛，边缘为不整齐的小齿状，外面密被星状短柔毛。小坚果无毛。花期 6 ～ 8 月，果期 8 ～ 9 月。

| 生境分布 |　生于山地草甸、沟谷草甸中，也见于草甸化草原。分布于内蒙古兴安盟（突泉县）、通辽市（扎鲁特旗）、赤峰市（林西县、阿鲁科尔沁旗、巴林右旗、克什克腾旗、翁牛特旗、喀喇沁旗、敖汉旗）、锡林郭勒盟（锡林浩特市、东乌珠穆沁旗、西乌珠穆沁旗、太仆寺旗、正蓝旗）、呼和浩特市（玉泉区、赛罕区）、包头市（石拐区）、鄂尔多斯市（准格尔旗、鄂托克旗）、巴彦淖尔市（乌拉特中旗）、阿拉善盟（阿拉善左旗、阿拉善右旗）。

| 资源情况 |　野生资源较少。药材来源于野生。

| 采收加工 |　夏、秋季采收，洗净泥土，晒干。

| 功能主治 |　辛，平。祛风化痰，利湿除痹，祛痰，解毒消肿。用于感冒，咳嗽痰多，风湿痹痛，跌打损伤，疮痈肿毒。

| 用法用量 |　内服煎汤，3 ～ 10 g。

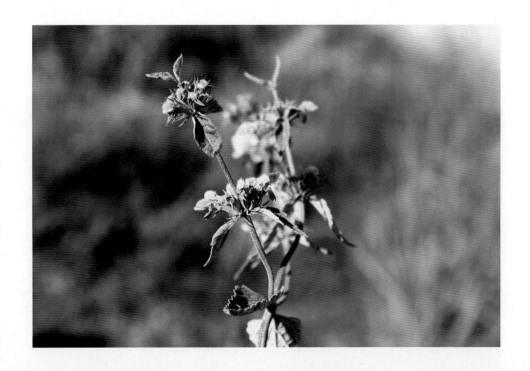

唇形科 Lamiaceae 糙苏属 Phlomis

糙苏 *Phlomis umbrosa* Turcz.

| **植物别名** | 大叶糙苏、白莶、续断。

| **蒙 文 名** | 奥古乐金 – 图古日爱。

| **药 材 名** | 糙苏（药用部位：全草。别名：山苏子、续断、山芝麻）。

| **形态特征** | 多年生草本。根粗厚，须根肉质。茎高 50 ～ 150 cm，多分枝，四棱形，具浅槽，疏被向下的短硬毛，有时上部被星状短柔毛，常带紫红色。叶近圆形，边缘为具胼胝尖的锯齿状牙齿，上面榄绿色，被疏柔毛及星状疏柔毛，下面色较淡，毛被同叶上面，但有时较密，苞叶卵形，边缘具粗锯齿状牙齿，毛被同茎叶。轮伞花序通常具 4 ～ 8 花，多数，生于主茎及分枝上；苞片线状钻形，较坚硬，常呈紫红

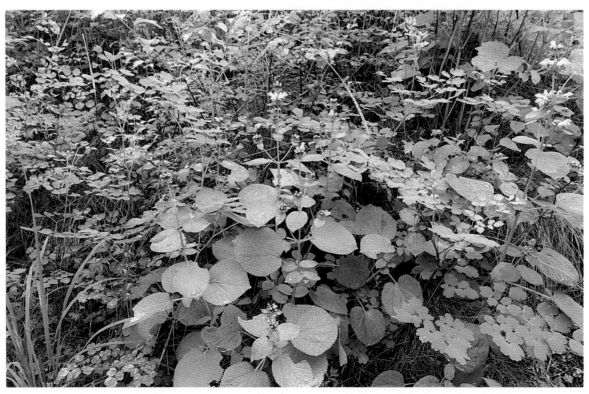

糙苏

色；花萼管状，外面被星状微柔毛，有时脉上疏被具节刚毛，齿先端具小刺尖，齿间形成 2 不十分明显的小齿，边缘被丛毛；花冠通常粉红色，下唇色较深，常具红色斑点，外面除背部上方被短柔毛外，余部无毛，内面近基部 1/3 处具斜向间断的小疏柔毛毛环。小坚果无毛。花期 6 ~ 8 月，果期 8 ~ 9 月。

| 生境分布 | 生于阔叶林下及山地草甸。分布于内蒙古呼伦贝尔市（阿荣旗）、兴安盟（扎赉特旗、科尔沁右翼前旗）、通辽市（霍林郭勒市、扎鲁特旗）、赤峰市（松山区、元宝山区、林西县、宁城县、阿鲁科尔沁旗、巴林左旗、巴林右旗、克什克腾旗、翁牛特旗、喀喇沁旗、敖汉旗）、锡林郭勒盟（锡林浩特市、西乌珠穆沁旗、正镶白旗、正蓝旗）、乌兰察布市（凉城县、兴和县）、呼和浩特市（玉泉区、清水河县、和林格尔县）、包头市（固阳县、土默特右旗）、巴彦淖尔市（乌拉特前旗、乌拉特后旗）。

| 资源情况 | 野生资源较丰富。药材来源于野生。

| 采收加工 | 夏、秋季采收，洗净泥土，晒干。

| 药材性状 | 本品根粗，须根肉质。茎呈方柱形，长 50 ~ 150 cm，多分枝，表面绿褐色，具浅槽，疏被硬毛；质硬而脆，断面中央有髓。叶对生，皱缩，展平后呈近圆形、圆卵形或卵状长圆形，长 5.2 ~ 12 cm，先端急尖，基部浅心形或圆形，两面均疏被短柔毛；叶柄长 1 ~ 12 cm，疏被毛。轮伞花序密被白色毛；苞片线状钻形，紫红色。花萼宿存，呈蜂窝状。气微香，味涩。

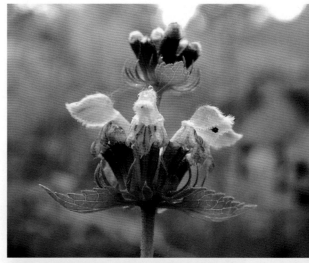

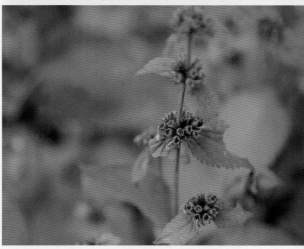

| 功能主治 | 辛，平。祛风化痰，利湿除痹，祛痰，解毒消肿。用于感冒，咳嗽痰多，风湿痹痛，跌打损伤，疮痈肿毒。

| 用法用量 | 内服煎汤，3 ~ 10 g。

鼬瓣花 *Galeopsis bifida* Boenn.

| **植物别名** | 壶瓶花、野苏子、野芝麻。

| **蒙 文 名** | 套心朝格。

| **药 材 名** | 鼬瓣花（药用部位：全草。别名：野苏子、野芝麻、壶瓶花）、鼬瓣花根（药用部位：根。别名：壶瓶花根）。

| **形态特征** | 草本。茎直立，通常高20～60 cm，有时可达1 m，多少分枝，粗壮，钝四棱形，具槽，在节上加粗，但在干时则明显收缢，此处密被多节长刚毛，节间其余部分混生下向具节长刚毛及贴生的短柔毛。茎生叶披针形，边缘有规则的圆齿状锯齿，上面贴生具节刚毛，下面疏生微柔毛，间夹有腺点，侧脉6～8对，上面不明显，下面凸出；

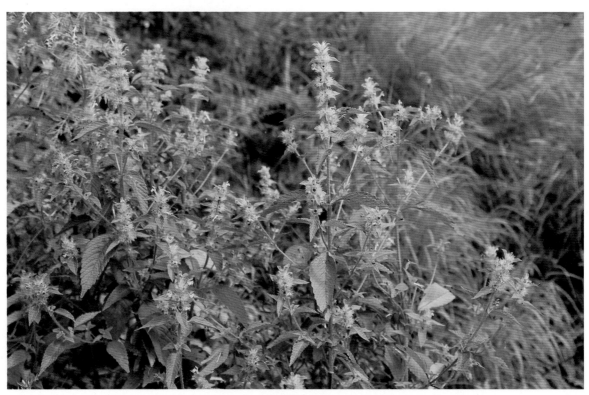

鼬瓣花

叶柄被短柔毛。轮伞花序腋生，多花密集；小苞片线形至披针形，基部稍膜质，先端刺尖，边缘有刚毛；花萼管状钟形，外面有平伸的刚毛，内面被微柔毛，齿 5，与萼筒近等长，先端为长刺状；花冠白色、黄色或粉紫红色，花冠筒漏斗状，喉部增大，冠檐二唇形；雄蕊 4，花药 2 室，2 瓣横裂。小坚果倒卵状三棱形，褐色，有秕鳞。花果期 7 ~ 9 月。

| 生境分布 |　散生于山地针叶林区和森林草原带的林缘、草甸、田边及路旁。分布于内蒙古呼伦贝尔市（满洲里市、扎兰屯市、牙克石市、额尔古纳市、阿荣旗、陈巴尔虎旗、莫力达瓦达斡尔族自治旗、鄂伦春自治旗）、兴安盟（阿尔山市、突泉县、科尔沁右翼前旗、科尔沁右翼中旗）、锡林郭勒盟（东乌珠穆沁旗）、通辽市（扎鲁特旗）、赤峰市（松山区、宁城县）、乌兰察布市（察哈尔右翼中旗）。

| 资源情况 |　野生资源一般。药材来源于野生。

| 采收加工 |　鼬瓣花：8 ~ 9 月采收，洗净，切段，晒干。
鼬瓣花根：夏、秋季采挖，洗净，鲜用或晒干。

| 功能主治 |　鼬瓣花：甘、微苦，微寒。清热解毒，明目退翳。用于目赤肿痛，翳障，梅毒，疮疡。
鼬瓣花根：甘、微辛，温。补虚，止咳，调经。用于体虚羸弱，肺虚久咳，月经不调。

| 用法用量 |　鼬瓣花：内服煎汤，3 ~ 9 g。外用适量，捣敷；或研末敷。
鼬瓣花根：内服煎汤，15 ~ 30 g。

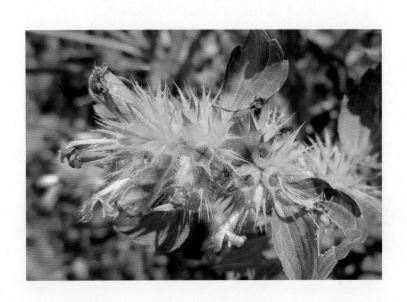

唇形科 Lamiaceae 野芝麻属 Lamium

短柄野芝麻
Lamium album L.

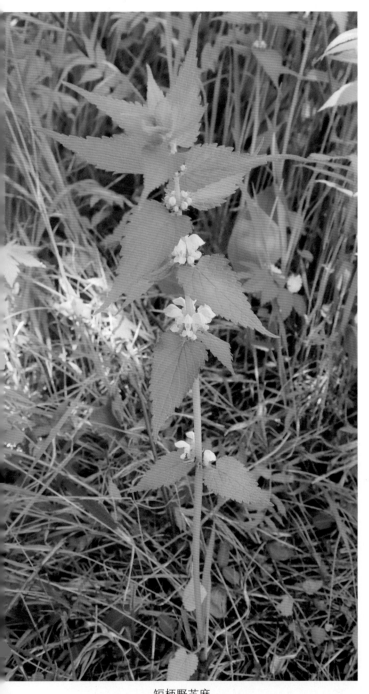

短柄野芝麻

| 蒙 文 名 |

敖乎日－哲日立格－麻吉。

| 药 材 名 |

短柄野芝麻（药用部位：地上部分。别名：野芝麻）。

| 形 态 特 征 |

多年生草本。茎高 30 ~ 60 cm，四棱形，被刚毛状毛被或几无毛，中空。茎下部叶较小，茎上部叶卵圆形，先端急尖至长尾状渐尖，基部心形，边缘具牙齿状锯齿，草质，上面榄绿色，被稀疏的贴生短硬毛，在叶缘上较密集，下面色较淡，被稀疏的短硬毛，叶柄基部边缘具睫毛，苞叶叶状，近无柄。轮伞花序具 8 ~ 9 花；苞片线形；花萼钟形，基部有时紫红色，具疏刚毛及短硬毛，萼齿披针形，先端具芒状尖，边缘具睫毛；花冠浅黄色或污白色，外面被短柔毛，上部尤为密集，内面近基部有斜向的毛环，花冠筒与花萼等长或较长，喉部扩展，冠檐二唇形；雄蕊花丝扁平，上部被长柔毛，花药黑紫色，被有长柔毛。小坚果深灰色，无毛，有小突起。花期 7 ~ 9 月，果期 8 ~ 10 月。

| **生境分布** | 生于山地林缘草甸。分布于内蒙古呼伦贝尔市（海拉尔区、扎兰屯市、牙克石市、根河市、额尔古纳市、新巴尔虎右旗、陈巴尔虎旗、莫力达瓦达斡尔族自治旗、鄂伦春自治旗、鄂温克族自治旗）、兴安盟（阿尔山市、突泉县、扎赉特旗、科尔沁右翼前旗、科尔沁右翼中旗）、赤峰市（阿鲁科尔沁旗、敖汉旗）、锡林郭勒盟（东乌珠穆沁旗）。

| **资源情况** | 野生资源一般。药材来源于野生。

| **采收加工** | 夏、秋季采收地上部分，除去残根，晒干，切段。

| **功能主治** | 甘、苦，凉。归肝、肾、膀胱经。活血散瘀，消炎止痛。用于跌打损伤，痛经、带下病，小便淋痛，子宫内膜炎。

| **用法用量** | 内服煎汤，9 ~ 15 g。

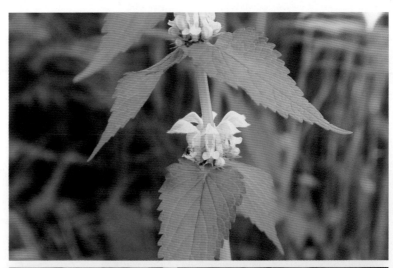

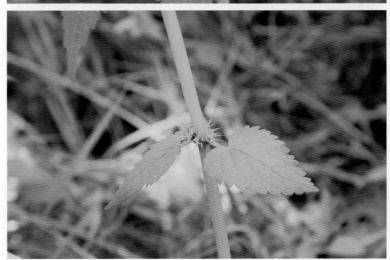

唇形科 Lamiaceae 益母草属 Leonurus

细叶益母草 *Leonurus sibiricus* L.

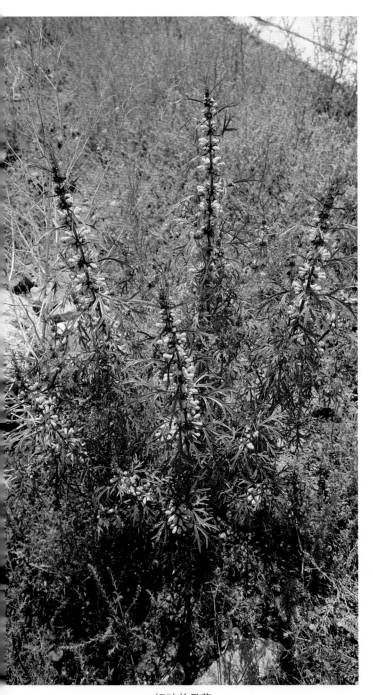

细叶益母草

| 植物别名 |

益母蒿、龙昌菜、风葫芦草。

| 蒙 文 名 |

那林－都日伯乐吉－额布斯。

| 药 材 名 |

中药 益母草（药用部位：地上部分。别名：坤草、茺蔚、地母草）、茺蔚子（药用部位：果实。别名：益母子、冲玉子、小胡麻）。
蒙药 都日伯乐吉－额布斯（药用部位：地上部分）。

| 形态特征 |

一年生或二年生草本。茎直立，高 20 ～ 80 cm，钝四棱形，微具槽，有糙伏毛。茎最下部的叶早落，中部的叶卵形，掌状 3 全裂，其上再羽状分裂成 3 裂的线状小裂片，叶柄纤细，腹面具槽，背面圆形，被糙伏毛；花序最上部的苞叶近菱形，3 全裂成狭裂片，中裂片通常再 3 裂。轮伞花序腋生，多花，花时为圆球形，多数，向顶渐次密集成长穗状；小苞片刺状，被短糙伏毛；花萼管状钟形，外面在中部密被疏柔毛，余部贴生微柔毛，内面无毛，脉 5，齿 5；花冠紫红色，外面无毛，内面近基部 1/3 处有近水平向的鳞毛状毛环，冠檐二唇形。小坚果长圆状三棱形，先端平截，基部楔形，褐色。花期 7 ~ 9 月，果期 9 月。

| 生境分布 | 散生于石质丘陵、砂质草原、杂木林、灌丛、山地草甸等生境中，也见于农田及村旁、路边。分布于内蒙古呼伦贝尔市（海拉尔区、扎赉诺尔区、满洲里市、额尔古纳市、新巴尔虎左旗、新巴尔虎右旗、陈巴尔虎旗、莫力达瓦达斡尔族自治旗、鄂温克族自治旗）、兴安盟（阿尔山市、突泉县、扎赉特旗、科尔沁右翼前旗、科尔沁右翼中旗）、通辽市（奈曼旗、库伦旗、扎鲁特旗、科尔沁左翼后旗）、赤峰市（松山区、林西县、阿鲁科尔沁旗、巴林左旗、巴林右旗、克什克腾旗、翁牛特旗、喀喇沁旗、敖汉旗）、锡林郭勒盟（锡林浩特市、多伦县、苏尼特左旗、阿巴嘎旗、东乌珠穆沁旗、西乌珠穆沁旗、镶黄旗、正镶白旗、正蓝旗）、乌兰察布市（集宁区、丰镇市、四子王旗、察哈尔右翼前旗、察哈尔右翼中旗、察哈尔右翼后旗、凉城县、卓资县、兴和县）、呼和浩特市（回民区、新城区、赛罕区、托克托县、清水河县、武川县、和林格尔县、土默特左旗）、包头市（昆都仑区、固阳县、土默特右旗、达尔罕茂明安联合旗）、鄂尔多斯市（康巴什区、达拉特旗、准格尔旗、鄂托克旗、乌审旗、伊金霍洛旗）、巴彦淖尔市（磴口县、乌拉特前旗、乌拉特中旗、乌拉特后旗）、阿拉善盟（阿拉善左旗、阿拉善右旗）。

| 资源情况 | 野生资源丰富。药材来源于野生。

| 采收加工 | **中药** 益母草：鲜品春季幼苗期至初夏花前期采割；干品夏季茎叶茂盛、花未开或初开时采割，晒干，或切段，晒干。

茺蔚子：秋季果实成熟时采割地上部分，晒干，打下果实，除去杂质。

蒙药 都日伯乐吉 – 额布斯：夏、秋季采收，除去残根及杂质，晒干，切段。

| 功能主治 | **中药** 益母草：辛、苦，微寒。归肝、膀胱、心包经。活血调经，利尿消肿，清热解毒。用于月经不调，痛经经闭，恶露不尽，水肿尿少，疮疡肿毒。

茺蔚子：辛、苦，微寒。归心包、肝经。活血调经，清肝明目。用于妇女月经不调，痛经，闭经，产后瘀滞腹痛，肝热头痛，头晕，目赤肿痛，目生翳障。

蒙药 都日伯乐吉 – 额布斯：苦，凉，腻、锐、糙。活血调经，拨云退翳。用于产后腹痛，闭经，月经不调，痛经，瘀血症，血盛症，火眼，目翳。

| 用法用量 | **中药** 益母草：内服煎汤，9 ~ 30 g，鲜品 12 ~ 40 g；熬膏；或入丸、散剂。外用适量，煎汤洗；或鲜品捣敷。

茺蔚子：内服煎汤，6 ~ 9 g；或入丸、散剂；或捣绞取汁。

蒙药 都日伯乐吉 – 额布斯：多入丸、散、汤。

唇形科 Lamiaceae 益母草属 *Leonurus*

大花益母草

Leonurus macranthus Maxim.

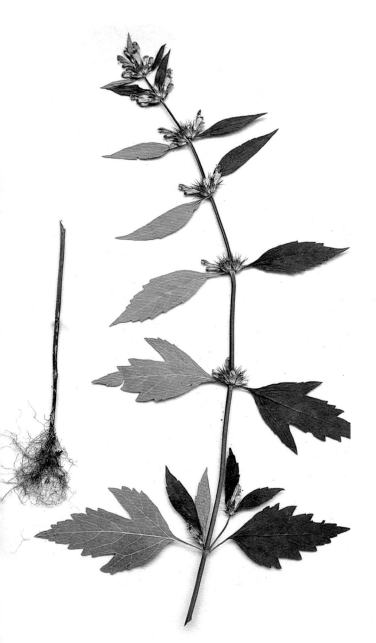

大花益母草

| 植物别名 |

大花錾菜。

| 蒙 文 名 |

陶木 – 其其格图 – 都日伯乐吉 – 额布斯。

| 药 材 名 |

錾菜（药用部位：全草。别名：对月草、白花茺蔚、白花益母草）。

| 形态特征 |

多年生草本。根茎木质，斜行，其上密生纤细须根。茎直立，高 60 ~ 120 cm，单一，不分枝或间有在上部分枝，茎、枝均为钝四棱形，具槽，有贴生、短而硬的倒向糙伏毛。最下部茎生叶心状圆形，3 裂，草质或坚纸质，两面均疏被短硬毛，侧脉 3 ~ 6 对；茎中部叶卵圆形；花序上的苞叶变小，卵圆形，边缘具不等大的锯齿。轮伞花序腋生，无梗，具 8 ~ 12 花，多数远离组成长穗状；小苞片刺芒状，被糙硬毛；花梗近无；花萼管状钟形，外面被糙伏毛，近基部渐无毛，脉 5，齿 5，前 2 齿靠合，具长刺状尖头，后 3 齿较短，先端刺尖；花冠淡红色，花冠筒逐渐向上增大，外面密被短柔毛，内面近基部 1/3 处具近水平向的鳞状毛毛环，近下唇片处具鳞状毛。小坚果长圆状三棱形，黑褐色。花期 7 ~ 9 月，果期 9 月。

| **生境分布** | 生于山坡灌丛间、林下、林缘及山坡草地。分布于内蒙古赤峰市（宁城县、喀喇沁旗）。

| **资源情况** | 野生资源较少。药材来源于野生。

| **采收加工** | 8 ~ 10 月采收，晒干。

| **功能主治** | 辛，平。归肝、心、膀胱经。活血调经，解毒消肿。用于月经不调，闭经，痛经，产后瘀血腹痛，崩漏，跌打损伤，疮痈。

| **用法用量** | 内服煎汤，6 ~ 15 g；或研末。外用适量，捣敷；或研末敷。

唇形科 Lamiaceae 脓疮草属 Panzeria

脓疮草
Panzeria alaschanica Kupr.

| **植物别名** | 阿拉善脓疮草、绒毛脓疮草、白龙昌菜。

| **蒙 文 名** | 特木根 – 昂嘎拉珠日。

| **药 材 名** | **中药** 白龙昌菜（药用部位：全草。别名：白花益母草、白龙串彩）。
蒙药 特木根 – 昂嘎拉扎古日（药用部位：全草。别名：查干都日伯乐吉 – 额布斯）。

| **形态特征** | 多年生草本，具粗大的木质主根。茎从基部发出，高 30 ～ 35 cm，基部近木质，多分枝，茎、枝四棱形，密被白色短绒毛。叶为宽卵圆形，茎生叶掌状 5 裂，裂片常达基部，狭楔形，小裂片线状披针形，苞叶较小，3 深裂，叶片上面由于密被贴生短毛而呈灰白色，

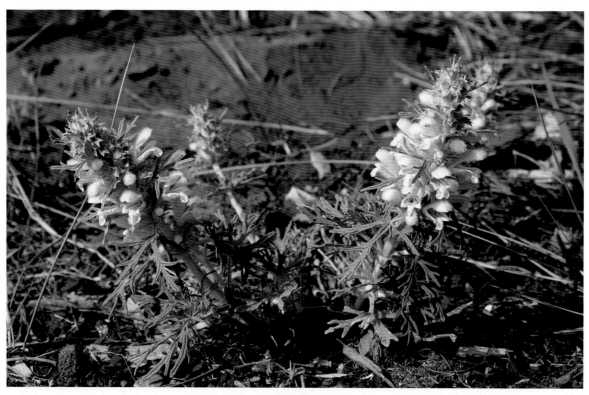

脓疮草

下面被有白色紧密的绒毛，叶脉在上面下陷，在下面不明显凸出，叶柄细长，扁平，被绒毛。轮伞花序多花，多数密集排列成顶生长穗状花序；小苞片钻形，先端刺尖，被绒毛；花萼管状钟形，外面密被绒毛，内面无毛，由于毛被密集而脉不明显，齿 5，前 2 齿稍长，宽三角形，先端骤然短刺尖；花冠淡黄色或白色，下唇有红条纹，外被丝状长柔毛，内面无毛，冠檐二唇形，上唇直伸，盔状，长圆形，基部收缩，下唇直伸，浅 3 裂，中裂片较大，心形，侧裂片卵圆形；雄蕊 4，前对稍长，花丝丝状，略被微柔毛，花药黄色，卵圆形，2 室，室平行，横裂；花柱丝状，略短于雄蕊，先端相等 2 浅裂；花盘平顶。小坚果卵圆状三棱形，具疣点，先端圆。花期 6 ~ 7 月，果期 7 ~ 8 月。

| **生境分布** | 生于荒漠草原带的沙地、沙砾质平原或丘陵坡地，也见于荒漠区的山麓、沟谷及干河床。分布于内蒙古锡林郭勒盟（苏尼特左旗）、乌兰察布市（四子王旗）、鄂尔多斯市（东胜区、达拉特旗、准格尔旗、鄂托克前旗、鄂托克旗、杭锦旗、乌审旗、伊金霍洛旗）、巴彦淖尔市（五原县、磴口县、乌拉特前旗、乌拉特中旗、乌拉特后旗）、阿拉善盟（阿拉善左旗）。

| **资源情况** | 野生资源较丰富。药材来源于野生。

| **采收加工** | **中药** 白龙昌菜：夏季花开时采割，除去老茎及杂质，切段，晒干。
蒙药 特木根 – 昂嘎拉扎古日：同"白龙昌菜"。

| **药材性状** | **中药** 白龙昌菜：本品茎呈方柱形，弯曲而有分枝，直径 2 ~ 5 mm。表面密被一层白色绒毛。叶具长柄，交互对生，叶片多卷曲皱缩，上表面呈黄绿色，具短柔毛；下表面密被白色绒毛。上部腋生轮伞花序，萼筒外面具绒毛，唇形花冠淡黄色，具长柔毛。无臭，味淡、微苦。

| **功能主治** | **中药** 白龙昌菜：辛、微苦，平。调经活血，清热利水。用于产后腹痛，月经不调，急性肾炎，崩漏，乳痈，丹毒，疖肿。
蒙药 特木根 – 昂嘎拉扎古日：苦，凉，腻、锐、糙。祛云退翳，活血调经。用于眼翳白斑，血郁宫中，月经不调，痛经，经闭，产后腹痛。

| **用法用量** | **中药** 白龙昌菜：内服煎汤，9 ~ 15 g；或熬膏。
蒙药 特木根 – 昂嘎拉扎古日：内服，1.5 ~ 3 g；或入丸、散剂。

| **附　注** | 在 FOC 中，本种的拉丁学名被修订为 *Panzerina lanata* var. *alaschanica* (Kuprianova) H. W. Li。

毛水苏
Stachys baicalensis Fisch. ex Benth.

| **植物别名** | 水苏草、好姆亨。

| **蒙 文 名** | 白嘎里 – 阿日归。

| **药 材 名** | 毛水苏（药用部位：全草。别名：水苏草、野紫苏）。

| **形态特征** | 多年生草本，高 50 ～ 100 cm。有在节上生须根的根茎。茎直立，单一，或在上部具分枝，四棱形，具槽，在棱及节上密被倒向至平展的刚毛，余部无毛。茎生叶长圆状线形；苞叶披针形，短于或略超出花萼，最下部的苞叶与茎生叶同形。轮伞花序通常具 6 花，多数组成穗状花序；花冠淡紫色至紫色，花冠筒直伸，近等大，外面无毛，内面在中部稍下方具柔毛毛环，冠檐二唇形，上唇直伸，卵

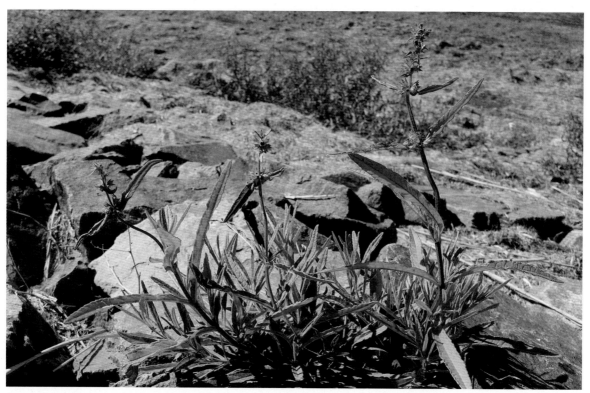

毛水苏

圆形，外面被刚毛，内面无毛，下唇为卵圆形，外面疏被微柔毛，内面无毛，3裂，中裂片近圆形，侧裂片卵圆形；雄蕊 4，均延伸至上唇片之下，前对较长，花丝扁平，被微柔毛，花药 2 室，室极叉开；花柱丝状，先端 2 浅裂；子房黑褐色，无毛。小坚果棕褐色，无毛。花期 7 ~ 8 月，果期 8 ~ 9 月。

| **生境分布** | 生于山地森林区、森林草原带的低湿草甸、河岸沼泽草甸及沟谷中。分布于内蒙古呼伦贝尔市（海拉尔区、扎兰屯市、牙克石市、满洲里市、根河市、额尔古纳市、阿荣旗、新巴尔虎右旗、陈巴尔虎旗、莫力达瓦达斡尔族自治旗、鄂伦春自治旗、鄂温克族自治旗）、兴安盟（阿尔山市、突泉县、扎赉特旗、科尔沁右翼前旗、科尔沁右翼中旗）、通辽市（开鲁县、扎鲁特旗）、赤峰市（林西县、宁城县、阿鲁科尔沁旗、巴林左旗、巴林右旗、克什克腾旗、喀喇沁旗、敖汉旗）、锡林郭勒盟（锡林浩特市、多伦县、苏尼特左旗、东乌珠穆沁旗、西乌珠穆沁旗、正镶白旗、正蓝旗）、鄂尔多斯市（准格尔旗、鄂托克旗、鄂托克前旗、乌审旗）、巴彦淖尔市（乌拉特前旗）。

| **资源情况** | 野生资源较少。药材来源于野生。

| **采收加工** | 夏、秋季采收，洗净泥土，晒干，切段。

| **药材性状** | 本品根茎较细，直径约 1.5 mm；表面黄白色或浅黄色，节明显，其上生有须根。茎四棱，长短不一，直径约 2 mm；表面黄绿色，有的下部及节处呈暗紫红色；质脆，易折断，断面中空。叶对生，皱缩，破碎，完整叶片展平后呈矩圆状披针形、披针形或披针状条形；表面黄绿色或绿色，下面主脉呈暗紫红色或黄棕色，两面被贴伏的刚毛，边缘有小圆齿状锯齿；质脆，易碎。花冠橙黄色或淡紫色，上唇外面被较密的柔毛状刚毛，下唇外面疏被微柔毛。气微，味淡。

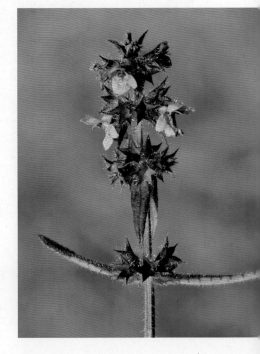

| **功能主治** | 辛、甘，温。疏风解毒，理气，止血。用于感冒，头风目眩，咽喉肿痛，肺痛血证，崩漏，产后身痛，疮疖肿毒。

| **用法用量** | 内服煎汤，9 ~ 15 g。外用适量，煎汤洗；或鲜品捣敷。

甘露子
Stachys sieboldii Miquel

| **植物别名** | 宝塔菜、地蚕、螺丝菜。

| **蒙文名** | 阿木塔图 – 阿日归。

| **药材名** | 草石蚕（药用部位：全草或块茎。别名：地蚕、宝塔菜、甘露子）。

| **形态特征** | 多年生草本，高 30 ~ 120 cm，在茎基部数节上生有密集的须根及多数横走的根茎。根茎白色，在节上有鳞状叶及须根。茎直立或基部倾斜，四棱形，具槽，在棱及节上有平展的或疏或密的硬毛。茎生叶卵圆形。轮伞花序通常具 6 花，多数远离组成顶生穗状花序；小苞片线形，被微柔毛；花梗短，被微柔毛；花萼狭钟形，外被具腺柔毛，内面无毛，具 10 脉，多少明显，齿 5，长三角形；花冠粉

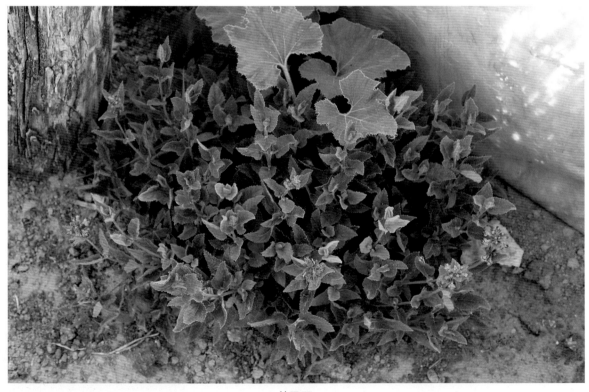

甘露子

红色至紫红色，下唇有紫斑，冠檐二唇形，上唇长圆形，直伸而略反折，外面被柔毛，内面无毛，下唇外面在中部疏被柔毛，内面无毛，3 裂，中裂片较大；雄蕊 4，前对较长，花丝丝状，扁平，先端略膨大，被微柔毛，花药 2 室，室纵裂，极叉开。小坚果黑褐色，具小瘤。花期 7 ~ 8 月，果期 8 ~ 9 月。

| 生境分布 | 生于河谷及低湿生境中。分布于内蒙古包头市（土默特右旗）。内蒙古西部有栽培。

| 资源情况 | 野生资源稀少，栽培资源一般。药材来源于野生和栽培。

| 采收加工 | 春、秋季挖取块茎，洗净，晒干。夏、秋季采收全草，洗净泥土，晒干，切段。

| 药材性状 | 本品根茎多呈纺锤形，先端有的呈螺旋状，两头略尖，长 1.5 ~ 4 cm，直径 3 ~ 7 mm。表面棕黄色，多皱缩，扭曲，具 5 ~ 15 环节，节间可见点状芽痕及根痕。质坚脆，易折断，断面平坦，白色。气微，味微甘。用水浸泡后易膨胀，结节明显。

| 功能主治 | 甘，平。归肺、肝、脾经。解表清肺，利湿解毒，补虚健脾。用于风热感冒，虚劳咳嗽，黄疸，淋证，疮毒肿痛，毒蛇咬伤。

| 用法用量 | 内服煎汤，全草 15 ~ 30 g，块茎 30 ~ 60 g；或浸酒；或焙干研末。外用适量，煎汤洗；或捣敷。

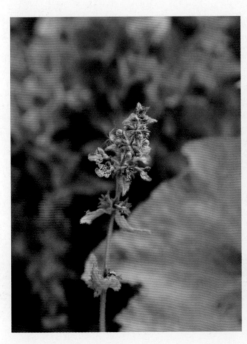
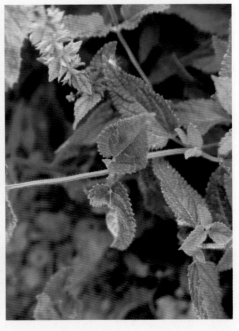

唇形科 Lamiaceae 鼠尾草属 Salvia

丹参
Salvia miltiorrhiza Bunge

| **植物别名** | 红根、赤参、阴行草。

| **蒙文名** | 乌兰 – 温都苏。

| **药材名** | **中药** 丹参（药用部位：根及根茎。别名：红根、野苏子根、血参根）。
蒙药 乌兰 – 温都素（药用部位：根）。

| **形态特征** | 多年生直立草本。根肥厚，肉质，外面朱红色，内面白色，疏生支根。茎直立，高 40 ~ 80 cm，四棱形，具槽，密被长柔毛，多分枝。叶常为奇数羽状复叶，密被向下的长柔毛，小叶 3 ~ 5（~ 7），边缘具圆齿，草质，两面被疏柔毛，下面较密，小叶柄与叶轴密被长柔毛。轮伞花序具 6 花或多花，组成具长梗的总状花序；苞片披针形，

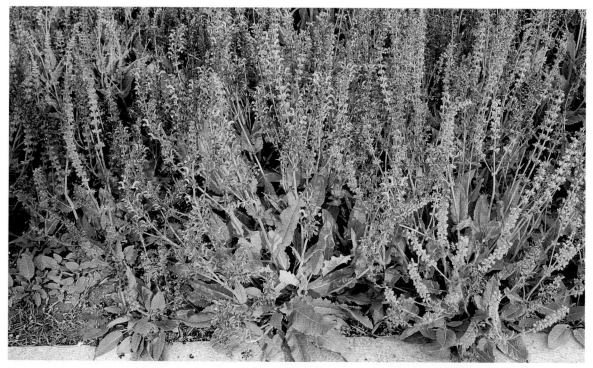

丹参

全缘，下面略被疏柔毛；花序轴密被长柔毛；花萼钟形，带紫色，花后稍增大，外面被疏长柔毛，具缘毛，内面中部密被白色长硬毛，具 11 脉，二唇形，上唇全缘，先端具 3 小尖头，侧脉外缘具狭翅，下唇深裂成 2 齿；花冠紫蓝色，外被具腺短柔毛，上唇密，内面有斜生不完全小疏柔毛毛环。小坚果黑色，椭圆形。花期 5 ~ 9 月，果期 8 ~ 10 月。

| **生境分布** | 内蒙古无野生分布。内蒙古地区有少量栽培，用于园林绿化。

| **资源情况** | 无野生资源，栽培资源一般。药材来源于栽培。

| **采收加工** | **中药** 丹参：春、秋季采挖，除去泥沙，干燥。
蒙药 乌兰 – 温都素：同"丹参"。

| **药材性状** | **中药** 丹参：本品根茎短粗，先端有时残留茎基。根数条，长圆柱形，略弯曲，有的分枝并具须状细根，长 10 ~ 20 cm，直径 0.3 ~ 1 cm。表面棕红色或暗棕红色，粗糙，具纵皱纹。老根外皮疏松，多显紫棕色，常呈鳞片状剥落。质硬而脆，断面疏松，有裂隙或略平整而致密，皮部棕红色，木部灰黄色或紫褐色，导管束黄白色，呈放射状排列。气微，味微苦涩。

| **功能主治** | **中药** 丹参：苦，微寒。归心、肝经。活血祛瘀，通经止痛，清心除烦，凉血消痈。用于胸痹心痛，脘腹胁痛，癥瘕积聚，热痹疼痛，心烦不眠，月经不调，痛经经闭，疮疡肿痛。

蒙药 乌兰 – 温都素：苦，凉，糙、轻、钝。清血热，燥恶血，止泻。用于宝日热，脉热，肝宝日，乳腺肿胀，月经不调，崩漏，热泻，搏热。

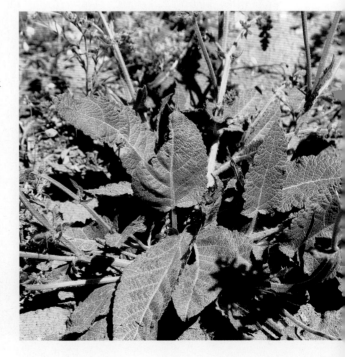

| **用法用量** | **中药** 丹参：内服煎汤，10 ~ 15 g。
蒙药 乌兰 – 温都素：多入汤、散、丸剂。

| **附 注** | 本种为 2020 年版《中国药典》收载的丹参药材的基原。

唇形科 Lamiaceae 鼠尾草属 Salvia

一串红 *Salvia splendens* Ker-Gawl.

| **植物别名** | 炮仗红、象牙红、西洋红。

| **蒙文名** | 乌兰 – 木胡勒吉。

| **药材名** | 一串红（药用部位：全草。别名：墙下红、象牙海棠、炮仗红）。

| **形态特征** | 亚灌木状草本，高可达 90 cm。茎钝四棱形，具浅槽，无毛。叶卵圆形，先端渐尖，基部截形或圆形，稀钝，边缘具锯齿，上面绿色，下面色较淡，两面无毛，下面具腺点。轮伞花序具 2～6 花，组成顶生总状花序，花序长达 20 cm 或以上；苞片卵圆形，红色；花梗密被染红的具腺柔毛，花序轴被微柔毛；花萼钟形，红色，外面沿脉上被染红的具腺柔毛，内面在上半部被微硬伏毛；花冠红色，外

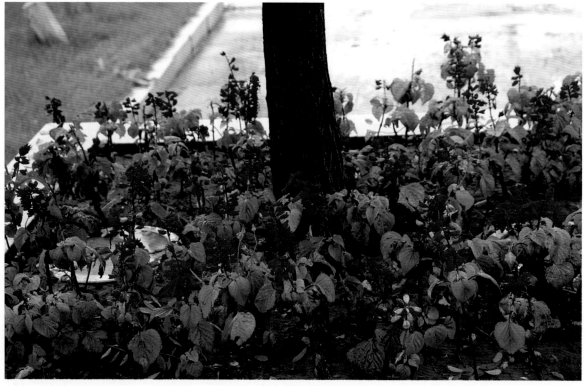

一串红

被微柔毛，内面无毛，下唇比上唇短；能育雄蕊 2，近外伸，上下臂近等长，上臂药室发育，下臂药室不育，下臂粗大；退化雄蕊短小；花柱与花冠近相等，先端不相等 2 裂，前裂片较长；花盘等大。小坚果椭圆形，暗褐色，先端具不规则、极少数的折皱突起，边缘或棱具狭翅，光滑。花期 5 ~ 10 月。

| **生境分布** | 内蒙古无野生分布。内蒙古地区有少量栽培，用于园林绿化。

| **资源情况** | 无野生资源，栽培资源较丰富。药材来源于栽培。

| **采收加工** | 生长期间皆可采收，鲜用或晒干。

| **功能主治** | 辛、苦，凉。凉血止血，清热利湿，散瘀止痛。用于咯血，吐血，便血，血崩，泄泻，痢疾，胃痛，经期腹痛，产后瘀血腹痛，跌打损伤，风湿痹痛。

| **用法用量** | 内服煎汤，9 ~ 30 g。

| **附   注** | 本种喜阳，也耐半阴，适宜疏松、肥沃和排水良好的砂壤土。

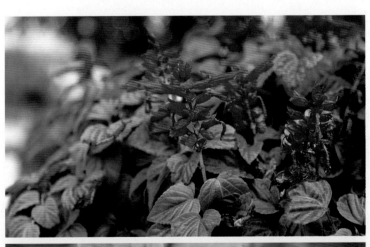

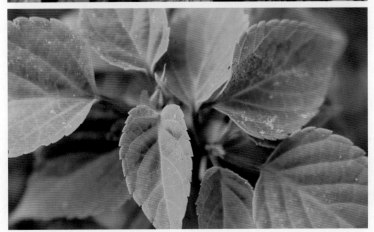

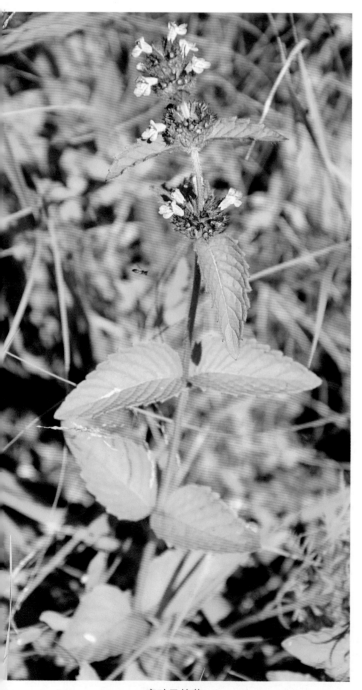

麻叶风轮菜

唇形科 Lamiaceae 风轮菜属 Clinopodium

麻叶风轮菜

Clinopodium urticifolium (Hance) C. Y. Wu et Hsuan ex H. W. Li

| 植物别名 |

风车草、风轮菜。

| 蒙 文 名 |

道归－其其格。

| 药 材 名 |

麻叶风轮菜（药用部位：全草）。

| 形态特征 |

多年生直立草本，根茎木质。茎高 25～80 cm，钝四棱形，具细条纹，坚硬，基部半木质，常带紫红色。叶卵圆形、卵状长圆形至卵状披针形，先端钝或急尖，基部近平截至圆形，边缘锯齿状，坚纸质，上面榄绿色，被极疏的短硬毛，下面色略淡，主要沿各级脉上被稀疏、贴生、具节的疏柔毛；下部叶叶柄较长，向上渐短，腹凹背凸，密被具节疏柔毛。轮伞花序多花密集，半球形；苞叶叶状，下部者超出轮伞花序，上部者与轮伞花序等长，且呈苞片状；苞片线形，常染紫红色，明显具肋；总梗分枝多数；花萼狭管状，上部染紫红色；花冠紫红色，外被微柔毛；花柱微露出，先端不相等 2 浅裂，裂片扁平；花盘平顶；子房无毛。小坚果倒

卵形，褐色，无毛。花期 6～8 月，果期 8～10 月。

| **生境分布** | 中生植物。生于山地森林及森林草原带的林下、林缘、灌丛，也见于沟谷草甸及路旁。分布于内蒙古乌兰察布市（卓资县）、呼和浩特市（回民区、土默特左旗、武川县、新城区）、包头市（固阳县、九原区、石拐区、土默特右旗）。

| **资源情况** | 野生资源一般。药材来源于野生。

| **采收加工** | 夏、秋季采收，晒干。

| **功能主治** | 疏风清热，解毒止痢，活血止血。用于感冒，中暑，痢疾，肝炎，急性胆囊炎，急性腮腺炎，目赤红肿，疔疮肿毒，皮肤瘙痒，妇女各种出血证，尿血，外伤出血。

| **用法用量** | 内服煎汤，10～15 g；或捣汁服。外用适量，捣敷；或煎汤洗。

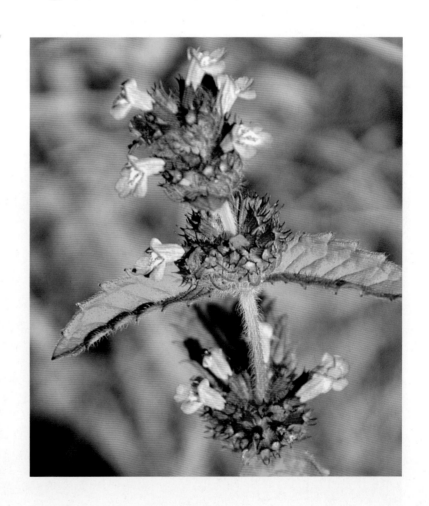

百里香
Thymus mongolicus Ronn.

| **植物别名** | 地角花、地椒叶、千里香。

| **蒙 文 名** | 岗嘎-额布苏。

| **药 材 名** | 地椒（药用部位：全草。别名：地花椒、山椒、百里香）。

| **形态特征** | 半灌木。茎多数，匍匐或上升；不育枝从茎的末端或基部生出，匍匐或上升，被短柔毛；花枝在花序下密被向下曲或稍平展的疏柔毛，下部毛变短而疏，具 2 ～ 4 对叶，基部有脱落的先出叶。叶为卵圆形，先端钝或稍锐尖，基部楔形或渐狭，全缘或稀有 1 ～ 2 对小锯齿，两面无毛，侧脉 2 ～ 3 对，在下面微凸起，腺点多少有些明显，叶柄明显，靠下部的叶柄长约为叶片的 1/2，在上部则较短；苞叶与叶同形，边缘在下部 1/3 处具缘毛。花序头状，多花或少花，花

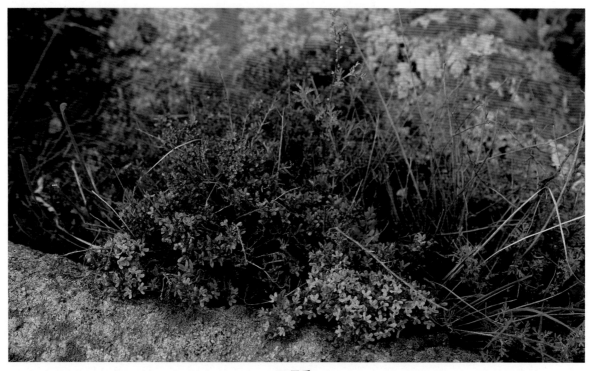

百里香

具短梗；花萼管状钟形或狭钟形，下部被疏柔毛，上部近无毛，下唇较上唇长或与上唇近相等，上唇齿短，齿不超过上唇全长的 1/3，具缘毛或无毛；花冠紫红色，被疏短柔毛，花冠筒伸长，向上稍增大。小坚果卵圆形，压扁状，光滑。花期 7 ~ 8 月。

| **生境分布** | 生于典型草原带、森林草原带的砂砾质平原、石质丘陵及山地田坡，也见于荒漠区的山地砾石质坡地。一般多散生于草原群落中，也常在石质丘顶与其他砾石生植物聚生成小片群落，可成为其中的优势种。分布于内蒙古呼伦贝尔市（海拉尔区、扎赉诺尔区、满洲里市、扎兰屯市、牙克石市、额尔古纳市、阿荣旗、新巴尔虎左旗、新巴尔虎右旗、陈巴尔虎旗、莫力达瓦达斡尔族自治旗、鄂伦春自治旗、鄂温克族自治旗）、兴安盟（乌兰浩特市、突泉县、扎赉特旗、科尔沁右翼前旗、科尔沁右翼中旗）、通辽市（奈曼旗、库伦旗、扎鲁特旗、科尔沁左翼中旗、科尔沁左翼后旗）、赤峰市（红山区、松山区、宁城县、阿鲁科尔沁旗、巴林右旗、克什克腾旗、翁牛特旗、喀喇沁旗、敖汉旗）、锡林郭勒盟（锡林浩特市、多伦县、苏尼特左旗、苏尼特右旗、阿巴嘎旗、东乌珠穆沁旗、西乌珠穆沁旗、镶黄旗、正镶白旗、太仆寺旗）、乌兰察布市（集宁区、丰镇市、四子王旗、察哈尔右翼前旗、察哈尔右翼中旗、察哈尔右翼后旗、凉城县、卓资县、兴和县、商都县、化德县）、呼和浩特市（玉泉区、赛罕区、托克托县、清水河县、武川县、和林格尔县、土默特左旗）、包头市（石拐区、固阳县、达尔罕茂明安联合旗、白云鄂博矿区）、鄂尔多斯市（东胜区、康巴什区、达拉特旗、准格尔旗、鄂托克旗、杭锦旗、乌审旗、伊金霍洛旗）、巴彦淖尔市（乌拉特前旗、乌拉特中旗、乌拉特后旗）、阿拉善盟（阿拉善左旗）。 |

| **资源情况** | 野生资源较丰富。药材来源于野生。 |

| **采收加工** | 7 ~ 8 月采收，洗净，鲜用或晒干。 |

| **药材性状** | 本品茎呈方柱形，多分枝，长 5 ~ 18 cm，直径约 1 mm；表面紫褐色，幼茎被白色柔毛，节明显，匍匐茎节上具细根。叶多皱缩，展平后呈卵圆形，长 0.3 ~ 1 cm，宽 1.5 ~ 4 mm，先端钝或稍锐尖，基部楔形，全缘，下面腺点明显。小花集成头状，紫色或淡紫色。小坚果近圆形或卵圆形，压扁状。气芳香，味辛。 |

| **功能主治** | 辛，平；有小毒。祛风止咳，健脾行气，利湿通淋。用于感冒头痛，咳嗽，脘腹疼痛，消化不良，呕吐腹泻，牙痛，小便涩痛，湿疹瘙痒，疮痈肿痛。 |

| **用法用量** | 内服煎汤，9 ~ 12 g；或研末；或浸酒。外用适量，研末撒；或煎汤洗。 |

唇形科 Lamiaceae 薄荷属 Mentha

薄荷 *Mentha haplocalyx* Briq.

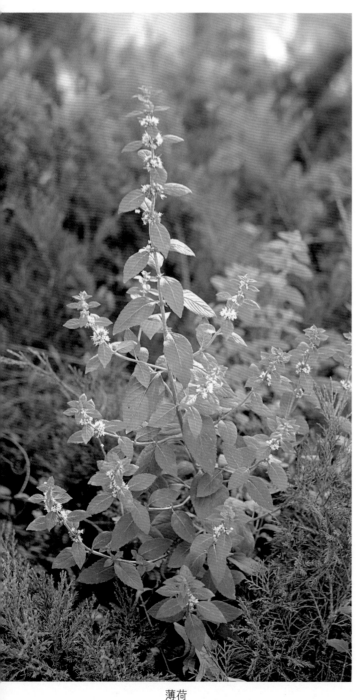

薄荷

| 植物别名 |

野薄荷、东北薄荷、水益母。

| 蒙 文 名 |

巴得日阿西。

| 药 材 名 |

中药 薄荷（药用部位：地上部分。别名：野薄荷、苏薄荷、土薄荷）。

蒙药 巴得日阿西（药用部位：地上部分）。

| 形态特征 |

多年生草本。茎直立，高 30 ~ 60 cm，下部数节具纤细的须根及水平匍匐根茎，锐四棱形，具 4 槽，上部被倒向微柔毛，下部仅沿棱上被微柔毛，多分枝。叶片长圆状披针形，边缘在基部以上疏生粗大的牙齿状锯齿，侧脉 5 ~ 6 对，与中肋在上面微凹陷、下面显著。轮伞花序腋生，球形，花梗纤细；花萼管状钟形，外被微柔毛及腺点，内面无毛，具 10 脉，不明显，萼齿 5，狭三角状钻形；花冠淡紫色，外面略被微柔毛，内面在喉部以下被微柔毛，冠檐 4 裂，上裂片先端 2 裂，较大，其余 3 裂片近等大；雄蕊 4，前对较长，均伸出花冠之外，花丝丝状，无毛，花药 2 室；花柱略超出雄蕊，先端近相等 2 浅

裂。小坚果卵珠形，黄褐色，具小腺窝。花期 7 ~ 8 月，果期 9 月。

| 生境分布 | 生于水旁低湿地，如湖滨草甸、河滩沼泽草甸。分布于内蒙古呼伦贝尔市（海拉尔区、扎赉诺尔区、满洲里市、扎兰屯市、牙克石市、根河市、额尔古纳市、新巴尔虎左旗、陈巴尔虎旗、莫力达瓦达斡尔族自治旗、鄂伦春自治旗、鄂温克族自治旗）、兴安盟（乌兰浩特市、阿尔山市、突泉县、扎赉特旗、科尔沁右翼前旗、科尔沁右翼中旗）、通辽市（霍林郭勒市、开鲁县、库伦旗、扎鲁特旗、科尔沁左翼后旗）、赤峰市（红山区、松山区、元宝山区、林西县、宁城县、阿鲁科尔沁旗、巴林左旗、巴林右旗、克什克腾旗、喀喇沁旗、敖汉旗）、锡林郭勒盟（锡林浩特市、二连浩特市、多伦县、苏尼特左旗、西乌珠穆沁旗、镶黄旗、正镶白旗、太仆寺旗、正蓝旗）、乌兰察布市（丰镇市、四子王旗、察哈尔右翼后旗、凉城县、卓资县、兴和县）、呼和浩特市（赛罕区、清水河县、武川县、和林格尔县、土默特左旗）、包头市（昆都仑区、东河区、土默特右旗）、鄂尔多斯市（东胜区、达拉特旗、准格尔旗、鄂托克旗、杭锦旗、乌审旗、伊金霍洛旗）、巴彦淖尔市（临河区、磴口县、杭锦后旗、乌拉特后旗）。

| 资源情况 | 野生资源一般，栽培资源较少。药材来源于野生和栽培。

| 采收加工 | **中药** 薄荷：夏、秋季茎叶茂盛或花开至 3 轮时，选晴天分次采割，晒干或阴干。
蒙药 巴得日阿西：夏、秋季采收，除去杂质，洗净泥土，阴干，切段。

| 药材性状 | **中药** 薄荷：本品茎呈方柱形，有对生分枝，长 15 ~ 40 cm，直径 0.2 ~ 0.4 cm；表面紫棕色或淡绿色，棱角处具茸毛，节间长 2 ~ 5 cm；质脆，断面白色，髓部中空。叶对生，有短柄；叶片皱缩卷曲，完整者展平后呈宽披针形、长椭圆形或卵形，长 2 ~ 7 cm，宽 1 ~ 3 cm；上表面深绿色，下表面灰绿色，稀被茸毛，有凹点状腺鳞。轮伞花序腋生，花萼钟状，先端 5 齿裂，花冠淡紫色。揉搓后有特殊清凉香气，味辛凉。

| 功能主治 | **中药** 薄荷：辛，凉。归肺、肝经。疏散风热，清利头目，利咽，透疹，疏肝行气。用于风热感冒，风温初起，头痛，目赤，喉痹，口疮，风疹，麻疹，胸胁胀闷。
蒙药 巴得日阿西：辛，凉。祛风热，清头目。用于风热感冒，头痛，目赤，咽喉肿痛，口舌生疮，牙痛，荨麻疹，风疹。

| 用法用量 | **中药** 薄荷：内服煎汤，3 ~ 6 g，后下。外用适量，煎汤洗；或捣汁涂敷。
蒙药 巴得日阿西：单用 1.5 ~ 3 g；或入丸、散剂。

| 附 注 | （1）在 FOC 中，本种的拉丁学名被修订为 *Mentha canadensis* Linnaeus。
（2）本种为 2020 年版《中国药典》收载的薄荷药材的基原。

唇形科 Lamiaceae 薄荷属 Mentha

兴安薄荷

Mentha dahurica Fisch. ex Benth.

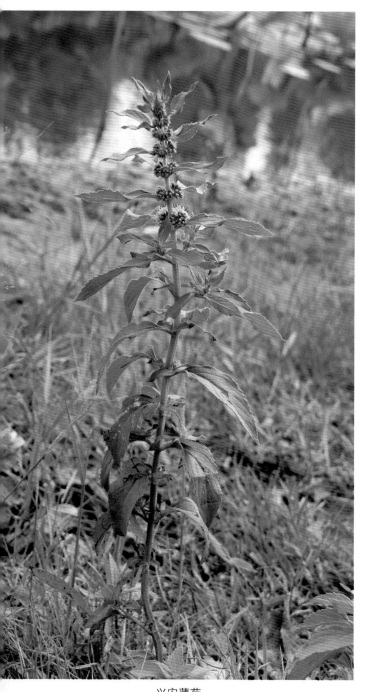

兴安薄荷

| 植物别名 |

野薄荷。

| 蒙 文 名 |

兴安 – 巴得日阿西。

| 药 材 名 |

中药 薄荷（药用部位：地上部分。别名：野薄荷、苏薄荷、土薄荷）。

蒙药 巴得日阿西（药用部位：地上部分）。

| 形态特征 |

多年生草本。茎直立，高 30 ～ 60 cm，单一，稀有分枝，向基部无叶，基部各节有纤细须根及细长的地下枝，沿棱上被倒向微柔毛，四棱形，具槽，淡绿色，有时带紫色。叶片卵形或长圆形，边缘在基部以上具浅圆齿状锯齿或近全缘，近膜质。轮伞花序具 5 ～ 13 花，茎顶 2 轮伞花序聚集成头状花序，该花序长超过苞叶，而其下 1 ～ 2 节的轮伞花序稍远隔；小苞片线形，上弯，被微柔毛；花梗被微柔毛；花萼管状钟形，外面沿脉上被微柔毛，内面无毛，具 10 ～ 13 脉，萼齿 5，具微尖头，果时花萼宽钟形；花冠浅红色或粉紫色，外面无毛，内面在喉部被微柔毛，

自基部向上逐渐扩大，冠檐 4 裂，上裂片明显 2 浅裂；雄蕊 4，前对较长，花药紫色，2 室。小坚果卵球形，光滑。花期 7 ~ 8 月。

| 生境分布 | 生于山地森林地带及森林草原带的河滩湿地及草甸。分布于内蒙古呼伦贝尔市（牙克石市、根河市、额尔古纳市、莫力达瓦达斡尔族自治旗、鄂伦春自治旗、鄂温克族自治旗）、兴安盟（阿尔山市、扎赉特旗）、通辽市（奈曼旗、扎鲁特旗）。

| 资源情况 | 野生资源较少。药材来源于野生。

| 采收加工 | **中药** 薄荷：夏、秋季茎叶茂盛或花开至 3 轮时，选晴天分次采割，晒干或阴干。
蒙药 巴得日阿西：夏、秋季采收，除去杂质，洗净泥土，阴干，切段。

| 功能主治 | **中药** 薄荷：辛，凉。归肺、肝经。疏散风热，清利头目，利咽，透疹，疏肝行气。用于风热感冒，风温初起，头痛，目赤，喉痹，口疮，风疹，麻疹，胸胁胀闷。
蒙药 巴得日阿西：辛，凉。祛风热，清头目。用于风热感冒，头痛，目赤，咽喉肿痛，口舌生疮，牙痛，荨麻疹，风疹。

| 用法用量 | **中药** 薄荷：内服煎汤，3 ~ 6 g，后下。外用适量，煎汤洗；或捣汁涂敷。
蒙药 巴得日阿西：单用 1.5 ~ 3 g；或入丸、散剂。

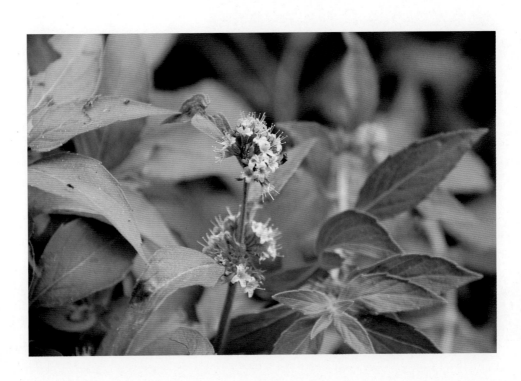

唇形科 Lamiaceae 地笋属 Lycopus

地笋

Lycopus lucidus Turcz.

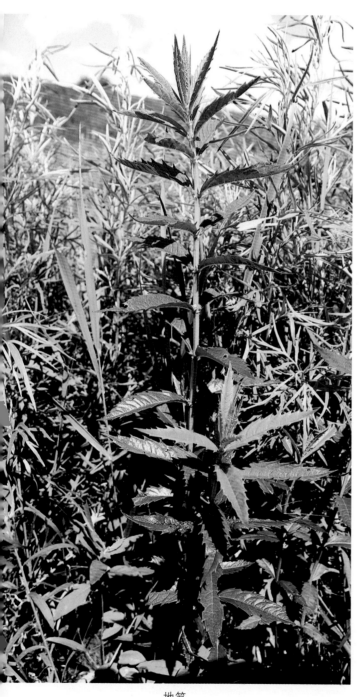

地笋

| 植物别名 |

地瓜苗、地参、泽兰。

| 蒙 文 名 |

给拉嘎日 – 额布斯。

| 药 材 名 |

地笋（药用部位：根茎。别名：泽兰根、地蚕子、野三七）、泽兰（地上部分。别名：野麻花、矮地瓜儿苗、地溜秧）。

| 形态特征 |

多年生草本，高 0.6 ～ 1.7 m。根茎横走，具节，节上密生须根，先端肥大、呈圆柱形。茎直立，不分枝，四棱形，具槽，绿色，于节上带紫红色，无毛，或在节上疏生小硬毛。叶披针形，边缘具锐尖粗牙齿状锯齿，两面或上面具光泽，亮绿色，两面均无毛，下面具凹陷的腺点，侧脉 6 ～ 7 对，与中脉在上面不显著，在下面凸出。轮伞花序无梗，多花密集，小苞片先端刺尖，位于外方者超过花萼，具 3 脉，位于内方者短于花萼，具 1 脉，边缘均具小纤毛；花萼钟形，两面无毛，外面具腺点，萼齿 5，具刺尖头，边缘具小缘毛；花冠白色，外面在冠檐上具腺点，内面

在喉部具白色短柔毛。小坚果倒卵圆状四边形，基部略狭，褐色，边缘加厚，背面平，腹面具棱，有腺点。花期7～8月，果期8～9月。

| **生境分布** | 生于森林区、森林草原带的河滩草甸、沼泽化草甸及其他低湿地生境中。分布于内蒙古呼伦贝尔市（扎兰屯市、根河市、额尔古纳市、莫力达瓦达斡尔族自治旗）、兴安盟（阿尔山市、扎赉特旗、科尔沁右翼前旗、科尔沁右翼中旗）、通辽市（开鲁县、库伦旗）、赤峰市（宁城县、阿鲁科尔沁旗、巴林右旗、敖汉旗）、锡林郭勒盟（多伦县、苏尼特左旗）、鄂尔多斯市（达拉特旗、准格尔旗、鄂托克旗、杭锦旗、乌审旗）、乌海市（海勃湾区、海南区）。

| **资源情况** | 野生资源较少。药材来源于野生。

| **采收加工** | 地笋：秋季采挖，除去地上部分，洗净，晒干。
泽兰：夏、秋季采割，除去根茎及杂质，晒干，切段。

| **药材性状** | 地笋：本品形似地蚕，长4～8 cm，直径约1 cm，表面黄棕色，有7～12环节。质脆，断面白色。气香，味甘。
泽兰：本品茎呈方柱形，四面均有浅纵沟，长60～100 cm，直径2～5 mm，表面黄绿色或稍带紫色，节明显，节间长2～11 cm；质脆，易折断，髓部中空。叶对生，多皱缩，展平后呈披针形或长圆形，边缘有锯齿，上表面黑绿色，下表面灰绿色，有棕色腺点。花簇生于叶腋，呈轮状，花冠多脱落，苞片及花萼宿存。气微，味淡。

| **功能主治** | 地笋：甘、辛，平。归肝、脾经。化瘀止血，益气利水。用于衄血，吐血，产后腹痛，黄疸，水肿，带下，气虚乏力。
泽兰：苦、辛，微温。归肝、脾经。活血化瘀，行水消肿，解毒消痈。用于妇女经闭，痛经，产后瘀滞腹痛，身面浮肿，跌打损伤，痈肿疮毒。

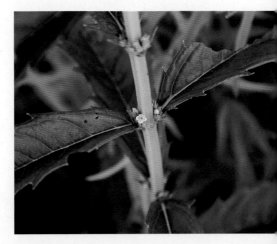

| **用法用量** | 地笋：内服煎汤，4～9 g；或浸酒。外用适量，捣敷；或浸酒涂。
泽兰：内服煎汤，6～12 g；或入丸、散剂。外用适量，鲜品捣敷；或煎汤熏洗。

唇形科 Lamiaceae 地笋属 Lycopus

硬毛地笋

Lycopus lucidus Turcz. ex Benth. var. *hirtus* Regel

| 蒙 文 名 | 西润 – 给拉嘎日 – 额布苏。

| 药 材 名 | 地笋（药用部位：根茎。别名：泽兰根、地蚕子、野三七）、泽兰（地
上部分。别名：野麻花、矮地瓜儿苗、地溜秧）。

| 形态特征 | 多年生草本，高 0.6 ~ 1.7 m。根茎横走，具节。茎棱上被向上的小
硬毛，节上密生硬毛。叶片披针形，暗绿色，上面密被细刚毛状硬毛。
轮伞花序无梗，花时直径 1.2 ~ 1.5 cm，多花密集，其下承以小苞
片；小苞片卵圆形至披针形，位于外方者超过花萼，长达 5 mm，具
3 脉，位于内方者长 2 ~ 3 mm，具 1 脉，边缘均具小纤毛；花萼钟
形，长 3 mm，两面无毛，萼齿 5，披针状三角形，长 2 mm，具刺
尖头，边缘具小缘毛；花冠白色，长 5 mm，花冠筒长约 3 mm，冠

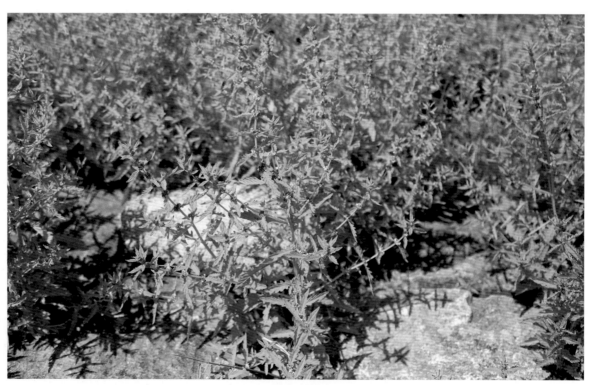

硬毛地笋

檐不明显二唇形；雄蕊仅前对能育，花丝丝状，花药卵圆形，2室，室略叉开，后对雄蕊退化，先端棍棒状；花柱伸出花冠，先端相等2浅裂，裂片线形。小坚果倒卵圆状四边形，长1.6 mm，宽1.2 mm，褐色，边缘加厚，背面平，有腺点。花期6～9月，果期8～10月。

| 生境分布 | 生于河滩草甸及灌丛中。分布于内蒙古赤峰市（喀喇沁旗）、锡林郭勒盟（多伦县）。

| 资源情况 | 野生资源常见。药材来源于野生。

| 采收加工 | 地笋：秋季采挖，除去地上部分，洗净，晒干。
泽兰：夏、秋季采割，除去根茎及杂质，晒干，切段。

| 功能主治 | 地笋：甘、辛，平。归肝、脾经。化瘀止血，益气利水。用于衄血，吐血，产后腹痛，黄疸，水肿，带下，气虚乏力。
泽兰：苦、辛，微温。归肝、脾经。活血化瘀，行水消肿，解毒消痈。用于妇女经闭，痛经，产后瘀滞腹痛，身面浮肿，跌打损伤，痈肿疮毒。

| 用法用量 | 地笋：内服煎汤，4～9 g；或浸酒。外用适量，捣敷；或浸酒涂。
泽兰：内服煎汤，6～12 g；或入丸、散剂。外用适量，鲜品捣敷；或煎汤熏洗。

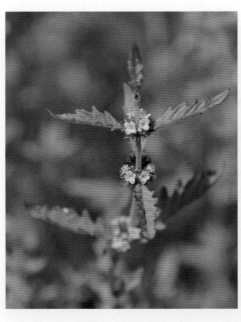
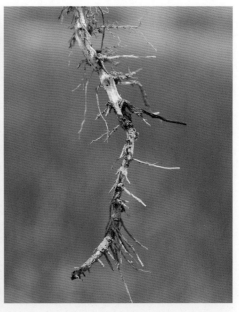

唇形科 Lamiaceae 香薷属 Elsholtzia

木香薷
Elsholtzia stauntoni Benth.

| 植物别名 | 柴荆芥、木本香薷。

| 蒙 文 名 | 毛都力格－昂给鲁木－其其格。

| 药 材 名 | 木香薷（药用部位：全草。别名：柴荆芥、香荆芥、野荆芥）。

| 形态特征 | 半灌木，高 20 ~ 50 cm。茎直立，紫红色，被微柔毛，上部多分枝。叶披针形至椭圆状披针形，先端渐尖，基部渐狭至叶柄，边缘具粗锯齿，上面边缘及中脉被微柔毛，下面中脉及侧脉略被微柔毛，密布凹腺点，叶具柄。轮伞花序，具 5 ~ 10 花，组成顶生的穗状花序，近偏向一侧；苞片披针形或条状披针形；花萼管状钟形，外面密被白色绒毛，里面仅萼齿上被灰白色绒毛，萼齿 5，近等大，卵状披针形；花冠淡红紫色，二唇形，上唇先端微缺，下唇 3 裂，中裂片

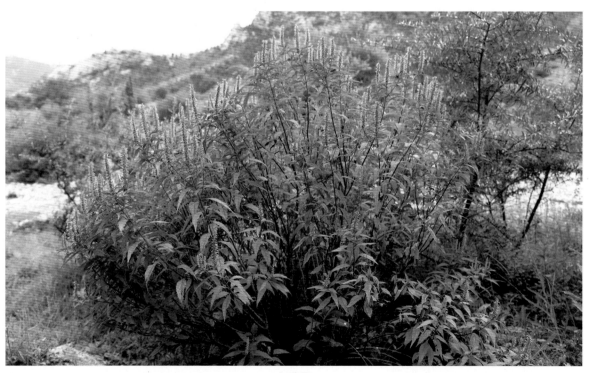

木香薷

近圆形，侧裂片近卵圆形，外面被白色柔毛及稀疏的腺点，里面具间断的髯毛毛环，花冠筒长约 6 mm；雄蕊 4，前对较长，明显伸出；子房无毛，花柱与雄蕊等长或略长。小坚果椭圆形，光滑。花果期 7 ~ 10 月。

| 生境分布 | 生于草原区山地灌丛、沟谷及石质山坡。分布于内蒙古赤峰市（宁城县、喀喇沁旗）、乌兰察布市（凉城县）。

| 资源情况 | 野生资源较少。药材来源于野生。

| 采收加工 | 夏、秋季采收，切段，晒干或鲜用。

| 功能主治 | 辛、苦，微温。理气，止痛，开胃。用于胃气疼痛，气滞疼痛，呕吐，泄泻，痢疾，感冒，发热，头痛，风湿关节痛。

| 用法用量 | 内服煎汤，9 ~ 15 g。

| 附　　注 | 在 FOC 中，本种被修订为华北香薷 *Elsholtzia stauntonii* Benth.。

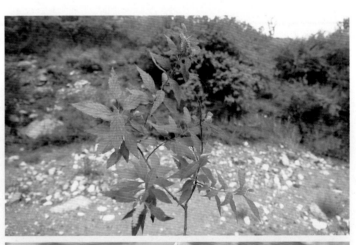

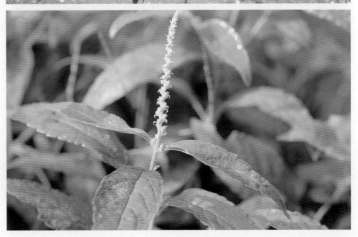

唇形科 Lamiaceae　香薷属 Elsholtzia

密花香薷 *Elsholtzia densa* Benth.

| **植物别名** | 咳嗽草、野紫苏、萼果香薷。

| **蒙文名** | 伊嘎楚－昂给鲁木－其其格。

| **药材名** | 密花香薷（药用部位：全草。别名：咳嗽草、野紫苏、臭香茹）。

| **形态特征** | 草本，高 20～60 cm，密生须根。茎直立，自基部多分枝，分枝细长，茎及枝均为四棱形，具槽，被短柔毛。叶长圆状披针形，边缘在基部以上具锯齿，草质，两面被短柔毛，侧脉 6～9 对，与中脉在上面下陷、在下面明显；叶柄背腹扁平，被短柔毛。穗状花序长圆形，密被紫色串珠状长柔毛，由密集的轮伞花序组成；最下的 1 对苞叶与叶同形，向上呈苞片状，外面及边缘被具节长柔毛；花萼钟状，外面及边缘密被紫色串珠状长柔毛，萼齿 5，

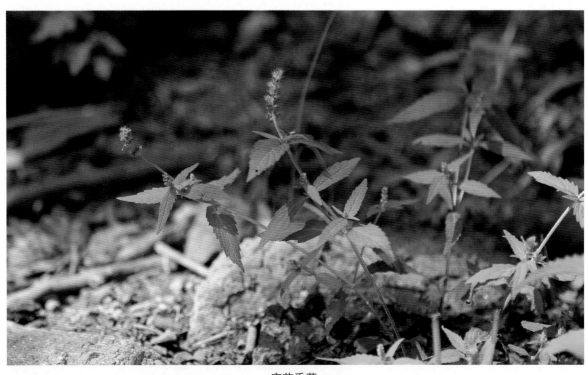

密花香薷

后 3 齿稍长，果时花萼膨大，外面极密被串珠状紫色长柔毛；花冠小，淡紫色，外面及边缘密被紫色串珠状长柔毛，内面在花丝基部具不明显的小疏柔毛环，花冠筒向上渐宽大。小坚果，暗褐色，被极细微柔毛，腹面略具棱，先端具小疣状突起。花期 7 ~ 9 月。

| 生境分布 | 生于林缘、高山草甸、林下、河边及山坡荒地。分布于内蒙古呼伦贝尔市（海拉尔区、扎兰屯市、牙克石市、额尔古纳市、阿荣旗、莫力达瓦达斡尔族自治旗、鄂伦春自治旗、鄂温克族自治旗）、兴安盟（突泉县、科尔沁右翼前旗）、赤峰市（宁城县、阿鲁科尔沁旗、巴林右旗、克什克腾旗、喀喇沁旗、敖汉旗）、锡林郭勒盟（锡林浩特市、多伦县、西乌珠穆沁旗、正镶白旗、太仆寺旗、正蓝旗）、乌兰察布市（丰镇市、四子王旗、察哈尔右翼前旗、卓资县、兴和县、商都县）、呼和浩特市（清水河县、土默特左旗）、包头市（固阳县、土默特右旗、达尔罕茂明安联合旗）。

| 资源情况 | 野生资源一般。药材来源于野生。

| 采收加工 | 7 ~ 9 月采收，割取地上部分，阴干，扎把，切碎或鲜用。

| 功能主治 | 辛，微温。发汗解暑，利水消肿。用于伤暑感冒，水肿；外用于脓疮及皮肤病。

| 用法用量 | 内服煎汤，3 ~ 9 g。外用适量，捣敷；或研末敷。

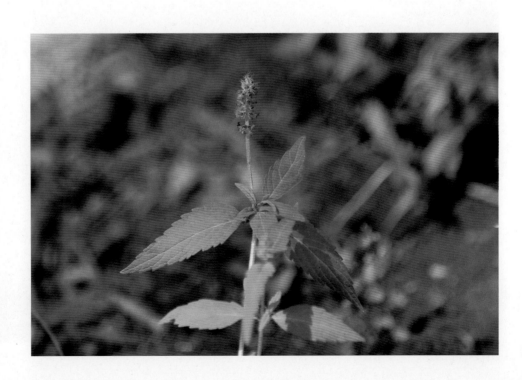

唇形科 Lamiaceae 香薷属 Elsholtzia

香薷
Elsholtzia ciliata (Thunb.) Hyland.

植物别名	香草、山苏子、土香薷。
蒙 文 名	昂给鲁木 – 其其格。
药 材 名	土香薷（药用部位：地上部分。别名：香薷、山苏子、野芝麻）。
形态特征	直立草本，高 0.3 ~ 0.5 m，具密集的须根。茎通常自中部以上分枝，钝四棱形，具槽，呈麦秆黄色，老时变紫褐色。叶卵形，基部楔状下延成狭翅，边缘具锯齿，上面绿色，疏被小硬毛，下面淡绿色，主脉上疏被小硬毛，余部散布松脂状腺点，侧脉 6 ~ 7 对；叶柄背平腹凸，边缘具狭翅，疏被小硬毛。穗状花序偏向一侧，由多花的轮伞花序组成；苞片先端具芒状突尖，外面疏布松脂状腺点，内面

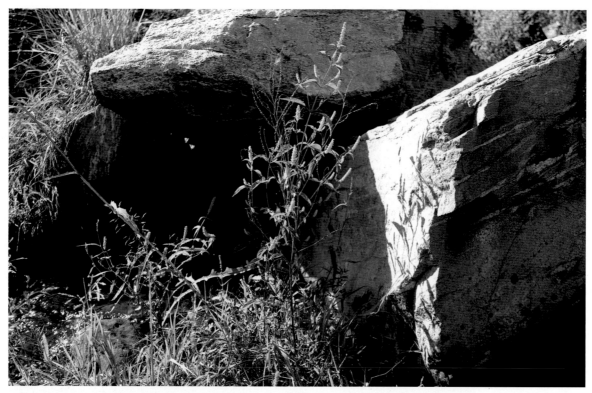

香薷

边缘具缘毛；花梗纤细，近无毛，花序轴密被白色短柔毛；花萼外面被疏柔毛，疏生腺点，内面无毛，萼齿 5，前 2 齿较长，先端具针状尖头，边缘具缘毛；花冠淡紫色，外面被柔毛，上部夹生有稀疏腺点，喉部被疏柔毛，花冠筒自基部向上渐宽。小坚果棕黄色，光滑。花果期 7 ~ 10 月。

| 生境分布 | 生于山地阔叶林林下、林缘、灌丛及山地草甸，也见于较湿润的田野及路边。分布于内蒙古呼伦贝尔市（牙克石市、额尔古纳市、新巴尔虎左旗、鄂伦春自治旗）、兴安盟（扎赉特旗、科尔沁右翼中旗）、通辽市（奈曼旗）、赤峰市（红山区、林西县、宁城县、阿鲁科尔沁旗、巴林右旗、克什克腾旗、翁牛特旗、喀喇沁旗、敖汉旗）、锡林郭勒盟（多伦县、东乌珠穆沁旗）、乌兰察布市（四子王旗、凉城县、卓资县、兴和县）、呼和浩特市（和林格尔县、土默特左旗）、包头市（土默特右旗）、巴彦淖尔市（乌拉特前旗）。

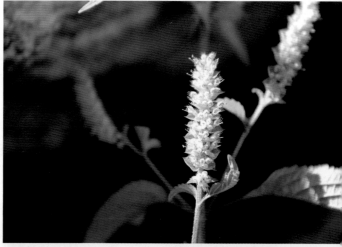

| 资源情况 | 野生资源较少。药材来源于野生。

| 采收加工 | 夏、秋季采收，除去残根及杂质，晒干或阴干，切段。

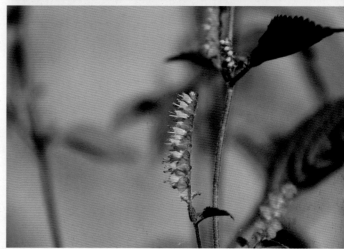

| 功能主治 | 辛，微温。归肺、胃经。发汗解暑，化湿，利水。用于夏季感冒，发热无汗，泄泻，小便不利。

| 用法用量 | 内服煎汤，3 ~ 9 g；或入丸、散剂。

唇形科 Lamiaceae 香茶菜属 Rabdosia

蓝萼香茶菜
Rabdosia japonica (Burm. f.) Hara var. *glaucocalyx* (Maxim.) Hara

| 植物别名 | 山苏子、香茶菜、回菜花。

| 蒙文名 | 呼和 – 刀格替 – 其其格。

| 药材名 | 香茶菜（药用部位：全草。别名：倒根野苏、野苏子、回菜花）。

| 形态特征 | 多年生草本。根茎木质，粗大。侧根细长。茎直立，四棱形，具纵槽，下部被柔毛，上部近无毛。叶卵形或宽卵形，先端的顶齿尾状渐尖，基部楔形，边缘有粗大的钝锯齿，上面疏被短柔毛，下面仅脉上被短柔毛，叶柄上部有宽展的翅。圆锥花序顶生，由多数具（3 ~）5 ~ 7 花的聚伞花序组成；小苞片条形；花萼钟状，外面密被贴生微柔毛，里面无毛，萼齿 5，三角形，短于萼筒，近等长，

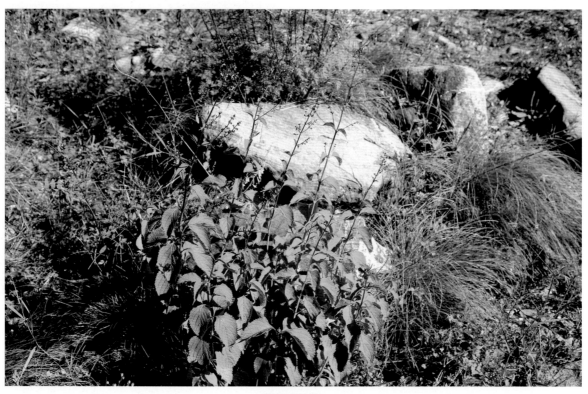

蓝萼香茶菜

前 2 齿稍宽而长；花冠淡紫色或紫蓝色，外面被短柔毛，里面无毛，冠檐二唇形，上唇反折，先端 4 圆裂，下唇卵圆形；雄蕊 4，伸出，花丝扁平，中部以下具髯毛；花柱伸出花冠之外，先端相等 2 浅裂；花盘环状。小坚果宽倒卵形，黄褐色，无毛，先端具疣状突起。花期 7 ～ 8 月，果期 9 ～ 10 月。

| 生境分布 | 生于山地阔叶林林下、林缘与灌丛中，也见于山地沟谷及较湿润的撂荒地。分布于内蒙古呼伦贝尔市（扎兰屯市、牙克石市、额尔古纳市、阿荣旗、莫力达瓦达斡尔族自治旗、鄂伦春自治旗）、兴安盟（阿尔山市、扎赉特旗、科尔沁右翼前旗、科尔沁右翼中旗）、赤峰市（红山区、林西县、宁城县、阿鲁科尔沁旗、巴林左旗、巴林右旗、翁牛特旗、喀喇沁旗、敖汉旗）、乌兰察布市（卓资县）、呼和浩特市（土默特左旗）、包头市（土默特右旗）。

| 资源情况 | 野生资源较少。药材来源于野生。

| 采收加工 | 夏、秋季采收，洗净，切段，晒干。

| 药材性状 | 本品根粗大，呈不规则块状，表面黄棕色或褐色，有侧根或侧根痕；木质，坚硬，不易折断，断面浅棕色。茎四棱形，长短不一，直径 2 ～ 4 mm；表面黄绿色或暗紫红色，具纵槽；质脆，易折断，断面中央为白色髓部，周围木部淡黄色。叶对生，皱缩、破碎，完整叶片展平后呈卵形或宽卵形，较大，边缘有粗大的钝锯齿，上面绿色或浅棕色，下面灰绿色，质脆，易碎。圆锥花序顶生，常已断碎，花萼钟状，显蓝色。气微，味淡。

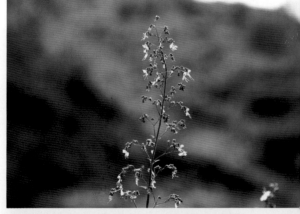

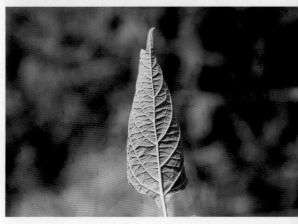

| 功能主治 | 苦，凉。健胃消食，清热解毒。用于脘腹胀痛，食滞纳呆，胁痛黄疸，感冒发热，乳痈，蛇虫咬伤。

| 用法用量 | 内服煎汤，10 ～ 15 g。外用适量，捣敷。

| 附　　注 | 在 FOC 中，本种被修订为蓝萼毛叶香茶菜 Isodon japonicus var. glaucocalyx (Maximowicz) H. W. Li。

茄科 Solanaceae 假酸浆属 Nicandra

假酸浆 *Nicandra physalodes* (L.) Gaertner

| 植物别名 | 蓝花天仙子、大千生、鞭打绣球。

| 蒙 文 名 | 胡日木格－杜－姑娘。

| 药 材 名 | 假酸浆（药用部位：全草或果实、花。别名：冰粉、灯笼花、野木瓜）。

| 形态特征 | 茎直立，有棱条，无毛，高 0.4 ~ 1.5 m，上部交互不等的二歧分枝。叶卵形或椭圆形，草质，长 4 ~ 12 cm，宽 2 ~ 8 cm，先端急尖或短渐尖，基部楔形，边缘有具圆缺的粗齿或浅裂，两面有稀疏毛；叶柄长为叶片长的 1/4 ~ 1/3。花单生于枝腋而与叶对生，通常具较叶柄长的花梗，俯垂；花萼 5 深裂，裂片先端尖锐，基部心状箭形，有 2 尖锐的耳片，果时包围果实，直径 2.5 ~ 4 cm；花冠钟状，浅

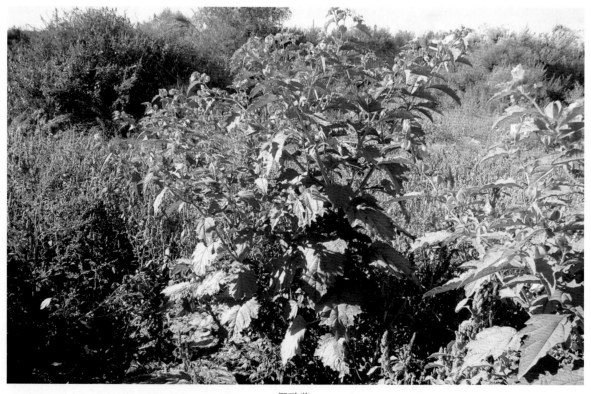

假酸浆

蓝色，直径达 4 cm，檐部有折襞，5 浅裂。浆果球状，直径 1.5 ~ 2 cm，黄色；种子淡褐色，直径约 1 mm。花果期夏、秋季。

| 生境分布 | 生于田边、荒地或住宅区。分布于内蒙古呼伦贝尔市（根河市）、赤峰市（松山区）、锡林郭勒盟（二连浩特市）、包头市（九原区）。

| 资源情况 | 野生资源稀少，栽培资源稀少。药材来源于野生和栽培。

| 采收加工 | 秋季采收全草，洗净，鲜用或晒干。秋季采收全草，分出果实，洗净，晒干。夏季或秋季采摘花，阴干。

| 功能主治 | 甘、微苦，平；有小毒。清热解毒，利尿，镇静。用于感冒发热，鼻渊，热淋，痈肿疮疖，癫痫，狂犬病。

| 用法用量 | 全草，3 ~ 9 g，鲜品 15 ~ 30 g。果实，1.5 ~ 3 g。花，3 ~ 9 g。

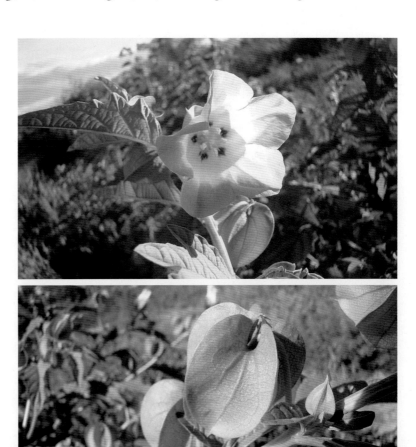

茄科 Solanaceae 枸杞属 Lycium

黑果枸杞
Lycium ruthenicum Murray

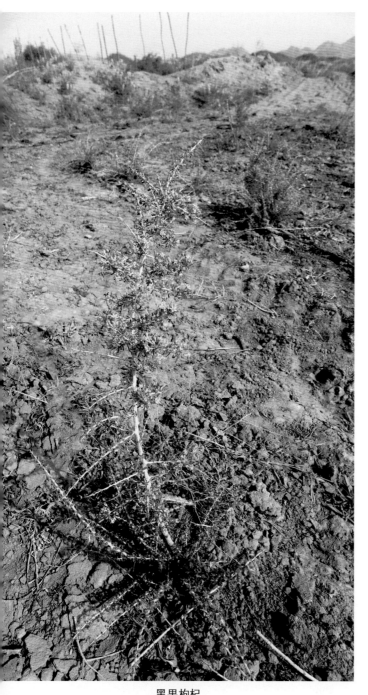

黑果枸杞

| 植物别名 |

苏枸杞、黑枸杞。

| 蒙 文 名 |

哈日 – 侵娃音 – 哈日莫格。

| 药 材 名 |

黑果枸杞（药用部位：根、果实。别名：苏枸杞、黑枸杞）。

| 形态特征 |

多棘刺灌木，高 20 ~ 50（~ 150）cm，多分枝；分枝斜升或横卧于地面，白色或灰白色，坚硬，常成"之"字形曲折，有不规则的纵条纹，小枝先端渐尖成棘刺状，节间短缩；短枝位于棘刺两侧，在幼枝上不明显，在老枝上则呈瘤状。叶 2 ~ 6 簇生于短枝上，在幼枝上则单叶互生，肥厚肉质，近无柄，两侧有时稍向下卷，中脉不明显。花 1 ~ 2 生于短枝上；花梗细瘦；花萼狭钟状；花冠漏斗状，浅紫色，筒部向檐部稍扩大，5 浅裂，裂片矩圆状卵形，长为筒部的 1/3 ~ 1/2，无缘毛，耳片不明显；雄蕊稍伸出花冠，着生于花冠筒中部，花丝基部稍上处有疏绒毛，在花冠内壁等高处亦有稀

疏绒毛；花柱与雄蕊近等长。浆果紫黑色，球状，有时先端稍凹陷；种子肾形，褐色。花期 6 ~ 7 月。

| **生境分布** | 生于盐化低地、沙地或路旁、村舍。分布于内蒙古锡林郭勒盟（二连浩特市）、包头市（土默特右旗）、鄂尔多斯市（乌审旗）、巴彦淖尔市（磴口县、杭锦后旗、乌拉特前旗、乌拉特中旗）、阿拉善盟（阿拉善左旗、阿拉善右旗、额济纳旗）。

| **资源情况** | 野生资源较少，栽培资源一般。药材来源于野生和栽培。

| **采收加工** | 春、秋季挖根，洗净泥土，晒干。分批采收果实，将鲜果晾至皮皱，后暴晒至果皮发硬，去果柄，晒干。

| **功能主治** | 根，甘，平。归肺经。清肺热，止咳。用于咳嗽，哮喘，感冒，发热。果实，止血。用于牙龈出血。

| **用法用量** | 根，内服煎汤，30 ~ 60 g；或入丸、散剂。果实，外用 10 ~ 15 g，捣敷。

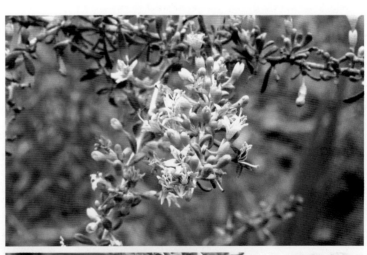

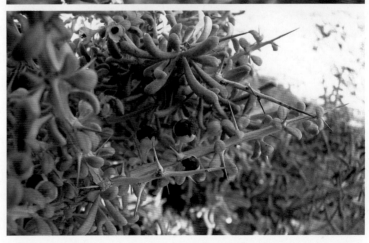

茄科 Solanaceae 枸杞属 Lycium

截萼枸杞
Lycium truncatum Y. C. Wang

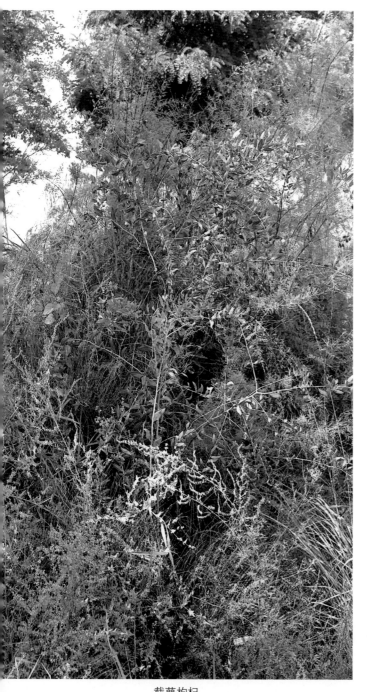

截萼枸杞

| 蒙 文 名 |

特格喜 – 侵娃音 – 哈日莫格。

| 药 材 名 |

北方枸杞（药用部位：果实、根皮。别名：枸杞子）。

| 形 态 特 征 |

灌木，高 1 ~ 1.5 m。分枝圆柱状，灰白色或灰黄色，少棘刺。叶在长枝上通常单生，在短枝上则数枚簇生，条状披针形或披针形，先端急尖，基部狭楔形且下延成叶柄，中脉稍明显。花 1 ~ 3 生于短枝上，同叶簇生；花梗细瘦，向先端接近花萼处稍增粗；花萼钟状，2 ~ 3 裂，裂片膜质，花后有时断裂而使宿萼呈截头状；花冠漏斗状，下部细瘦，向上渐扩大，裂片卵形，长约为筒部之半，无缘毛；雄蕊插生于花冠筒中部，稍伸出花冠，花丝基部被稀疏绒毛；花柱稍伸出花冠。浆果矩圆状或卵状矩圆形，先端有小尖头；种子橙黄色。花期 5 ~ 7 月，果期 7 ~ 9 月。

| 生 境 分 布 |

生于山地、丘陵坡地、路旁及田边。分布于

内蒙古锡林郭勒盟（锡林浩特市、二连浩特市、苏尼特左旗、西乌珠穆沁旗、镶黄旗）、乌兰察布市（丰镇市、兴和县、化德县）、呼和浩特市（玉泉区、清水河县）、包头市（昆都仑区、青山区、东河区、白云鄂博矿区）、鄂尔多斯市（达拉特旗、杭锦旗）、巴彦淖尔市（磴口县、杭锦后旗）、阿拉善盟（阿拉善右旗）。

| **资源情况** | 野生资源一般。药材来源于野生。

| **采收加工** | 夏、秋季果实成熟时采摘果实，除去果梗，晾干或烘干。春、秋季挖根，洗净泥土，剥取根皮，晒干。

| **功能主治** | 果实，甘，平。补肝肾，润肺，明目。用于目昏，眩晕，耳鸣，腰膝酸软，虚劳咳嗽，消渴。根皮，甘，寒。清热，凉血。用于阴虚潮热，盗汗，肺热咳嗽，咯血，心烦，口渴。

| **用法用量** | 果实，内服煎汤，6 ~ 12 g；或浸酒。根皮，内服煎汤，9 ~ 15 g。

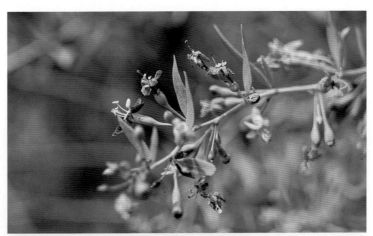

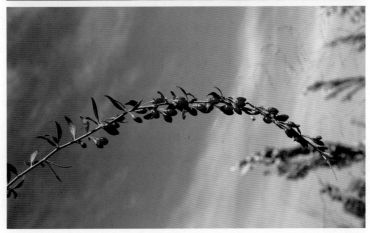

茄科 Solanaceae 枸杞属 Lycium

枸杞
Lycium chinense Mill.

| 植物别名 | 枸杞子、狗奶子。

| 蒙 文 名 | 侵娃音－哈日莫格。

| 药 材 名 | **中药** 枸杞子（药用部位：果实。别名：枸杞果、白疙针、西枸杞）、地骨皮（药用部位：根皮。别名：枸杞根皮、狗奶子根皮、红榴根皮）、枸杞叶（药用部位：茎叶。别名：地仙苗、甜菜、枸杞苗）。
蒙药 侵娃音－哈日莫格（药用部位：果实。别名：旁米布如）。

| 形态特征 | 多分枝灌木，高 0.5 ～ 1 m；枝条细弱，弓状弯曲或俯垂，淡灰色，有纵条纹，棘刺长 0.5 ～ 2 cm，生叶和花的棘刺较长，小枝先端锐尖、呈棘刺状。叶纸质，单叶互生或 2 ～ 4 簇生。花在长枝上单生或双生于叶腋，在短枝上则同叶簇生；花梗向先端渐增粗；花萼通常 3

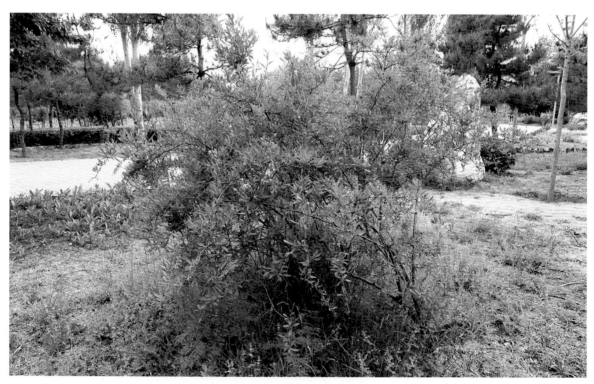

枸杞

中裂或 4 ～ 5 齿裂，裂片多少有缘毛；花冠漏斗状，淡紫色，筒部向上骤然扩大，稍短于或近等于檐部裂片，5 深裂，裂片平展或稍向外反曲，边缘有缘毛，基部耳显著；雄蕊较花冠稍短，或因花冠裂片外展而伸出花冠，花丝在近基部处密生一圈绒毛并交织成椭圆状的毛丛，与毛丛等高处的花冠筒内壁亦密生一环绒毛；花柱稍伸出雄蕊，上端弓弯，柱头绿色。浆果红色，卵状；种子扁肾形，黄色。花期 7 ～ 8 月，果期 8 ～ 10 月。

| 生境分布 | 生于路旁、村舍、田埂及山地丘陵的灌丛中。分布于内蒙古呼伦贝尔市（扎赉诺尔区、新巴尔虎右旗）、兴安盟（突泉县、科尔沁右翼前旗）、通辽市（开鲁县、科尔沁左翼中旗、奈曼旗）、赤峰市（宁城县、阿鲁科尔沁旗、巴林左旗）、锡林郭勒盟（太仆寺旗）、鄂尔多斯市（准格尔旗、鄂托克前旗、鄂托克旗、乌审旗）、乌海市（乌达区、海勃湾区、海南区）。

| 资源情况 | 野生资源较少。药材来源于野生。

| 采收加工 | **中药** 枸杞子：夏、秋季果实呈红色时采收，热风烘干，除去果梗，或晾至皮皱后，晒干，除去果梗。
地骨皮：春初或秋后采挖根部，洗净，剥取根皮，晒干。
枸杞叶：春季至初夏采摘，洗净，多鲜用。
蒙药 侵娃音 – 哈日莫格：同"枸杞子"。

| 功能主治 | **中药** 枸杞子：甘，平。归肝、肾经。滋补肝肾，益精明目。用于虚劳精亏，腰膝酸痛，眩晕耳鸣，阳痿遗精，内热消渴，血虚萎黄，目昏不明。
地骨皮：甘，寒。归肺、肝、肾经。凉血除蒸，清肺降火。用于阴虚潮热，骨蒸盗汗，肺热咳嗽，咯血，衄血，内热消渴。
枸杞叶：苦、甘，凉。归肝、脾、肾经。补虚益精，清热明目。用于虚劳发热，烦渴，目赤昏痛，障翳夜盲，崩漏带下，热毒疮肿。
蒙药 侵娃音 – 哈日莫格：甘，平、轻、钝、软。散瘀血，清热。用于血瘀症，血痞，闭经，心热，乳腺肿，陈旧热。

| 用法用量 | **中药** 枸杞子：内服煎汤，6 ～ 12 g。
地骨皮：内服煎汤，9 ～ 15 g。
枸杞叶：内服煎汤，鲜品 60 ～ 240 g；或煮食；或捣汁。外用适量，煎汤洗；或捣汁滴眼。
蒙药 侵娃音 – 哈日莫格：多入汤、散、丸剂。

| 附　　注 | 本种为 2020 年版《中国药典》收载的地骨皮药材的基原之一。

茄科 Solanaceae 枸杞属 Lycium

北方枸杞

Lycium chinense Mill. var. *potaninii* (Pojarkova) A. M. Lu

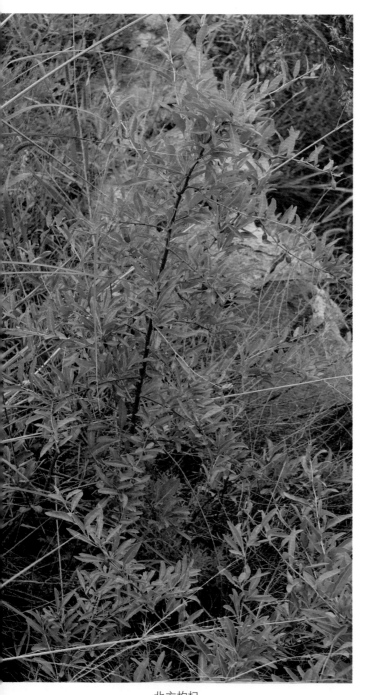

北方枸杞

| 植物别名 |

西北枸杞、包氏枸杞。

| 蒙 文 名 |

乌麻日图 – 侵娃音 – 哈日莫格。

| 药 材 名 |

北方枸杞（药用部位：果实、根皮）。

| 形态特征 |

多分枝灌木，野生者高 0.5 ~ 1 m，栽培时
可达 2 m 多；枝条细弱，弓状弯曲或俯垂，
淡灰色，有纵条纹，棘刺长 0.5 ~ 2 cm，生
叶和花的棘刺较长，小枝先端锐尖、呈棘刺
状。叶纸质或栽培者质稍厚，单叶互生或
2 ~ 4 簇生，叶通常为披针形、矩圆状披针
形或条状披针形，叶柄长 0.4 ~ 1 cm。花在
长枝上单生或双生于叶腋，在短枝上则同叶
簇生；花梗向先端渐增粗；花萼通常 3 中裂
或 4 ~ 5 齿裂，裂片多少有缘毛；花冠漏斗
状，淡紫色，筒部向上骤然扩大，稍短于或
近等于檐部裂片，5 深裂，花冠裂片的边缘
缘毛稀疏，基部耳不显著；雄蕊稍长于花冠，
或因花冠裂片外展而伸出花冠，花丝在近基
部处密生一圈绒毛并交织成椭圆状的毛丛，

与毛丛等高处的花冠筒内壁亦密生一环绒毛；花柱稍伸出雄蕊，上端弓弯，柱头绿色。浆果红色，卵状；种子扁肾形，黄色。花果期 6～10 月。

| **生境分布** | 生于向阳山坡、沟旁。分布于内蒙古乌兰察布市（兴和县）、鄂尔多斯市（鄂托克旗）、乌海市（乌达区、海勃湾区、海南区）。

| **资源情况** | 野生资源较少。药材来源于野生。

| **采收加工** | 夏、秋季果实成熟时采摘果实，除去果柄，晾干或烘干。春、秋季挖根，洗净泥土，剥取根皮，晒干。

| **功能主治** | 果实，甘，平。补肝肾，润肺，明目。用于目昏，眩晕，耳鸣，腰膝酸软，虚劳咳嗽，消渴。根皮，甘，寒。清热，凉血。用于阴虚潮热，盗汗，肺热咳嗽，咯血，心烦，口渴。

| **用法用量** | 果实，内服煎汤，6～12 g；或浸酒。根皮，内服煎汤，9～15 g。

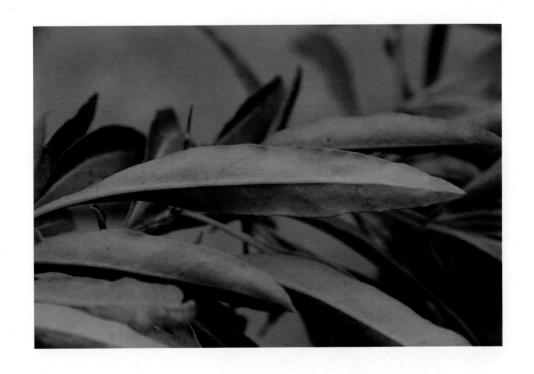

茄科 Solanaceae 天仙子属 *Hyoscyamus*

天仙子

Hyoscyamus niger L.

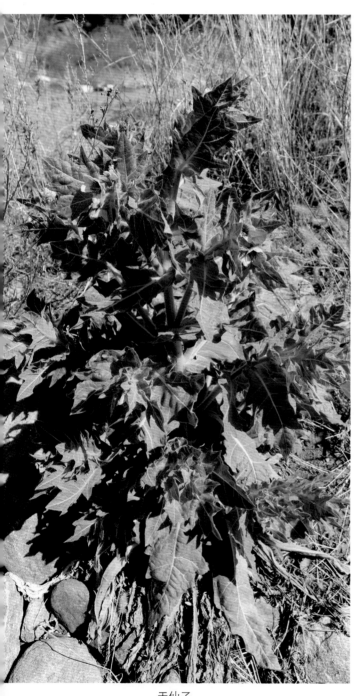

天仙子

| 植物别名 |

莨菪、牙痛草、米罐子。

| 蒙 文 名 |

特讷格－额布斯。

| 药 材 名 |

中药 天仙子（药用部位：种子。别名：山烟子、薰牙子、莨菪子）、莨菪叶（药用部位：叶）、莨菪根（药用部位：根）。

蒙药 特讷格－额布斯（药用部位：种子）。

| 形态特征 |

一年生或二年生草本，高 30 ～ 80 cm，具纺锤状粗壮肉质根，全株密生黏性腺毛及柔毛，有臭气。叶在茎基部丛生，呈莲座状；茎生叶互生，三角状卵形，先端渐尖，基部宽楔形，无柄而半抱茎，或为楔形，向下狭细成长柄状，边缘羽状深裂或浅裂，或具疏牙齿，裂片呈三角状。花在茎中部单生于叶腋，在茎顶聚集成蝎尾式总状花序，偏于一侧；花萼筒状钟形，密被细腺毛及长柔毛，先端 5 浅裂，裂片大小不等，先端锐尖，具小芒尖，果时增大成壶状，基部圆形，与果实贴近；花冠钟状，土黄色，有紫色网纹，先端 5

浅裂；子房近球形。蒴果卵球状，中部稍上处盖裂，藏于宿萼内；种子小，扁平，淡黄棕色，具小疣状突起。花期 6 ~ 8 月，果期 8 ~ 10 月。

| 生境分布 | 生于村舍、路边及田野。内蒙古各地均有分布。

| 资源情况 | 野生资源丰富。药材来源于野生。

| 采收加工 | **中药** 天仙子：夏、秋季果皮变黄色时，采摘果实，暴晒，打下种子，筛去果皮、枝梗，晒干。

莨菪叶：秋播者从翌年 4 月起便可选晴天陆续采收下部老叶片，最后在采收种子前 5 ~ 6 天将全部叶片采下，晒干。

莨菪根：秋季拔取全株，切下根部，洗净，晒干或鲜用。

蒙药 特讷格－额布斯：同"天仙子"。

| 药材性状 | **中药** 天仙子：本品呈类扁肾形或扁卵形，直径约 1 mm，表面棕黄色或灰黄色，有细密的网纹，略尖的一端有点状种脐。切面灰白色，油质，有胚乳，胚弯曲。气微，味微辛。

| 功能主治 | **中药** 天仙子：苦、辛，温；有大毒。归心、胃、肝经。解痉止痛，平喘，安神。用于胃脘挛痛，喘咳，癫狂。

莨菪叶：苦，寒；有大毒。镇痛，解痉。用于脘腹疼痛，牙痛，咳嗽气喘。

莨菪根：苦，寒；有毒。截疟，攻毒，杀虫。用于疟疾，疥癣。

蒙药 特讷格－额布斯：苦，平，糙、钝、腻；有大毒。解痉，杀虫，止痛，消奇哈。用于虫牙，痒虫病，胃痉挛，蛲虫病，癫狂，癫痫。

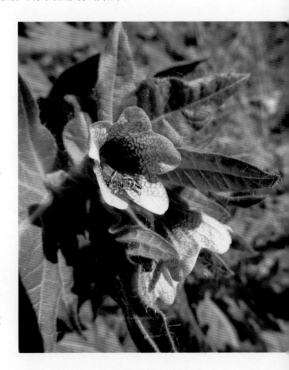

| 用法用量 | **中药** 天仙子：内服煎汤，0.06 ~ 0.6 g。

莨菪叶：内服研末，0.1 ~ 0.16 g；或混入烟叶内燃吸。

莨菪根：内服，烧存性研末，0.3 ~ 0.6 g。外用适量，捣敷。

蒙药 特讷格－额布斯：多入丸、散剂。

| 附　注 | 本种为 2020 年版《中国药典》收载的天仙子药材的基原。

茄科 Solanaceae 泡囊草属 Physochlaina

泡囊草
Physochlaina physaloides (L.) G. Don

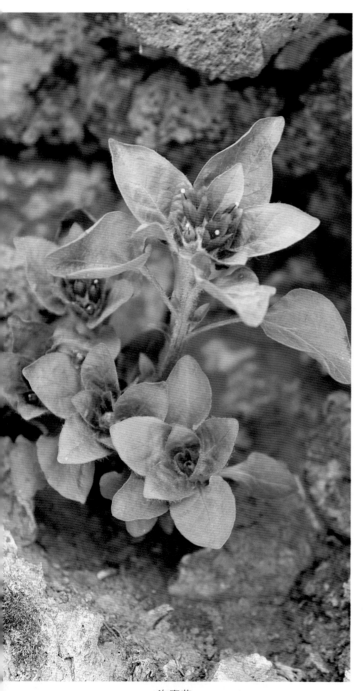

泡囊草

植物别名

大头狼毒、华山参、汤乌普。

蒙文名

混－浩日苏。

药材名

中药 泡囊草（药用部位：全草。别名：华山参、大头狼毒）、泡囊草根（药用部位：根）。

蒙药 混－好日苏（药用部位：全草或根。别名：查干－汤普荣）。

形态特征

高 30 ～ 50 cm。根茎可发出 1 至数茎；茎幼时有腺质短柔毛，以后渐脱落至近无毛。叶卵形，先端急尖，基部宽楔形，并下延到长 1 ～ 4 cm 的叶柄，全缘而微波状，两面幼时有毛。花序为伞形式聚伞花序，有鳞片状苞片；花梗像花萼一样密生腺质短柔毛，果时毛脱落而变稀疏，长 5 ～ 10 mm；花萼筒状狭钟形，长 6 ～ 8 mm，直径约 4 mm，5 浅裂，裂片长 2 mm，密生缘毛，果时增大成卵状或近球状，长 1.5 ～ 2.5 cm，直径 1 ～ 1.5 cm，萼齿向内倾但顶口不闭合；花冠漏斗状，长超过花萼的 1 倍，紫色，筒部色淡，5 浅裂，裂片先端圆钝；雄蕊稍伸出花冠；花柱显著伸出花冠。蒴果直径约 8 mm；
种子扁肾状，长约 3 mm，宽 2.5 mm，黄色。花期 5 ～ 6 月，果期 6 ～ 7 月。

| **生境分布** | 生于草原区的山地、沟谷。分布于内蒙古呼伦贝尔市（扎赉诺尔区、满洲里市、扎兰屯市、牙克石市、额尔古纳市、新巴尔虎左旗、新巴尔虎右旗、陈巴尔虎旗）、兴安盟（阿尔山市、突泉县、科尔沁右翼前旗）、赤峰市（林西县）、锡林郭勒盟（锡林浩特市、苏尼特左旗、阿巴嘎旗、西乌珠穆沁旗）、乌兰察布市（四子王旗）。

| **资源情况** | 野生资源较少，栽培资源较少。药材来源于野生和栽培。

| **采收加工** | **中药** 泡囊草：春、夏季采收，晒干或阴干，切段。
泡囊草根：春、秋季采挖，除去残茎及须根，洗净泥土，晒干，切片。
蒙药 混－好日苏：春、秋季挖根，除去残茎及须根，洗净泥土，晒干，切片；春、夏季采收全草，晒干或阴干，切段。

| **药材性状** | **中药** 泡囊草：本品茎呈圆柱形，有长柔毛，黄绿色，质脆。叶深绿色，多卷缩，展平后宽卵形或三角状卵形，长 3 ～ 9 cm，宽 2.5 ～ 6 cm，先端渐尖，基部宽楔形或心形而沿叶柄下延，全缘或微波状。气微，味微甘、苦。
泡囊草根：本品略呈长圆柱形，长 10 ～ 14 cm，直径 2 ～ 3.5 cm。根头先端有 2 ～ 3 茎基痕及点状突起，主根下部常有 2 ～ 3 分枝。表面棕褐色或浅棕色，有明显横向凸起的皮孔。质轻，断面木部占绝大部分，可见 4 ～ 5 层同心环纹，且有多数放射状裂隙。气微，味微苦。

| **功能主治** | **中药** 泡囊草：苦，凉；有毒。清热解毒。用于痈肿疮毒，咽喉肿毒，鼻渊，聤耳。
泡囊草根：甘、微苦，温；有毒。温中祛痰定喘。用于虚寒泄泻，咳喘多痰。
蒙药 混－好日苏：苦，凉，糙、动、燥、腻；有毒。解痉，消肿，杀黏虫，镇痛，强壮。用于胃肠痉挛，黏症，发症，结喉，脑刺痛，牙痛，痒症，血虚失养，遗精，阳痿。

| **用法用量** | **中药** 泡囊草：内服煎汤，0.3 ～ 0.6 g；或研末。
泡囊草根：内服煎汤，0.3 ～ 0.6 g；或入散剂。
蒙药 混－好日苏：单用 0.3 ～ 0.6 g；或入丸剂。

| **附 注** | 泡囊草为内蒙古的特色重点品种，主产于内蒙古，多自产自销。全草含新异芸香苷，根含红古豆碱。在开花期生物碱含量最高。《内蒙古中草药》记载泡囊草可治疗急性胃肠炎：泡囊草（根）3 g，青木香 6 g，石榴、诃子、荜茇各 3 g，共研细末，每次开水送服 3 g，日服 2 次。

酸浆 *Physalis alkekengi* L.

| **植物别名** | 红姑娘、锦灯笼。

| **蒙文名** | 斗 – 姑娘。

| **药材名** | 锦灯笼（药用部位：干燥宿存萼或带果实的宿存萼）、酸浆（药用部位：全草）。

| **形态特征** | 多年生草本，基部常匍匐生根。茎高 40 ~ 80 cm，基部略带木质，分枝稀疏或不分枝，茎节不甚膨大，常被有柔毛。花梗开花时直立，后来向下弯曲，密生柔毛而果时也不脱落；花萼阔钟状，密生柔毛；花冠辐状，白色，外面有短柔毛，边缘有缘毛；雄蕊及花柱均较花冠为短。果梗多少被宿存柔毛；果萼卵状，薄革质，网脉显著，有

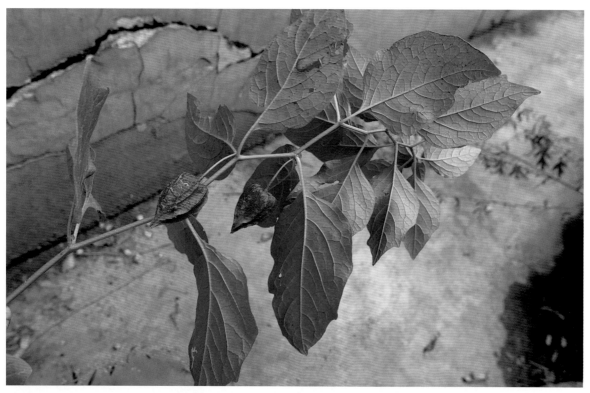

酸浆

10 纵肋，橙色或火红色，被宿存的柔毛；浆果球状，橙红色，柔软多汁；种子肾形，淡黄色。花期 5 ~ 9 月，果期 6 ~ 10 月。

| **生境分布** | 中生植物。生于田野、沟边、山坡草地、林下或路旁水边。内蒙古各地有少量栽培。

| **资源情况** | 野生资源一般，栽培资源一般。药材来源于野生和栽培。

| **采收加工** | 锦灯笼：秋季果实成熟、宿存萼呈红色或橙红色时采收，干燥。
酸浆：夏、秋季采收，鲜用或晒干。

| **功能主治** | 锦灯笼：清热解毒，利咽化痰，利尿通淋。用于咽痛喑哑，痰热咳嗽，小便不利，热淋涩痛；外用于天疱疮，湿疹。
酸浆：清热毒，利咽喉，通利二便。用于咽喉肿痛，肺热咳嗽，黄疸，痢疾，水肿，小便淋涩，大便不通，黄水疮，湿疹，丹毒。

| **用法用量** | 锦灯笼：内服煎汤，5 ~ 9 g。外用适量，捣敷。
酸浆：内服煎汤，9 ~ 15 g；或捣汁服；或研末服。外用适量，煎汤洗；或研末调敷；或捣敷。

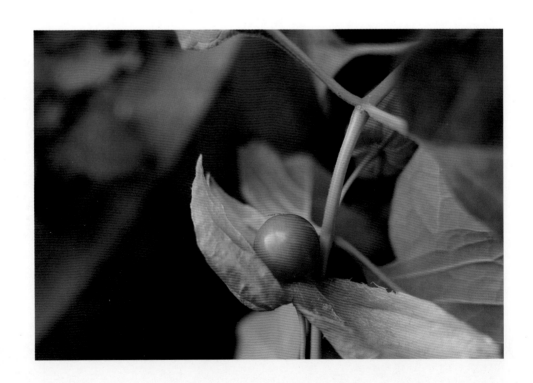

茄科 Solanaceae 酸浆属 Physalis

毛酸浆 *Physalis pubescens* L.

| **植物别名** | 黄姑娘、洋姑娘。

| **蒙 文 名** | 乌苏丽格 – 杜 – 姑娘。

| **药 材 名** | 毛酸浆（药用部位：果实。别名：黄姑娘、洋姑娘）。

| **形态特征** | 一年生草本。茎生柔毛，常多分枝，分枝毛较密。叶阔卵形，长 3 ~ 8 cm，宽 2 ~ 6 cm，先端急尖，基部歪斜心形，边缘通常有不等大的尖牙齿，两面疏生毛，但脉上毛较密；叶柄长 3 ~ 8 cm，密生短柔毛。单花腋生，花梗长 5 ~ 10 mm，密生短柔毛；花萼钟状，密生柔毛，5 中裂，裂片披针形，急尖，边缘有缘毛；花冠淡黄色，喉部具紫色斑纹，直径 6 ~ 10 mm；雄蕊短于花冠，花药淡紫色，

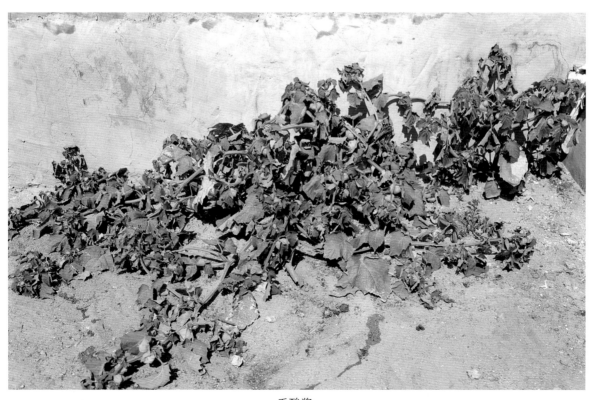

毛酸浆

长 1 ~ 2 mm。果萼卵状，长 2 ~ 3 cm，直径 2 ~ 2.5 cm，具 5 棱角和 10 纵肋，先端萼齿闭合，基部稍凹陷；浆果球状，直径约 1.2 cm，黄色或有时带紫色；种子近圆盘状，直径约 2 mm。花期 6 ~ 8 月，果期 8 ~ 9 月。

| 生境分布 | 多生于草地或田边路旁。内蒙古地区有少量栽培。

| 资源情况 | 野生资源较少，栽培资源一般。药材来源于野生和栽培。

| 采收加工 | 夏、秋季采收，鲜用或晒干。

| 功能主治 | 苦，寒。清热解毒，利气。

| 用法用量 | 内服煎汤，9 ~ 15 g；或鲜用。

| 附　　注 | 在 FOC 中，本种的拉丁学名被修订为 *Physalis philadelphica* Lamarck。

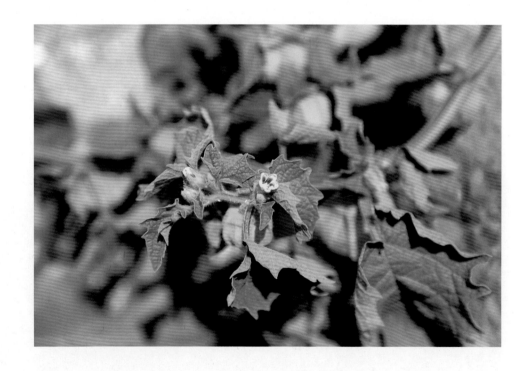

茄科 Solanaceae 辣椒属 Capsicum

辣椒 *Capsicum annuum* L.

| **植物别名** | 牛角椒、长辣椒。

| **蒙文名** | 辣著。

| **药材名** | **中药** 辣椒（药用部位：果实。别名：辣子、海椒、大椒）、辣椒茎（药用部位：茎。别名：海椒茎）、辣椒叶（药用部位：叶）、辣椒头（药用部位：根）。
蒙药 拉召（药用部位：果实。别名：泽得日嘎）。

| **形态特征** | 一年生草本，高 40 ~ 80 cm。单叶互生，卵状披针形，先端渐尖，基部狭楔形，全缘；叶柄长 4 ~ 7 cm。花单生于叶腋，花梗俯垂；花萼杯状，5 ~ 7 浅裂；花冠白色，裂片 5 ~ 7；雄蕊着生于花冠管

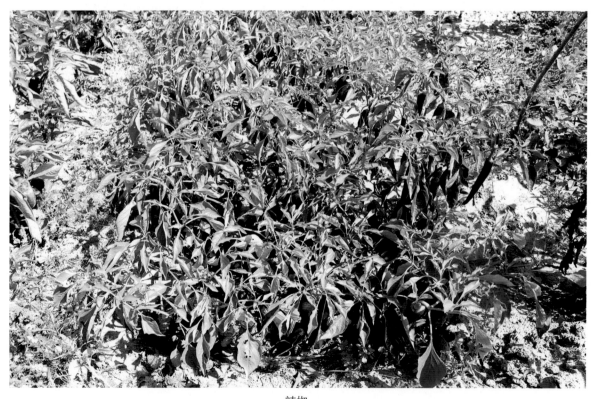

辣椒

的近基部，花药灰紫色，纵裂。果梗较粗壮，俯垂；果实长指状，先端渐尖且常弯曲（形状常因栽培品种不同而变异甚大），未熟时绿色，熟时通常红色，有辣味；种子多数，扁肾形，淡黄色。花果期 5 ~ 10 月。

| 生境分布 |　内蒙古无野生分布。内蒙古各地均有栽培。

| 资源情况 |　无野生资源，栽培资源丰富。药材来源于栽培。

| 采收加工 |　**中药**　辣椒：秋季果实成熟时采收，晒干。

辣椒茎：9 ~ 10 月将倒苗前采收，切段，晒干。

辣椒叶：夏、秋季植株生长茂盛时采摘，鲜用或晒干。

辣椒头：秋季采挖，洗净，晒干。

蒙药　拉召：夏、秋季果皮变红时采收，除去枝梗，晒干。

| 药材性状 |　**中药**　辣椒：本品呈圆锥形、类圆锥形，略弯曲。表面橙红色、红色或深红色，光滑或较皱缩，显油性，基部微圆，常有绿棕色宿萼及果梗。果肉薄。质较脆，横切面可见中轴胎座，有菲薄的隔膜将果实分为 2 ~ 3 室，内含多数种子。气特异，味辛、辣。

| 功能主治 |　**中药**　辣椒：辛，热。归心、脾经。温中散寒，开胃消食。用于寒滞腹痛，呕吐，泻痢，冻疮。

辣椒茎：辛、甘，热。散寒除湿，活血化瘀。用于风湿冷痛，冻疮。

辣椒叶：苦，温。消肿活络，杀虫止痒。用于水肿，顽癣，疥疮，冻疮，痈肿。

辣椒头：辛、甘，热。散寒除湿，活血消肿。用于手足无力，肾囊肿胀，冻疮。

蒙药　拉召：辛，热，轻、糙、燥。温胃，消水肿，消奇哈，杀虫，破痞。用于胃寒，疼痛，痞症，食积，腹胀，水肿，痔疮，麻风病。

| 用法用量 |　**中药**　辣椒：0.9 ~ 2.4 g。外用适量。

辣椒茎：外用适量，煎汤洗。

辣椒叶：外用适量，鲜品捣敷。

辣椒头：内服煎汤，9 ~ 15 g。外用适量，煎汤洗；或热敷。

蒙药　拉召：单用 1 ~ 2 g，多入丸、散剂。

| 附　注 |　（1）本种为 2020 年版《中国药典》收载的辣椒药材的基原。

（2）本种对水分条件要求严格，既不耐旱，也不耐涝，喜干爽。

茄科 Solanaceae 茄属 Solanum

阳芋

Solanum tuberosum L.

| 植物别名 | 洋芋、土豆、马铃薯。

| 蒙 文 名 | 图木苏。

| 药 材 名 | 马铃薯（药用部位：块茎。别名：洋芋、土豆、山药蛋）。

| 形态特征 | 草本，高 30 ~ 80 cm，无毛或被疏柔毛。地下茎块状，扁圆形或
长圆形，外皮白色、淡红色或紫色。叶为不相等的奇数羽状复叶，
小叶常大小相间，小叶 6 ~ 8 对，卵形至长圆形，先端尖，基部稍
不相等，全缘，两面均被白色疏柔毛，侧脉每边 6 ~ 7，先端略弯。
伞房花序先顶生，后侧生，花白色或蓝紫色；花萼钟形，外面被疏
柔毛，5 裂，裂片披针形，先端长渐尖；花冠辐状，花冠筒隐于萼内，

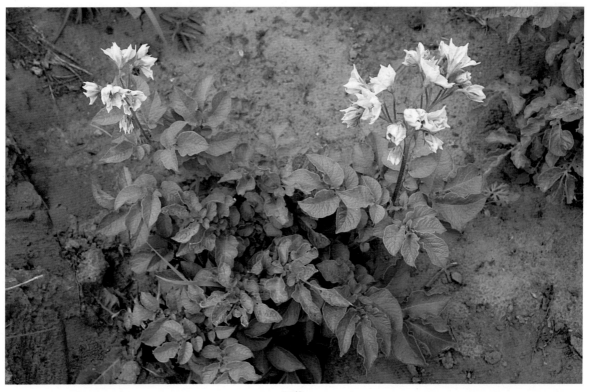

阳芋

冠檐裂片 5，三角形；花药长为花丝长度的 5 倍；子房卵圆形，无毛，花柱柱头头状。浆果圆球状，光滑。花期夏季。

| **生境分布** | 内蒙古无野生分布。内蒙古各地均有栽培。

| **资源情况** | 无野生资源，栽培资源丰富。药材来源于栽培。

| **采收加工** | 夏、秋季采收，洗净，鲜用或晒干。

| **药材性状** | 本品呈扁球形或长圆形，直径 3 ~ 10 cm，表面白色或黄色，节间短而不明显，侧芽着生于凹陷的芽眼内，一端有短茎基或茎痕。质硬，富含淀粉。气微，味淡。

| **功能主治** | 甘，平。归胃、脾经。和胃健中，解毒消肿。用于胃痛，疖腮，痈肿，湿疹，烫伤。

| **用法用量** | 内服适量，煮食或煎汤。外用适量，磨汁涂。

| **附   注** | 本种性喜冷凉，其地下薯块的形成和生长需要疏松透气、凉爽湿润的土壤环境。

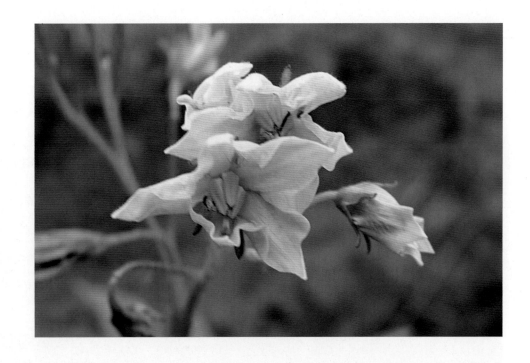

茄科 Solanaceae 茄属 *Solanum*

红果龙葵 *Solanum alatum* Moench

| **植物别名** | 红葵。

| **蒙 文 名** | 乌兰 – 闹海 – 乌珠木。

| **药 材 名** | 龙葵（药用部位：全草。别名：天茄子、野茄子、天泡草）、龙葵子（药用部位：种子）、龙葵根（药用部位：根）。

| **形态特征** | 直立草本，高约 40 cm，多分枝，小枝被糙伏毛状短柔毛并具有棱角状的狭翅，翅上具瘤状突起。叶卵形至椭圆形，先端尖，基部楔形下延，边缘近全缘、浅波状或基部具 1 ~ 2 齿，很少有 3 ~ 4 齿，两面均疏被短柔毛；叶柄具狭翅，被有与叶面相同的毛被。花序近伞形，腋外生，被微柔毛或近无毛，花紫色，萼杯状，外面被微柔

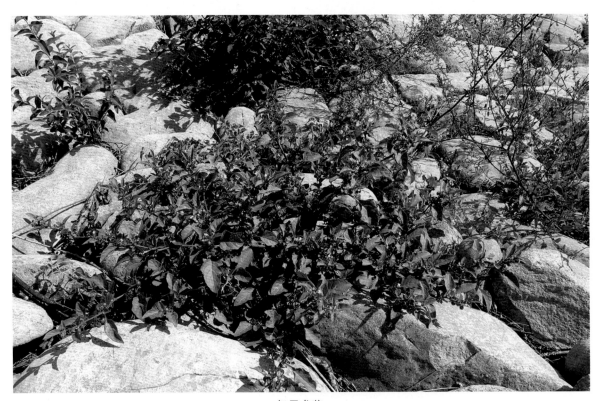

红果龙葵

毛，萼齿 5，近三角形，先端钝，基部两萼齿间连接处呈弧形，花冠筒隐于萼内，冠檐 5 裂，裂片卵状披针形，边缘被绒毛；花药黄色，顶孔向内；子房近圆形，花柱丝状，中部以下被白色绒毛，柱头头状。浆果球状，朱红色；种子近卵形，两侧压扁。花果期夏、秋季。

| 生境分布 | 生于荒地、路边、村庄附近和田边。分布于内蒙古鄂尔多斯市（准格尔旗、乌审旗）、阿拉善盟（阿拉善左旗、阿拉善右旗）。

| 资源情况 | 野生资源稀少，栽培资源稀少。药材来源于野生和栽培。

| 采收加工 | 龙葵：夏、秋季采收，鲜用或晒干。
龙葵子：秋季果实成熟时采收，鲜用或晒干。
龙葵根：夏、秋季采挖，鲜用或晒干。

| 功能主治 | 龙葵：苦，寒。归肺经。清热解毒，活血消肿。用于疔疮，痈肿，丹毒，跌打扭伤，慢性支气管炎，肾炎水肿。
龙葵子：苦，寒。清热解毒，化痰止咳。用于咽喉肿痛，疔疮，咳嗽痰喘。
龙葵根：苦，寒。清热利湿，活血解毒。用于痢疾，淋浊，尿路结石，带下，风火牙痛，跌打损伤，痈疽肿毒。

| 用法用量 | 龙葵：内服煎汤，15 ~ 30 g。外用适量，捣敷；或煎汤洗。
龙葵子：内服煎汤，6 ~ 9 g；或浸酒。外用适量，煎汤含漱；或捣敷。
龙葵根：内服煎汤，9 ~ 15 g，鲜品加倍。外用适量，研末调敷。

| 附　注 | 在 FOC 中，本种的拉丁学名被修订为 *Solanum villosum* Miller。

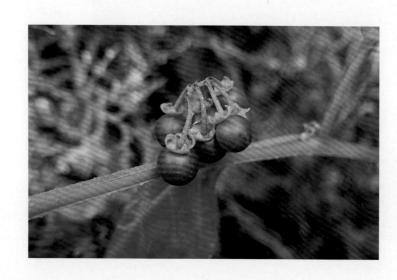

茄科 Solanaceae 茄属 Solanum

龙葵 *Solanum nigrum* L.

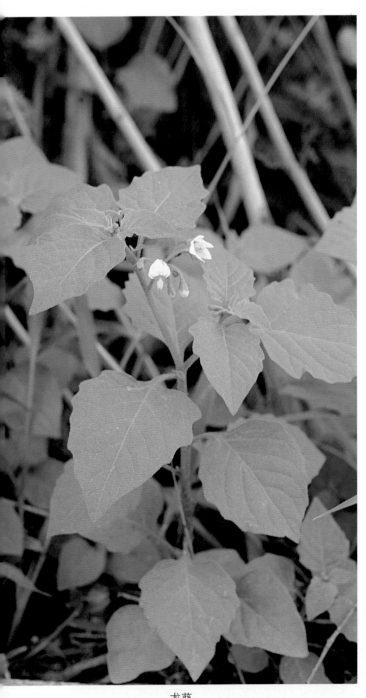

龙葵

| 植物别名 |

天茄子、天天、酸溜子棵。

| 蒙 文 名 |

闹害音 – 乌吉木。

| 药 材 名 |

龙葵（药用部位：全草。别名：天茄子、野茄子、天泡草）、龙葵子（药用部位：种子）、龙葵根（药用部位：根）。

| 形 态 特 征 |

一年生直立草本，高 0.25 ~ 1 m，茎无棱或棱不明显，绿色或紫色，近无毛或被微柔毛。叶卵形，基部楔形至阔楔形而下延至叶柄，全缘或每边具不规则的波状粗齿，光滑或两面均被稀疏短柔毛，叶脉每边 5 ~ 6。蝎尾状花序腋外生，由 3 ~ 6（~ 10）花组成，花梗近无毛或具短柔毛；花萼小，浅杯状，齿卵圆形，先端圆，基部两齿间连接处成一定的角度；花冠白色，筒部隐于萼内，冠檐5 深裂，裂片卵圆形，花丝短，花药黄色，约为花丝长度的 4 倍，顶孔向内；子房卵形，花柱中部以下被白色绒毛，柱头小，头状。浆果球形，熟时黑色；种子多数，近卵形。花期 7 ~ 9 月，果期 8 ~ 10 月。

| 生境分布 | 生于路旁、村边、水沟边。分布于内蒙古呼伦贝尔市（海拉尔区、扎赉诺尔区、满洲里市、扎兰屯市、牙克石市、阿荣旗、新巴尔虎左旗、新巴尔虎右旗、陈巴尔虎旗、莫力达瓦达斡尔族自治旗、鄂伦春自治旗）、兴安盟（乌兰浩特市、突泉县、扎赉特旗、科尔沁右翼前旗、科尔沁右翼中旗）、通辽市（科尔沁区、霍林郭勒市、开鲁县、科尔沁左翼中旗、奈曼旗）、赤峰市（红山区、松山区、元宝山区、宁城县、阿鲁科尔沁旗、巴林右旗、翁牛特旗、喀喇沁旗、敖汉旗）、锡林郭勒盟（锡林浩特市、二连浩特市、苏尼特左旗、苏尼特右旗、西乌珠穆沁旗、正镶白旗）、乌兰察布市（四子王旗、察哈尔右翼前旗、凉城县、卓资县、商都县）、呼和浩特市（新城区、托克托县、清水河县、土默特左旗）、包头市（昆都仑区、青山区、东河区、石拐区、固阳县、白云鄂博矿区）、鄂尔多斯市（达拉特旗、准格尔旗、鄂托克前旗、鄂托克旗、杭锦旗）、巴彦淖尔市（磴口县、杭锦后旗、乌拉特前旗、乌拉特中旗、乌拉特后旗）、乌海市（乌达区、海勃湾区、海南区）。 |

| 资源情况 | 野生资源较丰富，栽培资源稀少。药材来源于野生和栽培。 |

| 采收加工 | 龙葵：夏、秋季采收，鲜用或晒干。
龙葵子：秋季果实成熟时采收，鲜用或晒干。
龙葵根：夏、秋季采挖，鲜用或晒干。 |

| 药材性状 | 龙葵：本品茎呈圆柱形，多分枝，长 30 ~ 70 cm，直径 2 ~ 10 mm，表面黄绿色，具纵皱纹。质硬而脆，断面黄白色，中空。叶皱缩或破碎，完整者呈卵形或椭圆形，长 2 ~ 12 cm，宽 2 ~ 6 cm，先端锐尖或钝，全缘或有不规则波状锯齿，暗绿色，两面光滑或疏被短柔毛；叶柄长 0.3 ~ 2.2 cm。花、果实少见，聚伞花序蝎尾状，腋外生，花 3 ~ 6，花萼棕褐色，花冠棕黄色。浆果球形、黑色或绿色，皱缩；种子多数，棕色。气微，味淡。 |

| 功能主治 | 龙葵：苦，寒。归肺经。清热解毒，活血消肿。用于疔疮，痈肿，丹毒，跌打扭伤，慢性支气管炎，肾炎水肿。
龙葵子：苦，寒。清热解毒，化痰止咳。用于咽喉肿痛，疔疮，咳嗽痰喘。
龙葵根：苦，寒。清热利湿，活血解毒。用于痢疾，淋浊，尿路结石，带下，风火牙痛，跌打损伤，痈疽肿毒。 |

| 用法用量 | 龙葵：内服煎汤，15 ~ 30 g。外用适量，捣敷；或煎汤洗。
龙葵子：内服煎汤，6 ~ 9 g；或浸酒。外用适量，煎汤含漱；或捣敷。
龙葵根：内服煎汤，9 ~ 15 g，鲜品加倍。外用适量，研末调敷。 |

茄科 Solanaceae 茄属 Solanum

青杞
Solanum septemlobum Bunge

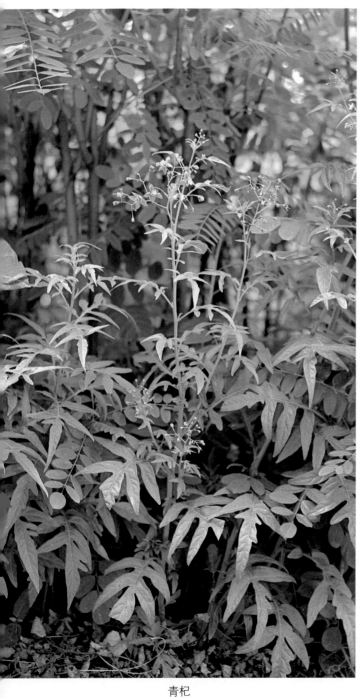

青杞

| 植物别名 |

红葵、野枸杞、裂叶龙葵。

| 蒙 文 名 |

烘－和日彦－尼都。

| 药 材 名 |

蜀羊泉（药用部位：全草。别名：红葵、野枸杞、青杞）。

| 形态特征 |

直立草本或灌木状。茎具棱角，被白色、具节、弯卷的短柔毛至近无毛。叶互生，卵形，先端钝，基部楔形，通常7裂，有时5～6裂或上部的近全缘，裂片卵状长圆形，全缘或具尖齿，两面均疏被短柔毛，在中脉、侧脉及边缘上较密；叶柄长1～2 cm，被有与茎相似的毛被。二歧聚伞花序，顶生或腋外生，总花梗具微柔毛或近无毛，花梗纤细，近无毛，基部具关节；花萼小，杯状，外面被疏柔毛，5裂，萼齿三角形；花冠青紫色，花冠筒隐于萼内，冠檐先端深5裂，裂片长圆形，开放时常向外反折；花药黄色，长圆形，顶孔向内；子房卵形，花柱丝状，柱头头状，绿色。浆果近球状，熟时红色；种子

扁圆形。花期 7 ~ 8 月，果期 8 ~ 9 月。

| **生境分布** | 生于路旁、林下及水边。内蒙古各地均有分布。

| **资源情况** | 野生资源一般。药材来源于野生。

| **采收加工** | 夏、秋季割取，洗净，切段，鲜用或晒干。

| **功能主治** | 苦，寒；有小毒。清热解毒。用于咽喉肿痛，目昏目赤，乳腺炎，腮腺炎，疥癣瘙痒。

| **用法用量** | 内服煎汤，15 ~ 30 g。外用适量，捣敷；或煎汤熏洗。

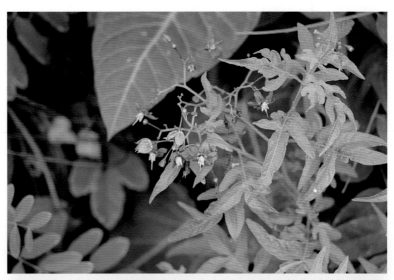

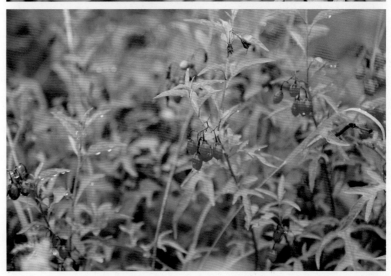

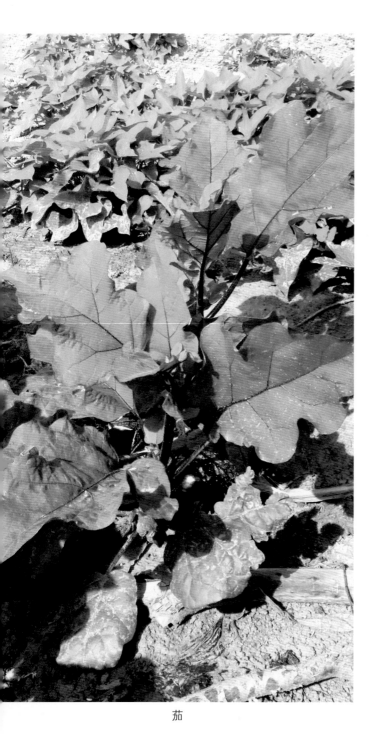

茄

茄
Solanum melongena L.

| 植物别名 |

矮瓜、吊菜子、茄子。

| 蒙 文 名 |

哈希。

| 药 材 名 |

茄子（药用部位：果实。别名：落苏、昆仑瓜、草鳖甲）、茄蒂（药用部位：宿萼）、茄花（药用部位：花。别名：紫茄子花）、茄叶（药用部位：叶）、茄根（药用部位：根。别名：茄母、茄子根）。

| 形态特征 |

直立分枝草本至亚灌木，高可达 1 m，小枝、叶柄及花梗均被 6 ～ 8（～ 10）分枝、平贴或具短柄的星状绒毛，小枝多为紫色（野生的往往有皮刺），渐老则毛被逐渐脱落。叶大，卵形，边缘波状圆裂，上面被 3 ～ 7（～ 8）分枝短而平贴的星状绒毛，下面密被 7 ～ 8 分枝较长而平贴的星状绒毛，侧脉每边 4 ～ 5，在上面疏被星状绒毛，在下面则较密，中脉的毛被与侧脉的相同，野生者叶柄具皮刺。能孕花单生，花梗毛被较密，花后常下垂，不孕花蝎尾状，与能孕花并出；花萼近钟形，外面密被与花梗相似的星状绒毛及小皮刺，萼裂片内面疏被星状绒毛，花冠辐状，外面星状毛被较密，内面仅裂片先端疏被星状绒毛。浆果较大，圆形或圆柱形，紫色、淡绿色或白色，萼宿存。花期6～8月，花后结实。

| **生境分布** | 内蒙古无野生分布。内蒙古各地均有栽培。

| **资源情况** | 无野生资源，栽培资源丰富。药材来源于栽培。

| **采收加工** | 茄子：夏、秋季果实成熟时采收，鲜用或晒干。

茄蒂：夏、秋季采收，鲜用或晒干。

茄花：夏、秋季采收，晒干。

茄叶：夏季采收，鲜用或晒干。

茄根：9～10月植物枯萎时连根拔起，除去干叶，洗净泥土，晒干。

| **功能主治** | 茄子：甘，凉。归脾、胃、大肠经。清热，活血，消肿。用于肠风下血，热毒疮痈，皮肤溃疡。

茄蒂：凉血，解毒。用于肠风下血，痈肿，对口疮，牙痛。

茄花：敛疮，止痛，利湿。用于创伤，牙痛，妇女白带过多。

茄叶：甘、辛，平。散血消肿。用于血淋，血痢，肠风下血，痈肿，冻伤。

茄根：甘、辛，寒。祛风利湿，清热止血。用于风湿热痹，脚气，血痢，痔血，血淋，妇女阴痒，皮肤瘙痒，冻疮。

| **用法用量** | 茄子：内服煎汤，15～30 g。外用适量，捣敷。

茄蒂：内服煎汤，6～9 g；或研末。外用适量，研末掺或生擦。

茄花：内服烘干研末，2～3 g。外用适量，研末涂敷。

茄叶：内服研末，6～9 g。外用适量，煎汤浸洗；或捣敷；或烧存性，研末调敷。

茄根：内服煎汤，9～18 g；或入散剂。外用适量，煎汤洗；或捣汁；或烧存性，研末调敷。

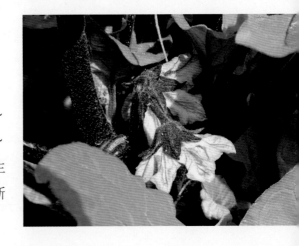

| **附　注** | 本种喜高温，种子的发芽适温为25～30 ℃，幼苗期发育适温白天为25～30 ℃，夜间为15～20 ℃，15 ℃以下生长缓慢，并引起落花。低于10 ℃时新陈代谢失调。

茄科 Solanaceae 番茄属 Lycopersicon

番茄

Lycopersicon esculentum Miller

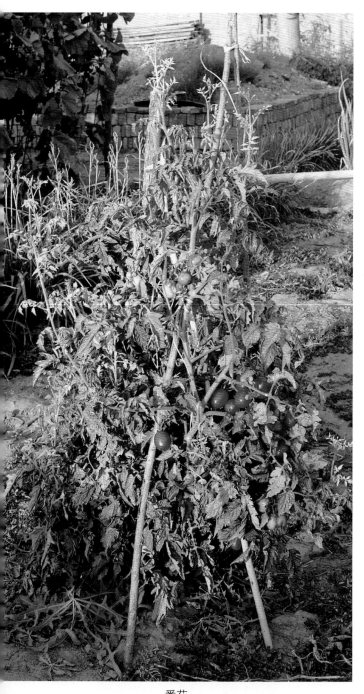

番茄

| 植物别名 |

西红柿、洋柿子。

| 蒙 文 名 |

图伯德－哈希。

| 药 材 名 |

番茄（药用部位：果实。别名：西红柿、洋柿子、小金瓜）。

| 形态特征 |

一年生草本，株高 0.6 ～ 2 m，全体生黏质腺毛，有强烈气味。茎易倒伏。叶为羽状复叶或羽状深裂，长 10 ～ 40 cm，小叶极不规则，大小不等，常 5 ～ 9，卵形或矩圆形，长 5 ～ 7 cm，边缘有不规则锯齿或裂片。花序总梗长 2 ～ 5 cm，常具 3 ～ 7 花；花梗长 1 ～ 1.5 cm；花萼辐状，裂片披针形，果时宿存；花冠辐状，直径约 2 cm，黄色。浆果扁球状或近球状，肉质而多汁液，橘黄色或鲜红色，光滑；种子黄色。花果期夏、秋季。

| 生境分布 |

内蒙古无野生分布。内蒙古各地均有栽培。

| **资源情况** | 无野生资源，栽培资源较丰富。药材来源于栽培。 |

| **采收加工** | 夏、秋季果实成熟时采收，洗净，鲜用。 |

| **功能主治** | 酸、甘，微寒。生津止渴，健胃消食。用于口渴，食欲不振。 |

| **用法用量** | 内服煎汤，适量；或生食。 |

| **附　　注** | 本种喜温，怕霜，喜光，怕热，适宜栽培于 pH 6 ~ 7、富含有机质的肥沃壤土中。 |

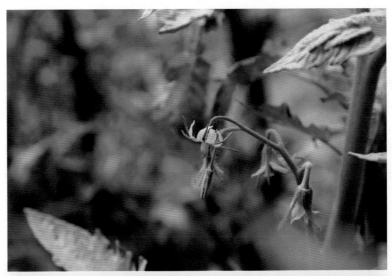

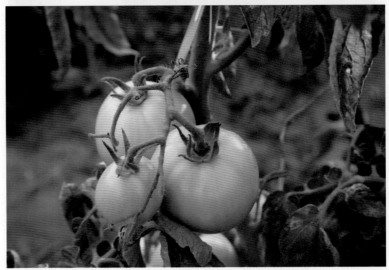

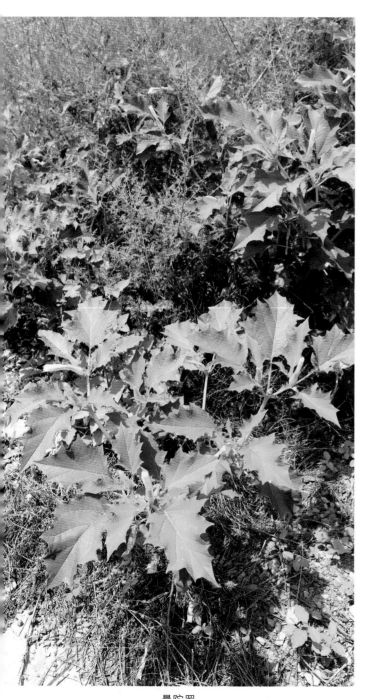

曼陀罗

茄科 Solanaceae 曼陀罗属 Datura

曼陀罗 *Datura stramonium* L.

| 植物别名 |

耗子阎王、土木特张姑、醉心花。

| 蒙 文 名 |

满得乐特 – 其其格。

| 药 材 名 |

中药 洋金花（药用部位：花。别名：曼陀罗、风茄花、大喇叭花）。

蒙药 达都日 – 阿（药用部位：种子。别名：查干 – 满都乐特 – 其其格）。

| 形态特征 |

草本或半灌木状，高 0.5 ~ 1.5 m，全体近平滑或在幼嫩部分被短柔毛。茎粗壮，圆柱状，淡绿色或带紫色，下部木质化。叶广卵形，边缘不规则波状浅裂，裂片先端急尖，有时亦有波状牙齿，侧脉每边 3 ~ 5，直达裂片先端。花单生于枝杈间或叶腋，直立，有短梗；花萼筒状，筒部有 5 棱角，两棱间稍向内陷，基部稍膨大，先端紧围花冠筒，5 浅裂，裂片三角形，花后自近基部断裂，宿存部分随果实而增大并向外反折；花冠漏斗状，下半部带绿色，上部白色或淡紫色，檐部 5 浅裂，裂片有短尖头；

雄蕊不伸出花冠；子房密生柔针毛。蒴果直立生，卵状，表面生有坚硬针刺或有时无刺而近平滑，成熟后淡黄色，规则 4 瓣裂；种子卵圆形，稍扁，黑色。花期 7 ~ 9 月，果期 8 ~ 10 月。

| **生境分布** | 生于路旁、住宅旁及撂荒地上。分布于内蒙古呼伦贝尔市（扎兰屯市、新巴尔虎右旗）、兴安盟（扎赉特旗）、通辽市（科尔沁区、科尔沁左翼中旗、奈曼旗、库伦旗）、赤峰市（巴林右旗、喀喇沁旗）、乌兰察布市（丰镇市、四子王旗、察哈尔右翼前旗、察哈尔右翼后旗、凉城县、卓资县、兴和县、商都县）、呼和浩特市（托克托县、清水河县、土默特左旗）、包头市（石拐区、固阳县、白云鄂博矿区）、鄂尔多斯市（鄂托克前旗、鄂托克旗、达拉特旗、乌审旗）、巴彦淖尔市（乌拉特中旗、乌拉特后旗）。

| **资源情况** | 野生资源一般。药材来源于野生。

| **采收加工** | **中药** 洋金花：夏、秋季花期采收，除去杂质，晒干或阴干。
蒙药 达都日 - 阿：秋季果实成熟时采收，打下种子，晒干。

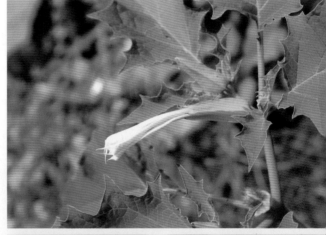

| **功能主治** | **中药** 洋金花：辛，温；有毒。归肺、肝经。平喘止咳，祛风湿，止痛。用于哮喘，咳嗽，风湿痹痛，损伤疼痛，胃痛，手术麻醉。
蒙药 达都日 - 阿：辛，平，腻、糙、钝；有毒。解痉，消奇哈，止痛，杀虫。用于痒虫病，神经性偏头痛，牙痛，胃痉挛，虫痧症，癫狂，癫痫。

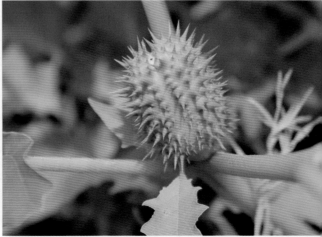

| **用法用量** | **中药** 洋金花：内服煎汤，0.3 ~ 0.6 g；或入丸、散剂；或制成酊剂、流浸膏剂。外用适量，煎汤洗；或研末调敷。
蒙药 达都日 - 阿：单用 1 ~ 2 g；或入丸、散剂。

黄花烟草 *Nicotiana rustica* L.

| **植物别名** | 山菸、小花烟。

| **蒙 文 名** | 扫勒告－塔麻黑。

| **药 材 名** | 黄花烟草（药用部位：叶。别名：山烟、小花烟、莫合烟）。

| **形态特征** | 一年生草本，一般高 40 ~ 60 cm，有时达 120 cm。茎直立，粗壮，生腺毛，分枝较细弱。叶生腺毛，叶片卵形、矩圆形、心形，有时近圆形或矩圆状披针形，先端钝或急尖，基部圆或心形偏斜，长 10 ~ 30 cm，叶柄常短于叶片之半。花序圆锥式，顶生，疏散或紧缩；花梗长 3 ~ 7 mm；花萼杯状，长 7 ~ 12 mm，裂片宽三角形，1 裂片显著长；花冠黄绿色，筒部长 1.2 ~ 2 cm，檐部宽约

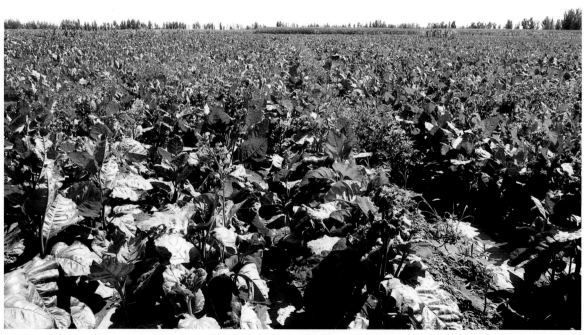

黄花烟草

4 mm，裂片短，宽而钝；雄蕊 4 较长，1 显著短。蒴果矩圆状卵形或近球状，长 10 ～ 16 mm；种子矩圆形，长约 1 mm，通常褐色。花期 7 ～ 8 月。

| **生境分布** | 内蒙古无野生分布。内蒙古地区有少量栽培，主要分布于内蒙古巴彦淖尔市（乌拉特前旗）。

| **资源情况** | 无野生资源，栽培资源一般。药材来源于栽培。

| **采收加工** | 烟叶由深绿色变淡黄色、叶尖下垂时，分批采摘，晒干或烘干，亦可鲜用。

| **功能主治** | 苦，平；有毒。归胃经。行气，解毒，止血，杀虫。用于疔疮肿毒，头癣。

| **用法用量** | 内服煎汤，9 ～ 15 g。外用适量，煎汤洗；或捣敷；或研末调敷。

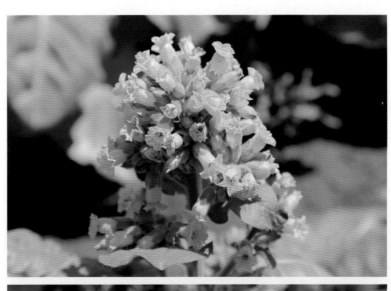

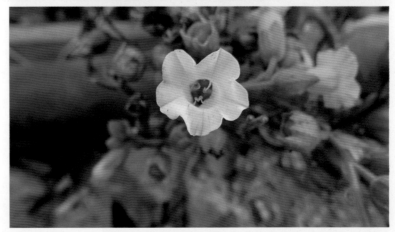

| 茄科 | Solanaceae | 烟草属 | Nicotiana

烟草
Nicotiana tabacum L.

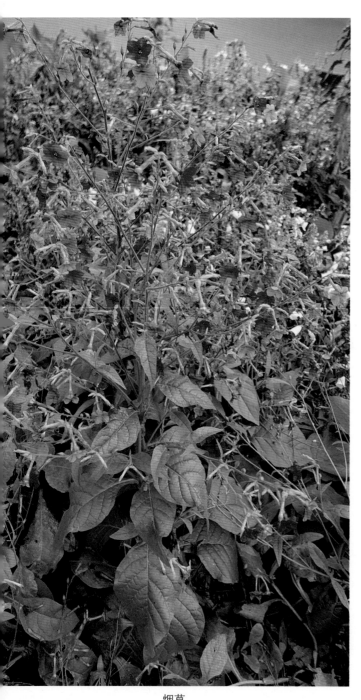

烟草

| **植物别名** |

烟叶。

| **蒙 文 名** |

塔麻黑。

| **药 材 名** |

烟草（药用部位：叶。别名：菸草、贪极草、延命草）。

| **形态特征** |

一年生或有限多年生草本，全体被腺毛。根粗壮。茎高 0.7 ～ 2 m，基部稍木质化。叶矩圆状披针形、披针形、矩圆形或卵形，先端渐尖，基部渐狭至茎呈耳状而半抱茎，长 10 ～ 30（～ 70）cm，宽 8 ～ 15（～ 30）cm，柄不明显或成翅状柄。花序顶生，圆锥状，多花；花梗长 5 ～ 20 mm；花萼筒状或筒状钟形，长 20 ～ 25 mm，裂片三角状披针形，长短不等；花冠漏斗状，淡红色，筒部色更淡，稍弓曲，长 3.5 ～ 5 cm，檐部宽 1 ～ 1.5 cm，裂片急尖；雄蕊中 1 显著较其余 4 短，不伸出花冠喉部，花丝基部有毛。蒴果卵状或矩圆状，长约等于宿存萼；种子圆形或宽矩圆形，

直径约 0.5 mm，褐色。花果期夏、秋季。

| **生境分布** | 内蒙古无野生分布。内蒙古地区偶见栽培，用于园林绿化，主要分布于内蒙古呼伦贝尔市（海拉尔区）。

| **资源情况** | 无野生资源，栽培资源较少。药材来源于栽培。

| **采收加工** | 当烟叶由深绿色变成淡黄色、叶尖下垂时，可按叶的成熟先后，分数次采摘。采后晒干或烘干，再经回潮、发酵、干燥即可。亦可鲜用。

| **药材性状** | 本品完整叶片呈卵形或椭圆状披针形，长约 60 cm，宽约 25 cm，先端渐尖，基部稍下延成翅状柄，全缘或带微波状。上面黄棕色，下面色较淡，主脉宽而凸出，具腺毛，稍经湿润，则带黏性。气特异，味苦、辣，作呕性。

| **功能主治** | 辛，温；有毒。归胃经。行气止痛，燥湿，消肿，解毒杀虫。用于食滞饱胀，气结疼痛，关节痹痛，痈疽，疔疮，疥癣，湿疹，毒蛇咬伤，扭挫伤。

| **用法用量** | 内服煎汤，鲜叶 9 ~ 15 g；或点燃吸烟。外用适量，煎汤洗；或捣敷；或研末调敷。

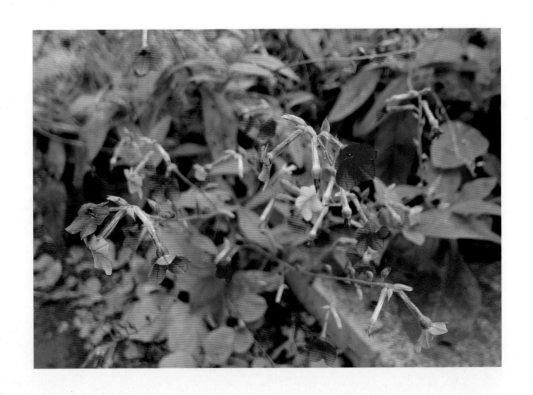

茄科 Solanaceae 碧冬茄属 Petunia

碧冬茄

Petunia hybrida (J. D. Hooker) Vilmorin

| **植物别名** | 矮牵牛、灵芝牡丹、撞羽朝颜。

| **蒙文名** | 浑－其其格。

| **药材名** | 碧冬茄（药用部位：种子。别名：彩花茄）。

| **形态特征** | 一年生草本，高达 60 cm。植株被腺毛。叶卵形，长 3 ~ 8 cm，先端渐尖，基部宽楔形或楔形，全缘，侧脉不显著，5 ~ 7 对；具短柄或近无柄。花单生于叶腋；花梗长 3 ~ 5 cm；花萼 5 深裂，裂片线形，先端钝，宿存；花冠白色或紫堇色，具条纹，漏斗状，花冠筒向上渐宽，冠檐开展，具折襞，5 浅裂；雄蕊 4 长 1 短；花柱稍长于雄蕊。蒴果圆锥状，2 瓣裂，裂瓣先端 2 浅裂；种子

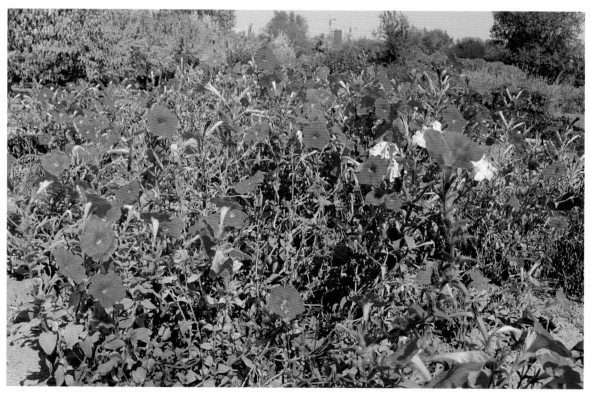

碧冬茄

近球形，褐色。

| **生境分布** | 内蒙古无野生分布。内蒙古各地均有栽培。

| **资源情况** | 无野生资源，栽培资源较丰富。药材来源于栽培。

| **采收加工** | 夏季果实成熟时采割，晒干，拣出种子，除去杂质。

| **功能主治** | 行气，杀虫。用于腹水，腹胀便秘，蛔虫病。

| **用法用量** | 内服煎汤，3 ~ 6 g。

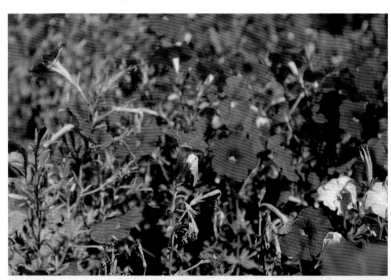

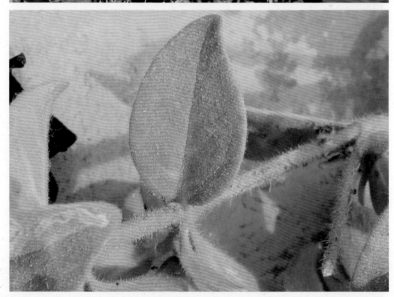

玄参科 Scrophulariaceae 玄参属 Scrophularia

砾玄参 *Scrophularia incisa* Weinm.

蒙 文 名	哈日音－哈日－奥日呼代。
药 材 名	**中药** 砾玄参（药用部位：全草）。
	蒙药 哈日音－哈日－敖日浩岱（药用部位：全草）。
形态特征	多年生草本，全体被短腺毛。根常粗壮，木质，栓皮常剥裂，紫褐色。茎直立或斜升，高 20 ~ 50 cm，有棱。叶对生，长椭圆形或椭圆形，长 0.8 ~ 3 cm，宽 0.3 ~ 1.3 cm，基部下延成柄状，柄短。聚伞圆锥花序顶生，狭长，小聚伞有花 1 ~ 7；花萼 5 深裂，裂片卵圆形，具白色膜质的狭边；花冠玫瑰红色至深紫色，花冠筒球状筒形，上唇 2 裂，裂片先端圆形，边缘波状，比上唇长，下唇 3 裂，裂片宽，带绿色，先端平截；花丝粗壮，密被短腺毛，花药紫色，肾形，无毛，略宽于花丝，呈头状，退化雄蕊条状矩圆形至披针状条形；花柱

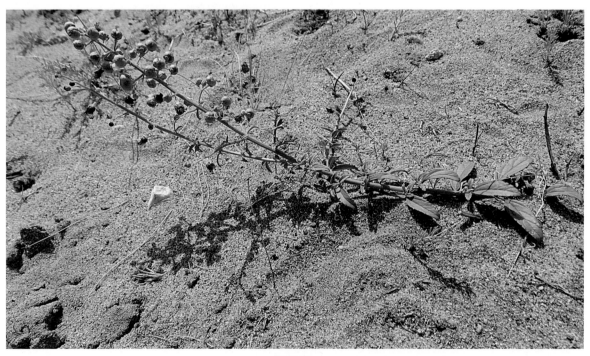

砾玄参

细，无毛，柱头头状，特小，与花柱等粗，微2裂。蒴果球形，直径 5 ～ 6 mm，无毛，先端尖；种子多数，狭卵形，黑褐色，表面粗糙，具小突起。花期 6 ～ 7 月，果期 7 月。

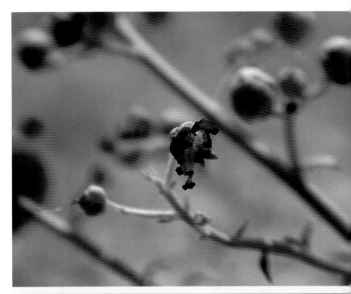

| 生境分布 |

生于海拔 650 ～ 2 600 m 的荒漠草原及典型草原带的砂砾石质地或山地岩石处。分布于内蒙古呼伦贝尔市（新巴尔虎右旗、满洲里市）、锡林郭勒盟（阿巴嘎旗）、乌兰察布市（四子王旗）、包头市（固阳县、达尔罕茂明安联合旗）、巴彦淖尔市（乌拉特中旗、乌拉特后旗）、鄂尔多斯市（鄂托克旗）、阿拉善盟（阿拉善左旗）。

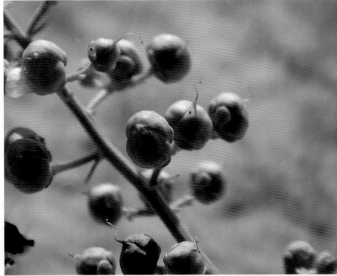

| 资源情况 |

野生资源一般。药材来源于野生。

| 采收加工 |

中药 砾玄参：夏季采收，洗净泥沙，晒干，切段。

| 功能主治 |

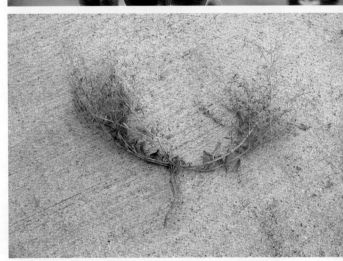

中药 砾玄参：辛，凉。归肺经。清热解毒。用于麻疹，风热发疹，天花。

蒙药 海口音－哈日－敖日浩岱：苦，凉，稀、钝、柔。清热解毒，表疹，通脉。用于麻疹，斑疹，内热证。

| 用法用量 |

中药 砾玄参：内服煎汤，6 ～ 12 g。

蒙药 海口音－哈日－敖日浩岱：内服煮散剂，3 ～ 5 g；或入丸、散剂。

弹刀子菜 *Mazus stachydifolius* (Turcz.) Maxim.

| **植物别名** | 水苏叶通泉草、四叶细辛、地菊花。 |

| **蒙文名** | 伊日贵丽格 – 麻主斯 – 额布苏。 |

| **药材名** | 弹刀子菜（药用部位：全草）。 |

| **形态特征** | 多年生草本，全体被多细胞白色长柔毛。根茎短，具多数灰黑色绳状须根。茎直立，高 10 ~ 30 cm。基生叶匙形，有短柄，常早枯萎；茎生叶对生，上部的叶常互生，无柄，矩圆形、长椭圆形或倒披针形，长 3 ~ 6 cm，宽 7 ~ 14 mm，边缘具不规则浅锯齿或近全缘。总状花序顶生；花梗下部具 1 白色膜质的小苞片，三角状钻形；花萼漏斗状，花萼裂片略长于筒部，披针状三角形，10 纵脉明显；花冠蓝紫色或淡紫色，上唇小而短，2 浅裂，裂片狭三角形，下唇大而长， |

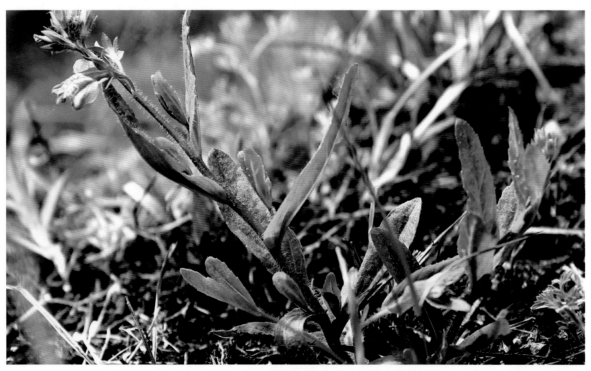

弹刀子菜

3裂，裂片先端钝圆，中裂片较小，有2条着生腺毛和黄色斑点的折皱直达喉部；雄蕊内藏，着生于花冠筒近基部；子房上部被硬毛，柱头2裂，裂片薄片状。蒴果卵球形，直径约2 mm，被毛，室背开裂；种子小，卵球形。花期6～7月，果期8月。

| **生境分布** | 生于海拔1 500 m以下的林缘或湿润草甸。分布于内蒙古呼伦贝尔市（额尔古纳市、鄂伦春自治旗、牙克石市、扎兰屯市、满洲里市）、兴安盟（乌兰浩特市、科尔沁右翼前旗、扎赉特旗、突泉县）、赤峰市（红山区、巴林右旗、克什克腾旗、喀喇沁旗、宁城县）。

| **资源情况** | 野生资源一般。药材来源于野生。

| **采收加工** | 开花结果时采收，鲜用或晒干。

| **功能主治** | 微辛，凉。清热解毒，凉血散瘀。用于便秘下血，疮疖肿毒，毒蛇咬伤，跌打损伤。

| **用法用量** | 内服煎汤，15～30 g。外用适量，鲜品捣敷。

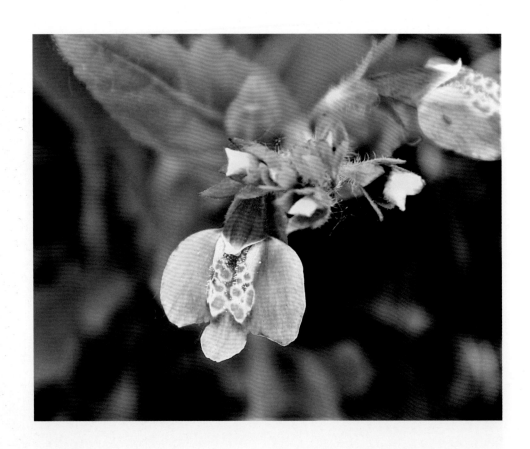

玄参科 Scrophulariaceae 通泉草属 Mazus

通泉草 *Mazus japonicus* (Thunb.) O. Kuntze

| 植物别名 | 脓泡药、汤湿草、猪胡椒。

| 蒙 文 名 | 麻珠斯 – 额布苏。

| 药 材 名 | 通泉草（药用部位：全草）。

| 形态特征 | 一年生草本，高 3 ~ 30 cm。主根伸长，垂直向下或短缩，须根纤细，多数。本种在体态上变化幅度很大，茎 1 ~ 5 或有时更多，直立，着地部分节上常能长出不定根，分枝多而披散，少不分枝。基生叶少或多数，有时呈莲座状或早落，倒卵状匙形至卵状倒披针形，膜质至薄纸质，长 2 ~ 6 cm，基部下延成带翅的叶柄，边缘具不规则的粗齿或基部有 1 ~ 2 浅羽裂；茎生叶对生或互生，少数，与基

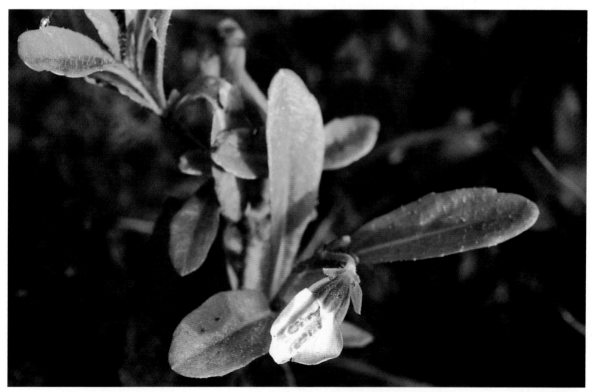

通泉草

生叶相似或几等大。总状花序生于茎、枝先端，常在近基部生花，通常 3 ～ 20，花疏稀；花萼钟状，果期多少增大，萼片与萼筒近等长，卵形；花冠白色、紫色或蓝色，上唇裂片卵状三角形，下唇中裂片较小，稍凸出，倒卵圆形；子房无毛。蒴果球形；种子小而多数，黄色。花果期 4 ～ 10 月。

| 生境分布 | 生于海拔 2 500 m 以下的湿润草坡、沟边、路旁或林缘。分布于内蒙古赤峰市（松山区）。

| 资源情况 | 野生资源较少。药材来源于野生。

| 采收加工 | 春、夏、秋季均可采收，洗净，鲜用或晒干。

| 药材性状 | 本品常卷缩成团状。主根长圆锥形，多弯曲或扭曲，有须根，表面淡黄白色。茎圆柱形，细长，略具四棱，表面淡绿色或黄棕色，基部分枝多，全体被短柔毛。叶对生或互生，叶片多皱缩、破碎，完整者展平后呈倒卵形或匙形，长 2 ～ 6 cm，宽 0.8 ～ 1.5 cm，先端圆钝，基部楔形，下延至柄呈翼状，边缘具不规则粗钝锯齿。常见花和果实。气微香，味苦。

| 功能主治 | 苦，平。止痛，健胃，解毒。用于偏头痛，消化不良；外用于疔疮，脓疱疮，烫伤。

| 用法用量 | 内服煎汤，15 ～ 25 g。外用适量，捣敷。

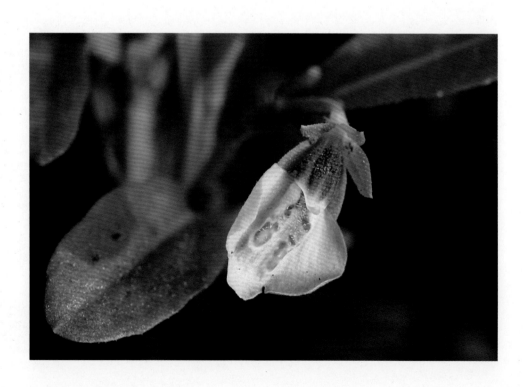

玄参科 Scrophulariaceae 野胡麻属 Dodartia

野胡麻 *Dodartia orientalis* L.

| 植物别名 | 多德草、紫花草、紫花秧。

| 蒙文名 | 胡日乐-其其格。

| 药材名 | 野胡麻（药用部位：全草）。

| 形态特征 | 多年生草本。根长而粗壮。茎单生或少数丛生，具多回细长分枝，下部分枝对生，顶部分枝互生，整株呈扫帚状，近基部被黄色膜质鳞片，幼嫩时疏被柔毛，老时光滑无毛。叶疏生，茎下部的叶对生或近对生，上部的叶常互生，条形或宽条形，长0.5～4 cm，全缘或有疏齿。花数朵疏离，呈总状，着生于分枝先端；花梗极短；花萼钟状，宿存，萼齿5，正三角形；花冠暗紫色或暗紫红色，二唇形，上唇短而直立，2浅裂，卵形，下唇长于上唇2～3倍，宽倒卵形，

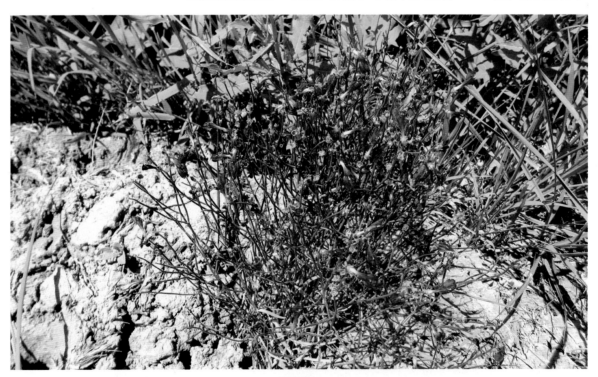

野胡麻

3 裂，中裂片凸出，舌状，喉部有 2 条着生多细胞腺毛的纵折皱；雄蕊 4，二强；子房球形，无毛，柱头 2 裂。蒴果圆球形，直径约 5 mm，褐色或带紫褐色；种子多数，卵形，略带三棱形，暗褐色，表面具颗粒状纹理。花期 5 ~ 7 月，果期 8 ~ 9 月。

| **生境分布** | 生于海拔 800 ~ 1 400 m 的荒漠化草原或草原化荒漠地带的石质山坡、沙地、盐渍地或田野。分布于内蒙古包头市（固阳县）、巴彦淖尔市（乌拉特前旗、乌拉特中旗、临河区、杭锦后旗、磴口县）、鄂尔多斯市（达拉特旗、鄂托克旗、杭锦旗）、乌海市（海勃湾区、海南区、乌达区）、阿拉善盟（额济纳旗）。

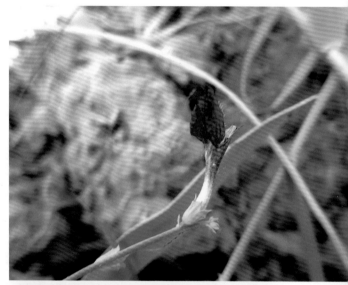

| **资源情况** | 野生资源一般。药材来源于野生。

| **采收加工** | 果期采收，晒干。

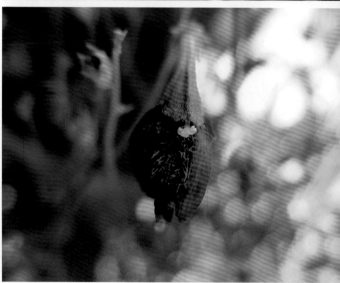

| **功能主治** | 微苦，凉。清热解毒，祛风止痒。用于上呼吸道感染，气管炎，皮肤瘙痒，荨麻疹，湿疹。

| **用法用量** | 内服煎汤，5 ~ 15 g。外用适量，煎汤洗。

玄参科 Scrophulariaceae 水茫草属 Limosella

水茫草 Limosella aquatica L.

| **植物别名** | 伏水茫草。

| **蒙 文 名** | 奥存－希巴日嘎那。

| **药 材 名** | 水茫草（药用部位：全草）。

| **形态特征** | 一年生水生或湿生草本，高 3 ~ 5 cm，罕达 10 cm，个体小，丛生，
全体无毛。具纤细而短的匍匐茎，几乎没有直立茎。根簇生，须状
而短。叶基出，簇生成莲座状，具长柄，长 1 ~ 4 cm，可达 9 cm；
叶片宽条形或狭匙形，比叶柄短得多，长 3 ~ 15 mm，钝头，全缘，
多少带肉质。花 3 ~ 10 自叶丛中生出，花梗细长，长 7 ~ 13 mm；
花萼钟状，膜质，长 1.5 ~ 2.5 mm，萼齿卵状三角形，长 0.5 ~ 0.8 mm，
先端渐尖；花冠白色或带红色，长 2 ~ 3.5 mm，辐射状钟形，花冠

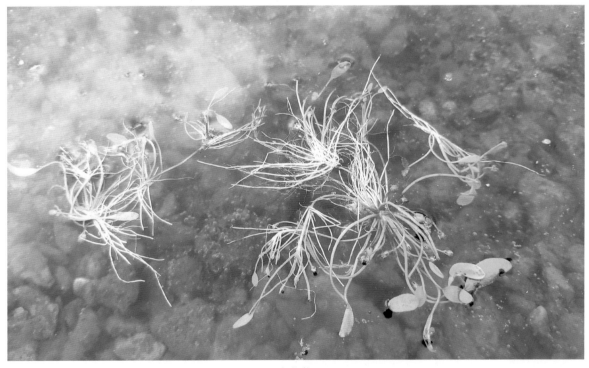

水茫草

裂片 5，矩圆形或矩圆状卵形，长 1 ~ 1.5 mm，先端钝；雄蕊 4，等长，花丝大部贴生；花柱短，柱头头状，有时稍有凹缺。蒴果卵圆形，长约 3 mm，超过宿萼；种子多数而极小，纺锤形，稍弯曲，表面有格状纹。花果期 4 ~ 9 月。

| 生境分布 | 生于河岸、湖边。分布于内蒙古呼伦贝尔市（额尔古纳市、牙克石市、海拉尔区）、兴安盟（突泉县、科尔沁右翼前旗）、赤峰市（克什克腾旗、翁牛特旗、喀喇沁旗、宁城县）、锡林郭勒盟（东乌珠穆沁旗、多伦县）。

| 资源情况 | 野生资源较少。药材来源于野生。

| 功能主治 | 淡，平。清热解毒，生津。用于咳嗽，咽喉痛；外用于疔疮肿毒。

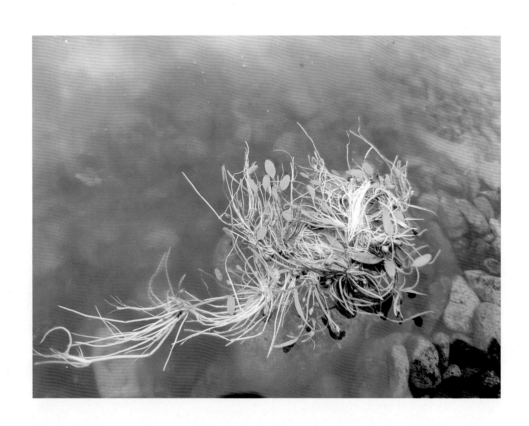

玄参科 Scrophulariaceae 柳穿鱼属 Linaria

柳穿鱼 *Linaria vulgaris* Mill.

| **植物别名** | 小金鱼草。

| **蒙 文 名** | 浩您－扎吉鲁希。

| **药 材 名** | 柳穿鱼（药用部位：全草）。

| **形态特征** | 多年生草本。主根细长，黄白色。茎直立，单一或有分枝，高 15 ～ 50 cm，无毛。叶多互生，部分轮生，少为全部轮生，条形至披针状条形，长 2 ～ 5 cm，宽 1 ～ 5 mm，先端渐尖或锐尖，基部楔形，全缘，无毛，具 1 脉，极少 3 脉。总状花序顶生，花多数，花梗长约 3 mm，花序轴、花梗、花萼无毛或有少量短腺毛；苞片披针形，长约 5 mm；花萼裂片 5，披针形，少为卵状披针形，长约 4 mm，宽约 1.5 mm；花冠黄色，除距外长 10 ～ 15 mm，距长 7 ～ 10 mm；

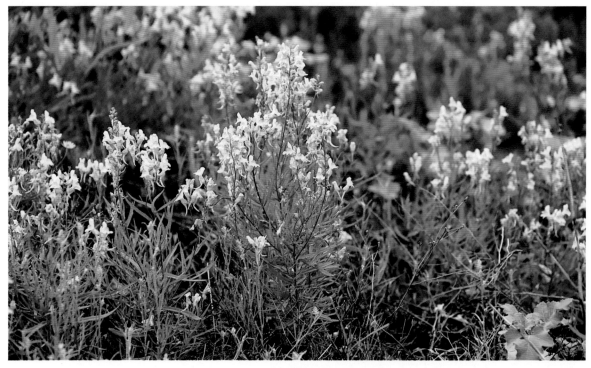

柳穿鱼

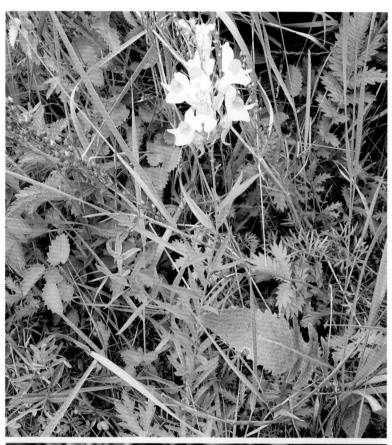

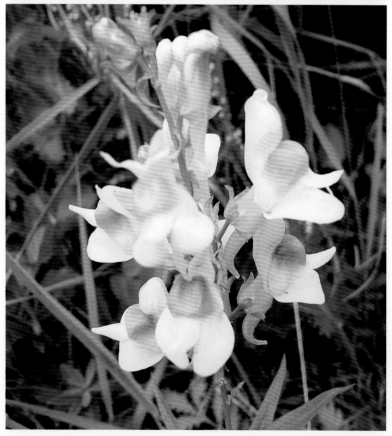

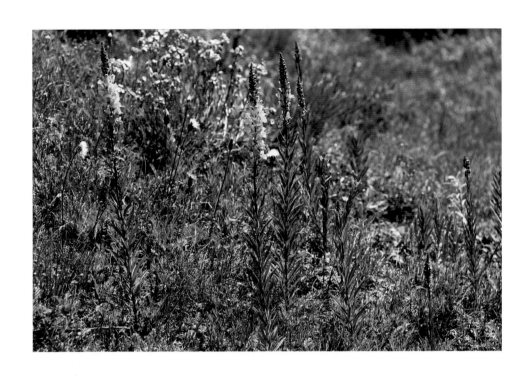

距向外方略上弯成弧曲状，末端细尖，上唇直立，2 裂，下唇先端平展，3 裂，在喉部向上隆起，檐部呈假面状，喉部密被毛。蒴果卵球形，直径约 5 mm；种子黑色，圆盘状，具膜质翅，直径约 2 mm，中央具瘤状突起。花期 7 ~ 8 月，果期 8 ~ 9 月。

| 生境分布 | 生于山地草甸、沙地或路边。分布于内蒙古呼伦贝尔市（额尔古纳市、陈巴尔虎旗、牙克石市、鄂温克族自治旗、新巴尔虎左旗、满洲里市）、兴安盟（乌兰浩特市、突泉县、科尔沁右翼前旗、科尔沁右旗中旗、扎赉特旗）、通辽市（扎鲁特旗、奈曼旗、霍林郭勒市）、赤峰市（克什克腾旗、阿鲁科尔沁旗、巴林左旗、巴林右旗、翁牛特旗、敖汉旗、宁城县、元宝山区、松山区、红山区）、锡林郭勒盟（东乌珠穆沁旗、西乌珠穆沁旗、锡林浩特市、苏尼特左旗、多伦县、太仆寺旗）、乌兰察布市（卓资县）、呼和浩特市、包头市、巴彦淖尔市（乌拉特前旗）、鄂尔多斯市（达拉特旗、伊金霍洛旗、乌审旗、准格尔旗、鄂托克旗）。

| 资源情况 | 野生资源一般。药材来源于野生。

| 采收加工 | 夏季花盛开时采收，阴干。

| 药材性状 | 本品茎呈圆柱形，单一或有分枝，长 15 ~ 50 cm，直径 1 ~ 5 mm，表面黄绿色，无毛；质脆易折断，断面较平坦，皮部呈绿色，木部黄白色，中央为白色。叶

互生或轮生，无柄或近无柄，常皱缩、破碎；湿润展开后，完整叶片呈条形至披针状条形，长 2 ～ 5 cm，宽 1 ～ 5 mm，先端渐尖或锐尖，基部楔形，全缘，无毛，具 1 脉。总状花序顶生，花多数，花梗长约 3 mm，花序轴、花梗、花萼无毛或有少量短腺毛；湿润展开可见，苞片披针形，长约 5 mm；花萼裂片 5，披针形；花冠淡黄色，除距外长 10 ～ 15 mm，距长 7 ～ 10 mm，距向外方略上弯成弧曲状，末端细尖，上唇直立，2 裂，下唇先端平展，3 裂，喉部密被毛；雄蕊 4，2 较长，不外露。蒴果卵球形。气特异，味甘、微苦。

| **功能主治** | 甘、微苦，寒。清热解毒，消肿，利胆退黄。用于瘟疫，黄疸，烫伤，伏热等。

| **用法用量** | 内服煎汤，10 ～ 15 g；或研末。外用适量，研末调敷；或煎汤熏洗。

多枝柳穿鱼 *Linaria buriatica* Turcz. ex Benth.

| **植物别名** | 矮柳穿鱼。

| **蒙 文 名** | 宝古尼 – 浩您 – 扎吉鲁希。

| **药 材 名** | 矮柳穿鱼（药用部位：全草）。

| **形态特征** | 多年生草本。茎自基部多分枝，高 10 ~ 20 cm，无毛。叶互生，狭条形至条形，长 2 ~ 4 cm，宽 1 ~ 4 mm，先端渐尖，全缘，无毛。总状花序顶生，花少数，花梗长约 2 mm，花序轴、花梗、花萼密被腺毛；花萼裂片 5，条状披针形，长约 4 mm，宽约 1 mm；花冠黄色，除距外长约 15 mm，距长约 10 mm，距向外方略上弯，较狭细，末端细尖。花期 8 ~ 9 月，果期 9 ~ 10 月。

| **生境分布** | 生于草原或固定沙地。分布于内蒙古呼伦贝尔市（新巴尔虎右旗、

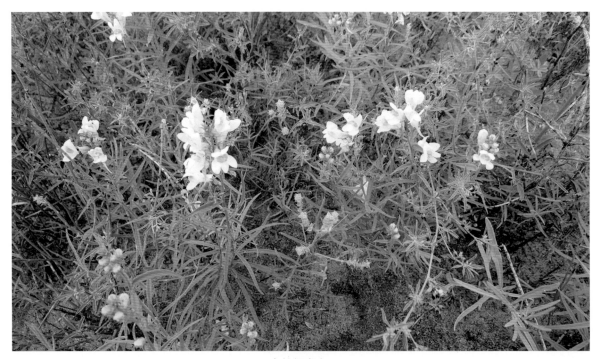

多枝柳穿鱼

满洲里市、扎赉诺尔区）、锡林郭勒盟（东乌珠穆沁旗、阿巴嘎旗）。

| **资源情况** | 野生资源一般。药材来源于野生。

| **采收加工** | 夏季花盛开时采收，阴干。

| **药材性状** | 本品根呈圆柱形，表面褐色，多皱曲。质坚硬，不易折断，断面不平。茎自基部多分枝，呈圆柱形，表面绿色，无毛。叶互生，多破碎，完整者狭条形至条形，先端渐尖，全缘，无毛。体轻、质脆，易折断，断面平整，淡黄色。髓部明显，疏松，白色。总状花序顶生，花梗长约 0.2 cm，花被黄色，花蕊橘黄色。果实卵圆形，浅褐色，表面光滑。气微弱，味淡。

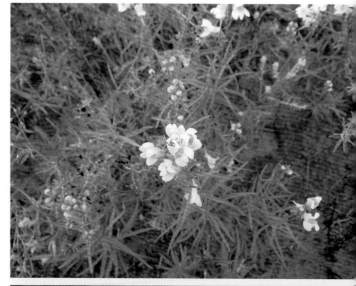

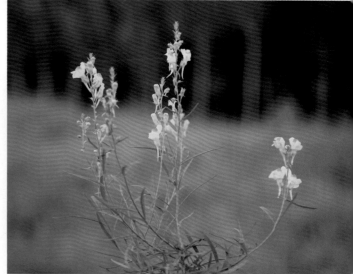

| **功能主治** | 苦，寒。归肝、胆经。清热解毒，利胆退黄。用于血热毒盛、发为丹毒，口疮，咽喉肿痛，湿热黄疸等。

| **用法用量** | 内服煎汤，9 ~ 15 g。

玄参科 Scrophulariaceae 地黄属 Rehmannia

地黄
Rehmannia glutinosa (Gaetn.) Libosch. ex Fisch. et Mey.

| **植物别名** | 生地、怀庆地黄、小鸡喝酒。

| **蒙文名** | 呼如古伯亲 – 其其格。

| **药材名** | 地黄（药用部位：根茎。别名：野地黄、酒壶花、山烟根）。

| **形态特征** | 多年生草本，全株密被白色或淡紫褐色长柔毛及腺毛。根肉质。茎单一或基部分枝，紫红色。叶通常基生，呈莲座状，倒卵形至长椭圆形，长 1.5 ~ 13 cm，边缘具不整齐的钝齿至牙齿，叶面多皱，被白色长柔毛和腺毛。总状花序顶生，花梗细弱；苞片叶状，比叶小的多；花多少下垂；花萼钟状或坛状，萼齿 5，矩圆状披针形、卵状披针形或多少三角形；花冠筒状而微弯，外面紫红色，内面黄色有紫斑，两面均被长柔毛，顶部二唇形，上唇 2 裂片反折，下唇 3

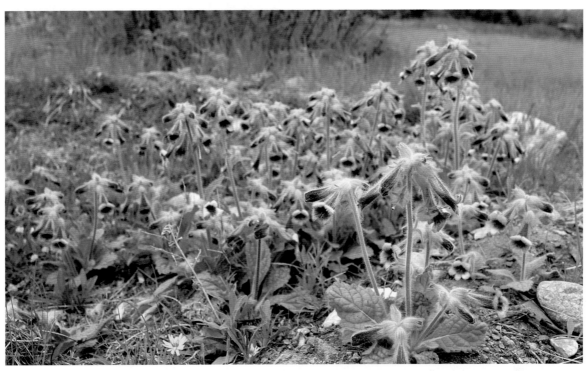

地黄

裂片伸直；雄蕊着生于花冠筒近基部；花柱细长，光滑，柱头 2 裂，裂片扇状。蒴果卵形，被短毛，先端具喙，室背开裂；种子多数，卵形、卵球形或矩圆形，黑褐色，表面具蜂窝状膜质网眼。花期 5 ~ 6 月，果期 7 月。

| 生境分布 | 生于海拔 50 ~ 1 100 m 的山地坡麓或路边。分布于内蒙古通辽市（霍林郭勒市）、赤峰市（红山区、松山区、元宝山区、喀喇沁旗、宁城县、敖汉旗）、呼和浩特市、包头市、巴彦淖尔市、鄂尔多斯市（准格尔旗、杭锦旗）、阿拉善盟（阿拉善左旗）。

| 资源情况 | 野生资源一般。药材来源于栽培。

| 采收加工 | 秋季采挖，除去芦头、须根及泥沙，鲜用；或将地黄缓缓烘焙至约八成干。前者习称"鲜地黄"，后者习称"生地黄"。

| 药材性状 | 本品鲜地黄呈纺锤形或条状，长 8 ~ 24 cm，直径 2 ~ 9 cm。外皮薄，表面浅红黄色，具弯曲的纵皱纹、芽痕、横长皮孔样突起及不规则疤痕。肉质，易断，断面皮部淡黄白色，可见橘红色油点，木部黄白色，导管呈放射状排列。气微，味微甜、微苦。生地黄多呈不规则的团块状或长圆形，中间膨大，两端稍细，有的细小，长条状，稍扁而扭曲，长 6 ~ 12 cm，直径 2 ~ 6 cm。表面棕黑色或棕灰色，极皱缩，具不规则的横曲纹。体重，质较软而韧，不易折断，表面棕黑色或乌黑色，有光泽，具黏性。气微，味微甜。

| 功能主治 | 鲜地黄，甘、苦，寒。归心、肝、肾经。清热生津，凉血，止血。用于热病伤阴，舌绛烦渴，温毒发斑，吐血，衄血，咽喉肿痛。生地黄，甘，寒。归心、肝、肾经。清热凉血，养阴生津。用于热入营血，温毒发斑，吐血衄血，热病伤阴，舌绛烦渴，津伤便秘，阴虚发热，骨蒸劳热，内热消渴。

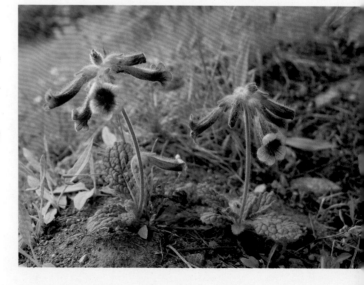

| 用法用量 | 内服煎汤，鲜地黄 12 ~ 30 g，生地黄 10 ~ 15 g。

玄参科 Scrophulariaceae 腹水草属 Veronicastrum

草本威灵仙

Veronicastrum sibiricum (L.) Pennell

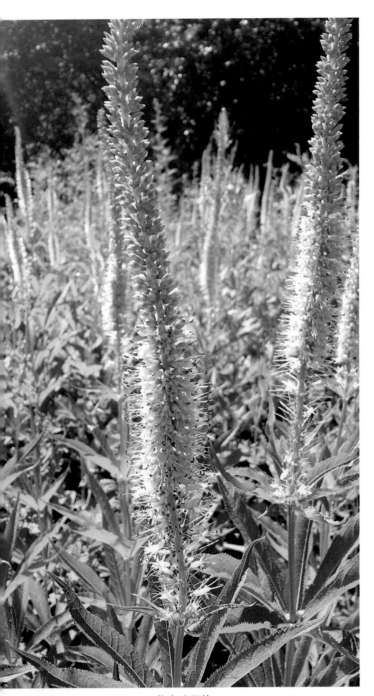

草本威灵仙

| 植物别名 |

轮叶婆婆纳、斩龙剑。

| 蒙 文 名 |

扫宝日嘎拉吉。

| 药 材 名 |

草本威灵仙（药用部位：全草或根）。

| 形态特征 |

多年生草本，全株疏被柔毛或近无毛。根茎横走。茎直立，单一，不分枝，高约1 m，圆柱形。叶（3～）4～6（～9）轮生，叶片矩圆状披针形至披针形或倒披针形，长5～15 cm，宽1.5～3.5 cm，先端渐尖，基部楔形，边缘具锐锯齿，无柄。花序顶生，呈长圆锥状；花梗短，长约1 mm；苞片条状披针形；花萼5深裂，裂片不等长，披针形或钻状披针形，长2～3 mm；花冠红紫色，筒状，长5～7 mm，筒部占花冠长的2/3～3/4，上部4裂，裂片卵状披针形，宽度稍不等，长1.5～2 mm，花冠外面无毛，内面被柔毛；雄蕊与花柱明显伸出花冠之外。蒴果卵形，长约3.5 mm，花柱宿存；种子矩圆形，棕褐色，长约0.7 mm，宽约0.4 mm。

花期 6 ~ 7 月，果期 8 月。

| **生境分布** | 生于海拔可达 2 500 m 的山地阔叶林林下、林缘、草甸或灌丛中。分布于内蒙古呼伦贝尔市（根河市、额尔古纳市、牙克石市、莫力达瓦达斡尔族自治旗、陈巴尔虎旗、海拉尔区、鄂温克族自治旗、新巴尔虎左旗、扎兰屯市、阿荣旗）、兴安盟（突泉县、科尔沁右翼前旗）、通辽市（扎鲁特旗）、赤峰市（克什克腾旗、阿鲁科尔沁旗、巴林右旗、敖汉旗、喀喇沁旗、宁城县）、锡林郭勒盟（东乌珠穆沁旗、西乌珠穆沁旗、锡林浩特市）、乌兰察布市（兴和县、凉城县）、呼和浩特市、包头市、巴彦淖尔市。

| **资源情况** | 野生资源一般。药材来源于野生。

| **采收加工** | 夏、秋季采收，除去杂质，根切片，全草切碎，晒干。

| **功能主治** | 辛、微苦，寒。祛风除湿，解毒消肿，止痛止血。用于风湿性腰腿疼，膀胱炎；外用于创伤出血。

| **用法用量** | 内服煎汤，10 ~ 15 g，鲜品 30 ~ 60 g。外用适量，鲜品捣敷；或煎汤洗。

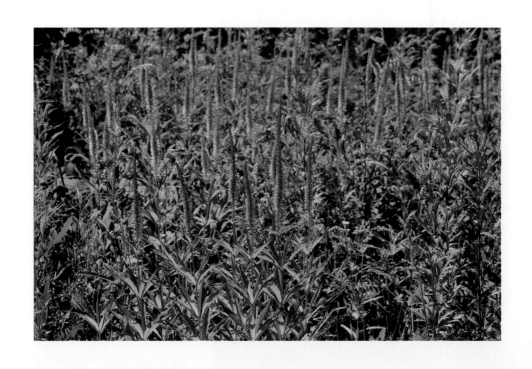

玄参科 Scrophulariaceae 婆婆纳属 Veronica

细叶婆婆纳

Veronica linariifolia Pall. ex Link

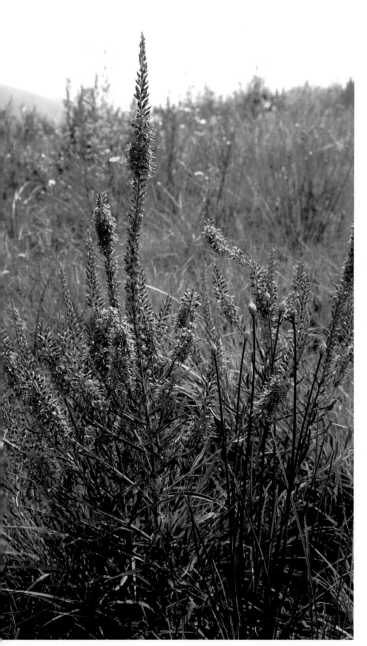

细叶婆婆纳

| 植物别名 |

细叶穗花。

| 蒙 文 名 |

那林 – 侵达干 – 苏乐。

| 药 材 名 |

细叶婆婆纳（药用部位：全草）。

| 形态特征 |

多年生草本。根茎粗短。茎直立，单生或自基部抽出数条丛生，高 30 ~ 80 cm，被白色短曲柔毛。下部叶常对生，中、上部叶多互生，条形或倒披针状条形，长 2 ~ 6 cm，宽 1 ~ 6 mm，上部边缘具锯齿或疏齿，两面无毛或被短毛。总状花序单生或复出，细长，长尾状，先端细尖；花梗短，被短毛，苞片细条形，短于花，被短毛；花萼筒长 1.5 ~ 2 mm，4 深裂，裂片卵状披针形至披针形，有睫毛；花冠蓝色或蓝紫色，长约 5 mm，4 裂，筒部长约为花冠长的 1/3，喉部有毛，裂片宽度不等，后方 1 枚大，圆形，其余 3 枚较小，卵形；雄蕊花丝无毛，明显伸出花冠；花柱细长，柱头头状。蒴果卵球形，长约 3 mm，稍扁，先端微凹，花柱与

花萼宿存；种子卵形，长约 0.5 mm，宽约 4 mm，棕褐色。花期 7 ~ 8 月，果期 8 ~ 9 月。

| 生长环境 | 生于山坡草地、灌丛间。分布于内蒙古呼伦贝尔市（额尔古纳市、牙克石市、莫力达瓦达斡尔族自治旗、陈巴尔虎旗、海拉尔区、鄂温克族自治旗、新巴尔虎左旗）、兴安盟（突泉县、扎赉特旗、科尔沁右翼前旗、科尔沁右翼中旗）、通辽市（扎鲁特旗）、赤峰市（阿鲁科尔沁旗、巴林左旗、巴林右旗、克什克腾旗、林西县、喀喇沁旗、松山区、翁牛特旗、宁城县、敖汉旗）、锡林郭勒盟（西乌珠穆沁旗、锡林浩特市）、乌兰察布市（兴和县、凉城县）、呼和浩特市（回民区）、包头市、鄂尔多斯市（准格尔旗）。

| 资源情况 | 野生资源一般。药材来源于野生。

| 功能主治 | 祛风湿，解毒，止痛。用于伤风感冒，肢节酸痛。

| 附　注 | 在 FOC 中，本种被修订为细叶穗花 *Pseudolysimachion linariifolium* (Pallas ex Link) Holub。

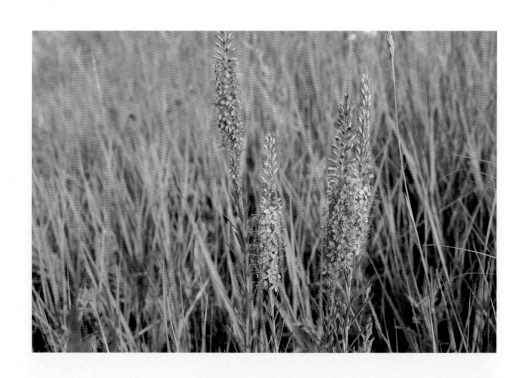

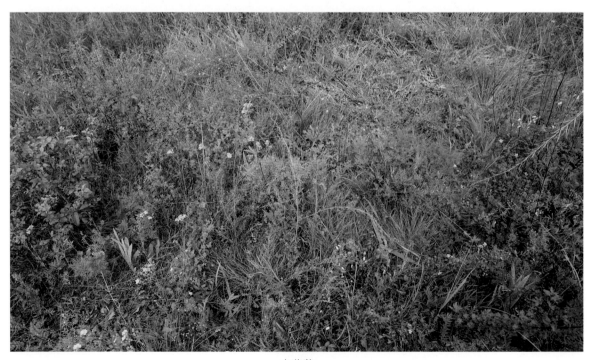

玄参科 Scrophulariaceae 婆婆纳属 Veronica

水蔓菁

Veronica linariifolia Pall. ex Link subsp. *dilatata* (Nakai et Kitagawa) D. Y. Hong

| 植物别名 | 追风草。

| 蒙 文 名 | 奥存图如 - 侵达干 - 苏乐。

| 药 材 名 | 水蔓菁（药用部位：全草）。

| 形态特征 | 多年生草本，高 50 ～ 90 cm，全株被白色短柔毛。茎直立，上部有时稍分枝。叶几乎全部对生，线状披针形至倒卵状披针形乃至卵圆形，基部窄狭成柄，先端尖，中上部边缘具三角状锯齿，稀为全缘。花蓝色或蓝紫色，在茎顶排列成长穗状的总状花序。花期 7 ～ 8 月，果期 9 ～ 10 月。

| 生境分布 | 生于湿草甸或山顶岩石处。分布于内蒙古呼伦贝尔市（新巴尔虎右旗）、兴安盟（科尔沁右翼前旗）、通辽市（扎鲁特旗）、赤峰市（阿

水蔓菁

鲁科尔沁旗、巴林左旗、巴林右旗、克什克腾旗、喀喇沁旗、敖汉旗）、锡林郭勒盟（东乌珠穆沁旗、西乌珠穆沁旗）、包头市。

| **资源情况** | 野生资源一般。药材来源于野生。

| **采收加工** | 夏、秋季茎叶繁茂时采收，除去杂质，切段，晒干或鲜用。

| **药材性状** | 本品为干燥带花穗的全草，棕色，长 20 ～ 90 cm。根呈须状，主根不明显，浅灰褐色，长 3 ～ 5 cm，直径约 1 mm。茎单一，圆柱形，直径 2 ～ 3 mm，质脆，易折断，断面中空。叶对生，叶片多卷缩破碎，完整者展平后呈狭卵形或宽披针形，长 2.5 ～ 6 cm，宽 0.6 ～ 2 cm，黄绿色或暗绿色，基部渐狭，边缘有锯齿。穗状花序顶生，穗长 10 ～ 15 cm。蒴果扁圆形，种子细小。气微，味苦。

| **功能主治** | 苦，微寒。清肺化痰，止咳解毒。用于慢性气管炎，肺化脓症，咯吐脓血；外用于痔疮，皮肤湿疹，痈疖疮疡。

| **用法用量** | 内服煎汤，10 ～ 15 g。外用适量，煎汤洗。

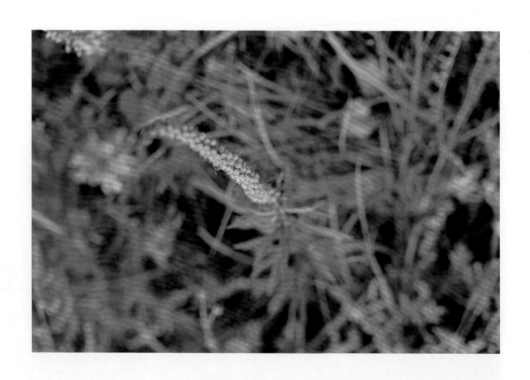

大婆婆纳 *Veronica dahurica* Stev.

| **植物别名** | 灯笼草。

| **蒙 文 名** | 兴安－侵达干。

| **药 材 名** | 大婆婆纳（药用部位：全草）。

| **形态特征** | 多年生草本，全株密被柔毛，有时混生腺毛。根茎粗短，具多数须根。茎直立，单一，有时自基部抽出 2 ~ 3 条，上部通常不分枝，高 30 ~ 70 cm。叶对生，三角状卵形或三角状披针形，先端钝尖或锐尖，基部心形或浅心形至截形，边缘具深而钝的锯齿或牙齿，下部常羽裂，裂片有齿。总状花序顶生，细长，单生或复出；苞片条状披针形；花萼 4 深裂，裂片披针形，疏生腺毛；花冠白色，4 裂，筒部长不及花冠之半，喉部有毛，裂片椭圆形至狭卵形，后方 1 枚

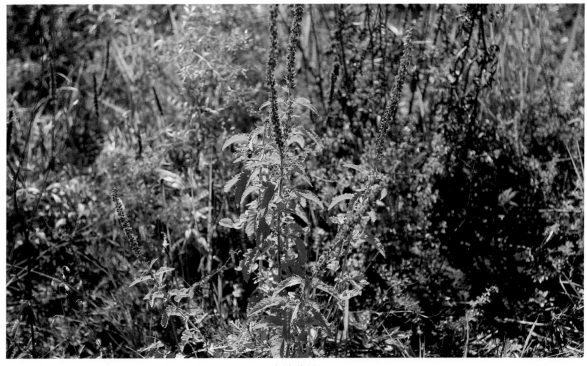

大婆婆纳

较宽；雄蕊伸出花冠。蒴果卵球形，稍扁，先端凹，花萼与花柱宿存；种子卵圆形，淡黄褐色，半透明状。花期 7 ~ 8 月，果期 9 月。

| **生境分布** | 生于山坡、沟谷、岩隙、沙丘低地的草甸及路边。分布于内蒙古呼和浩特市（土默特左旗、武川县）、包头市（固阳县）、巴彦淖尔市（乌拉特前旗）。

| **资源情况** | 野生资源较丰富。药材来源于野生。

| **采收加工** | 夏季采收，鲜用或晒干。

| **功能主治** | 祛风除湿，壮腰，截疟。用于风湿热痹，肾虚腰痛。

| **用法用量** | 内服煎汤，10 ~ 15 g。外用适量，煎汤洗。

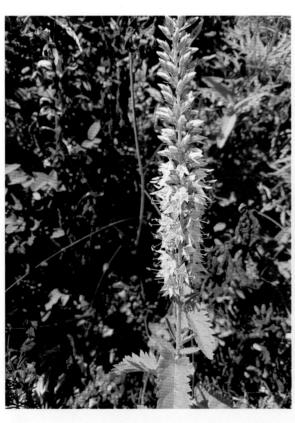
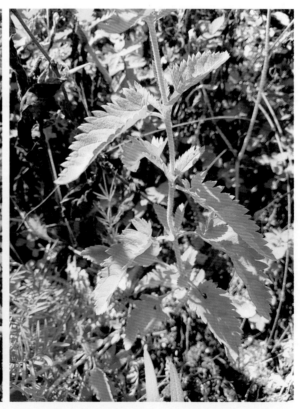

玄参科 Scrophulariaceae 婆婆纳属 Veronica

白婆婆纳 *Veronica incana* L.

| **植物别名** | 白兔儿尾苗。

| **蒙 文 名** | 查干 – 侵达干 – 苏乐。

| **药 材 名** | 白婆婆纳（药用部位：全草）。

| **形态特征** | 多年生草本，全株密被白色毡状绵毛而呈灰白色。根茎细长，具须根。茎直立，高 10 ~ 40 cm，单一或自基部抽出数条丛生。叶对生，上部叶互生；下部叶较密集，叶片椭圆状披针形，长 1.5 ~ 7 cm，宽 0.5 ~ 1.3 cm，具叶柄；中部叶及上部叶较稀疏，窄而小，常宽条形，无柄或具短柄。总状花序，单一，少复出，细长；苞片条状披针形，短于花；花萼长约 2 mm，4 深裂，裂片披针形；花冠蓝色，少为白色，长约 5 mm，4 裂，筒部长约为花的 1/3，喉部被毛，后方 1 较大，

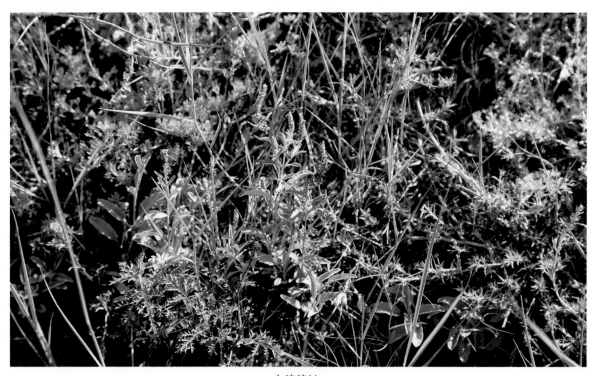

白婆婆纳

卵圆形，其余 3 较小，卵形；雄蕊伸出花冠；花柱细长，柱头头状。蒴果卵球形，先端凹，长约 3 mm，密被短毛；种子卵圆形，扁平，棕褐色，长约 0.4 mm，宽约 0.3 mm。花期 7 ～ 8 月，果期 9 月。

| 生境分布 | 生于草原带的山地、固定沙地，为草原群落的一般常见伴生种。分布于内蒙古呼伦贝尔市（额尔古纳市、陈巴尔虎旗、鄂温克族自治旗、海拉尔区、新巴尔虎左旗、满洲里市、扎赉诺尔区）、兴安盟（科尔沁右翼前旗）、赤峰市（阿鲁科尔沁旗、克什克腾旗、巴林左旗、巴林右旗）、锡林郭勒盟（东乌珠穆沁旗、西乌珠穆沁旗、锡林浩特市）、呼和浩特市。

| 资源情况 | 野生资源一般。药材来源于野生。

| 采收加工 | 夏季采收，鲜用或晒干。

| 功能主治 | 苦，凉。消肿止血。用于痈疖红肿。

| 用法用量 | 内服煎汤，10 ～ 15 g。外用适量，鲜品捣敷。

| 附　　注 | 在 FOC 中，本种被修订为白兔儿尾苗 *Pseudolysimachion incanum* (Linnaeus) Holub。

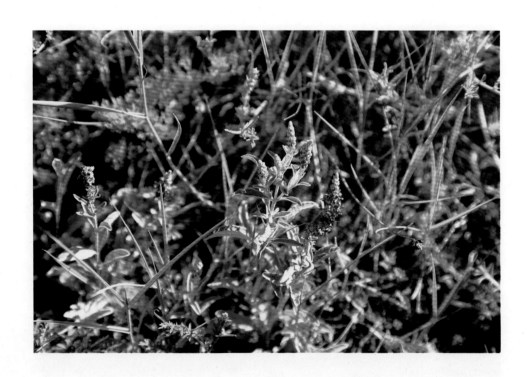

玄参科 Scrophulariaceae 婆婆纳属 Veronica

长果婆婆纳 *Veronica ciliata* Fisch.

| **植物别名** | 青海婆婆纳。

| **蒙 文 名** | 扫日木斯特－侵达干－苏乐。

| **药 材 名** | **中药** 长果婆婆纳（药用部位：全草）。
　　　　　　　蒙药 巴巴盖音－苏斯－乌布斯（药用部位：全草）。

| **形态特征** | 多年生草本。根茎短，具多数须根。茎常斜升，单一或下部茎节处
分出 1 ~ 2 对对生分枝，高 6 ~ 25 cm，被灰白色细柔毛。叶对生；
叶片卵形至卵状披针形，长 0.5 ~ 3 cm，宽 0.3 ~ 1 cm，边缘具锯
齿或全缘，两面被柔毛至近无毛。总状花序通常 2 ~ 4 枝，侧生于
茎顶或分枝先端的叶腋，呈假顶生，花序短而花密集，除花冠外花
序各部分均密被长柔毛；苞片条状披针形，长于花梗；花萼 5 深裂，

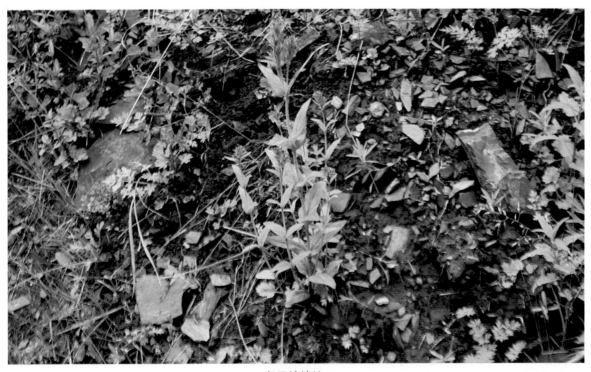

长果婆婆纳

后方 1 较小，其余 4 条状披针形；花冠蓝色或蓝紫色，4 裂，筒部长约为花冠长的 1/3，裂片后方 3 倒卵圆形，前方 1 枚卵形而较小；雄蕊短于花冠；子房被长柔毛，花柱长约 2 mm，柱头头状。蒴果长卵形或长卵状锥形，长 6 ~ 7 mm，宽约 2 mm，先端钝而微凹，被长柔毛。花期 7 ~ 8 月，果期 8 ~ 9 月。

| **生境分布** | 生于海拔 3 000 m 以上的高山草甸。分布于内蒙古阿拉善盟（阿拉善左旗）。

| **资源情况** | 野生资源较少。药材来源于野生。

| **采收加工** | **中药**　长果婆婆纳：夏、秋季采收，洗净泥土，晒干，切段。

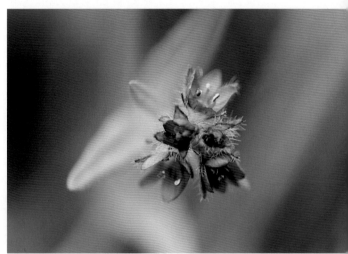

| **功能主治** | **中药**　长果婆婆纳：苦、涩，寒。清热解毒，祛风利湿。用于肝炎，胆囊炎，风湿痛，荨麻疹。

蒙药　巴巴盖音 - 苏斯 - 乌布斯：苦，凉，钝、稀、柔、淡。清血热，止痛，解毒。用于恶血扩散引起的头痛，目赤，肝膊胸肋刺痛，包如病，痧症。

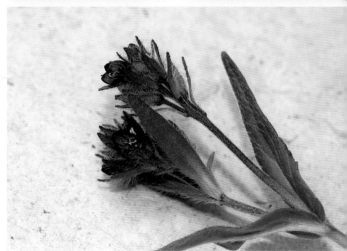

| **用法用量** | **中药**　长果婆婆纳：内服煎汤，3 ~ 9 g。

蒙药　巴巴盖音 - 苏斯 - 乌布斯：内服煮散剂，3 ~ 5 g；或入丸、散剂。

玄参科 Scrophulariaceae 婆婆纳属 Veronica

光果婆婆纳 *Veronica rockii* Li

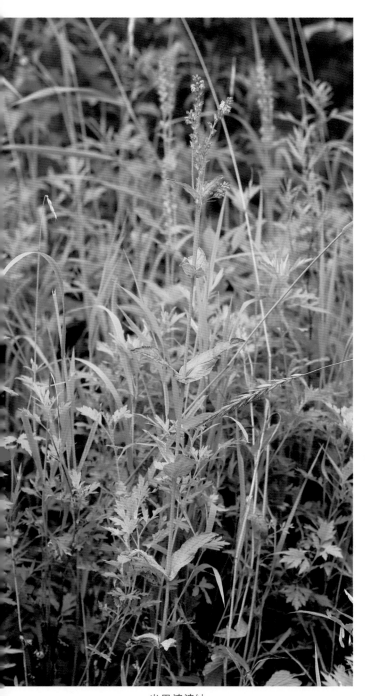

光果婆婆纳

| 植物别名 |

两股钗。

| 蒙 文 名 |

给鲁给日 – 侵达干 – 苏乐。

| 药 材 名 |

光果婆婆纳（药用部分：全草）。

| 形态特征 |

多年生草本。根茎粗短，具多数须根。茎直立，单一，高 20 ~ 60 cm，被长柔毛。叶对生，无柄；叶片披针形，长 2 ~ 6.5 cm，宽 0.6 ~ 1.6 cm，边缘有浅锯齿，两面被长柔毛。花序总状，2 ~ 4 枝侧生于茎顶叶腋，花序较长而花疏离，除花冠外花序各部均被长柔毛；苞片宽条形，通常比花梗长；花萼 5 深裂，裂片宽条形或卵状椭圆形，先端圆钝，长约 4 mm，后方 1 枚远较其他 4 枚小的多或缺失；花冠紫色，长约 4.5 mm，略长于花萼，4 裂，筒部长约为花冠的 2/3，后方 3 裂片倒卵圆形，前方 1 裂片椭圆形，较小；雄蕊较花冠短，花丝大部与花冠筒贴生；子房无毛或疏被柔毛，花柱短，长约 1 mm。蒴果长卵形，长约 6 mm，宽约 3 mm，先端

渐狭而钝；种子卵圆形，长宽约 0.5 mm，黄褐色，半透明状。花期 7 月，果期 8 月。

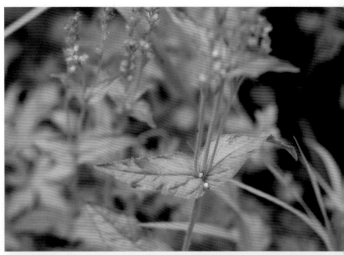

| 生境分布 |

生于海拔 2 000 ～ 3 600 m 的林缘灌丛或沟谷草甸。分布于内蒙古乌兰察布市（兴和县、凉城县）、呼和浩特市、包头市、巴彦淖尔市。

| 资源情况 |

野生资源较少。药材来源于野生。

| 采收加工 |

夏、秋季采收，除去杂质，洗净泥沙，晒干，切段。

| 功能主治 |

苦、甘，凉。生肌愈创。用于外伤疖痛。

| 用法用量 |

内服煎汤，单用 1.5 ～ 3 g；或入丸、散剂。

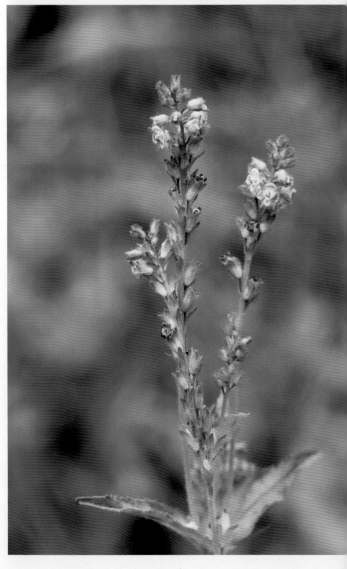

玄参科 Scrophulariaceae 婆婆纳属 Veronica

北水苦荬
Veronica anagallis-aquatica L.

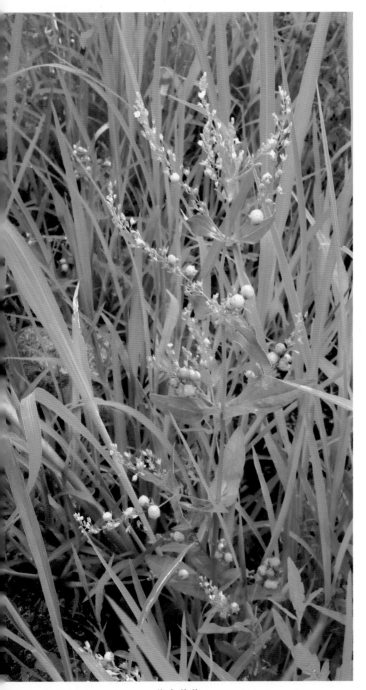

北水苦荬

| 植物别名 |

水苦荬、珍珠草、秋麻子。

| 蒙 文 名 |

乌麻日图 – 奥存 – 侵达干。

| 药 材 名 |

中药 水苦荬（药用部位：果实带虫瘿的全草）。

蒙药 查干 – 楚玛塞（药用部位：果实带虫瘿的全草）。

| 形态特征 |

多年生草本，稀一年生，全体常无毛，稀在花序轴、花梗、花萼、蒴果上有疏腺毛。根茎斜走，节上有须根。茎直立或基部倾斜，高 10 ~ 80 cm，单一或有分枝。叶对生，无柄，上部的叶半抱茎，椭圆形或长卵形，少卵状椭圆形或披针形，长 1 ~ 7 cm，宽 0.5 ~ 2 cm，全缘或有疏而小的锯齿，两面无毛。总状花序腋生，比叶长，多花；花梗弯曲斜升，与花序轴成锐角，纤细；苞片狭披针形；花萼 4 深裂，裂片卵状披针形，锐尖；花冠浅蓝色、淡紫色或白色，4 深裂，筒部极短，裂片宽卵形；雄蕊与花冠近等长或略长，花药为紫

色；子房无毛，花柱长约 1.5 mm。蒴果近圆形或卵圆形，先端微凹，长、宽约 2.5 mm，与花萼近相等或略短；种子卵圆形，黄褐色，长、宽约 0.5 mm，半透明状。花果期 7 ～ 9 月。

| 生境分布 | 生于溪边或沼泽地。分布于内蒙古呼伦贝尔市（额尔古纳市、新巴尔虎右旗、扎兰屯市）、兴安盟（扎赉特旗、科尔沁右翼前旗、科尔沁右翼中旗）、通辽市（扎鲁特旗、科尔沁左翼后旗）、赤峰市（阿鲁科尔沁旗、克什克腾旗、巴林右旗、翁牛特旗、敖汉旗、喀喇沁旗、宁城县）、锡林郭勒盟（苏尼特左旗、多伦县）、乌兰察布市（四子王旗、卓资县、凉城县）、呼和浩特市（赛罕区）、包头市、巴彦淖尔市（乌拉特中旗）、鄂尔多斯市（准格尔旗）、阿拉善盟（阿拉善左旗）。

| 资源情况 | 野生资源一般。药材来源于野生。

| 采收加工 | **中药** 水苦荬：夏季果实中红虫未逸出前采收带虫瘿的全草，洗净，切碎，鲜用或晒干。
蒙药 查干 - 楚玛塞：夏、秋季采收，阴干。

| 药材性状 | **中药** 水苦荬：本品根茎倾斜弯曲，节部残留须根，表面灰棕色，直径 1 ～ 5 mm。茎多不分枝，黄棕色或棕褐色；质轻易折断，断面中空。叶对生，无柄，多破碎或卷曲，褐绿色或黑绿色，草质，完整者为椭圆形或长卵形。气微，味淡。

| 功能主治 | **中药** 水苦荬：苦，寒。归肺、肝、肾经。清热利湿，止血化瘀。用于咽喉肿痛，肺结核咯血，风湿疼痛，月经不调，血小板减少性紫癜，跌打损伤；外用于骨折，痈疖肿毒。
蒙药 查干 - 楚玛塞：酸、涩，凉，轻、钝、柔。利尿，消水肿，止痛，止吐，燥协日乌素。用于肾、膀胱寒证或热证，水肿，水臌，尿闭，协日乌素病，湿疹。

| 用法用量 | **中药** 水苦荬：内服煎汤，10 ～ 30 g；或研末。外用适量，鲜品捣敷。
蒙药 查干 - 楚玛塞：内服煮散剂，3 ～ 5 g；或入丸、散剂。外用适量，研末；或煎汤洗。

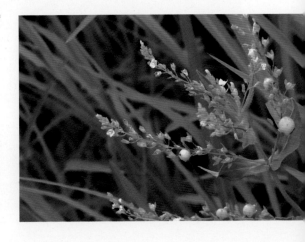

水苦荬 *Veronica undulata* Wall.

| **植物别名** | 接骨仙桃、夺命丹、活血丹。

| **蒙 文 名** | 奥存 – 侵达干。

| **药 材 名** | **中药** 水苦荬（药用部位：果实带虫瘿的全草）。
蒙药 查干 – 楚玛塞（药用部位：果实带虫瘿的全草）。

| **形态特征** | 多年生或一年生草本，通常在茎、花序轴、花梗、花萼和蒴果上多少被大头针状腺毛。根茎斜走，节上生须根。茎直立或基部倾斜，高 10 ~ 30 cm，单一。叶对生，无柄，狭椭圆形或条状披针形，长 2 ~ 4 cm，宽 3 ~ 7 mm，先端钝尖或渐尖，基部半抱茎，边缘具疏而小的锯齿，两面无毛。总状花序腋生，比叶长，多花；花梗在果期挺直，横叉开，与花序轴几成直角，纤细；苞片披针形；花萼 4

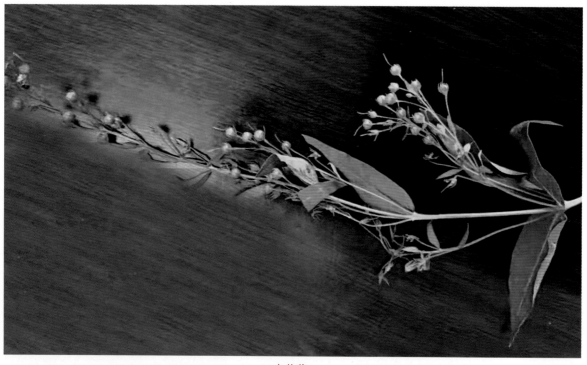

水苦荬

深裂，裂片卵状披针形，锐尖；花冠浅蓝色或淡紫色，筒部极短，裂片宽卵形；雄蕊与花冠近等长，花药淡紫色；子房疏被腺毛或近无毛，花柱长 1 ~ 1.5 mm。蒴果近球形，先端微凹，长、宽约 2.5 mm，与花萼近等长或稍短；种子卵圆形，半透明状。花果期 7 ~ 9 月。

| **生境分布** | 生于水边或沼泽地。分布于内蒙古兴安盟（突泉县、科尔沁右翼前旗、科尔沁右翼中旗）、鄂尔多斯市（伊金霍洛旗）、阿拉善盟（阿拉善右旗）。

| **资源情况** | 野生资源一般。药材来源于野生。

| **采收加工** | **中药** 水苦荬：夏季果实中红虫未逸出前采收带虫瘿的全草，洗净，切碎，鲜用或晒干。
蒙药 查干 – 楚玛塞：夏、秋季采收，阴干。

| **药材性状** | **中药** 水苦荬：本品根茎倾斜弯曲，节部残留须根，表面灰棕色，直径 1 ~ 5 mm；茎多不分枝，黄棕色或棕褐色；质轻易折断，断面中空；叶对生，无柄，多破碎或卷曲，褐绿色或黑绿色，草质，完整者为椭圆形或长卵形。气微，味淡。

| **功能主治** | **中药** 水苦荬：苦，寒。归肺、肝、肾经。活血止血，解毒消肿。用于咽喉肿痛，肺结核咯血，风湿性疼痛，月经不调，血小板减少性紫癜，跌打损伤；外用于骨折，痈疖肿毒。
蒙药 查干 – 楚玛塞：酸、涩，凉，轻、钝、柔。利尿，消水肿，止痛，止吐，燥协日乌素。用于肾、膀胱寒证或热证，水肿，水臌，尿闭，协日乌素病，湿疹。

| **用法用量** | **中药** 水苦荬：内服煎汤，10 ~ 30 g；或研末。外用适量，鲜品捣敷。
蒙药 查干 – 楚玛塞：内服煮散剂，3 ~ 5 g；或入丸、散剂。外用适量，研末；或煎汤洗。

玄参科 Scrophulariaceae 婆婆纳属 Veronica

长果水苦荬 Veronica anagalloides Guss.

| 蒙 文 名 | 乌日图 – 奥存 – 侵达干。

| 药 材 名 | 长果水苦荬（药用部位：果实带虫瘿的全草）。

| 形态特征 | 多年生或一年生草本。根茎斜走，节上有须根。茎直立或基部倾斜，
高 30 ~ 50 cm，单一或有分枝，下部光滑或近无毛，中部以上被腺毛。
叶对生，无柄，基部半抱茎，条状披针形，长 2 ~ 5 cm，宽 3 ~ 8 mm，
全缘或略有浅锯齿，两面无毛。总状花序腋生，多花，除花冠外被
相当密的腺毛；花梗伸直，与花序轴成锐角，果期花梗长 4 ~ 8 mm，
纤细；苞片狭披针形，约为果梗长的 1/3 或 1/2；花萼 4 深裂，长约
2 mm，裂片椭圆形，先端急尖，果期直立，紧贴蒴果；花冠浅蓝色
或淡紫色，长约 3 mm，4 深裂，筒部极短，裂片宽卵形；雄蕊与花
冠近等长；子房无毛，花柱长约 1.5 mm。蒴果宽椭圆形，先端微凹，

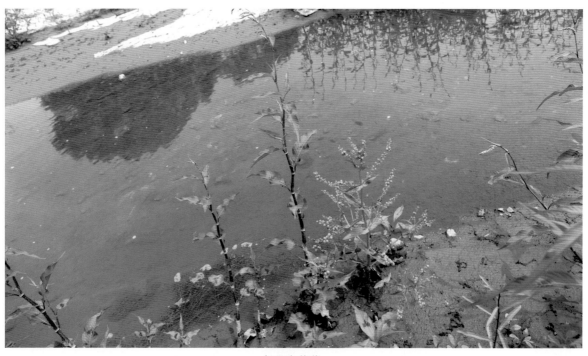

长果水苦荬

长、宽约 2.5 mm，比花萼长或近等长；种子卵圆形。黄褐色，长、宽约 0.5 mm，半透明状。花果期 7 ~ 9 月。

生境分布

生于溪边。分布于内蒙古呼伦贝尔市（莫力达瓦达斡尔族自治旗）、通辽市（科尔沁左翼后旗）、呼和浩特市、包头市、阿拉善盟（阿拉善左旗）。

资源情况

野生资源较少。药材来源于野生。

采收加工

夏季果实中红虫未逸出前采收带虫瘿的全草，洗净，切碎，鲜用或晒干。

功能主治

辛，平。归肝、肾经。祛风湿，利水消肿。用于风湿痹证，水肿，肾炎，膀胱炎，关节痛。

用法用量

内服煎汤，3 ~ 9 g。

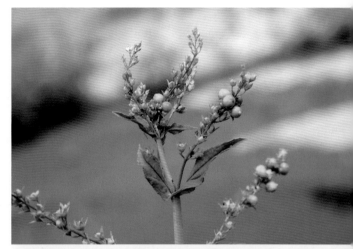

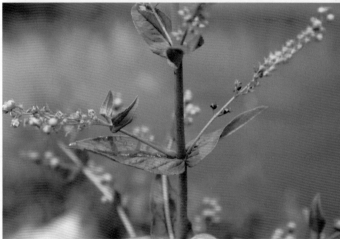

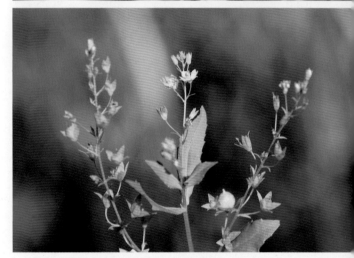

玄参科 Scrophulariaceae 松蒿属 Phtheirospermum

松蒿
Phtheirospermum japonicum (Thunb.) Kanitz

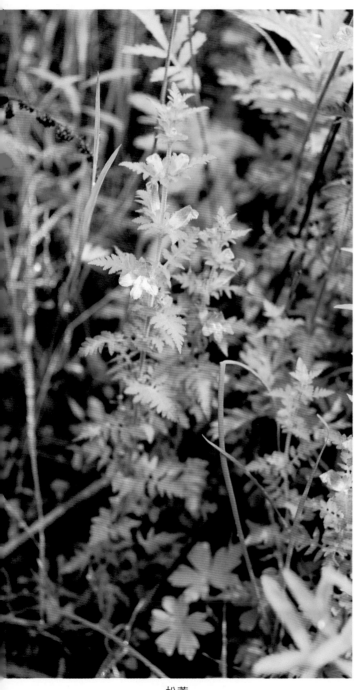

松蒿

| 植物别名 |

小盐灶草。

| 蒙 文 名 |

扎拉哈格图 – 额布斯。

| 药 材 名 |

松蒿（药用部位：全草）。

| 形态特征 |

一年生草本，全体被多细胞腺毛。茎直立，上部分枝，高 20 ~ 50 cm。叶对生，具柄，叶片长三角状卵形至卵状披针形，长 1 ~ 4 cm，宽 0.5 ~ 2 cm，下部叶羽状全裂，向上渐变为羽状深裂或浅裂，裂片长卵形，边缘具牙齿。花生于上部叶腋，花梗长约 1 mm；花萼钟状，长 5 ~ 7 mm，果期增大，5 裂至中部，裂片长卵形，上部羽状浅裂至深裂；花冠粉红色至紫红色，长 15 ~ 20 mm，被短柔毛，下唇中裂片较长，两条折皱上密被白色长柔毛；雄蕊药室相等，被短柔毛；花柱果期宿存，被短柔毛。蒴果卵形，长约 1 cm，宽约 5 mm，密被腺毛和短毛，先端具弯喙，扁平面各有 1 纵沟；种子椭圆形，长约 0.8 mm，宽约 0.5 mm。花果期 8 ~ 9 月。

| **生境分布** | 生于海拔 150 ~ 1 900 m 的山地灌丛或沟谷草甸。分布于内蒙古兴安盟（科尔沁右翼前旗、科尔沁右翼中旗、突泉县）、通辽市（科尔沁左翼后旗）、赤峰市（喀喇沁旗、宁城县、敖汉旗）、呼和浩特市、包头市。 |

| **资源情况** | 野生资源一般。药材来源于野生。 |

| **采收加工** | 夏、秋季采收，鲜用或晒干。 |

| **药材性状** | 本品全长 30 ~ 60 cm，茎直立，上部多分枝，具腺毛，有黏性。叶对生，多皱缩而破碎；完整叶片三角状卵形，长 3 ~ 5 cm，宽 2 ~ 3.5 cm，羽状深裂，两侧裂片长圆形，先端裂片较大，卵圆形，边缘具细锯齿，叶两面均有腺毛。穗状花序顶生，花萼钟状，长约 6 mm，5 裂；花冠淡红紫色。味微辛。 |

| **功能主治** | 微辛，凉。归肺、脾、胃经。清热，利湿。用于湿热黄疸，水肿。 |

| **用法用量** | 内服煎汤，15 ~ 30 g。外用适量，煎汤洗；或研末调敷。 |

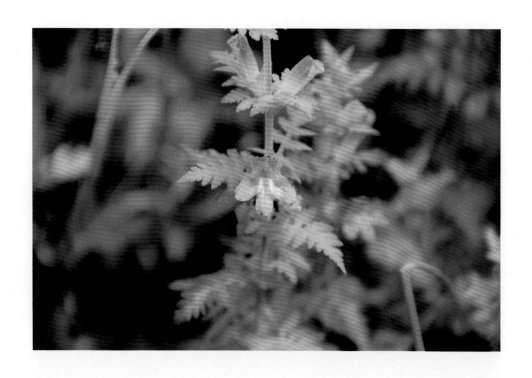

玄参科 Scrophulariaceae 小米草属 Euphrasia

小米草 *Euphrasia pectinata* Ten.

| **植物别名** | 芒小米草、药用小米草。

| **蒙文名** | 巴西戛纳。

| **药材名** | 小米草（药用部位：全草）。

| **形态特征** | 一年生草本。茎直立，高 10 ~ 30 cm，常单一，有时中下部分枝，暗紫色、褐色或绿色，被白色柔毛。叶对生，卵形或宽卵形，长 5 ~ 15 mm，宽 3 ~ 8 mm，先端钝或尖，基部楔形，边缘具 2 ~ 5 对急尖或稍钝的牙齿，两面被短硬毛，无柄。穗状花序顶生；苞叶叶状；花萼筒状，4 裂，裂片三角状披针形，被短硬毛；花冠二唇形，白色或淡紫色，长 5 ~ 8 mm，上唇直立，2 浅裂，裂片顶部微 2 裂，下唇开展，3 裂，裂片叉状浅裂，被白色柔毛；雄蕊花药裂口露出

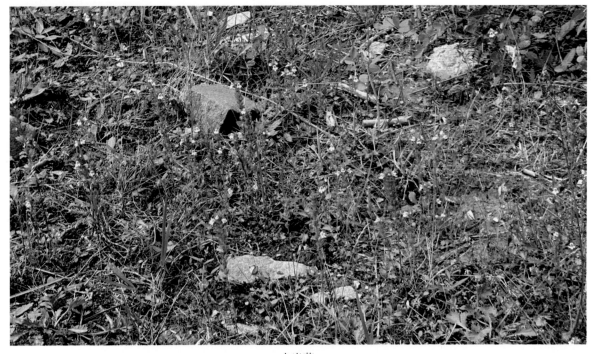

小米草

白色须毛，药室在下面延长成芒。蒴果扁，每侧面中央具 1 纵沟，长卵状矩圆形，长约 5 mm，宽约 2 mm，被柔毛，上部边沿具睫毛，先端微凹；种子多数，狭卵形，长约 1 mm，宽约 0.3 mm，淡棕色，其上具 10 余条白色膜质纵向窄翅。花期 7 ～ 8 月，果期 9 月。

| **生境分布** | 生于山地草甸、草甸草原以及林缘、灌丛。分布于内蒙古呼伦贝尔市（根河市、额尔古纳市、牙克石市、鄂温克族自治旗）、兴安盟（科尔沁右翼前旗）、通辽市（扎鲁特旗、霍林郭勒市）、赤峰市（巴林右旗、林西县、克什克腾旗、翁牛特旗、喀喇沁旗、元宝山区、松山区、红山区）、锡林郭勒盟（西乌珠穆沁旗）、乌兰察布市、呼和浩特市、包头市（达尔罕茂明安联合旗）、阿拉善盟。

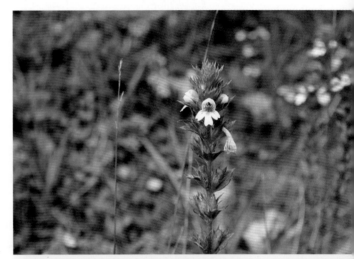

| **资源情况** | 野生资源一般。药材主要来源于野生。

| **采收加工** | 夏、秋季采收，切段，晒干。

| **功能主治** | 苦，微寒。归膀胱经。清热解毒，利尿。用于热病口渴，头痛，肺热咳嗽，咽喉肿痛，热淋，小便不利，口疮，痈肿。

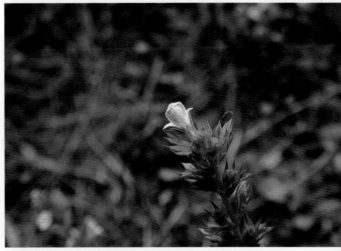

| **用法用量** | 内服煎汤，6 ～ 10 g。

玄参科 Scrophulariaceae 小米草属 Euphrasia

小米草（高枝亚种）

Euphrasia pectinata Ten. subsp. *simplex* (Freyn) Hong

| **植物别名** | 高枝小米草。

| **蒙 文 名** | 扫日图－巴希干那。

| **药 材 名** | 小米草（药用部位：全草）。

| **形态特征** | 一年生草本。茎较高大，高（15～）25～50 cm，通常在中上部多分枝。叶及苞叶卵圆形至三角状圆形，基部近平截，边缘锯齿急尖至渐尖，有时呈芒状。

| **生境分布** | 生于林内、灌丛间或山地草原。分布于内蒙古乌兰察布市（凉城县）。

| **资源情况** | 野生资源较少。药材来源于野生。

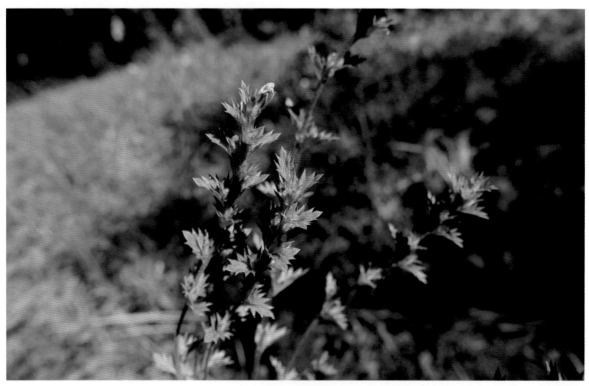

小米草（高枝亚种）

| **采收加工** | 夏、秋季采收，洗净泥土，晒干。

| **功能主治** | 清热解毒。用于咽喉肿痛，肺炎咳嗽，口疮。

| **用法用量** | 内服煎汤，5 ~ 10 g。

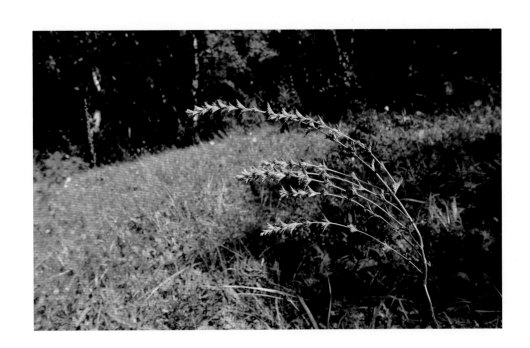

玄参科 Scrophulariaceae 小米草属 Euphrasia

短腺小米草 *Euphrasia regelii* Wettst.

| 蒙 文 名 | 奥呼日 – 巴西戛纳。

| 药 材 名 | 小米草（药用部位：全草）。

| 形态特征 | 一年生草本。茎直立，高 3 ~ 35 cm，不分枝或分枝，被白色柔毛。叶和苞叶无柄，下部的楔状卵形，先端钝，每边有 2 ~ 3 钝齿，中部的稍大，卵形至卵圆形，基部宽楔形，长 5 ~ 15 mm，宽 3 ~ 13 mm，每边有 3 ~ 6 锯齿，锯齿急尖、渐尖，有时为芒状，同时被刚毛和先端为头状的短腺毛，腺毛的柄仅 1 细胞，少有 2 细胞。花序通常在花期短，果期伸长可达 15 cm；花萼管状，与叶被同类毛，长 4 ~ 5 mm，果期长达 8 mm，裂片披针状渐尖至钻状渐尖，长 3 ~ 5 mm；花冠白色，上唇常带紫色，背面长 5 ~ 10 mm，外面多少被白色柔毛，背部最密，下唇比上唇长，裂片先端明显凹缺，

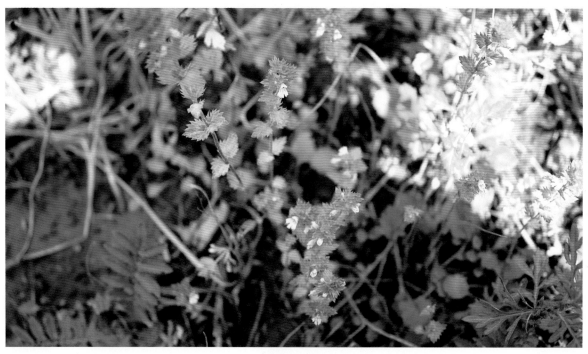

短腺小米草

中裂片宽至 3 mm。蒴果长矩圆状，长 4 ~ 9 mm，宽 2 ~ 3 mm。花期 5 ~ 9 月。

| **生境分布** | 生于山地草甸、林缘或灌丛中。分布于内蒙古赤峰市（巴林右旗、林西县、克什克腾旗）、锡林郭勒盟（锡林浩特市、正蓝旗）、乌兰察布市（兴和县）、呼和浩特市、包头市。

| **资源情况** | 野生资源一般。药材来源于野生。

| **采收加工** | 夏、秋季采收，切段，晒干。

| **功能主治** | 苦，微寒。归膀胱经。清热解毒，利尿。用于热病口渴，头痛，肺热咳嗽，咽喉肿痛，热淋，小便不利，口疮，痈肿。

| **用法用量** | 内服煎汤，6 ~ 10 g。

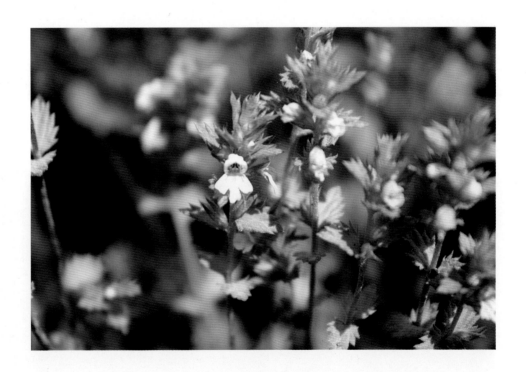

玄参科 Scrophulariaceae 疗齿草属 Odontites

疗齿草 *Odontites serotine* (Lam.) Dum.

| 植物别名 | 齿叶草。

| 蒙文名 | 宝日 – 巴沙嘎。

| 药材名 | **中药** 齿叶草（药用部位：地上部分）。
蒙药 巴西嘎（药用部位：地上部分）。

| 形态特征 | 一年生草本，全株被贴伏而倒生的白色细硬毛。茎上部四棱形，高
10 ~ 40 cm，常在中上部分枝。叶有时上部的互生，无柄，披针形
至条状披针形，长 1 ~ 3 cm，宽达 5 mm，先端渐尖，边缘疏生锯
齿。总状花序顶生，苞叶叶状；花梗极短，长约 1 mm；花萼钟状，
长 4 ~ 7 mm，4 等裂，裂片狭三角形，长 2 ~ 3 mm，被细硬毛；
花冠紫红色，长 8 ~ 10 mm，外面被白色柔毛，上唇直立，略呈盔

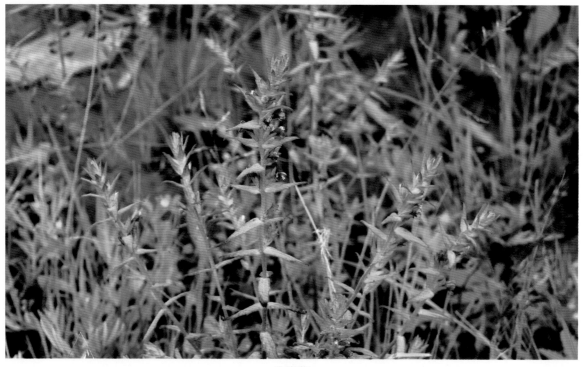

疗齿草

状，先端微凹或 2 浅裂，下唇开展，3 裂，裂片倒卵形，中裂片先端微凹，两侧裂片全缘；雄蕊与上唇略等长，花药箭形，药室下面延成短芒。蒴果矩圆形，长 5 ～ 7 mm，宽 2 ～ 3 mm，略扁，先端微凹，扁侧面各有 1 纵沟，被细硬毛；种子多数，卵形，长约 1.8 mm，宽约 0.8 mm，褐色，有数条纵的狭翅。花期 7 ～ 8 月，果期 8 ～ 9 月。

| **生境分布** | 生于海拔 2 000 m 以下低湿草甸及水边。分布于内蒙古呼伦贝尔市（额尔古纳市、牙克石市、陈巴尔虎旗、鄂温克族自治旗、新巴尔虎左旗、新巴尔虎右旗）、兴安盟（突泉县、科尔沁右翼前旗、科尔沁右翼中旗、扎赉特旗）、通辽市（扎鲁特旗、科尔沁左翼后旗、奈曼旗）、赤峰市（阿鲁科尔沁旗、巴林右旗、克什克腾旗、翁牛特旗、敖汉旗、喀喇沁旗、宁城县）、锡林郭勒盟（东乌珠穆沁旗、西乌珠穆沁旗、锡林浩特市、正蓝旗、苏尼特左旗）、乌兰察布市（凉城县）、呼和浩特市（新城区）、包头市、巴彦淖尔市、鄂尔多斯市（康巴什区、准格尔旗、达拉特旗、伊金霍洛旗、乌审旗、鄂托克旗）、阿拉善盟。

| **资源情况** | 野生资源一般。药材来源于野生。

| **采收加工** | 夏、秋季花时采收，阴干。

| **药材性状** | 本品全株被白色倒硬短毛。茎四棱形或圆柱形，直径 1.5 ～ 2.5 mm，表面褐色，质脆断面中空。叶多脱落，破碎，完整叶展平后呈披针形或条状披针形，长 1 ～ 3 cm，直径 5 mm。总状花序；花萼钟状，长 4 ～ 7 mm，4 裂。蒴果矩圆形，长 5 ～ 7 mm，直径 2 ～ 3 mm，略扁，扁侧面各有 1 纵沟。气微，味微苦。

| **功能主治** | **中药** 齿叶草：苦，凉；有小毒。归肝、胃经。清热燥湿，凉血止痛。用于肝火头疼，肝胆瘀热，瘀血作痛，肝火头痛，肋痛。
蒙药 巴西嘎：苦，寒，轻、淡。清血热，止刺痛，解毒。用于血热，希日热，血刺痛，偏头痛，疹症，肝热，包加相搏，产褥热。

| **用法用量** | **中药** 齿叶草：内服煎汤，3 ～ 15 g。
蒙药 巴西嘎：内服煮散剂，3 ～ 5 g；或入丸、散剂。

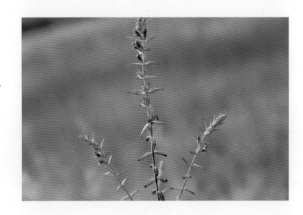

玄参科 Scrophulariaceae 马先蒿属 Pedicularis

红纹马先蒿 *Pedicularis striata* Pall.

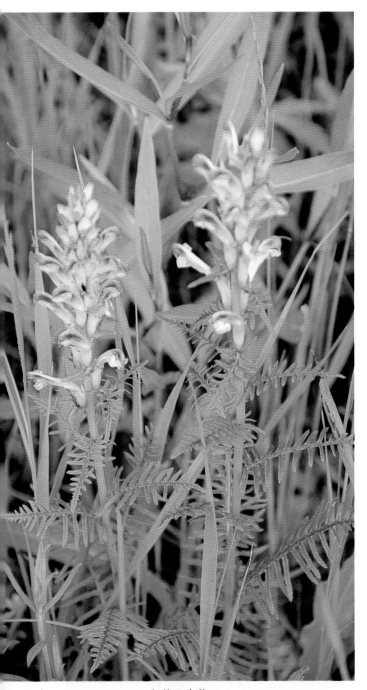

红纹马先蒿

| 植物别名 |

细叶马先蒿。

| 蒙 文 名 |

那林－浩您－额伯日－其其格。

| 药 材 名 |

中药 红纹马先蒿（药用部位：全草）。

蒙药 协日－浩宁－额布尔－其其格（药用部位：全草）。

| 形态特征 |

多年生草本。根粗壮，多分枝。茎直立，高 20 ~ 80 cm，密被短卷毛。基生叶成丛而柄较长，至开花时多枯落，茎生叶互生，向上柄渐短；叶片披针形，长 3 ~ 14 cm，宽 1.5 ~ 4 cm，羽状全裂或深裂，叶轴有翅，裂片条形，边缘具胼胝质浅齿。花序穗状，花序轴密被短毛；苞片披针形；花萼钟状，薄革质，疏被毛或近无毛，萼齿 5，不等大，后方 1 较短，侧生者两两结合成先端有 2 裂的大齿，边缘具卷毛；花冠黄色，具绛红色脉纹，盔镰状弯曲，盔端部下缘具 2 齿，下唇 3 浅裂，稍短于盔；花丝 1 对被毛。蒴果卵圆形，具短凸尖，长 9 ~ 13 mm，宽

4 ~ 6 mm，约含种子 16；种子矩圆形，长约 2 mm，宽约 1 mm，扁平，具网状孔纹，灰黑褐色。花期 6 ~ 7 月，果期 8 月。

| **生境分布** | 生于海拔 1 300 ~ 2 650 m 的山地草甸草原、林缘草甸或疏林中。分布于内蒙古呼伦贝尔市（额尔古纳市、牙克石市、陈巴尔虎旗、海拉尔区、鄂温克族自治旗、新巴尔虎左旗、新巴尔虎右旗、扎兰屯市、满洲里市）、兴安盟（乌兰浩特市、突泉县、扎赉特旗、科尔沁右翼前旗）、通辽市（扎鲁特旗、霍林郭勒市）、赤峰市（阿鲁科尔沁旗、巴林左旗、巴林右旗、翁牛特旗、克什克腾旗、元宝山区、松山区、红山区、喀喇沁旗、宁城县、敖汉旗）、锡林郭勒盟（东乌珠穆沁旗、西乌珠穆沁旗、锡林浩特市、太仆寺旗）、乌兰察布市（兴和县、凉城县、卓资县）、呼和浩特市（玉泉区）、包头市、鄂尔多斯市（准格尔旗）、阿拉善盟（阿拉善左旗）。

| **资源情况** | 野生资源一般。药材来源于野生。

| **采收加工** | **中药** 红纹马先蒿：秋季采收，洗净泥土，晒干，切段。
蒙药 协日 – 浩宁 – 额布尔 – 其其格：6 ~ 7 月采集带花全草，阴干。

| **药材性状** | **中药** 红纹马先蒿：本品根较粗，多分枝，褐色。茎类圆形，黑绿色，全体有柔毛，不易折断。断面皮部黑绿色，髓部类白色，有的中空。叶多脱落破碎，完整叶展开后呈披针形，先端尖，基部广楔形，边缘具羽状全裂或深裂，上面被稀疏毛，下面无毛。苞片披针形。花萼钟状。花冠黄色，有绛红色脉纹。蒴果卵圆形，气微，味微苦。
蒙药 协日 – 浩宁 – 额布尔 – 其其格：同"红纹马先蒿"。

| **功能主治** | **中药** 红纹马先蒿：酸，温。归肝、肾经。温肾壮阳，利水消肿。用于肾阳虚衰证，肾阳虚衰之水肿、小便不利。
蒙药 协日 – 浩宁 – 额布尔 – 其其格：苦，凉，钝、轻、柔。收扩散之毒，清热，固精。用于毒性扩散，中毒性遗精，关节筋骨疼痛。

| **用法用量** | **中药** 红纹马先蒿：内服煎汤，15 ~ 30 g。
蒙药 协日 – 浩宁 – 额布尔 – 其其格：内服煮散剂，3 ~ 5 g；或入丸、散剂。

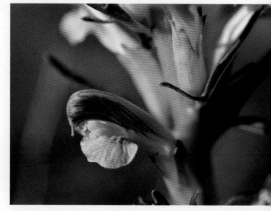

玄参科 Scrophulariaceae 马先蒿属 Pedicularis

藓生马先蒿 *Pedicularis muscicola* Maxim.

| **植物别名** | 土人参。

| **蒙 文 名** | 呼伯特力格 – 浩您 – 额伯日 – 其其格。

| **药 材 名** | **中药** 藓生马先蒿（药用部位：根）。
　　　　　　蒙药 宝如 – 浩宁 – 额布尔 – 其其格（药用部位：全草）。

| **形态特征** | 多年生草本。直根，少有分枝。茎丛生，被毛。叶互生，具柄；叶片椭圆形至披针形，长达 5 cm，宽达 2 cm，羽状全裂，裂片常互生或近对生，每边 4 ~ 9，卵形至披针形，缘具锐重锯齿，齿有胼胝质凸尖，上面有极疏柔毛。花腋生，梗长达 1.5 cm；花萼圆筒状，被柔毛，萼齿 5，基部三角形，中部渐细，全缘，上部变宽呈卵形，具锯齿；花冠玫瑰色，被短毛，盔在基部即向左方扭折使其顶部向下，

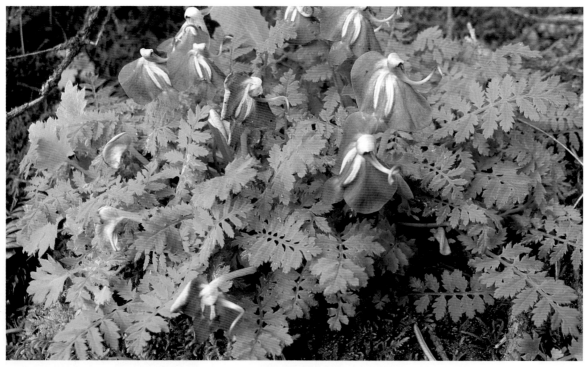

藓生马先蒿

前端渐细为卷曲或"S"形的长喙，喙反向上方卷曲，长 10 mm 或更多，下唇宽大，宽达 2 cm，中裂较小，矩圆形；花丝均无毛；花柱稍伸出喙端。蒴果卵圆形，为宿存花萼包被，长约 8 mm，宽约 5 cm；种子新月形或纺锤形，一面直，另一面弓曲，棕褐色，表面具网状孔纹。花期 6 ~ 7 月，果期 8 月。

| **生境分布** | 生于海拔 2 000 ~ 2 800 m 的云杉林下苔藓层或灌丛荫湿处。分布于内蒙古阿拉善盟（阿拉善左旗）。

| **资源情况** | 野生资源较少。药材来源于野生。

| **采收加工** | **中药** 藓生马先蒿：秋季采挖，阴干。
蒙药 宝如－浩宁－额布尔－其其格：夏、秋季采收，除去杂质，洗净泥土，晒干，切段。

| **药材性状** | **中药** 藓生马先蒿：本品呈圆柱形或圆锥形，两端渐细，略弯曲，长 5 ~ 10 cm，直径 0.3 ~ 0.8 cm。表面棕褐色或紫褐色，具纵皱纹及横长皮孔。质硬而脆，易折断，断面平坦，淡棕色至黑褐色，维管束环状排列。气微，味微甘。以根粗壮者为佳。

| **功能主治** | **中药** 藓生马先蒿甘、苦，温。归脾、心经。生津安神，强心。用于气血虚损，虚劳多汗，虚脱，风湿性关节炎，小便不畅，尿路结石。
蒙药 宝如－浩宁－额布尔－其其格：苦，凉，钝、燥、轻、柔。收敛扩散毒，清胃热，止泻。用于头晕，眼花，胃肠绞痛，肉毒症。

| **用法用量** | **中药** 藓生马先蒿：内服煎汤，6 ~ 9 g。反藜芦。
蒙药 宝如－浩宁－额布尔－其其格：内服煮散剂，3 ~ 5 g；或入丸、散剂。

玄参科 Scrophulariaceae 马先蒿属 Pedicularis

返顾马先蒿 *Pedicularis resupinata* L.

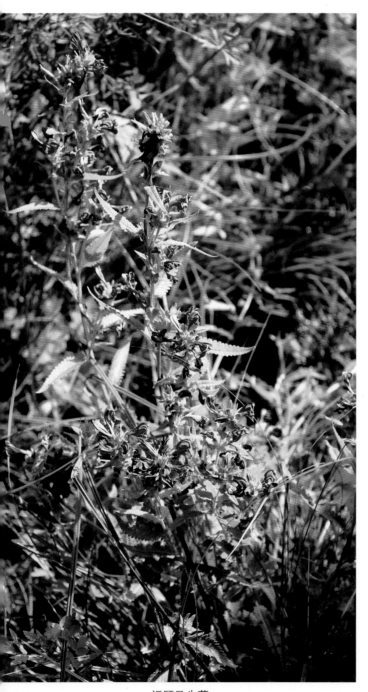

返顾马先蒿

| 植物别名 |

阿兰内、芝麻七。

| 蒙 文 名 |

浩您－额伯日－其其格。

| 药 材 名 |

中药 返顾马先蒿（药用部位：全草）。
蒙药 浩尼－额布日－其其格（药用部位：全草）。

| 形态特征 |

多年生草本。须根多数，细长，纤维状。茎上部多分枝，高 30 ～ 70 cm。叶茎生、互生或有时下部甚至中部的对生；叶片披针形、矩圆状披针形至狭卵形，长 2 ～ 8 cm，宽 6 ～ 25 mm，边缘具钝圆的羽状缺刻状的重齿，齿上有白色胼胝或刺状尖头，常反卷。总状花序，苞片叶状；花萼长卵圆形，萼齿 2，宽三角形，全缘或略有齿；花冠淡紫红色，管部较细，自基部起即向外扭旋，使下唇及盔部成回顾状，盔的上部 2 次多少作膝状弓曲，先端成圆形短喙，下唇稍长于盔，3 裂，中裂片较小，略向前凸出；花丝前面 1 对有毛；柱头伸出于喙端。蒴果斜矩圆状披针形，长约 1 cm，稍长于萼；种子长矩圆形，长约 2.5 mm，宽约 1 mm，棕褐色，表面具白色膜质网状孔纹。花期 6 ~ 8 月，果期 7 ~ 9 月。

| **生境分布** | 生于海拔 300 ~ 2 000 m 的山地林下、林缘草甸或沟谷草甸。分布于内蒙古呼伦贝尔市（额尔古纳市、根河市、牙克石市、陈巴尔虎旗、鄂温克族自治旗、满洲里市）、兴安盟（乌兰浩特市、突泉县、科尔沁右翼前旗）、赤峰市（阿鲁科尔沁旗、巴林左旗、巴林右旗、克什克腾旗、喀喇沁旗、宁城县、敖汉旗）、锡林郭勒盟（东乌珠穆沁旗、西乌珠穆沁旗）、乌兰察布市（兴和县、凉城县）、呼和浩特市、包头市、鄂尔多斯市（准格尔旗）。

| **资源情况** | 野生资源一般。药材来源于野生。

| **采收加工** | 夏、秋季采收，除去杂质，洗净泥土，晒干，切段。

| **药材性状** | 本品茎呈类方形，直径 2 ~ 4 mm；表面绿色或紫色；质脆，易折断，断面皮部浅黄绿色，髓部类白色，有的中空。叶多脱落或破碎，完整叶披针形，长 2 ~ 8 cm，宽 0.6 ~ 1.5 cm，先端尖，基部广楔形。边缘具钝圆的羽状重齿，背面具白色斑点，两面被疏毛或无毛，苞片叶状。花萼长卵形，长约 7 mm，一边深裂；花冠紫色，长 2 ~ 2.5 cm，旋转扭曲。蒴果斜圆状披针形。气微，味微苦。

| **功能主治** | **中药** 返顾马先蒿：苦，平。祛风湿，利尿。用于风湿关节疼痛，石淋，小便不畅，妇女带下，疥疮。

蒙药 浩尼 – 额布日 – 其其格：苦，凉，钝、燥、轻、柔。收敛扩散毒，清胃热，止泻。用于头晕，眼花，胃肠绞痛，肉毒症。

| **用法用量** | **中药** 内服煎汤，6 ~ 9 g。外用适量，煎汤洗。

蒙药 内服煮散剂，3 ~ 5 g；或入丸、散剂。

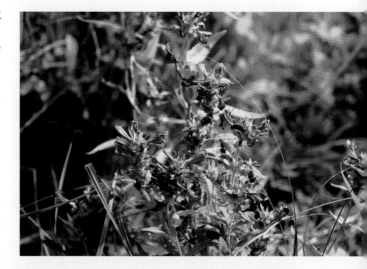

玄参科 Scrophulariaceae 马先蒿属 Pedicularis

轮叶马先蒿 *Pedicularis verticillata* L.

| **蒙 文 名** | 布鲁日－浩您－额伯日－其其格。

| **药 材 名** | 轮叶马先蒿（药用部位：根）。

| **形态特征** | 多年生草本。茎直立，常成丛，上部多少四棱形，沿棱被柔毛。基生叶具柄，被白色长柔毛，叶片条状披针形或矩圆形，长 1.5 ~ 3 cm，宽 3 ~ 7 mm，羽状深裂或全裂，裂片具缺刻状齿，齿端有白色胼胝；茎生叶通常 4 叶轮生，叶片较基生叶短。总状花序顶生；苞片叶状；花萼球状卵圆形，常紫红色，口部狭缩，密被白色长柔毛，前方开裂，萼齿 5，后方 1 小，其余 4 两两结合成三角状的大齿；花冠紫红色，筒约在近基 3 mm 处以直角向前膝屈，由萼裂口中伸出，盔略弓曲，额圆形，下缘端微凸尖，下唇约与盔等长或稍长，中裂片圆形而小

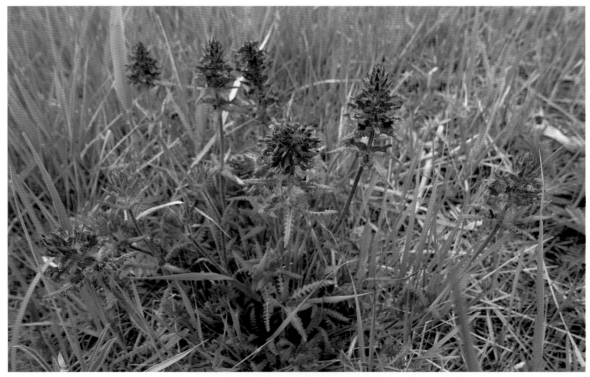

轮叶马先蒿

于侧裂片；花丝前方 1 对有毛；花柱稍伸出。蒴果多少披针形，端渐尖，黄褐色至茶褐色；种子卵圆形，黑褐色，疏被细毛，表面具网状孔纹。花期 6 ~ 7 月，果期 8 月。

| **生境分布** | 生于海拔 2 100 ~ 3 350 m 的沼泽草甸或低湿草甸。分布于内蒙古兴安盟（科尔沁右翼中旗）、赤峰市（阿鲁科尔沁旗、克什克腾旗、巴林右旗）、锡林郭勒盟（东乌珠穆沁旗、西乌珠穆沁旗、锡林浩特市、苏尼特左旗）、呼和浩特市、包头市、鄂尔多斯市（乌审旗、鄂托克旗）。

| **资源情况** | 野生资源一般。药材来源于野生。

| **采收加工** | 秋季采收，洗净，晒干。

| **功能主治** | 甘、微苦，温。大补元气，益气生津，养心安神。用于气血不足，体虚多汗，虚脱，心悸怔忡。

| **用法用量** | 内服煎汤，6 ~ 9 g。

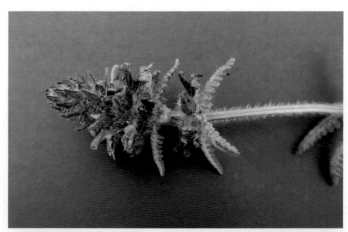

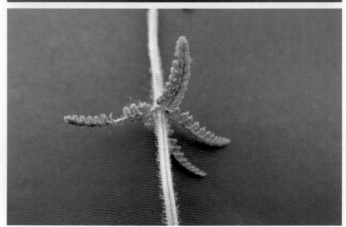

玄参科 Scrophulariaceae 马先蒿属 Pedicularis

穗花马先蒿 *Pedicularis spicata* Pall.

| 蒙 文 名 | 图如特 – 浩您 – 额伯日 – 其其格。

| 药 材 名 | 穗花马先蒿（药用部位：根）。

| 形态特征 | 一年生草本。根木质化。茎有时单一，有时自基部抽出多条，有时在上部分枝，被白色柔毛。基生叶开花时已枯，密被卷毛；茎生叶常4轮生，柄短，被柔毛，叶片矩圆状披针形或条状披针形，长达7 cm，上面疏被短白毛，下面脉上被较长的柔毛，边缘羽状浅裂至深裂，裂片9 ~ 20对，边缘具刺尖的锯齿，有时胼胝极多。穗状花序顶生；花萼短，钟状，被柔毛，前方微开裂，萼齿3，后方有1萼齿小，三角形，其余2齿宽三角形，先端钝或微缺。花冠紫红色，干后变紫色，花冠筒在花萼口以近直角向前方膝屈，盔指向前上方，额高凸，下唇长于盔约2倍，中裂片倒卵形，较侧裂片小一半；花

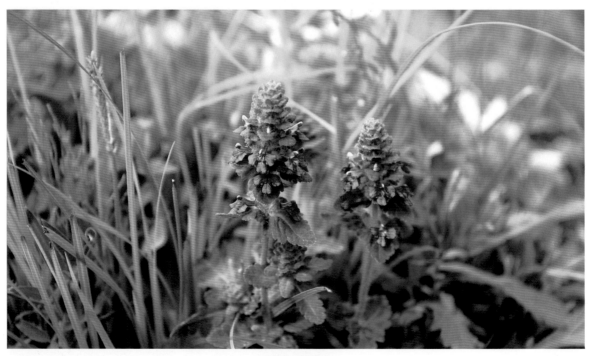

穗花马先蒿

丝 1 对有毛；柱头稍伸出。蒴果狭卵形；种子 5 ~ 6，歪卵形，有 3 棱，黑褐色，表面具网状孔纹。花期 7 ~ 8 月，果期 9 月。

| **生境分布** | 生于海拔 1 500 ~ 2 600 m 的林缘草甸、河滩草甸或灌丛中。分布于内蒙古呼伦贝尔市（额尔古纳市、牙克石市、陈巴尔虎旗、鄂温克族自治旗）、兴安盟（科尔沁右翼前旗）、赤峰市（阿鲁科尔沁旗、巴林右旗、克什克腾旗、松山区、喀喇沁旗、宁城县）、锡林郭勒盟（东乌珠穆沁旗、西乌珠穆沁旗）、乌兰察布市（兴和县、凉城县）、呼和浩特市。

| **资源情况** | 野生资源一般。药材来源于野生。

| **采收加工** | 秋季采收，洗净，晒干。

| **功能主治** | 大补元气，生津安神，强心，降血压。用于气血虚损，虚劳多汗，虚脱。

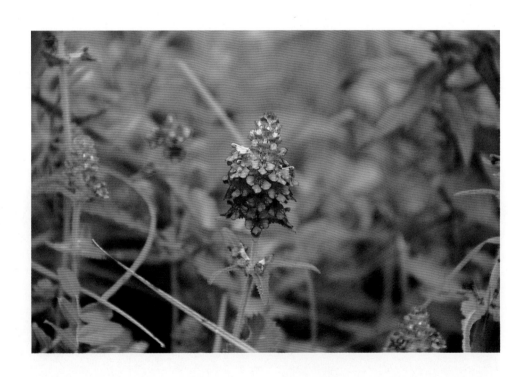

玄参科 Scrophulariaceae 马先蒿属 Pedicularis

阿拉善马先蒿 *Pedicularis alaschanica* Maxim.

| 蒙 文 名 | 阿拉善 – 浩您 – 额伯日 – 其其格。

| 药 材 名 | 阿拉善马先蒿（药用部位：全草）。

| 形态特征 | 多年生草本。直根，有时分枝。茎自基部多分枝，斜升，高 6 ～ 20 cm，密被锈色绒毛。基生叶早枯，茎生叶下部者对生，上部 3 ～ 4 轮生，叶柄长达 1.5 cm；叶片披针状矩圆形至卵状矩圆形，长 1 ～ 2.5 cm，宽 5 ～ 8 mm，羽状全裂，裂片条形，边缘具细锯齿，齿常有白色胼胝；叶两面均近于光滑。穗状花序顶生；苞片叶状，边缘密被卷曲长柔毛；花萼管状钟形，有明显凸起的 10 脉，沿脉被长柔毛，萼齿 5，后方 1 较短，三角形，全缘，其他为三角状披针形，具胼胝质锯齿；花冠黄色，筒在中上部稍向前膝屈，下唇与盔等长，3 浅裂，中裂片甚小，盔稍镰状弓曲，额向前下方倾斜，端渐细成下弯的喙；

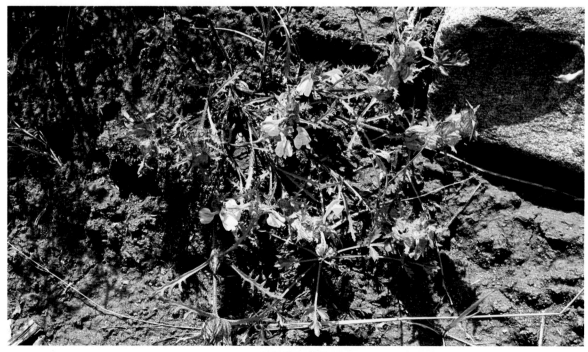

阿拉善马先蒿

前方 1 对花丝端有长柔毛。蒴果卵形，先端凸尖；种子狭卵形，具蜂窝状孔纹，淡黄褐色。花期 7 ~ 8 月，果期 8 ~ 9 月。

| 生境分布 |

生于海拔 2 000 ~ 2 400 m 的荒漠地带的山地云杉林林缘或沟谷草甸。分布于内蒙古阿拉善盟（阿拉善左旗、阿拉善右旗）。

| 资源情况 |

野生资源较少。药材主要来源于野生。

| 功能主治 |

苦、辛，寒。清肝明目，散结。用于目赤肿痛，视物昏花。

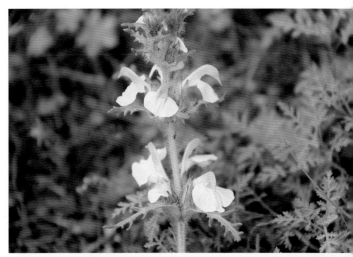

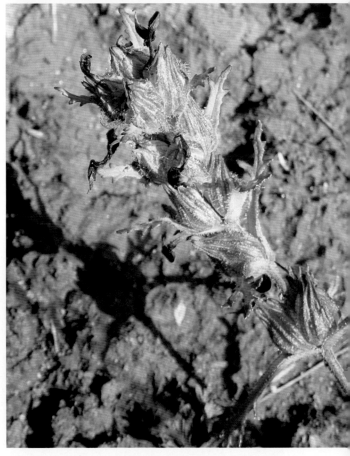

玄参科 Scrophulariaceae 马先蒿属 Pedicularis

中国马先蒿 *Pedicularis chinensis* Maxim.

| **植物别名** | 中国马藓蒿、华马先蒿。

| **蒙 文 名** | 道木达地音 – 好宁 – 额伯日 – 其其格。

| **药 材 名** | 中国马先蒿（药用部位：全草或花）。

| **形态特征** | 一年生草本，低矮或多少升高，可达30 cm，干时不变黑。主根圆锥形，有少数支根。茎单出或多条，直立或外方者弯曲上升或甚至倾卧，有深沟纹，有成行的毛或几光滑，有时上部偶有分枝。叶基生与茎生，均有柄；叶片披针状长圆形至线状长圆形，羽状浅裂至半裂，两面无毛，下面碎冰纹网脉明显。花序常占植株的大部分，有时近基部叶腋中亦有花；苞片叶状而较小，柄近基部膨大，常有长而密的缘毛；花梗短，被短细毛；花萼管状，有白色长毛，下部较密；花冠

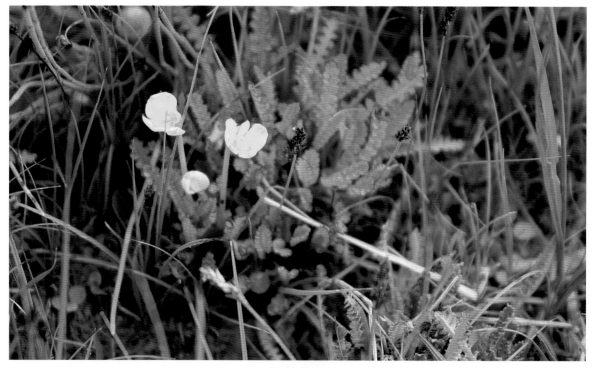

中国马先蒿

黄色，外面有毛；雄蕊花丝 2 对，均被密毛。蒴果长圆状披针形，上背缝线急剧弯向下方，在近端处成一斜截头，先端有指向前下方的小凸尖。

| **生境分布** | 生于阔叶林带的山地草甸。分布于内蒙古乌兰察布市（兴和县）。

| **资源情况** | 野生资源较少。药材来源于野生。

| **采收加工** | 秋季采收全草，洗净泥土，晒干；夏季采收花，除去杂质，阴干。

| **功能主治** | 全草，健脾利湿。用于小儿疳积，食积不化，脘腹胀满。花，清热，利水，涩精。用于高热神昏，谵语，水肿，遗精，耳鸣，口干舌燥。

| **用法用量** | 全草，内服煎汤，3 ~ 10 g。花，研末，每次 1 ~ 1.5 g。

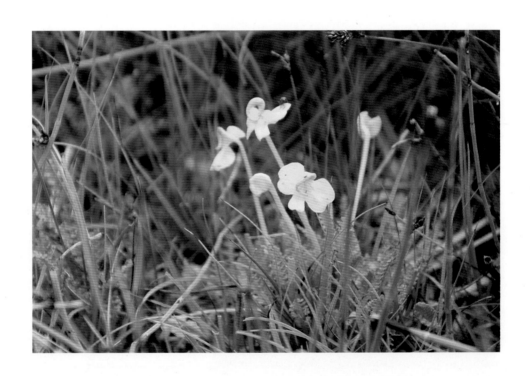

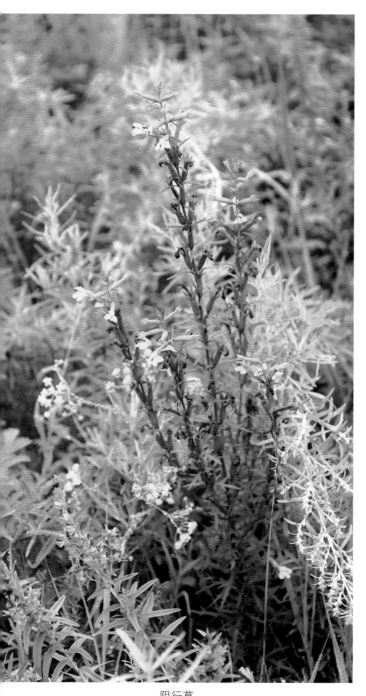

阴行草

玄参科 Scrophulariaceae 阴行草属 Siphonostegia

阴行草 *Siphonostegia chinensis* Benth.

| 植物别名 |

刘寄奴、金钟茵陈。

| 蒙 文 名 |

希日 – 乌如乐 – 其其格。

| 药 材 名 |

阴行草（药用部位：全草）。

| 形态特征 |

一年生草本，全体被粗糙短毛或混生腺毛。茎单一，高 20 ～ 40 cm。叶对生，无柄或有短柄；叶片 2 回羽状全裂，裂片通常 3 对，狭条形，宽 0.3 ～ 1 mm，全缘或有 1 ～ 3 小裂片。花对生于茎顶叶腋，成疏总状花序；花梗短，长 2 ～ 3 mm，上部具 1 对条形小苞片，长 5 ～ 7 mm；萼筒细筒状，长 11 ～ 14 mm，萼裂片 5，披针形，长 3 ～ 5 mm，为筒部的 1/4 ～ 1/3，全缘或偶有 1 ～ 2 锯齿；花冠二唇形，上唇红紫色，下唇黄色，长 22 ～ 25 mm，筒部伸直，上唇镰状弓曲，前方下角有 1 对小齿，背部被长柔毛，下唇先端 3 裂，褶襞高隆起成瓣状；雄蕊花丝被柔毛；花柱细，与花冠近等长，柱头圆头状，子房无毛。蒴果披针状矩圆形，长约

12 mm，与萼筒近等长；种子黑色，卵形，长约0.5 mm，表面具皱纹。花期7～8月，果期8～9月。

| **生境分布** | 生于海拔800～3 400 m的山坡与草地上。分布于内蒙古呼伦贝尔市（阿荣旗、鄂温克族自治旗、鄂伦春自治旗）、兴安盟（突泉县、科尔沁右翼前旗、科尔沁右翼中旗）、通辽市（科尔沁左翼后旗、霍林郭勒市）、赤峰市（翁牛特旗、喀喇沁旗、宁城县、敖汉旗、元宝山区、松山区、红山区）、锡林郭勒盟（西乌珠穆沁旗）、呼和浩特市。

| **资源情况** | 野生资源一般。药材来源于野生。

| **采收加工** | 秋季采收，除去杂质，晒干。

| **药材性状** | 本品长30～80 cm，全体被短毛。根短而弯曲，稍有分枝。茎圆柱形，有棱，有的上部有分枝，表面棕褐色或黑棕色；质脆，易折断，断面黄白色，中空或有白色髓。叶对生，多脱落破碎，完整者羽状深裂，黑绿色。总状花序顶生，花有短梗，花萼长筒状，黄棕色至黑棕色，有明显10纵棱，先端5裂，花冠棕黄色，多脱落。蒴果狭卵状椭圆形，较花萼稍短，棕黑色。种子细小。气微，味淡。

| **功能主治** | 苦，寒。归脾、胃、肝、胆经。清利湿热，凉血祛痰。用于黄疸性肝炎，尿路结石，小便不利，便血，外伤出血。

| **用法用量** | 内服煎汤，6～9 g。外用适量，研末调敷或撒。

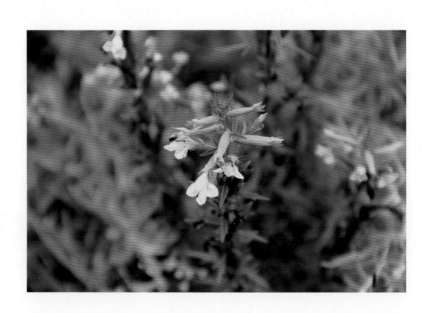

玄参科 Scrophulariaceae 芯芭属 Cymbaria

达乌里芯芭
Cymbaria dahurica L.

| **植物别名** | 芯芭、大黄花、白蒿茶。

| **蒙 文 名** | 兴安 – 阿拉坦 – 艾给。

| **药 材 名** | **中药** 大黄花（药用部位：全草）。
蒙药 阿拉坦 – 阿给、芯芭（药用部位：全草）。

| **形态特征** | 多年生草本，高 4 ~ 20 cm，全株密被白色绵毛而呈银灰白色。茎多条，基部为鳞片所覆盖。叶披针形、条状披针形或条形，长 7 ~ 20 mm，宽 1 ~ 3.5 mm，先端具 1 小刺尖头。总状花序顶生，花少数，单生于苞腋；小苞片条形或披针形；萼筒长 5 ~ 10 mm，通常有脉 11，萼齿 5，钻形或条形，齿间常生有 1 ~ 2 附加小齿；花冠黄色，二唇形，外面被白色柔毛，内面有腺点，下唇 3 裂，较上唇长，在其

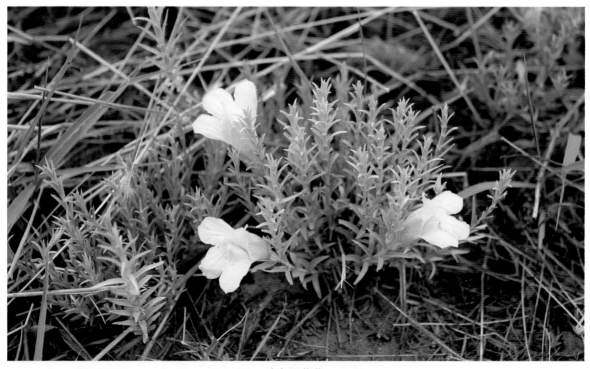

达乌里芯芭

2 裂口后面有褶襞 2，中裂片较侧裂片略长，裂片长椭圆形；雄蕊微露于花冠喉部，着生于花管内里靠近子房的上部处，花丝基部被毛，花药长倒卵形，纵裂，被长柔毛；子房卵形，花柱细长，自上唇先端下方伸出，柱头头状。蒴果草质，长卵圆形，长 10 ~ 13 mm，宽 7 ~ 9 mm；种子卵形，长 3 ~ 4 mm，宽 2 ~ 2.5 mm。花期 6 ~ 8 月，果期 7 ~ 9 月。

| **生境分布** | 生于典型草原、荒漠草原或山地草原上。分布于内蒙古呼伦贝尔市（额尔古纳市、牙克石市、陈巴尔虎旗、鄂温克族自治旗、满洲里市、新巴尔虎左旗、新巴尔虎右旗、扎赉诺尔区）、兴安盟（乌兰浩特市、突泉县、科尔沁右翼前旗、科尔沁右翼中旗）、通辽市（扎鲁特旗）、赤峰市（红山区、阿鲁科尔沁旗、巴林右旗、翁牛特旗、敖汉旗、克什克腾旗、喀喇沁旗）、锡林郭勒盟（东乌珠穆沁旗、西乌珠穆沁旗、锡林浩特市、阿巴嘎旗、苏尼特左旗、苏尼特右旗、镶黄旗）、乌兰察布市（四子王旗、凉城县）、呼和浩特市、包头市（达尔罕茂明安联合旗）、巴彦淖尔市（乌拉特中旗）、鄂尔多斯市（准格尔旗、康巴什区、杭锦旗）。

| **资源情况** | 野生资源一般。药材来源于野生。

| **采收加工** | **中药** 大黄花：夏、秋季采收，切段，晒干。
蒙药 阿拉坦 – 阿给、芯芭：5 ~ 8 月采集带花全草，除去泥沙等杂质，阴干。

| **功能主治** | **中药** 大黄花：微苦，凉。归肝、肾、膀胱经。祛风湿，利尿消肿，凉血止血。用于风湿性关节炎，月经过多，吐血，衄血，便血，外伤出血，肾炎水肿，双下肢水肿，黄水疮。
蒙药 阿拉坦 – 阿给、芯芭：微苦，凉。燥协日乌素，清热，止痛，止血，止痒，消肿。用于心、肺、肾等脏器急热，疫热，关节协日乌素病，协日乌素疮，关节疼痛，外伤，脓疡，脓肿，伤口渗血。

| **用法用量** | **中药** 大黄花：内服煎汤，3 ~ 9 g；或研末，1.5 ~ 3 g；外用适量，煎汤洗。
蒙药 阿拉坦 – 阿给、芯芭：内服煎汤，3 ~ 5 g；或入丸、散剂。外用，5 ~ 10 g，煎汤洗。

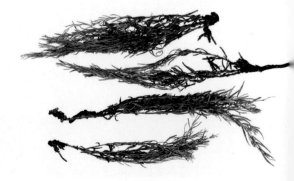

玄参科 Scrophulariaceae 芯芭属 Cymbaria

蒙古芯芭 *Cymbaria mongolica* Maxim.

| **植物别名** | 光药大黄花。

| **蒙 文 名** | 阿拉坦 – 艾给。

| **药 材 名** | **蒙药** 阿拉坦 – 阿给、芯芭（药用部位：全草）。

| **形态特征** | 多年生草本，高 5 ~ 8 cm，全株密被短柔毛，带绿色。根茎垂直向下，先端常多头。茎数条，丛生。叶对生，或在茎上部近互生，矩圆状披针形至条状披针形，长 10 ~ 17 mm，宽 1 ~ 4 mm。小苞片长 10 ~ 15 mm，全缘或有 1 ~ 2 小齿；萼筒长约 7 mm，有脉棱 11，萼齿 5，条形或钻状条形，齿间具 1 ~ 2 偶有 3 长短不等的条状小齿，有时甚小或无；花冠黄色，长 25 ~ 35 mm，外面被短细毛，二唇形，上唇略呈盔状，下唇 3 裂片近于相等，倒卵形；花丝着生

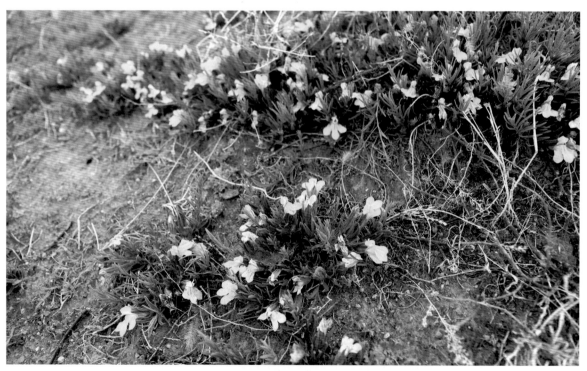

蒙古芯芭

于花冠管内里近基处，花丝基部被柔毛，花药外露，通常顶部无毛或偶有少量长柔毛，倒卵形，长约 3 mm。宽约 1 mm；子房卵形，花柱细长，于上唇下端弯向前方。蒴果草质，长卵圆形，长约 10 mm，宽约 5 mm；种子长卵形，扁平，长约 4 mm，宽约 2 mm，有密的小网眼。花期 5 ~ 8 月。

| 生境分布 | 生于砂质或砂砾质荒漠草原或干草原上。分布于内蒙古赤峰市（松山区、元宝山区、红山区）、包头市、鄂尔多斯市（准格尔旗、伊金霍洛旗、乌审旗、鄂托克旗）、阿拉善盟（阿拉善左旗）。

| 资源情况 | 野生资源较少。药材来源于野生。

| 采收加工 | 5 ~ 8 月，采集带花全草，除去泥沙等杂质，阴干。

| 功能主治 | 微苦，凉。燥协日乌素，清热，止痛，止血，止痒，消肿。用于心、肺、肾等脏器急热，疫热，关节协日乌素病，协日乌素疮，关节疼痛，外伤，脓疡，脓肿，伤口渗血。

| 用法用量 | 内服煎汤，3 ~ 5 g；或入丸、散剂。外用，5 ~ 10 g，煎汤洗。

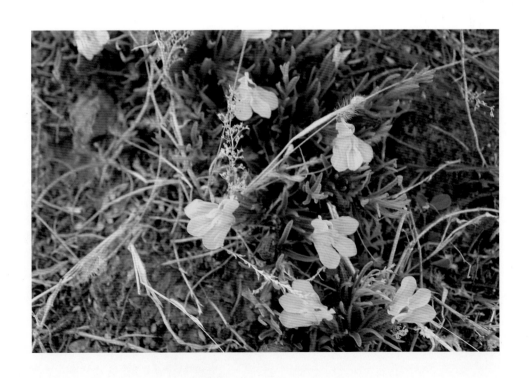

紫葳科 Bignoniaceae **梓属** Catalpa

梓
Catalpa ovata G. Don

植物别名	花楸、水桐、臭梧桐。

蒙文名	朝鲁马盖－扎嘎日特－毛都。

药材名	梓白皮（药用部位：根皮或树皮的韧皮部）、梓木（药用部位：木材）、梓实（药用部位：果实）、梓叶（药用部位：叶）。

形态特征	乔木，高可达 8 m。树皮暗灰色或灰褐色，平滑。枝开展，小枝密被腺毛，后则变稀疏；冬芽卵球形，具 4 ~ 5 对芽鳞，鳞片深褐色，边缘具睫毛。叶宽卵形或近圆形，长 8 ~ 20 cm，宽 8 ~ 19 cm，常 3 ~ 5 浅裂，裂片三角形，大小不等，基部浅心形或近圆形，边缘被柔毛，沿脉尤密，下面淡绿色，仅沿脉有毛和脉腋被褐色毛；叶柄长 3 ~ 10 cm，初时密被柔毛或腺毛，上面暗绿色，被短柔毛或

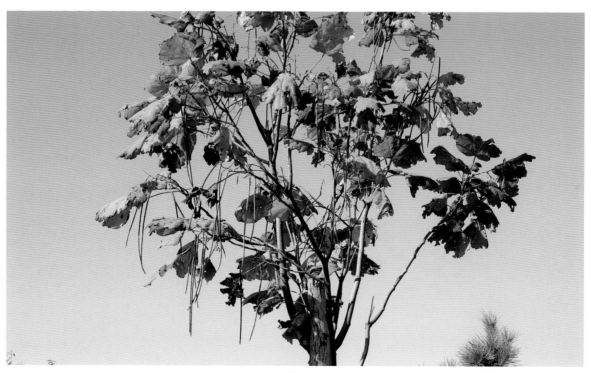

梓

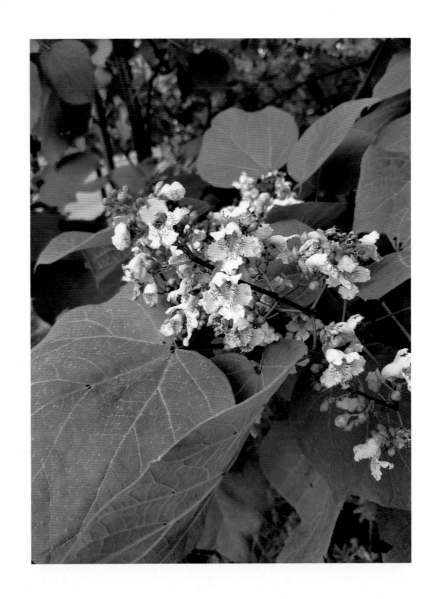

腺毛，后变稀疏。顶生圆锥花序，长 9 ～ 15 cm；花冠黄白色，具数条黄色线纹和紫色斑点，长约 2 cm；发育雄蕊 2，退化雄蕊 3；子房卵形，2 室，花柱丝状，先端 2 裂。蒴果筷子状，长 20 ～ 30 cm，宽约 6 mm，初时被长柔毛，后渐无毛；种子长椭圆形，长 8 ～ 10 mm，宽约 3 mm，两端生长毛。花期 6 ～ 7 月，果期 9 月。

| 生境分布 | 生于海拔（500 ～）1 900 ～ 2 500 m 的低山河谷或湿润土壤。多栽培于村庄附近或道路两旁。内蒙古呼伦贝尔市、通辽市、呼和浩特市、包头市、乌兰察布市有少量庭院栽培。

| 资源情况 | 无野生资源，栽培资源较少。药材来源于栽培。

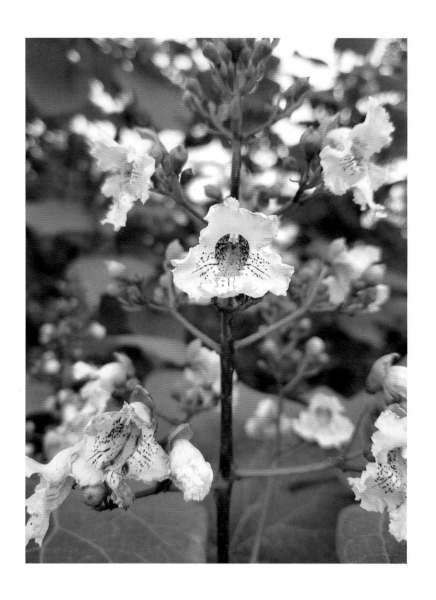

| **采收加工** | 梓白皮：全年均可采收，晒干。
梓木：全年均可采收。切薄片，晒干。
梓实：秋、冬季间摘取成熟果实，晒干。
梓叶：春、夏季采摘，鲜用或晒干。

| **药材性状** | 梓白皮：本品根皮呈块片状、卷曲状，大小不等。长 20 ~ 30 cm，宽 2 ~ 3 cm，厚 3 ~ 5 mm。外表栓皮棕褐色，皱缩，有小支根脱落的痕迹，但不具明显的皮孔，栓皮易脱落；内表面黄白色，平滑细致，有细小的网状纹理；断面不平整，有纤维（即皮层及韧皮部纤维），撕之不易成薄片。以皮块大、厚实、内色黄者为佳。

梓实：本品呈狭线形，鲜时具强黏性，成熟时渐次消失，长 20 ~ 30 cm，直径 5 ~ 9 mm，微弯转，暗棕色或黑棕色，有细纵折皱，并有光泽细点，粗糙而脆，

先端常破裂，露出种子，基部有果柄。种子菲薄，淡褐色，长5 mm，直径2～3 mm，上下两端具白色光泽毛绒，长约1 cm，中央内面有暗色脐点，除去种皮可见子叶2。气微，味淡。

| **功能主治** | 梓白皮：苦，寒。归胆、胃经。清热利湿，降逆止呕，杀虫止痒。用于湿热，黄疸，胃逆呕吐，疮疥，湿疹，皮肤瘙痒。

梓木：苦，寒。归肺、肝、大肠经。催吐，止痛。用于霍乱不吐不泻，手足痛风。

梓实：甘，平。归肾、膀胱经。利水消肿。用于小便不利，浮肿，腹水。

梓叶：苦，寒。归心、肝经。清热解毒，杀虫止痒。用于小儿发热，疮疖，疥癣。

| **用法用量** | 梓白皮：内服煎汤，5～9 g。外用适量，研末调敷；或煎汤洗浴。

梓木：内服煎汤，5～9 g。外用适量，煎汤熏蒸。

梓实：内服煎汤，9～15 g。

梓叶：外用适量，煎汤洗；或煎汁涂；或鲜品捣敷。

紫葳科 Bignoniaceae 角蒿属 Incarvillea

角蒿
Incarvillea sinensis Lam.

| **植物别名** | 羊角草、羊角蒿、落豆秧。

| **蒙文名** | 乌兰 – 套鲁玛。

| **药材名** | **中药** 角蒿（药用部位：全草）。
　　　　　　 蒙药 乌兰 – 套鲁玛（药用部位：地上部分）。

| **形态特征** | 一年生至多年生草本，具分枝的茎，高达 80 cm；根近木质而分枝。
叶互生，不聚生于茎的基部，2 ~ 3 回羽状细裂，形态多变异，长
4 ~ 6 cm，小叶不规则细裂，末回裂片线状披针形，具细齿或全
缘。顶生总状花序，疏散，长达 20 cm；花梗长 1 ~ 5 mm；小苞片
绿色，线形，长 3 ~ 5 mm；花萼钟状，绿色带紫红色，长和宽均约
5 mm，萼齿钻状，萼齿间折皱 2 浅裂；花冠淡玫瑰色或粉红色，有

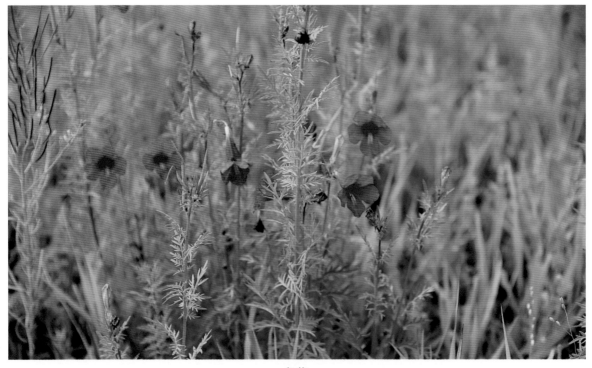

角蒿

时带紫色，钟状漏斗形，基部收缩成细筒，长约4 cm，直径2.5 cm，花冠裂片圆形；雄蕊4，二强，着生于花冠筒近基部，花药成对靠合；花柱淡黄色。蒴果淡绿色，细圆柱形，先端尾状渐尖，长3.5 ~ 5.5（~ 10）cm，直径约5 mm。种子扁圆形，细小，直径约2 mm，四周具透明的膜质翅，先端具缺刻。花期5 ~ 9月，果期10 ~ 11月。

| 生境分布 | 生于海拔500 ~ 2 500（~ 3 850）m草原区的山地、沙地、河滩、河谷，也散生于田野、撂荒地或路边、宅旁。分布于内蒙古呼伦贝尔市、兴安盟（突泉县、科尔沁右翼前旗）、通辽市、赤峰市（敖汉旗）、乌兰察布市、呼和浩特市（玉泉区、回民区）、鄂尔多斯市（准格尔旗、康巴什区、杭锦旗）。

| 资源情况 | 野生资源一般。药材来源于野生。

| 采收加工 | **中药** 角蒿：夏、秋季采收，切段，晒干。
蒙药 乌兰 - 套鲁玛：7 ~ 8月割取地上部分，切段，阴干。

| 药材性状 | **中药** 角蒿：本品长30 ~ 100 cm，茎圆柱形，多分枝，表面淡绿色或黄绿色，略具细棱或纵纹，光滑无毛；质脆，易折断，断面黄白色，髓白色。叶多破碎或脱落，茎上部具总状排列的蒴果，呈羊角状，长4 ~ 9.8 cm，直径0.4 ~ 0.6 cm，多开裂，内具中隔。种子扁平，具膜质的翅。气微，味淡。

| 功能主治 | **中药** 角蒿：辛、苦，寒；有小毒。归肝、脾、肾经。祛风湿，解毒，杀虫。用于风湿痹痛，跌打损伤，口疮，齿龈溃烂，耳疮，湿疹，疥癣，阴道滴虫病。
蒙药 乌兰 - 套鲁玛：苦、微甘，凉，轻、柔、稀。止咳，燥协日乌素，助赫依运行，止痛，润肠。用于肺热，肺脓肿，中耳炎，耳聋，协日乌素病，便秘。

| 用法用量 | **中药** 角蒿：内服煎汤，3 ~ 5 g。外用适量，烧存性研末掺；或煎汤熏洗。
蒙药 乌兰 - 套鲁玛：内服煮散剂，3 ~ 5 g；或入丸、散剂。

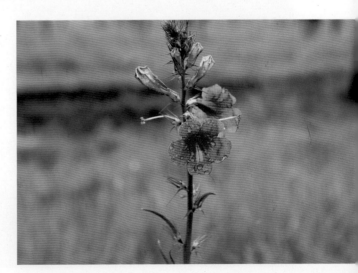

胡麻科 Pedaliaceae 胡麻属 Sesamum

芝麻 *Sesamum indicum* L.

| **植物别名** | 胡麻、脂麻。

| **蒙 文 名** | 麻嘎吉。

| **药 材 名** | 黑芝麻（药用部位：种子）。

| **形态特征** | 一年生直立草本，高 60 ~ 150 cm，分枝或不分枝，中空或具白色髓部，微有毛。叶矩圆形或卵形，长 3 ~ 10 cm，宽 2.5 ~ 4 cm，下部叶常掌状 3 裂，中部叶有齿缺，上部叶近全缘；叶柄长 1 ~ 5 cm。花单生或 2 ~ 3 同生于叶腋内；花萼裂片披针形，长 5 ~ 8 mm，宽 1.6 ~ 3.5 mm，被柔毛；花冠长 2.5 ~ 3 cm，筒状，直径 1 ~ 1.5 cm，白色而常有紫红色或黄色的彩晕；雄蕊 4，内藏；子房上位，4 室（云南西双版纳栽培品可至 8 室），被柔毛。蒴果

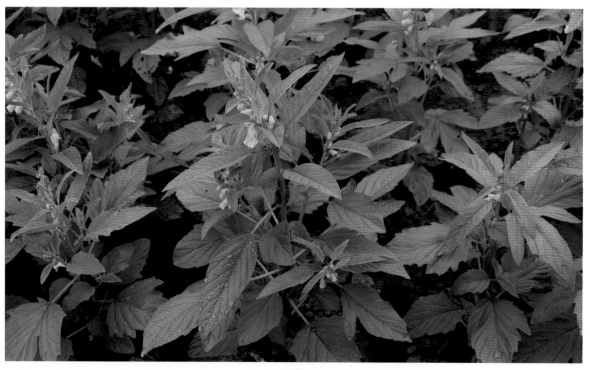

芝麻

矩圆形，长 2 ～ 3 cm，直径 6 ～ 12 mm，有纵棱，直立，被毛，分裂至中部或基部；种子有黑白之分。花期夏末秋初。

| **生境分布** | 中生植物。生于 40°N ～ 40°S 地区。分布于内蒙古阴山地区。

| **资源情况** | 野生资源较少。药材来源于野生。

| **采收加工** | 8 ～ 9 月果实呈黄黑色时割取全株，捆成小把，先端向上，晒干，打下种子，除去杂质，晒干。

| **功能主治** | 补肝肾，益精血，润肠燥。用于精血亏虚，头晕眼花，耳鸣耳聋，须发早白，病后脱发，肠燥便秘。

| **用法用量** | 内服煎汤，9 ～ 15 g；或入丸、散剂。外用适量，煎汤洗浴；或捣敷。

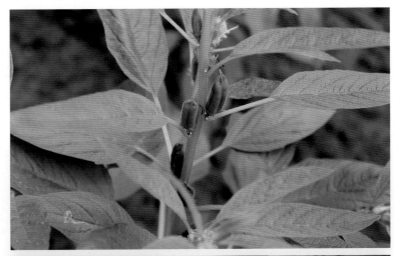

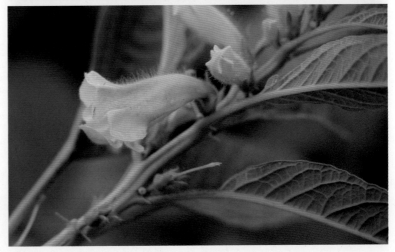

列当科 Orobanchaceae 草苁蓉属 Boschniakia

草苁蓉

Boschniakia rossica (Cham. et Schlecht.) Fedtsch.

| **植物别名** | 金笋、地精、不老草。

| **蒙 文 名** | 宝日－高要。

| **药 材 名** | 草苁蓉（药用部位：全草）。

| **形态特征** | 多年生草本，高15～35 cm，全株近无毛。茎直立，圆柱形，带紫红色，
中部直径10～15 mm，基部膨大，块茎状，常数茎连在一起。叶鳞
片状，宽卵形或三角形，长5～10 mm。穗状花序顶生，密生多数
花，直径15～25 mm；苞片宽卵形，先端钝或尖，与花萼近等长；
花萼杯状，有不整齐的3～5齿裂；花冠暗紫色，长10～12 mm，
宽钟状，二唇形，上唇直立，矩圆形，近全缘，下唇具3近三角形
的裂片；雄蕊二强，伸出花冠管外，花药无毛。蒴果近球形，2瓣裂。

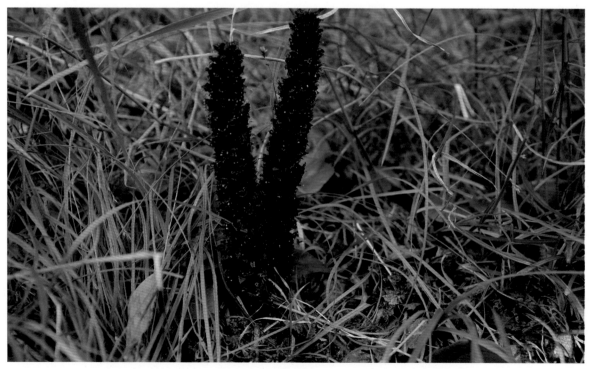

草苁蓉

种子近矩圆形，长 0.3 ～ 0.5 mm，淡褐色，具光泽，表面网状。花果期 7 ～ 8 月。

| **生境分布** | 生于海拔 1 500 ～ 1 800 m 的山坡、林下低温处或河边。分布于内蒙古呼伦贝尔市（额尔古纳市、根河市）。

| **资源情况** | 野生资源较少。药材来源于野生。

| **采收加工** | 5 ～ 8 月采收，晒干。

| **药材性状** | 本品分根茎、肉质茎和花序三部分。根茎球形至圆柱形，直径 1.5 ～ 4 cm，长 1.5 ～ 5 cm，表面棕褐色至黑棕色，光滑。质坚硬，极难折断，断面有多数黄白色维管束，排列成圆环状，皮层和髓部蜂窝状通气组织明显。肉质茎 1 ～ 4，直立，长 2 ～ 15 cm，基部直径 0.5 ～ 2 cm，表面黄白色至棕褐色，常具纵皱纹；基部密被覆瓦状肉质鳞叶，中上部稀疏，鳞叶三角形，较薄，长 0.5 ～ 1 cm，基部宽 0.4 ～ 0.8 cm，草质；质硬脆，断面维管束黄白色，排列成波状圆环，髓部蜂窝状通气组织明显。花序穗状，圆柱形，长 2.5 ～ 20 cm，直径 1 ～ 2 cm，表面棕褐色；苞片 1，宽卵状三角形至宽卵形，长 0.5 ～ 0.8 cm，宽 0.5 ～ 0.9 cm；花萼杯状，长 0.25 ～ 0.5 cm，齿裂；花冠唇形，长 0.6 ～ 1 cm；雄蕊 4。气微香，味苦。

| **功能主治** | 甘、咸，温。补肾壮阳，润肠通便，止血。用于肾虚阳痿，遗精，腰膝冷痛，小便遗沥，尿血，宫冷不孕，带下崩漏，肠燥便秘。

| **用法用量** | 内服煎汤，15 ～ 30 g；或泡酒。

| **附　　注** | 本种为根寄生植物，寄生在桦木科桤木属 *Alnus* 植物的根上。

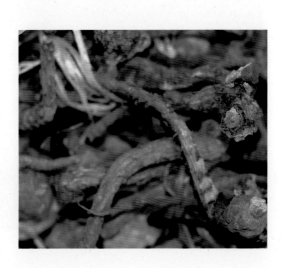

列当科 Orobanchaceae 肉苁蓉属 Cistanche

沙苁蓉

Cistanche sinensis G. Beck

| 蒙 文 名 | 盾达地音－查干－高要。

| 药 材 名 | 沙苁蓉（药用部位：带鳞叶的肉质茎）。

| 形态特征 | 多年生草本，高 15 ～ 70 cm。茎圆柱形，直径 15 ～ 20 mm，鲜黄色，
常自基部分 2 ～ 4 (～ 6) 枝，上部不分枝。鳞片状叶在茎下部卵形，
向上渐狭窄为披针形，长 5 ～ 20 mm。穗状花序长 5 ～ 10 cm，直
径 4 ～ 6 cm，苞片矩圆状披针形至条状披针形，背面及边缘密被蛛
丝状毛，常较花萼长；小苞片条形或狭矩圆形，被蛛丝状毛；花萼
近钟形，长 14 ～ 20 mm，向轴面深裂几达基部，4 深裂，裂片矩圆
状披针形，多少被蛛丝状毛；花冠淡黄色，极少花冠裂片带淡红色，
干后变墨蓝色，管状钟形，长 22 ～ 28 mm，其下部雄蕊着生处有 1
圈长柔毛；花药长 3 ～ 4 mm，被皱曲长柔毛，先端具聚尖头。蒴果

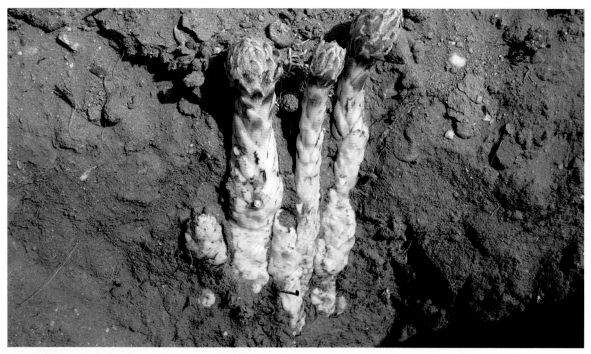

沙苁蓉

2 深裂，具多数种子。花期 5 ~ 6 月，果期 6 ~ 7 月。

| 生境分布 | 生于海拔 1 000 ~ 2 240 m 的荒漠草原带及荒漠区的沙质梁地、砾石质梁地或丘陵坡地。分布于内蒙古锡林郭勒盟（阿巴嘎旗、苏尼特左旗、苏尼特右旗）、乌兰察布市（四子王旗）、包头市（达尔罕茂明安联合旗）、鄂尔多斯市（杭锦旗、鄂托克旗）、巴彦淖尔市（乌拉特中旗）、阿拉善盟（阿拉善左旗、阿拉善右旗、额济纳旗）。

| 资源情况 | 野生资源一般。药材来源于野生。

| 采收加工 | 春季刚出土时采挖，除去花序，切段，晒干。

| 药材性状 | 本品呈圆柱形或扁圆柱形，直或稍弯曲，两端平截，有些基部有褐色肉质不定根，基部多弯曲，长 2 ~ 30 cm，直径 0.6 ~ 1.3 cm。表面棕黄色至棕褐色，有明显的光泽，密被覆瓦状排列的肉质鳞叶。鳞叶较厚，茎上部鳞叶卵状披针形，中下部鳞叶卵状三角形，常完整，少断落。体重，质硬脆，易折断，断面淡棕色点状维管束排列成星状。气微，味微甘、苦。

| 功能主治 | 甘、咸，温。归肾、大肠经。温阳益精，润肠通便。用于肾阳虚衰证，肠燥便秘。

| 用法用量 | 内服煎汤，9 ~ 30 g；或入丸、散剂。

| 附　注 | 本品为根寄生植物，主要寄主是红砂 *Reaumuria songorica* (Pall.) Maxim.、珍珠猪毛菜 *Salsola passerine* Bunge，其次是沙冬青 *Ammopiptanthus mongolicus* (Maxim. ex Kom) Cheng f.、毛刺锦鸡儿 *Caragana tibetica* Kom.、霸王 *Sarcozygium xanthoxylum* Bunge、四合木 *Tetraena mongolica* Maxim.、绵刺 *Potaninia mongolica* Maxim. 等。

列当科 Orobanchaceae 肉苁蓉属 Cistanche

盐生肉苁蓉
Cistanche salsa (C. A. Mey.) G. Beck

| 蒙 文 名 | 呼吉日色格 – 察干 – 高要。

| 药 材 名 | 盐生肉苁蓉（药用部位：带鳞叶的肉质茎）。

| 形态特征 | 多年生寄生草本，高 10 ～ 45 cm。茎肉质，圆柱形，黄色。鳞片状叶卵形至矩圆状披针形，在茎下部排列紧密，上部较疏松而渐长，黄色或淡褐黄色。穗状花序圆柱状，长 5 ～ 20 cm；苞片卵形或矩圆状披针形，背部与边缘多少被绵毛或近光滑，长 2 ～ 3.5 cm；小苞片披针状矩圆形，边缘多少被绵毛或无毛，与萼近等长；花萼钟状，淡黄色或白色，长 10 ～ 12 mm，5 浅裂，裂片卵形或近圆形，无毛或多少被绵毛；花冠管状钟形，长 25 ～ 30 mm，管部白色，裂片半圆形，淡紫色，管内面离轴方向具 2 凸起的黄色纵纹；花药与花丝基部具皱曲长柔毛，花药先端具聚尖头，子房具 4 呈"丁"字形的

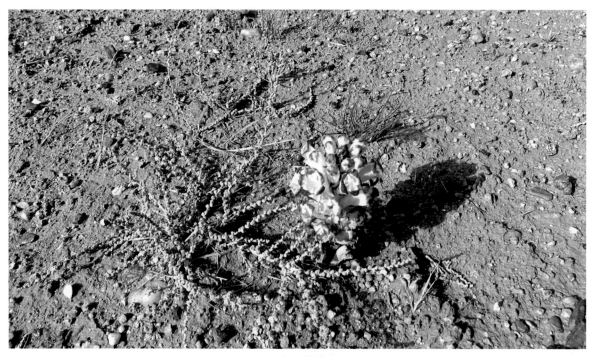

盐生肉苁蓉

侧膜胎座。蒴果椭圆形，2 瓣裂。种子近球形，直径 0.4 ~ 0.5 mm。花期 5 ~ 6 月，果期 6 ~ 7 月。

| 生境分布 | 生于海拔 700 ~ 2 650 m 的荒漠草原带及荒漠区的湖盆低地、盐化低地。分布于内蒙古锡林郭勒盟（苏尼特左旗、苏尼特右旗）、乌兰察布市（四子王旗）、包头市（达尔罕茂明安联合旗）、巴彦淖尔市（乌拉特中旗、乌拉特后旗）、鄂尔多斯市（杭锦旗、鄂托克旗）、乌海市（乌达区）、阿拉善盟（阿拉善左旗、阿拉善右旗、额济纳旗）。

| 资源情况 | 野生资源一般。药材来源于野生。

| 采收加工 | 春季刚出土时采挖，除去花序，切段，晒干。

| 药材性状 | 本品呈圆柱形或扁圆柱形，上部较小而呈棒槌形，长 4 ~ 24 cm，直径 0.7 ~ 3 cm。表面黄褐色，具纵皱纹，被覆瓦状排列的肉质鳞叶，卵形或卵状披针形，宽 5 ~ 8 mm。有时有穗状花序，圆柱形，苞片较短，卵状披针形。质硬，无柔性。断面淡棕色维管束，排列成深波状环纹。气微，味微咸、苦。

| 功能主治 | 甘、咸，温。归肾、大肠经。补肾阳，益精血，润肠通便。用于肾阳虚衰之阳痿，不孕，腰膝酸软，筋骨乏力，肠燥便秘。

| 用法用量 | 内服煎汤，6 ~ 9 g。

| 附　注 | 本种为根寄生植物，寄主有盐爪爪 *Kalidium foliatum* (Pall.) Moq.、细枝盐爪爪 *Kalidium gracile* Fenzl、尖叶盐爪爪 *Kalidium cuspidatum* (Ung.-sternb.) grub.、红砂 *Reaumuria songcrica* (Pall.) Maxim.、珍珠猪毛菜 *Salsola passerine* Bunge、小果白刺 *Nitraria sibirica* Pall.、芨芨草 *Achnatherum splendens* (Trin.) Nevski 等。

列当
Orobanche coerulescens Steph.

| 植物别名 | 兔子拐棍、独根草、兔子腿。

| 蒙 文 名 | 特木根－苏乐。

| 药 材 名 | **中药** 列当（药用部位：全草）。
　　　　　　 蒙药 特木根－苏乐（药用部位：全草）。

| 形态特征 | 二年生或多年生草本，高 10 ~ 35 cm，全株被蛛丝状绵毛。茎不分枝，圆柱形，直径 5 ~ 10 mm，黄褐色，基部常膨大。叶鳞片状，卵状披针形，长 8 ~ 15 mm，宽 2 ~ 6 mm，黄褐色。穗状花序顶生，长 5 ~ 10 cm；苞片卵状披针形，先端尾尖，稍短于花，棕褐色；花萼 2 深裂至基部，每裂片 2 浅裂；花冠二唇形，蓝紫色或淡紫色，稀淡黄色，长约 2 cm；管部稍向前弯曲，上唇宽阔，顶部微凹，下唇

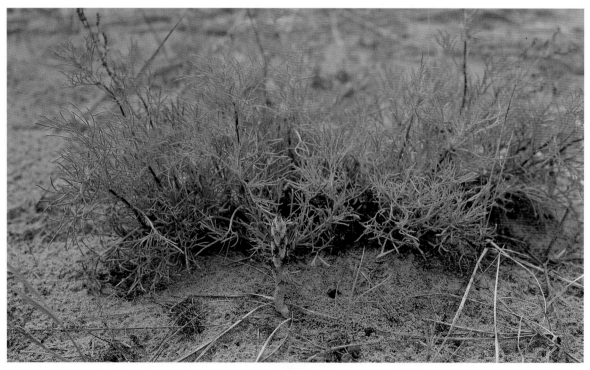

列当

3 裂，中裂片较大；雄蕊着生于花冠管的中部，花药无毛，花丝基部常具长柔毛。蒴果卵状椭圆形，长约 1 cm。种子黑褐色。花期 6 ~ 8 月，果期 8 ~ 9 月。

| 生境分布 | 生于海拔 850 ~ 4 000 m 的固定或半固定沙丘、向阳山坡、山沟草地上。内蒙古各地均有分布。

| 资源情况 | 野生资源较丰富。药材来源于野生。

| 采收加工 | 夏初采收，晒八成干，捆成小把，再晒干。

| 药材性状 | 本品干燥者被白色柔毛。茎肥壮，肉质，表面黄褐色或暗褐色，具纵皱纹。鳞片互生，卵状披针形，先端尖，黄褐色皱缩，稍卷曲。花序顶生，长 7 ~ 10 cm，黄褐色，花冠筒状，蓝紫色或淡紫色，略弯曲。蒴果卵状椭圆形，长 1 cm。气微，味微苦。

| 功能主治 | **中药** 列当：甘，温。归肝、肾、大肠经。补肾助阳，强筋骨。用于阳痿，腰腿冷痛，神经症，小儿腹泻等。外用于肿胀。
蒙药 特木根 – 苏乐：用于炭疽。

| 用法用量 | 内服煎汤，3 ~ 9 g；或浸酒。外用适量，煎汤洗。

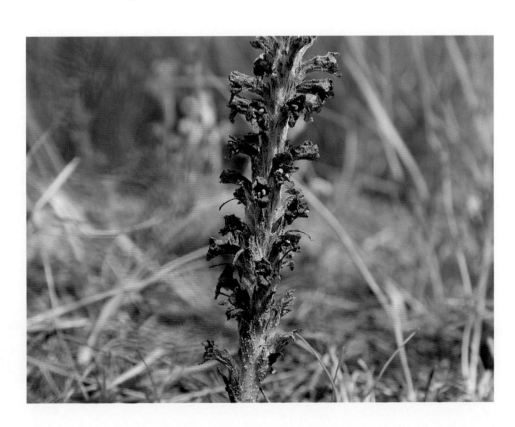

列当科 Orobanchaceae 列当属 Orobanche

弯管列当

Orobanche cernua Loefling

| **植物别名** | 欧亚列当。

| **蒙 文 名** | 阿孜音－特木根－苏乐。

| **药 材 名** | **中药** 列当（药用部位：全草）。
蒙药 特木根－苏乐（药用部位：全草）。

| **形态特征** | 一年生、二年生或多年生草本，高15～35 cm，全株被腺毛。茎直立，单一，不分枝，圆柱形，褐黄色，基部有时具肉质根，常增粗。叶鳞片状，三角状卵形或近卵形，长7～12 mm，宽5～7 mm，褐黄色，被腺毛，毛端尖。穗状花序圆柱形，具多数花；苞片卵状披针形或卵形，褐黄色，密被腺毛，毛端渐尖；花萼钟状，向花序轴方向裂达基部，离轴方向深裂，每裂片再2尖裂，小裂片条形，被腺

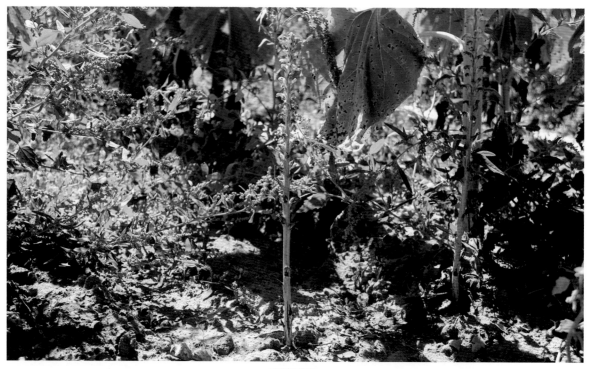

弯管列当

毛, 褐黄色; 花冠二唇形, 花后管中部强烈向下弯曲, 上唇 2 浅裂, 下唇 3 浅裂, 管部淡黄色, 裂片常带淡紫色或淡蓝色, 被稀疏的短柄腺毛; 雄蕊二强, 内藏, 花药与花丝均无毛。蒴果矩圆状椭圆形, 褐色, 先端 2 裂; 种子棕黑色, 扁椭圆形, 长 0.2 ~ 0.3 mm, 有光泽, 网状。花期 6 ~ 7 月, 果期 7 ~ 8 月。

| **生境分布** | 生于海拔 500 ~ 3 000 m 的针茅草原, 也见于山地阳坡。分布于内蒙古兴安盟 (科尔沁右翼中旗)、赤峰市 (克什克腾旗)、锡林郭勒盟 (苏尼特左旗)、呼和浩特市、巴彦淖尔市 (磴口县)、包头市 (达尔罕茂明安联合旗)、阿拉善 (阿拉善左旗、阿拉善右旗、额济纳旗)。

| **资源情况** | 野生资源一般。药材来源于野生。

| **采收加工** | 夏初采收, 晒八成干, 捆成小把, 再晒干。

| **药材性状** | 本品密被腺毛。茎肉质, 单一、不分枝, 粗壮, 基部常膨大, 表面黄褐色或暗褐色, 具纵皱纹。叶鳞片状互生, 三角状卵形, 黄褐色皱缩, 稍卷曲。花序顶生, 穗状, 长 4 ~ 18 cm, 花冠唇状, 管部淡黄色, 裂片常带淡黄色或淡紫色。蒴果矩圆状椭圆形, 长 0.2 ~ 0.3 mm。气微, 味微苦。

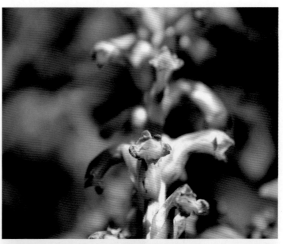

| **功能主治** | **中药** 列当: 甘, 温。归肝、肾、大肠经。补肾助阳, 强筋骨。用于阳痿, 腰腿冷痛, 神经官能症, 小儿腹泻等。外用于肿胀。
蒙药 特木根 - 苏乐: 用于炭疽。

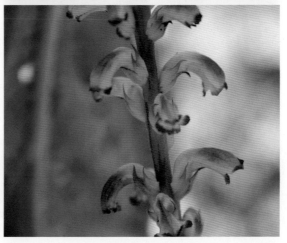

| **用法用量** | 内服煎汤, 3 ~ 9 g; 或浸酒。外用适量, 煎汤洗。

| **附　注** | 本种为根寄生植物, 寄生在蒿属 *Artemisia* 植物的根上。

列当科 Orobanchaceae 列当属 Orobanche

黄花列当

Orobanche pycnostachya Hance

| **植物别名** | 独根草。

| **蒙 文 名** | 希日－特木根－苏乐。

| **药 材 名** | **中药** 列当（药用部位：全草）。
蒙药 特木根－苏乐（药用部位：全草）。

| **形态特征** | 二年生或多年生草本，高 12 ~ 34 cm，全株密被腺毛。茎直立，单
一，不分枝，圆柱形，具纵棱，基部常膨大，具不定根，黄褐色。
叶鳞片状，卵状披针形或条状披针形，长 10 ~ 20 mm，黄褐色，先
端尾尖。穗状花序顶生，长 4 ~ 18 cm，具多数花；苞片卵状披针形，
长 14 ~ 17 mm，宽 3 ~ 5 mm，先端尾尖，黄褐色，密被腺毛；花
萼 2 深裂达基部，每裂片再 2 中裂，小裂片条形，黄褐色，密被腺毛；

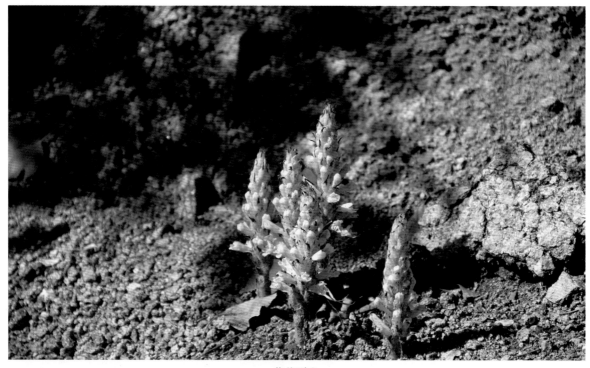

黄花列当

花冠二唇形，黄色，长约 2 cm，花冠筒中部稍弯曲，密被腺毛，上唇 2 浅裂，下唇 3 浅裂，中裂片较大；雄蕊二强，花药被柔毛，花丝基部稍被腺毛；子房矩圆形，无毛，花柱细长，被疏细腺毛。蒴果矩圆形，包藏在花被内。种子褐黑色，扁球形或扁椭圆形，长约 0.3 mm。花期 6 ～ 7 月，果期 7 ～ 8 月。

| 生境分布 | 生于海拔 250 ～ 2 500m 的固定或半固定沙丘、山坡、草原。分布于内蒙古兴安盟（科尔沁右翼前旗、科尔沁右翼中旗）、赤峰市（阿鲁科尔沁旗、巴林左旗、巴林右旗、翁牛特旗、克什克腾旗）、锡林郭勒盟（东乌珠穆沁旗、锡林浩特市、苏尼特左旗）、乌兰察布市（卓资县、凉城县、兴和县）、呼和浩特市、包头市（固阳县）、鄂尔多斯市（准格尔旗、伊金霍洛旗、乌审旗、鄂托克旗）。

| 资源情况 | 野生资源一般。药材来源于野生。

| 采收加工 | 夏初采收，晒八成干，捆成小把，再晒干。

| 药材性状 | 本品被白色柔毛。茎肥壮，肉质，表面呈褐色或暗褐色，具纵皱缩纹，茎先端膨大。鳞叶黄棕色。花序暗黄褐色。气微，味微苦。

| 功能主治 | **中药** 列当：甘，温。归肝、肾、大肠经。补肾助阳，强筋骨。用于阳痿，腰腿冷痛，神经症，小儿腹泻等。外用于肿胀。
蒙药 特木根 – 苏乐：用于炭疽。

| 用法用量 | 内服煎汤，3 ～ 9 g；或浸酒。外用适量，煎汤洗。

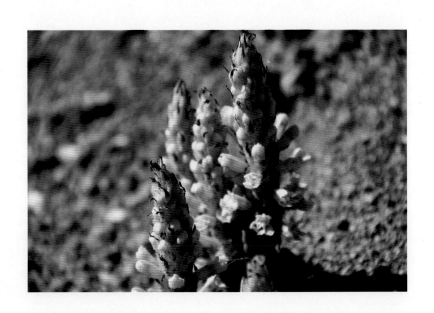

车前科 Plantaginaceae 金鱼草属 *Antirrhinum*

金鱼草 *Antirrhinum majus* L.

| **植物别名** | 龙头花、狮子花、龙口花。

| **药材名** | 金鱼草（药用部位：全草）。

| **形态特征** | 一年生、二年生花卉。茎直立，高 30 ~ 80 cm。茎下部叶对生，茎上部叶互生，叶片披针形至长圆状披针形，长 3 ~ 7 cm，先端渐尖，基部楔形，全缘。总状花序顶生；花冠二唇形，基部膨大，火红色、金黄色、艳粉色、纯白色和复色等。蒴果卵形。

| **生境分布** | 中生植物。生于疏松肥沃、排水良好的土壤中。内蒙古各地均有栽培。

| **资源情况** | 无野生资源。药材来源于栽培。

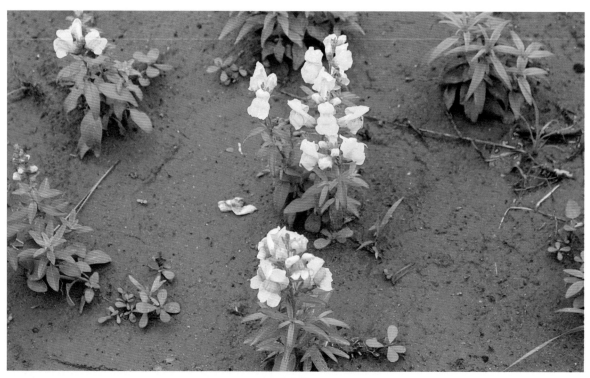

金鱼草

| **采收加工** | 夏、秋季采收，切段，晒干或鲜用。

| **功能主治** | 清热解毒，活血消肿。用于跌打扭伤，疮疡肿毒。

| **用法用量** | 内服煎汤，15 ～ 30 g。外用适量，鲜品捣敷。

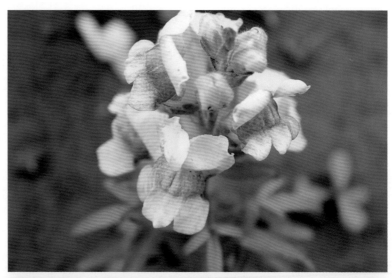

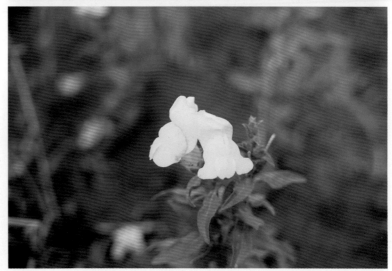

北车前 *Plantago media* L.

| **植物别名** | 中车前。

| **蒙 文 名** | 查干－乌和日－乌日根呐。

| **药 材 名** | 北车前（药用部位：种子）。

| **形态特征** | 多年生草本。直根较粗，圆柱状。根茎粗短，具叶柄残基。叶基生呈莲座状，幼叶灰白色；叶片纸质或厚纸质，椭圆形、长椭圆形、卵形或倒卵形，长 4.5 ~ 13 cm，先端急尖，全缘或疏生浅波状小齿，两面散生白色柔毛，脉 7 ~ 9；叶柄具翅，密被倒向白色柔毛。花序通常 2 ~ 3；穗状花序长 3 ~ 8 cm，密集，穗轴、苞片基部及内侧疏生白色柔毛；苞片狭卵形，内凹，先端稍尖，龙骨突厚。萼片与苞片约等长，无毛，龙骨突不达先端，前对萼片卵状椭圆形或

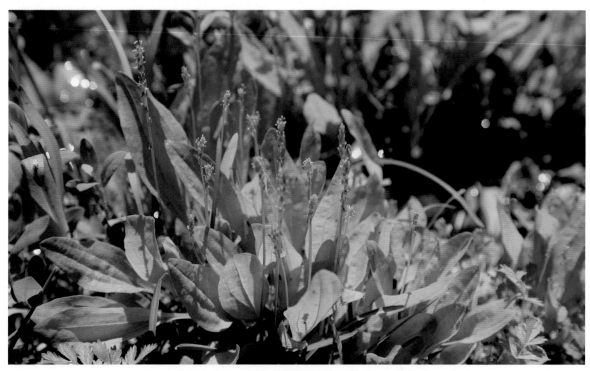

北车前

宽椭圆形，后对萼片宽卵状圆形。花冠银白色，无毛，花冠筒约与萼片等长；雄蕊着生于花冠筒内面近基部，花丝淡紫色，干后变黑色，与花柱明显外伸。蒴果卵状椭圆形。种子（2～）4，长椭圆形。花期6～8月，果期7～9月。

| **生境分布** | 生于草甸、河滩、沟谷、湿地。分布于内蒙古呼伦贝尔市（额尔古纳市、扎兰屯市、扎赉诺尔区）、兴安盟（扎赉特旗）。

| **资源情况** | 野生资源一般。药材来源于野生。

| **采收加工** | 夏、秋季种子成熟时采收果穗，晒干，搓出种子，除去杂质。

| **功能主治** | 清热利尿，渗湿通淋，祛痰，明目。用于小便不利，水肿，淋证，目赤肿痛，视物昏花。

| **用法用量** | 内服煎汤，9～15 g，宜包煎。

车前科 Plantaginaceae 车前属 Plantago

大车前 *Plantago major* L.

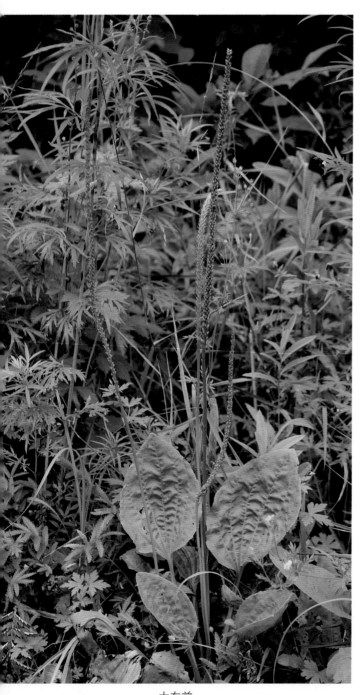

大车前

| 蒙 文 名 |

陶如格－乌和日－乌日根呐。

| 药 材 名 |

大车前子（药用部位：种子）、大车前草（药用部位：全草）。

| 形态特征 |

多年生草本。根茎短粗，具多数棕褐色或灰褐色须根。叶基生，宽卵形或宽椭圆形，长4～12 cm，先端钝圆，基部近圆形或宽楔形，稍下延，全缘或具微波状钝齿，两面近无毛或被疏短柔毛，具3～7弧形脉；叶柄基部扩大成鞘。花葶1～6，直立或斜升；穗状花序圆柱形，密生，多花；苞片卵形或三角状卵形，背部龙骨状突起暗绿色；花萼无柄，裂片宽椭圆形或椭圆形，边缘白色膜质，背部龙骨状突起宽而呈绿色；花冠裂片椭圆形或卵形，先端通常略钝，反卷，淡绿色。蒴果圆锥形或卵形，长3～4 mm，褐色或棕褐色，成熟时在中下部盖裂；种子8～30，矩圆形或椭圆形，长0.8～1.2 mm，深褐色，具多数网状细点，种脐稍凸起。花期6～8月，果期7～9月。

| 生境分布 | 生于山谷、路旁、沟渠边、河边、田边潮湿处。分布于内蒙古呼伦贝尔市（额尔古纳市、鄂温克族自治旗）、兴安盟（科尔沁右翼前旗）、赤峰市（元宝山区、红山区、松山区）、通辽市（霍林郭勒市）、锡林郭勒盟（苏尼特左旗）、巴彦淖尔市（临河区、杭锦后旗）、鄂尔多斯市（准格尔旗、杭锦旗、达拉特旗、乌审旗）。

| 资源情况 | 野生资源一般。药材来源于野生。

| 采收加工 | 大车前子：夏、秋季种子成熟时采收果穗，晒干，搓出种子，除去杂质。
大车前草：夏季采挖，除去泥沙，晒干。

| 药材性状 | 大车前子：本品类三角形或斜方形，粒小，长 0.88 ~ 1.2 mm，宽 0.55 ~ 0.9 mm。表面棕色或棕褐色，腹面隆起较高，脐点白色，多位于腹面隆起的中央或一端。
大车前草：本品具短而肥的根茎，并有须根。叶片卵形或宽卵形，长 6 ~ 10 cm，宽 3 ~ 6 cm，先端圆钝，基部圆或宽楔形，基出脉 5 ~ 7。穗状花序排列紧密。气微香，味微苦。

| 功能主治 | 大车前子：甘，寒。归肝、肾、肺、小肠经。清热利尿通淋，渗湿止泻，明目，祛痰。用于热淋涩痛，水肿胀满，暑湿泄泻，目赤肿痛，痰热咳嗽。
大车前草：甘，寒。归肝、肾、膀胱经。清热利尿，凉血，解毒。用于热结膀胱，小便不利，淋浊带下，暑湿泻痢，衄血，尿血，肝热目赤，咽喉肿痛，痈肿疮毒。

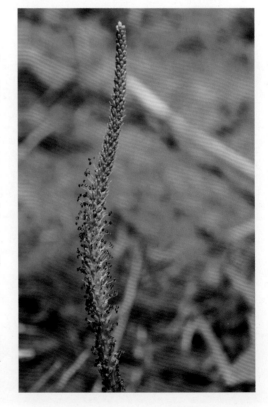

| 用法用量 | 大车前子：内服煎汤，9 ~ 15 g，宜包煎。
大车前草：内服煎汤，9 ~ 30 g，鲜品 30 ~ 60 g；或捣汁服。外用适量，鲜品捣敷。

| 附 注 | 本种全草和种子在不同地区作"车前草"和"车前子"药材使用。

车前科 Plantaginaceae 车前属 Plantago

车前 *Plantago asiatica* L.

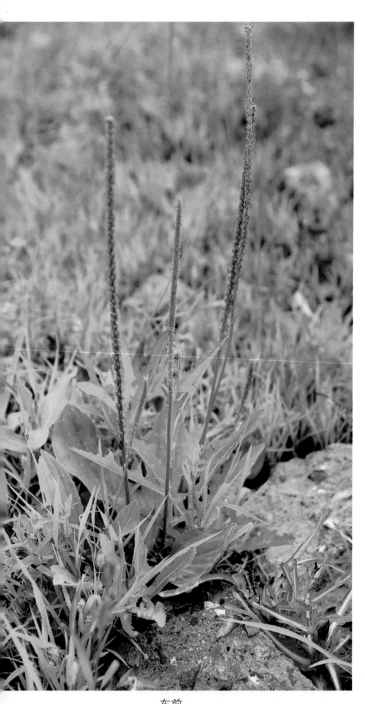

车前

| **植物别名** |

大车前、车轱辘菜、车轮草。

| **蒙 文 名** |

乌和日 – 乌日根呐。

| **药 材 名** |

中药 车前子（药用部位：种子）、车前草（药用部位：全草）。

蒙药 乌和尔 – 乌尔格讷（药用部位：种子）。

| **形态特征** |

多年生草本，具须根。叶基生，椭圆形、宽椭圆形、卵状椭圆形或宽卵形，长 4 ~ 12 cm，宽 3 ~ 9 cm，先端钝或锐尖，基部近圆形、宽楔形或楔形，且明显下延，近全缘、波状或有疏齿至弯缺，两面无毛或被疏短柔毛，有 5 ~ 7 弧形脉；叶柄长 2 ~ 10 cm，被疏短毛，基部扩大成鞘。花葶少数，直立或斜升，被疏短柔毛；穗状花序圆柱形，具多花，上部较密集；苞片宽三角形，背部龙骨状凸起宽而呈暗绿色；花萼具短柄，裂片倒卵状椭圆形或椭圆形，长 2 ~ 2.5 mm，先端钝，边缘白色膜质，背部龙骨状突起宽而呈绿

色；花冠裂片披针形或长三角形，长约1mm，先端渐尖，反卷，淡绿色。蒴果椭圆形或卵形，长 2 ～ 4 mm；种子 5 ～ 8，矩圆形，长 1.5 ～ 1.8 mm，黑褐色。花果期 6 ～ 10 月。

| 生境分布 | 生于海拔 3 ～ 3 200 m 的草地、沟边、河岸湿地、田边、路旁或村边空旷处。内蒙古各地均有分布。

| 资源情况 | 野生资源丰富。药材主要来源于栽培。

| 采收加工 | **中药** 车前子：夏、秋季种子成熟时采收果穗，晒干，搓出种子，除去杂质。
车前草：夏季采挖，除去泥沙，晒干。

| 药材性状 | **中药** 车前子：本品呈椭圆形、不规则长圆形或三角状长圆形，略扁，长约 2 mm，宽约 1 mm。表面黄棕色至黑褐色，有细皱纹，一面有灰白色凹点状种脐。质硬。气微，味淡。
车前草：本品根丛生，须状。叶基生，具长柄；叶片皱缩，展平后呈卵状椭圆形或宽卵形，长 6 ～ 12 cm，宽 2.5 ～ 8 cm；表面灰绿色或污绿色，具明显弧形脉 5 ～ 7；先端钝或短尖，基部宽楔形，全缘或有不规则波状浅齿。穗状花序数条，花茎长。蒴果盖裂，萼宿存。气微香，味微苦。

| 功能主治 | **中药** 车前子：甘，寒。归肝、肾、肺、小肠经。清热利尿通淋，渗湿止泻，明目，祛痰。用于热淋涩痛，水肿胀满，暑湿泄泻，目赤肿痛，痰热咳嗽。
车前草：甘，寒。归肝、肾、膀胱经。清热利尿，凉血，解毒。用于热结膀胱，小便不利，淋浊带下，暑湿泻痢，衄血，尿血，肝热目赤，咽喉肿痛，痈肿疮毒。
蒙药 乌和尔 – 乌尔格讷：甘、涩，平，轻，燥。止泻，利尿，燥协日乌素，疗伤，止血。用于肠痧，热性腹泻，尿闭，尿血，鼻衄，小便淋痛，水肿，刃伤。

| 用法用量 | **中药** 车前子：内服煎汤，9 ～ 15 g，宜包煎。
车前草：内服煎汤，9 ～ 30 g，鲜品 30 ～ 60 g；或捣汁服。外用适量，鲜品捣敷。
蒙药 乌和尔 – 乌尔格讷：内服煮散剂，3 ～ 5 g；或入丸、散剂。

| 附　注 | 本种为历版《中国药典》收载的"车前草"和"车前子"的基原之一。

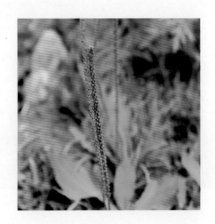

车前科 Plantaginaceae 车前属 Plantago

平车前 *Plantago depressa* Willd.

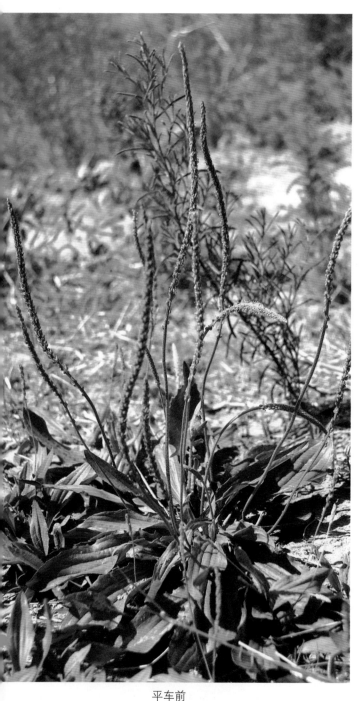
平车前

植物别名

车前草、车轱辘菜、车串串。

蒙文名

吉吉格 - 乌和日 - 乌日根呐。

药材名

中药 车前子（药用部位：种子）、车前草（药用部位：全草）。

蒙药 乌和尔 - 乌尔格讷（药用部位：种子）。

形态特征

一年生或二年生草本。根圆柱状，中部以下多分枝，灰褐色或黑褐色。叶基生，直立或平铺，椭圆形、矩圆形、椭圆状披针形、倒披针形或披针形，长 4 ~ 14 cm，宽 1 ~ 5.5 cm，先端锐尖或钝尖，基部狭楔形且下延，边缘有稀疏小齿或不规则锯齿，有时全缘，两面被短柔毛或无毛，弧形纵脉 5 ~ 7；叶柄长 1 ~ 11 cm，基部具较长且宽的叶鞘。花葶 1 ~ 10，直立或斜升，高 4 ~ 40 cm，被疏短柔毛，有浅纵沟；穗状花序圆柱形，长 2 ~ 18 cm；苞片三角状卵形，长 1 ~ 2 mm，背部具绿色龙骨状突起，边缘膜质；萼裂片椭圆形或矩圆形，长约 2 mm，先端钝尖，龙骨状突起宽，绿色，边缘宽膜质；花冠裂片卵形或三角形，先端锐尖，有时有细齿。蒴果圆锥形，褐黄色，长 2 ~ 3 mm，成熟时在中下部盖裂；种子矩圆形，长 1.5 ~ 2 mm，黑棕色，光滑。花果期 6 ~ 10 月。

| 生境分布 | 生于海拔 5 ~ 4 500 m 的草甸、轻度盐化草甸，也见于路旁、田野、住宅附近。内蒙古各地均有分布。

| 资源情况 | 野生资源丰富。药材主要来源于栽培。

| 采收加工 | **中药** 车前子：夏、秋季种子成熟时采收果穗，晒干，搓出种子，除去杂质。
车前草：夏季采挖，除去泥沙，晒干。

| 药材性状 | **中药** 车前子：本品呈椭圆形、不规则长圆形或三角状长圆形，略扁，长约 2 mm，宽约 1 mm。表面黄棕色至黑褐色，有细皱纹，一面有灰白色凹点状种脐。质硬。气微，味淡。
车前草：本品主根直而长。叶片较狭，长椭圆形或椭圆状披针形，长 5 ~ 14 cm，宽 2 ~ 3 cm。气微香，味微苦。

| 功能主治 | **中药** 车前子：甘，寒。归肝、肾、肺、小肠经。清热利尿通淋，渗湿止泻，明目，祛痰。用于热淋涩痛，水肿胀满，暑湿泄泻，目赤肿痛，痰热咳嗽。
车前草：甘，寒。归肝、肾、膀胱经。清热利尿，凉血，解毒。用于热结膀胱，小便不利，淋浊带下，暑湿泻痢，衄血，尿血，肝热目赤，咽喉肿痛，痈肿疮毒。
蒙药 乌和尔 - 乌尔格讷：甘、涩，平，轻、燥。止泻，利尿，燥协日乌素，疗伤，止血。用于肠痧，热性腹泻，尿闭，尿血，鼻衄，小便淋痛，水肿，刃伤。

| 用法用量 | **中药** 车前子：内服煎汤，9 ~ 15 g，宜包煎。
车前草：内服煎汤，9 ~ 30 g，鲜品 30 ~ 60 g；或捣汁服。外用适量，鲜品捣敷。
蒙药 乌和尔 - 乌尔格讷：内服煮散剂，3 ~ 5 g；或入丸、散剂。

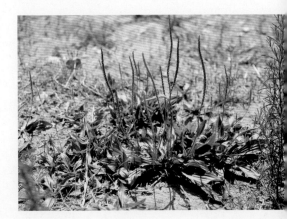

| 附　注 | 本种为历版《中国药典》收载的 "车前草" 和 "车前子" 的基原之一。

车前科 Plantaginaceae 车前属 Plantago

毛平车前

Plantago depressa Willd. subsp. *Turczaninowii* (Ganj.) N. N. Tsvelev

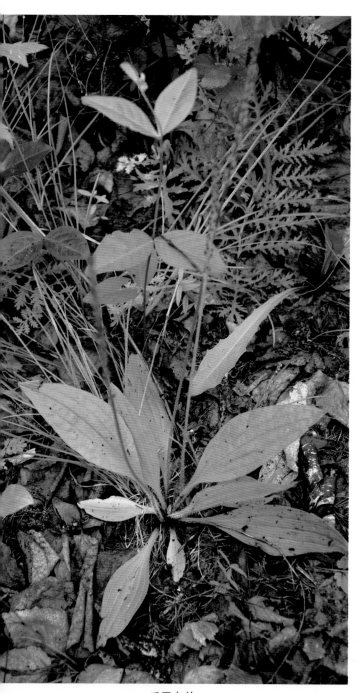

毛平车前

|蒙 文 名|

乌苏日和格－乌和日－乌日根呐。

|药 材 名|

毛平车前子（药用部位：种子）、毛平车前草（药用部位：全草）。

|形 态 特 征|

多年生草本，老株根茎及直根木质化。叶和花序梗密被或疏生白色柔毛，叶片椭圆形、狭椭圆形或倒卵状椭圆形。穗状花序细圆柱状；苞片三角状卵形；花冠白色，花冠筒等长或略长于萼片，裂片极小，椭圆形或卵形；花药卵状椭圆形或宽椭圆形，先端具宽三角状小突起，新鲜时白色或绿白色，干后变淡褐色；胚珠 5。蒴果卵状椭圆形至圆锥状卵形，种子 4 ~ 5，椭圆形，腹面平坦，黄褐色至黑色；子叶背腹向排列。花期 5 ~ 7 月，果期 7 ~ 9 月。

|生 境 分 布|

生于海拔 1 000 ~ 1 530 m 的河滩、湿草地、阴湿山坡。分布于内蒙古赤峰市（宁城县）、呼和浩特市（玉泉区、回民区）、鄂尔多斯市（准格尔旗）。

| **资源情况** | 野生资源较少。药材来源于野生。 |

| **采收加工** | 毛平车前子：夏、秋季种子成熟时采收果穗，晒干，搓出种子，除去杂质。
毛平车前草：夏季采挖，除去泥沙，晒干。 |

| **药材性状** | 毛平车前子、毛平车前草：同"平车前"。 |

| **功能主治** | 毛平车前子：甘，寒。归肝、肾、肺、小肠经。清热利尿通淋，渗湿止泻，明目，祛痰。用于热淋涩痛，水肿胀满，暑湿泄泻，目赤肿痛，痰热咳嗽。
毛平车前草：甘，寒。归肝、肾、膀胱经。清热利尿，凉血，解毒。用于热结膀胱，小便不利，淋浊带下，暑湿泻痢，衄血，尿血，肝热目赤，咽喉肿痛，痈肿疮毒。 |

| **用法用量** | 毛平车前子：内服煎汤，9 ~ 15 g，宜包煎。
毛平车前草：内服煎汤，9 ~ 30 g，鲜品 30 ~ 60 g；或捣汁服。外用适量，鲜品捣敷。 |

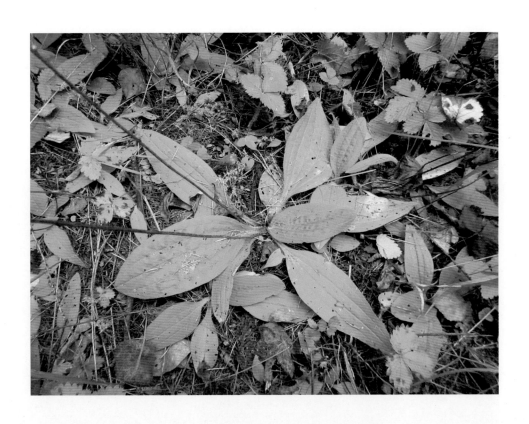

车前科 Plantaginaceae 车前属 Plantago

小车前
Plantago minuta Pall.

| **植物别名** | 条叶车前、细叶车前。 |

| **蒙文名** | 乌苏图－乌和日－乌日根呐。 |

| **药材名** | 小车前子（药用部位：种子）、小车前草（药用部位：全草）。 |

| **形态特征** | 一年生或多年生小草本，叶、花序梗及花序轴密被灰白色或灰黄色长柔毛。直根细长。叶基生呈莲座状；叶片硬纸质，线形、狭披针形或狭匙状线形，长 3 ～ 8 cm，先端渐尖，全缘，基部渐狭并下延，叶柄不明显，脉 3，基部扩大成鞘状。花序 2 至多数；穗状花序短圆柱状至头状，紧密，苞片宽卵形或宽三角形；花萼龙骨突较宽厚；花冠白色，裂片狭卵形，全缘或先端波状或有啮齿状细齿；雄蕊着生于花冠筒内面近先端，花丝与花柱明显外伸，花药近圆形，先端具三角形小尖头，长约 1 mm，干后黄色。蒴果卵球形或宽卵球形， |

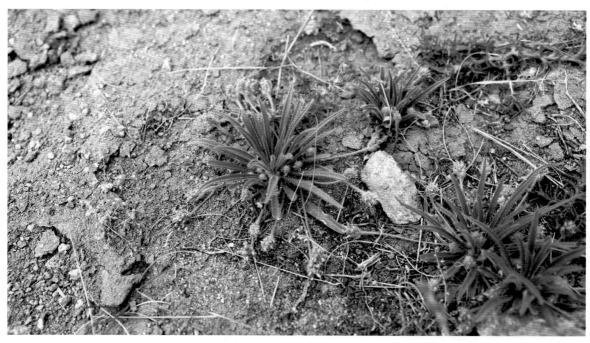

小车前

长 3.5 ~ 4（~ 5）mm，于基部上方周裂。种子 2，椭圆状卵形或椭圆形，长
（2.5 ~）3 ~ 4 mm，深黄色至深褐色，有光泽。花期 6 ~ 8 月，果期 7 ~ 9 月。

| **生境分布** | 生于海拔 400 ~ 4 300 m 的戈壁滩、沙地、沟谷、河滩、沼泽地、盐碱地、田边。
分布于内蒙古锡林郭勒盟（西乌珠穆沁旗、苏尼特左旗、苏尼特右旗）、乌兰
察布市（四子王旗）、呼和浩特市（托克托县）、包头市（达尔罕茂明安联合旗、
固阳县）、鄂尔多斯市（鄂托克旗、乌审旗、杭锦旗）、巴彦淖尔市（乌拉特后旗）、
乌海市（海勃湾区、乌达区、海南区）、阿拉善盟（阿拉善左旗、阿拉善右旗）。

| **资源情况** | 野生资源一般。药材主要来源于野生。

| **采收加工** | 小车前子：夏、秋季种子成熟时采收果穗，晒干，搓出种子，除去杂质。
小车前草：夏季采挖，除去泥沙，晒干。

| **功能主治** | 小车前子：甘，寒。归肝、肾、肺、小肠经。清热利尿通淋，渗湿止泻，明目，
祛痰。用于热淋涩痛，水肿胀满，暑湿泄泻，目赤肿痛，痰热咳嗽。
小车前草：甘，寒。归肝、肾、膀胱经。清热利尿，凉血，解毒。用于热结膀胱，
小便不利，淋浊带下，暑湿泻痢，衄血，尿血，肝热目赤，咽喉肿痛，痈肿疮毒。

| **用法用量** | 小车前子：内服煎汤，9 ~ 15 g，宜包煎。
小车前草：内服煎汤，9 ~ 30 g，鲜品 30 ~ 60 g；或捣汁服。外用适量，鲜
品捣敷。

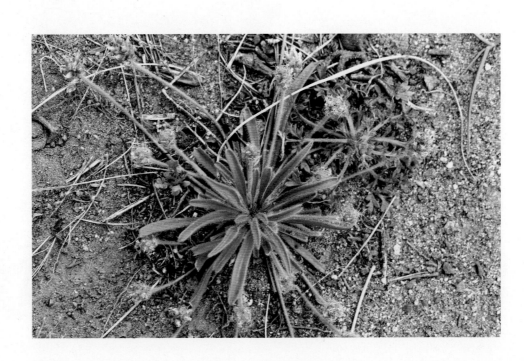

车前科 Plantaginaceae 车前属 Plantago

盐生车前

Plantago maritima subsp. *ciliata* Printz

| 蒙 文 名 | 胡吉日萨格 – 乌和日 – 乌日根呐。

| 药 材 名 | 盐生车前子（药用部位：种子）、盐生车前草（药用部位：全草）。

| 形态特征 | 多年生草本。直根粗长。根茎粗，常有分枝，先端具叶鞘残基及枯叶。叶簇生呈莲座状，平卧、稍肉质，干后硬革质，线形，长（4～）7～32 cm，宽（1～）2～8 mm，脉3～5，有时仅1明显。花序1至多个；花序梗直立或弓曲上升，长（5～）10～30（～40）cm，无沟槽，贴生白色短糙毛；穗状花序圆柱状，紧密或下部间断，穗轴密生短糙毛；苞片三角状卵形或披针状卵形。萼片边缘、先端及龙骨突脊上有粗短毛，龙骨突厚，不达萼片先端，前对萼片狭椭圆形，稍不对称，后对萼片宽椭圆形。花冠淡黄色，花冠筒约与萼片等长，外面散生短毛，裂片宽卵形至长圆状卵形，于花后反折，边缘疏生

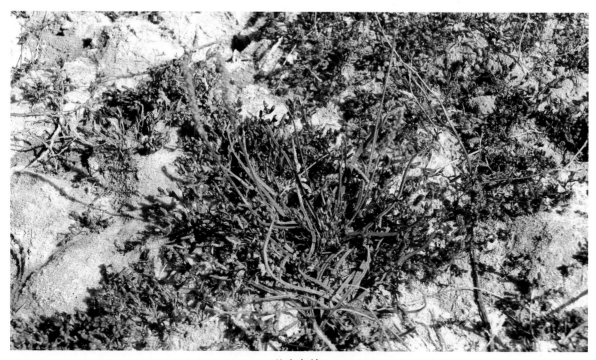

盐生车前

短缘毛；雄蕊与花柱明显外伸。蒴果圆锥状卵形。种子 1 ~ 2，椭圆形或长卵形。花期 6 ~ 7 月，果期 7 ~ 8 月。

| **生境分布** | 生于盐化草甸、盐湖边缘或盐化、碱化湿地。分布于内蒙古呼伦贝尔市（新巴尔虎左旗、新巴尔虎右旗）、赤峰市（克什克腾旗、翁牛特旗）、锡林郭勒盟（锡林浩特市、阿巴嘎旗、苏尼特左旗、正蓝旗、太仆寺旗）、乌兰察布市（凉城县）、呼和浩特市（托克托县）、鄂尔多斯市（达拉特旗、乌审旗、鄂托克旗、杭锦旗）。

| **资源情况** | 野生资源一般。药材来源于野生。

| **采收加工** | 盐生车前子：夏、秋季种子成熟时采收果穗，晒干，搓出种子，除去杂质。
盐生车前草：夏季采挖，除去泥沙，晒干。

| **功能主治** | 盐生车前子：甘，寒。归肝、肾、肺、小肠经。清热利尿通淋，渗湿止泻，明目，祛痰。用于热淋涩痛，水肿胀满，暑湿泄泻，目赤肿痛，痰热咳嗽。
盐生车前草：甘，寒。归肝、肾、膀胱经。清热利尿，凉血，解毒。用于热结膀胱，小便不利，淋浊带下，暑湿泻痢，衄血，尿血，肝热目赤，咽喉肿痛，痈肿疮毒。

| **用法用量** | 盐生车前子：内服煎汤，9 ~ 15 g，宜包煎。
盐生车前草：内服煎汤，9 ~ 30 g，鲜品 30 ~ 60 g；或捣汁服。外用适量，鲜品捣敷。

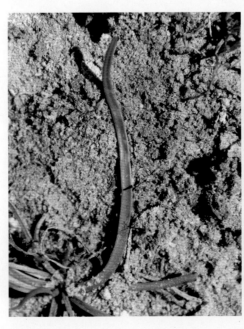
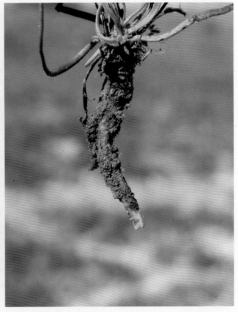

接骨木 *Sambucus williamsii* Hance

| **植物别名** | 木蒴藋、续骨草、九节风。

| **蒙 文 名** | 宝棍－宝拉兑。

| **药 材 名** | **中药** 接骨木（药用部位：茎枝）。
蒙药 宝棍－宝拉兑（药用部位：茎枝）。

| **形态特征** | 落叶灌木或小乔木，高 5 ~ 6 m；老枝有皮孔，髓部淡褐色。羽状复叶有小叶 2 ~ 3 对，小叶矩圆状披针形，长 5 ~ 15 cm，先端尖，基部不对称，边缘有锯齿，揉碎后有臭味。圆锥花序顶生，长 5 ~ 11 cm，花序轴及各级分枝均无毛；花小，白色至淡黄色，萼筒杯状，长约 1 mm，萼齿三角状披针形，稍短于萼筒；花冠辐状，裂片 5，长约 2 mm；雄蕊 5，与花冠裂片等长。浆果状核果近球形，

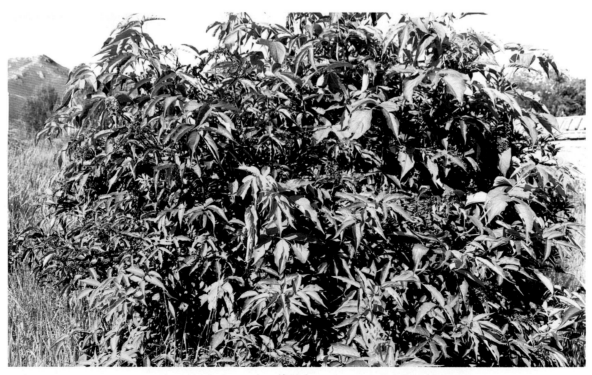

接骨木

直径 3 ~ 5 mm，黑紫色或红色；种子 2 ~ 3，卵圆形至椭圆形，长 2.5 ~ 3.5 mm，略具皱纹。

| 生境分布 |　生于海拔 540 ~ 1 600 m 的山坡、灌丛、沟边、路旁、宅边等地。分布于内蒙古呼伦贝尔市（额尔古纳市、根河市、鄂伦春自治旗、陈巴尔虎旗）、兴安盟（阿尔山市、扎赉特旗、科尔沁右翼前旗）、通辽市（扎鲁特旗、库伦旗）、赤峰市（红山区、巴林左旗、巴林右旗、克什克腾旗、喀喇沁旗、宁城县、敖汉旗）、锡林郭勒盟（西乌珠穆沁旗）、巴彦淖尔市（杭锦后旗）。

| 资源情况 |　野生资源较少，有少量栽培。药材主要来源于栽培。

| 采收加工 |　**中药**　接骨木：全年均可采收，鲜用或切段，晒干。
　　　　　　蒙药　宝棍－宝拉兑：春、秋季采收，除去外皮及软心，阴干。

| 药材性状 |　**中药**　接骨木：本品呈圆柱形，长短不等，直径 5 ~ 12 mm。表面绿褐色，有纵条纹及棕黑色点状凸起的皮孔，有的皮孔呈纵长椭圆形，长约 1 cm。皮部剥离后呈浅绿色至浅黄棕色。体轻，质硬。加工后的药材为斜向横切片，呈长椭圆形，厚约 3 mm，切面皮部褐色，木部浅黄白色至浅黄褐色，有环状年轮和细密放射状的白色纹理。髓部疏松，海绵状，体轻。气无，味微苦。

| 功能主治 |　**中药**　接骨木：甘、苦，平。归肝经。祛风利湿，活血，止血。用于风湿痹痛，痛风，大骨节病，急、慢性肾炎，风疹，骨折肿痛，外伤出血。
　　　　　　蒙药　宝棍－宝拉兑：甘、微苦，平，软。炼热，调元，止咳。用于未成熟热，讧热，赫依热，瘟疫，感冒，肺热，咳嗽，气喘。

| 用法用量 |　**中药**　接骨木：内服煎汤，15 ~ 30 g；或入丸、散剂。外用适量，捣敷；或煎汤熏洗；或研末撒。
　　　　　　蒙药　宝棍－宝拉兑：内服煮散剂，3 ~ 5 g；或入丸、散剂。

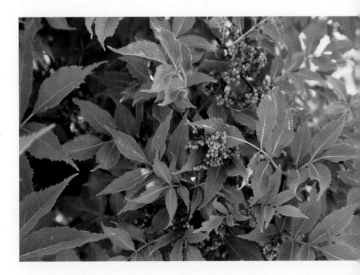

忍冬科 Caprifoliaceae 接骨木属 Sambucus

毛接骨木

Sambucus williamsii Hance var. *miquelii* (Nakai) Y. C. Tang

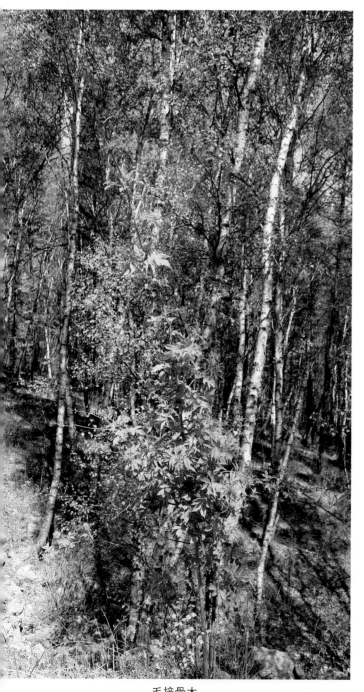

毛接骨木

| 植物别名 |

公道老。

| 蒙 文 名 |

乌斯图 - 宝棍 - 宝拉兑。

| 药 材 名 |

中药 接骨木（药用部位：茎枝）。
蒙药 宝棍 - 宝拉兑（药用部位：茎枝）。

| 形态特征 |

灌木至小乔木，高 4 ～ 5 m。小枝灰褐色至深褐色，柔毛；髓心褐色。单数羽状复叶，长 5 ～ 9（～ 15）cm，宽约 10 cm；小叶 5，披针形，椭圆状披针形或倒卵状矩圆形，长 3.5 ～ 10 cm，宽 1.5 ～ 4 cm，先端渐尖或长渐尖，基部楔形，上面深绿色，下面较浅，两面均被柔毛，沿脉尤密，边缘细锯齿，锐尖。顶生聚伞花序组成圆锥花序，花轴、花梗、小花梗等均有毛；花萼 5 裂，裂片宽三角形，无毛，长 0.6 mm，宽 0.5 mm，先端钝；花暗黄色或淡绿白色，花冠裂片矩圆形，无毛，长 2 mm，宽 1 mm，先端钝圆；雄蕊 5，花丝长 0.5 mm，花药近球形，直径约 0.7 mm；子房矩圆形，长 2.5 mm，宽 2 mm，

无毛。核果橙红色，无毛，近球形，直径约 3 mm；种子 2 ~ 3，卵状椭圆形，具皱纹。花期 5 月，果熟期 7 ~ 8 月。

| **生境分布** | 生于海拔 1 000 ~ 1 400 m 的松林和桦木林中或山坡岩缝、林缘等处。分布于内蒙古通辽市、赤峰市（阿鲁科尔沁旗、巴林右旗、克什克腾旗）、锡林郭勒盟（西乌珠穆沁旗）、呼和浩特市。

| **资源情况** | 野生资源一般。药材来源于野生。

| **采收加工** | **中药** 接骨木：全年均可采收，鲜用或切段，晒干。
蒙药 宝棍－宝拉兑：春、秋季采收，除去外皮及软心，阴干。

| **药材性状** | **中药** 接骨木：本品呈圆柱形，长短不等，直径 5 ~ 12 mm。表面绿褐色，有纵条纹及棕黑色点状凸起的皮孔，有的皮孔呈纵长椭圆形，长约 1 cm。皮部剥离后呈浅绿色至浅黄棕色。体轻，质硬。加工后的药材为斜向横切片，呈长椭圆形，厚约 3 mm，切面皮部褐色，木部浅黄白色至浅黄褐色，有环状年轮和细密放射状的白色纹理。髓部疏松，海绵状，体轻。气无，味微苦。

| **功能主治** | **中药** 接骨木：甘、苦，平。归肝经。祛风利湿，活血，止血。用于风湿痹痛，痛风，大骨节病，急、慢性肾炎，风疹，骨折肿痛，外伤出血。
蒙药 宝棍－宝拉兑：甘、微苦，平，软。炼热，调元，止咳。用于未成熟热，讧热，赫依热，瘟疫，感冒，肺热，咳嗽，气喘。

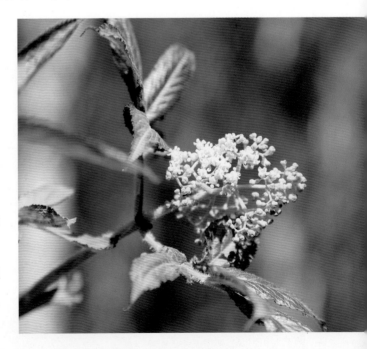

| **用法用量** | **中药** 接骨木：内服煎汤，15 ~ 30 g；或入丸、散剂。外用适量，捣敷；或煎汤熏洗；或研末撒。
蒙药 宝棍－宝拉兑：内服煮散剂，3 ~ 5 g；或入丸、散剂。

忍冬科 Caprifoliaceae 荚蒾属 Viburnum

蒙古荚蒾 *Viburnum mongolicum* (Pall.) Rehd.

| 植物别名 | 蒙古绣球花、白暖条。

| 蒙 文 名 | 查干－柴日。

| 药 材 名 | 蒙古荚蒾（药用部位：根、叶、果实）。

| 形态特征 | 落叶灌木，高达 2 m；幼枝、叶下面、叶柄和花序均被簇状短毛，二年生小枝黄白色，浑圆，无毛。叶纸质，宽卵形至椭圆形，稀近圆形，长 2.5 ~ 5（~ 6）cm；叶柄长 4 ~ 10 mm。聚伞花序，具少数花，第一级辐射枝 5 或较少，花大部生于第一级辐射枝上；萼筒矩圆筒形，无毛，萼齿波状；花冠淡黄白色，筒状钟形，无毛，花冠筒长 5 ~ 7 mm，直径约 3 mm，裂片长约 1.5 mm；雄蕊约与花冠等长，花药矩圆形。果实红色而后变黑色，椭圆形，长约

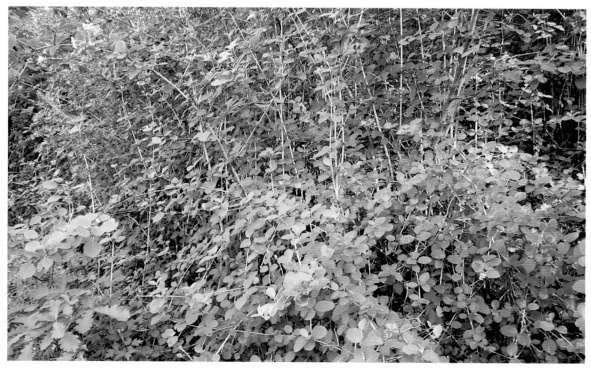

蒙古荚蒾

10 mm；核扁，长约 8 mm，直径 5 ～ 6 mm，有 2 浅背沟和 3 浅腹沟。

| **生境分布** | 生于海拔 800 ～ 2 400 m 的山坡疏林下或河滩地。分布于内蒙古兴安盟（扎赉特旗）、通辽市、赤峰市（松山区、阿鲁科尔沁旗、巴林右旗、克什克腾旗、喀喇沁旗、敖汉旗、宁城县）、锡林郭勒盟（正蓝旗、锡林浩特市、太仆寺旗、西乌珠穆沁旗）、乌兰察布市（卓资县、兴和县）、呼和浩特市（新城区）、包头市、巴彦淖尔市、阿拉善盟。

| **资源情况** | 野生资源一般。药材来源于野生。

| **功能主治** | 根、叶，祛风除湿，活血通经。用于风湿痹痛，跌打损伤。果实，清热解毒，破瘀通经，健脾。

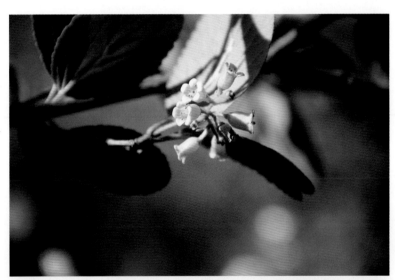

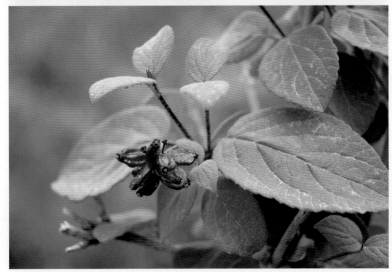

鸡树条

Viburnum opulus L. subsp. *calvescens* (Rehd.) Sugimoto

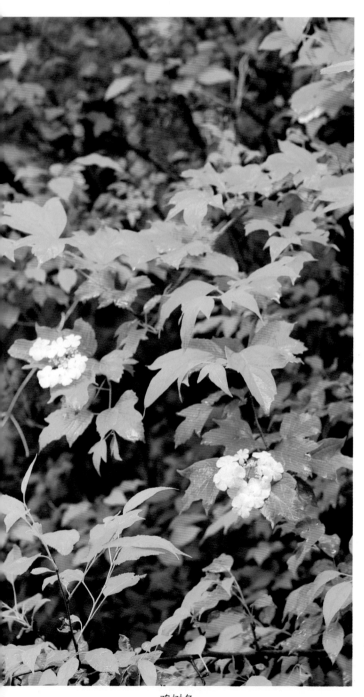

鸡树条

植物别名

天目琼花、山竹子。

蒙文名

乌兰－柴日。

药材名

鸡树条（药用部位：枝叶）、鸡树条果（药用部位：果实）。

形态特征

落叶灌木，高达 1.5 ~ 4 m。当年小枝有棱，无毛，有明显凸起的皮孔，二年生小枝带黄色或红褐色，老枝和茎干暗灰色，树皮质厚而多少呈木栓质，常纵裂。冬芽卵圆形，有柄，有 1 对合生的外鳞片。叶卵形，常 3 裂；叶柄粗壮无毛，有 2 ~ 4 至多枚长盘形腺体，基部有 2 钻形托叶，叶下面仅脉腋集聚簇状毛或有时脉上亦有少数长伏毛。复伞形式聚伞花序，周围有大型的不孕花，总花梗粗壮无毛，第一级辐射枝 6 ~ 8，花生于第二至第三级辐射枝上，花梗极短；萼筒倒圆锥形，萼齿三角形；花冠白色，辐状，大小稍不等，筒与裂片几等长，内被长柔毛；雄蕊长至少为花冠的 1.5 倍，花药紫红色；花柱不存，柱头 2 裂；不孕花白色，有长梗。果实红色，近圆形。

| **生境分布** | 生于海拔 1 000 ~ 1 650 m 的溪谷边疏林下或灌丛中。分布于内蒙古呼伦贝尔市（牙克石市、鄂伦春自治旗、阿荣旗）、兴安盟（乌兰浩特市、突泉县、科尔沁右翼前旗）、通辽市（科尔沁左翼后旗）、赤峰市（阿鲁科尔沁旗、巴林右旗、克什克腾旗、喀喇沁旗、宁城县、敖汉旗）、呼和浩特市、鄂尔多斯市（准格尔旗）、巴彦淖尔市（杭锦后旗）。

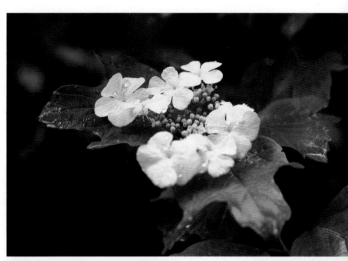

| **资源情况** | 野生资源一般。药材来源于野生。

| **采收加工** | 鸡树条：夏、秋季采收嫩枝叶，鲜用或切段晒干。

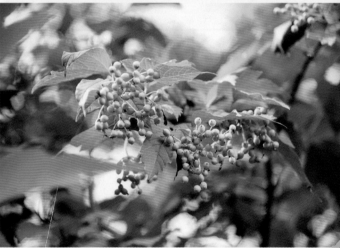

| **功能主治** | 鸡树条：甘、苦，平。通经活络，解毒止痒。用于腰腿疼痛，闪腰岔气，疮疖，疥癣，皮肤瘙痒。

鸡树条果：止咳。用于咳嗽。

| **用法用量** | 鸡树条：内服煎汤，9 ~ 15 g，鲜品加倍；或研末。外用适量，捣敷；或煎汤洗。

忍冬科 Caprifoliaceae 锦带花属 Weigela

锦带花 *Weigela florida* (Bunge) A. DC.

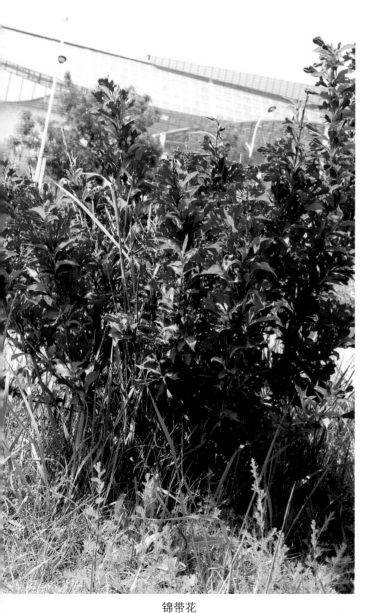

锦带花

| 植物别名 |

连萼锦带花、海仙。

| 蒙 文 名 |

黑木日存 – 其其格。

| 药 材 名 |

锦带花（药用部位：花）。

| 形态特征 |

落叶灌木，高达 1 ~ 3 m。幼枝有 2 列短柔毛；叶矩圆形、椭圆形至倒卵状椭圆形，长 5 ~ 10 cm，先端渐尖，基部阔楔形至圆形，边缘有锯齿，上面疏生短柔毛，脉上毛较密，下面密生短柔毛或绒毛，具短柄至无柄。花单生或成聚伞花序生于侧生短枝的叶腋或枝顶；萼筒长圆柱形，疏被柔毛，萼齿长约 1 cm，不等，深达萼檐中部；花冠紫红色或玫瑰红色，长 3 ~ 4 cm，直径 2 cm，外面疏生短柔毛，裂片不整齐，开展，内面浅红色；花丝短于花冠，花药黄色；子房上部的腺体黄绿色，花柱细长，柱头 2 裂。果实长 1.5 ~ 2.5 cm，顶有短柄状喙，疏生柔毛；种子无翅。

| **生境分布** | 生于海拔 100 ～ 1 450 m 的杂木林下或山顶灌丛中。分布于内蒙古赤峰市（克什克腾旗、敖汉旗、喀喇沁旗、宁城县）、呼和浩特市。

| **资源情况** | 野生资源较少，有少量栽培。药材主要来源于栽培。

| **功能主治** | 清热解毒，活血止痛。用于瘟病初起，咽喉疼痛，丹毒，感冒发热等。

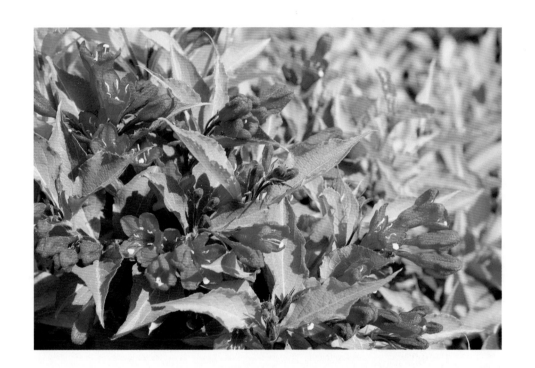

小叶忍冬 *Lonicera microphylla* Willd. ex Roem. et Schult.

| **植物别名** | 麻配。

| **蒙 文 名** | 吉吉格－那布其特－达邻－哈力苏。

| **药 材 名** | 小叶忍冬（药用部位：枝叶、花蕾）。

| **形态特征** | 落叶灌木，高达 2（～ 3）m，具灰白色旱生植物外貌。幼枝无毛或疏被短柔毛，老枝灰黑色。叶纸质，倒卵形、倒卵状椭圆形至椭圆形或矩圆形，长 5 ～ 22 mm，两面被密或疏的微柔伏毛或有时近无毛。总花梗成对生于幼枝下部叶腋，长 5 ～ 12 mm，稍弯曲或下垂；苞片钻形，长略超过萼檐或达萼筒的 2 倍；相邻两萼筒几乎全部合生，无毛，萼檐环状，齿不明显；花冠黄色或白色，长 7 ～ 10（～ 14）mm，外面疏生短糙毛或无毛，唇形 4 裂，上唇裂片直立，下唇反曲；雄

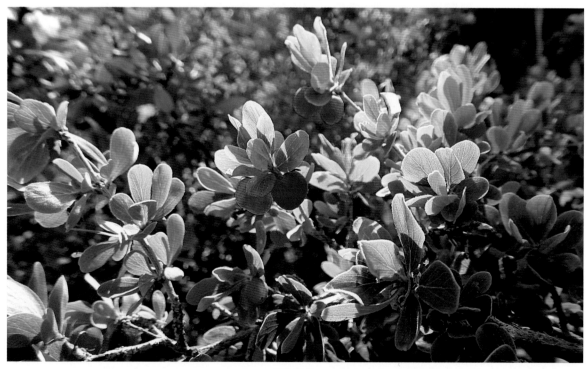

小叶忍冬

蕊着生于唇瓣基部，与花柱均稍伸出，花丝有极疏短糙毛，花柱有密或疏的糙毛。浆果红色；种子淡黄褐色，光滑。

| **生境分布** | 生于海拔 1 100 ～ 3 600（～ 4 050）m 的干旱多石山坡、草地或灌丛中、河谷疏林下或林缘。分布于内蒙古锡林郭勒盟、呼和浩特市（新城区）、巴彦淖尔市、鄂尔多斯市（准格尔旗）、阿拉善盟（阿拉善左旗、阿拉善右旗）。

| **资源情况** | 野生资源较少。药材来源于野生。

| **功能主治** | 淡，凉。清热解毒，强心消肿，固齿。用于痈肿疮毒。

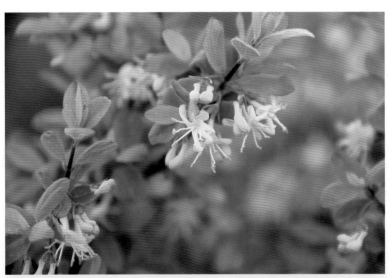

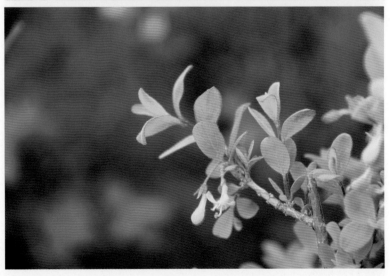

忍冬科 Caprifoliaceae 忍冬属 Lonicera

蓝靛果

Lonicera caerulea L. var. *edulis* Turcz. ex Herd.

| **植物别名** | 甘肃金银花、黑瞎子食、狗奶子。

| **蒙 文 名** | 呼和－达邻－哈力苏。

| **药 材 名** | 蓝靛果（药用部位：果实）。

| **形态特征** | 落叶灌木，高约 1 m。幼枝有毛，老枝棕色，壮枝节部常有大形盘状的托叶，茎贯穿其中。冬芽叉开，长卵形，顶锐尖，有时具副芽。叶矩圆形、卵状矩圆形或卵状椭圆形，稀卵形，长 2 ~ 5（~ 10）cm，先端尖或稍钝，基部圆形，两面疏生短硬毛，下面中脉毛较密且近水平开展，有时几无毛。总花梗长 2 ~ 10 mm；苞片条形，长为萼筒的 2 ~ 3 倍；花冠长 1 ~ 1.3 cm，外面有柔毛，基部具浅囊，花冠筒比裂片长 1.5 ~ 2 倍；雄蕊的花丝上部伸出花冠外；花柱无毛，

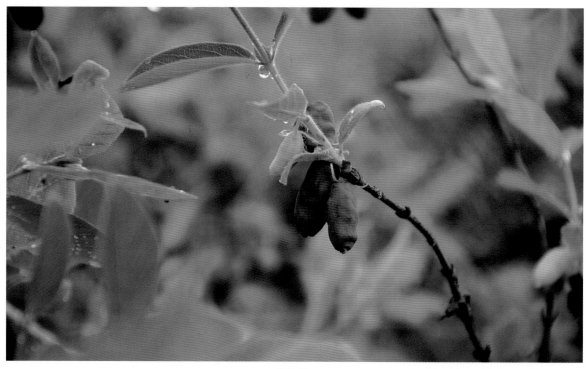

蓝靛果

伸出。复果蓝黑色，稍被白粉，椭圆形至矩圆状椭圆形，长约 1.5 cm。花期 5 ~ 6
月，果熟期 8 ~ 9 月。

| 生境分布 | 生于海拔 2 600 ~ 3 500 m 的落叶林下或林缘荫处灌丛中。分布于内蒙古呼伦贝
尔市、赤峰市、锡林郭勒盟、乌兰察布市（兴和县）。

| 资源情况 | 野生资源较少。药材来源于野生。

| 采收加工 | 8 ~ 9 月果实成熟后采收，晒干。

| 功能主治 | 酸、甘，凉。清热解毒，消肿。用于疔疮，乳痈，肠痈，丹毒，湿热痢疾。

| 用法用量 | 内服煎汤，5 ~ 10 g。

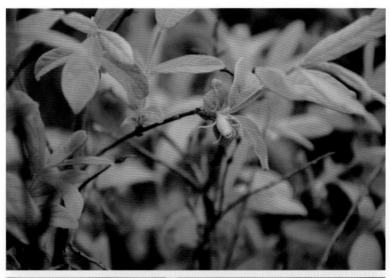

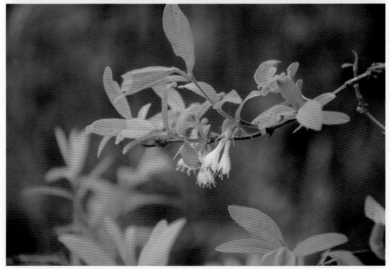

葱皮忍冬

Lonicera ferdinandi Franchet

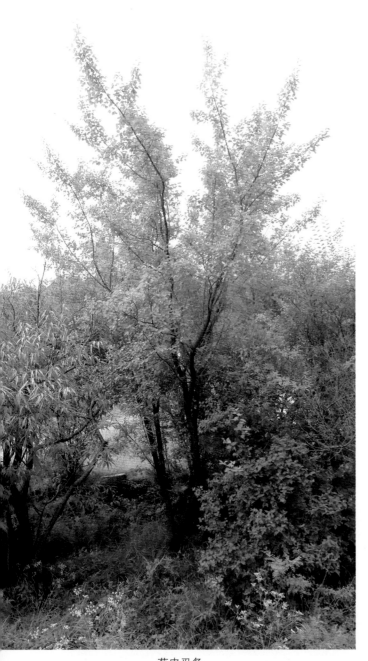

葱皮忍冬

植物别名

秦岭金银花。

蒙文名

义乐塔苏立格 – 达邻 – 哈力苏。

药材名

金银花（药用部位：花蕾）、忍冬（药用部位：叶）。

形态特征

灌木，高达 3 m。冬芽细长，具 2 舟形外鳞片，被柔毛；幼枝常被小刚毛，基部具鳞片状残留物；老枝光滑，具凸起斑点，粗糙。叶卵形至卵状披针形，长 1.5 ~ 4 cm，宽 0.8 ~ 1.5 cm，先端渐尖，稀钝，基部圆形或近心形，边缘具睫毛，全缘或呈浅波状，上面深绿色，疏生刚毛，中脉下凹，被短柔毛，下面灰绿色，疏生粗硬毛，沿脉具粗硬毛并杂生短柔毛；叶柄长 3 mm，被密毛，有叶柄间托叶。总花梗短，与叶柄几等长，具密腺状粗硬毛；苞片披针形至卵形，边缘具长纤毛，其余散生小刚毛，小苞片合生成坛状壳斗，包围全部子房；花冠黄色，长 1.5 ~ 2 cm，内被柔毛，外被腺毛及杂生长柔毛，灰黄色，上唇 4 裂，裂片圆形，下唇矩圆形，后反卷；萼齿直立，卵状三角形，稍尖，具密纤毛；雄蕊伸出花冠，花丝光滑或散生柔毛；花柱上部具长柔毛，花托密被毡毛状长柔毛。浆果红色，被细柔毛，卵形；种子卵形，被密蜂窝状小点。花期 5 月，果期 9 月。

| **生境分布** | 中生灌木。生于暖温草原带的山地、丘陵，一般见于海拔 1 000 ～ 2 000 m 的山地灌丛中。分布于内蒙古阿拉善盟、鄂尔多斯市（准格尔旗）。内蒙古各地均有栽培。

| **资源情况** | 无野生资源。药材来源于栽培。

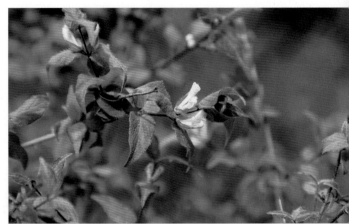

| **采收加工** | 金银花：夏季采收，阴干。
忍冬：夏、秋季采收，除去杂质，晒干。

| **功能主治** | 金银花：清热解毒，疏风散热。用于温病发热，风热感冒，疮痈肿毒，喉痹，丹毒，热毒血痢。
忍冬：清热解毒。用于温病发热，热毒血痢，疮痈肿毒。

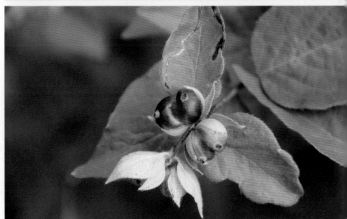

| **用法用量** | 金银花：内服煎汤，6 ～ 15 g；或入丸、散剂。
忍冬：内服煎汤，6 ～ 12 g；或鲜品捣汁。外用适量，捣敷。

忍冬科 Caprifoliaceae 忍冬属 Lonicera

新疆忍冬
Lonicera tatarica L.

| 植物别名 | 桃色忍冬。

| 蒙 文 名 | 新疆 – 达兰 – 哈利苏。

| 药 材 名 | 新疆忍冬（药用部位：花）。

| 形态特征 | 落叶灌木，高达 3 m，全体近无毛。冬芽小，约有 4 对鳞片。叶纸质，边缘有短糙毛。总花梗纤细；苞片条状披针形，长与萼筒相近或较短，有时叶状而长超过萼筒；小苞片分离，长为萼筒的 1/3 ~ 1/2；相邻萼筒分离，萼檐具三角形或卵形小齿；花冠粉红色或白色，唇形，筒部短于唇瓣，基部常有浅囊，上唇两侧裂深达唇瓣基部，开展，中裂较浅；雄蕊和花柱稍短于花冠，花柱被短柔毛。果实红色，圆形，双果之一常不发育。花期 5 ~ 6 月，果熟期 7 ~ 8 月。

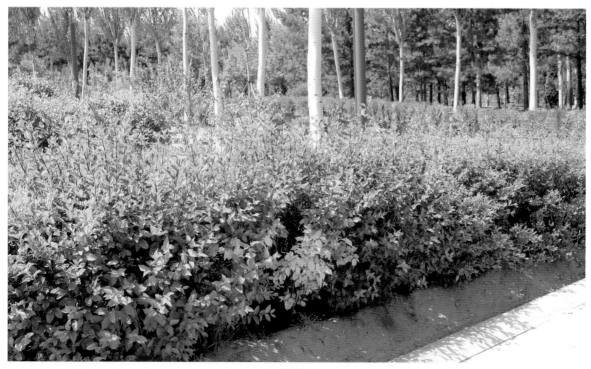

新疆忍冬

| **生境分布** | 中生植物。生于海拔 900 ~ 1 600 m 的石质山坡或山沟林缘和灌丛中。内蒙古各地均有栽培。

| **资源情况** | 无野生资源。药材来源于栽培。

| **采收加工** | 夏初花开前采收，干燥。

| **功能主治** | 清热，解毒。用于感冒，咳嗽，咽喉肿痛，目赤肿痛，肺痈，乳痈，湿疮。

| **用法用量** | 内服煎汤。外用适量，捣敷；或煎汤洗。

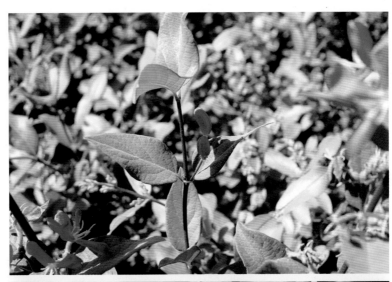

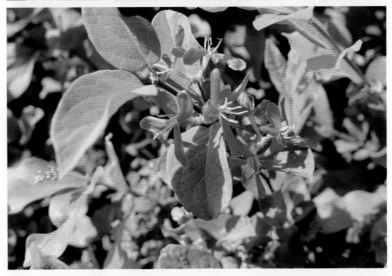

忍冬科 Caprifoliaceae 忍冬属 Lonicera

金花忍冬 *Lonicera chrysantha* Turcz.

| **植物别名** | 黄花忍冬、黄金银花。

| **蒙 文 名** | 希日－达邻－哈力苏。

| **药 材 名** | 黄花忍冬（药用部位：花蕾、嫩枝、叶）。

| **形态特征** | 落叶灌木，高达 4 m。幼枝、叶柄和总花梗常被开展的直糙毛、微糙毛和腺。冬芽狭卵形，鳞片具睫毛，背部疏生柔毛。叶纸质，菱状卵形至卵状披针形，长 4 ~ 8（~ 12）cm，先端渐尖。总花梗细，长 1.5 ~ 3（~ 4）cm；相邻两萼筒分离，具腺毛，萼檐有圆；花冠先白色后变黄色，长（0.8 ~）1 ~ 1.5（~ 2）cm，外面疏生短糙毛，唇形，唇瓣长于筒 2 ~ 3 倍，筒内有短柔毛，基部有 1 深囊或有时囊不明显；雄蕊和花柱短于花冠，花丝中部以下有密毛，药隔上半

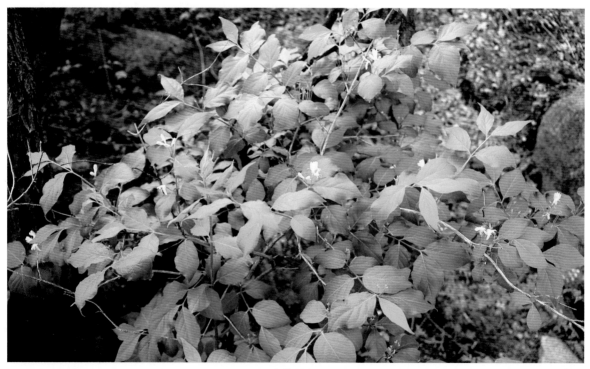

金花忍冬

部有短柔伏毛；花柱全被短柔毛。果实红色，圆形，直径约 5 mm；种子颗粒状，粗糙。花期 5 ~ 6 月，果熟期 7 ~ 9 月。

| **生境分布** | 生于海拔 250 ~ 2 000 m 的沟谷、林下或林缘灌丛中。分布于内蒙古兴安盟（科尔沁右翼中旗）、锡林郭勒盟（锡林浩特市、太仆寺旗、正蓝旗）、赤峰市（喀喇沁旗、克什克腾旗、宁城县）、乌兰察布市（凉城县、卓资县）、呼和浩特市（武川县）、包头市、阿拉善盟。

| **资源情况** | 野生资源一般，有少量栽培。药材来源于野生或栽培。

| **采收加工** | 5 ~ 6 月间，在晴天清晨露水刚干时采摘花蕾，鲜用、晾晒或阴干。

| **药材性状** | 本品花蕾呈小棒槌状，下端较细，长 0.7 ~ 1.2 cm，上部直径 2 ~ 3 mm，浅黄色，毛极少。萼筒绿色。气微香，味微苦。

| **功能主治** | 苦，凉。清热解毒，散痈消肿。用于疔疮疖肿。

| **用法用量** | 内服煎汤，6 ~ 12 g；或鲜品捣汁。外用适量，捣敷。

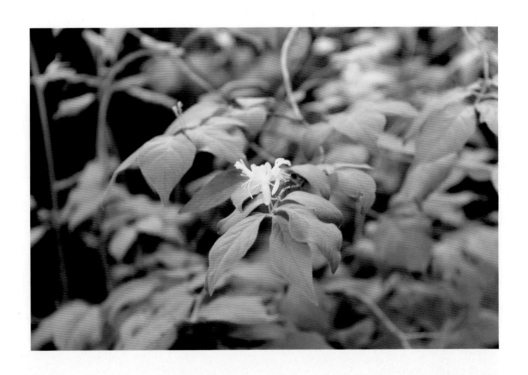

忍冬科 Caprifoliaceae 忍冬属 Lonicera

金银忍冬 *Lonicera maackii* (Rupr.) Maxim.

| **植物别名** | 鸡骨头树、马尿树。

| **蒙 文 名** | 达邻－哈力苏。

| **药 材 名** | 金银忍冬（药用部位：花、茎叶、根）。

| **形态特征** | 落叶灌木，高达6 m。凡幼枝、叶脉、叶柄、苞片、小苞片及萼檐外面都被短柔毛和微腺毛。冬芽小，卵圆形，有5~6对或更多鳞片。叶形状变化较大，通常呈卵状椭圆形至卵状披针形，长5~8 cm，先端渐尖，基部宽楔形至圆形；叶柄长2~5（~8）mm。花芳香，生于幼枝叶腋，总花梗短于叶柄；苞片条形，长3~6 mm；小苞片多少联合成对，长为萼筒的1/2至与萼筒几相等，先端截形；相邻两萼筒分离，萼檐钟状，干膜质；花冠先白色后变黄色，长（1~）

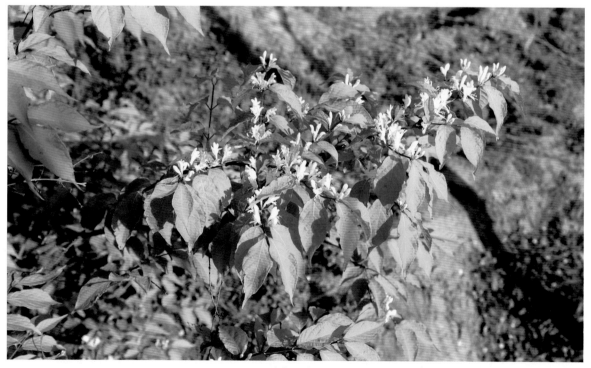

金银忍冬

2 cm，内外被柔毛，唇形，筒长约为唇瓣的 1/2；雄蕊与花柱长约为花冠的 2/3，花丝中部以下和花柱均有向上的柔毛。浆果暗红色，圆形，直径 5 ~ 6 mm；种子具蜂窝状微小浅凹点。

| 生境分布 |

生于海拔达 1 800 m 的林中或林缘溪流附近的灌丛中。分布于内蒙古兴安盟（乌兰浩特市、科尔沁右翼前旗）、通辽市、赤峰市（阿鲁科尔沁旗、喀喇沁旗、宁城县、敖汉旗、元宝山区、松山区、红山区）、呼和浩特市（玉泉区、回民区、赛罕区）、鄂尔多斯市（准格尔旗、杭锦旗）、巴彦淖尔市（杭锦后旗）。

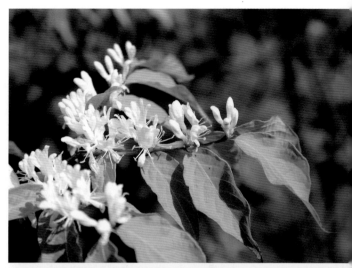

| 资源情况 |

野生资源较少，有少量栽培。药材来源于野生或栽培。

| 采收加工 |

夏季采收花，5 ~ 6 月采收茎叶，春、秋季采挖根。洗去泥土，鲜用或晒干，切段。

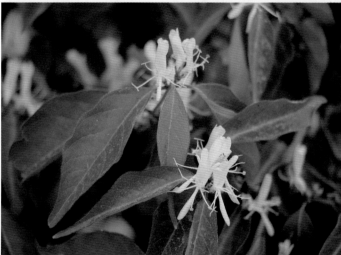

| 功能主治 |

花，淡，平。祛风解表，消肿解毒。茎叶，祛风解毒，活血祛瘀。根，解毒，截疟。

| 用法用量 |

内服煎汤，9 ~ 15 g。外用适量，捣敷；或煎汤洗。

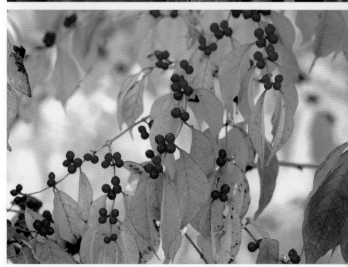

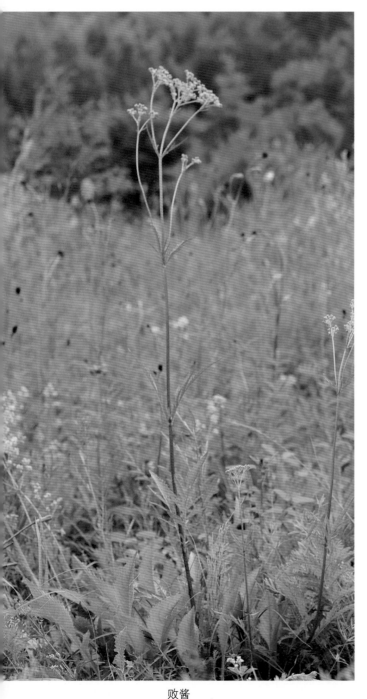

败酱

败酱

| 败酱科 | Valerianaceae | 败酱属 | Patrinia

败酱

Patrinia scabiosaefolia Fisch. ex Trev.

| 植物别名 |

黄花龙牙、野黄花、野芹。

| 蒙 文 名 |

色日和力格 – 其其格。

| 药 材 名 |

败酱（药用部位：全草）。

| 形态特征 |

多年生草本，高 30 ~ 100（~ 200）cm。茎枝被脱落性白粗毛。根茎细长，横走。基生叶丛生，花时枯落；茎生叶对生，宽卵形至披针形，长 5 ~ 15 cm，2 ~ 3（~ 5）对羽状深裂，中央裂片最大，椭圆形或卵形，两面密被或疏被白色糙毛，或几无毛，上部叶渐变窄小，无柄。花序为聚伞花序组成的大型伞房花序，顶生，具 5 ~ 6（~ 7）级分枝；花序梗上方一侧被开展白色粗糙毛；总苞线形，甚小；苞片小；花小，萼齿不明显；花冠钟形，黄色，5 裂，基部一侧囊肿不明显，内具白色长柔毛；雄蕊 4；子房下位。瘦果长圆形，长 3 ~ 4 mm，具 3 棱，子房室边缘稍扁，延展成极窄翅状，无膜质增大苞片。花期 7 ~ 9 月。

| 生境分布 | 生于山坡林下、林缘、灌丛中或路边、田埂边的草丛中。分布于内蒙古呼伦贝尔市（额尔古纳市、牙克石市、莫力达瓦达斡尔族自治旗、扎兰屯市、鄂温克族自治旗、阿荣旗、满洲里市）、兴安盟（乌兰浩特市、突泉县、扎赉特旗、科尔沁右翼前旗、科尔沁右翼中旗）、通辽市、赤峰市（红山区、阿鲁科尔沁旗、巴林右旗、林西县、克什克腾旗、翁牛特旗）、锡林郭勒盟（东乌珠穆沁旗）、呼和浩特市。

| 资源情况 | 野生资源一般。药材来源于野生。

| 采收加工 | 夏、秋季采收，除去杂质，洗去泥土，晒干，切段。

| 药材性状 | 本品全长 50 ~ 100 cm。根茎呈圆柱形，多向一侧弯曲，直径 0.3 ~ 1 cm，表面暗棕色至紫棕色，有节，节间长多不超过 2 cm，上有细根。茎呈圆柱形，直径 0.2 ~ 0.8 cm；表面黄绿色至黄棕色，节明显，常有倒生粗毛，质脆，断面中部有髓或细小空洞。叶对生，叶片薄，多卷缩或破碎，完整者展平后呈羽状深裂至全裂，有 5 ~ 11 裂片，先端裂片较大，长椭圆形或卵形，两侧裂片狭椭圆形至条形，边缘有粗锯齿，上表面深绿色或黄棕色，下表面色较浅，两面疏生白毛，叶柄短或近无柄，基部略抱茎；茎上部叶较小，常 3 裂，裂片狭长，有的枝端带有伞房状聚伞圆锥花序。气特异，味微苦。

| 功能主治 | 辛、苦，微寒。归肝、胃、大肠经。清热解毒，排脓破瘀，镇静。用于肠痈，下痢，赤白带下，产后瘀滞腹痛，目赤肿痛，痈肿疥癣，流行性腮腺炎，神经衰弱，心悸。

| 用法用量 | 内服煎汤，10 ~ 15 g。外用适量，鲜品捣敷。

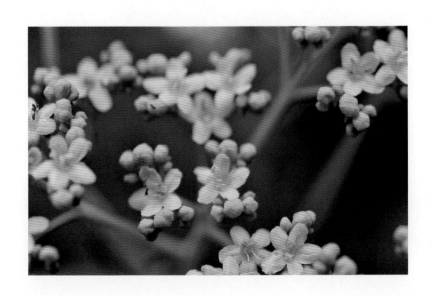

败酱科 Valerianaceae 败酱属 Patrinia

岩败酱

Patrinia rupestris (Pall.) Juss.

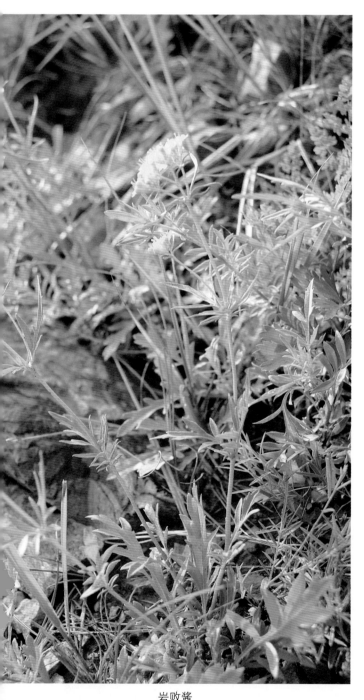

岩败酱

| 蒙 文 名 |

哈丹－色日和力格－其其格。

| 药 材 名 |

岩败酱（药用部位：全草或根）。

| 形态特征 |

多年生草本，高 20 ~ 60（ ~ 100 ）cm。根茎稍斜升，先端不分枝。茎 1 至数枝丛生，幼时被短毛。基生叶开花时枯落，茎生叶对生，窄长方形，长 3 ~ 7 cm，羽状深裂至全裂，裂片窄椭圆状披针形，叶柄短，上部叶无柄。花密生，顶生伞房状聚伞花序具 3 ~ 7 级对生分枝，花萼小，花冠黄色，漏斗状，基部一侧有浅的囊肿，花冠裂片近圆形，雄蕊 4，子房下位，圆柱状，小苞片长 1 ~ 1.6 mm，倒卵状圆形。瘦果倒卵圆柱状，背部贴生大干膜质苞片。

| 生境分布 |

生于海拔（200 ~ ）400 ~ 1 800 m 的小丘顶部、石质山坡岩缝、草地、草甸草原、山坡桦树林缘或杨树林下。分布于内蒙古呼伦贝尔市（额尔古纳市、鄂伦春自治旗、牙克石市、鄂温克族自治旗、新巴尔虎左旗）、兴安盟

（扎赉特旗、科尔沁右翼前旗、科尔沁右翼中旗）、赤峰市(松山区、阿鲁科尔沁旗、巴林左旗、巴林右旗、翁牛特旗、林西县、克什克腾旗）、锡林郭勒盟（锡林浩特市、镶黄旗、太仆寺旗、多伦县）、鄂尔多斯市（准格尔旗）。

| **资源情况** | 野生资源一般。药材来源于野生。

| **采收加工** | 夏、秋季采收，除去杂质，洗去泥土，晒干。

| **药材性状** | 本品根呈圆柱形，有分枝，微弯曲，表面棕黑色或棕褐色，栓皮有时脱落，具瘤状突起。质松脆，易折断。断面不平坦，皮部较窄，外侧棕褐色，内侧灰白色；木部较宽大，黄白色至淡棕黄色，有多数放射状裂隙。根茎棕褐色或棕灰色，具分枝，节明显，少膨大。茎灰褐色至灰绿色，圆柱形，微弯曲，节明显，具残留的卷曲、破碎的叶，先端有时有残留的棕黄色小花。气特异，味微苦。

| **功能主治** | 全草，辛、苦，寒。清热解毒，活血，排脓。用于痢疾，泄泻，黄疸，肠痈。根，镇静。用于神经衰弱。

| **用法用量** | 内服煎汤，9 ~ 15 g。

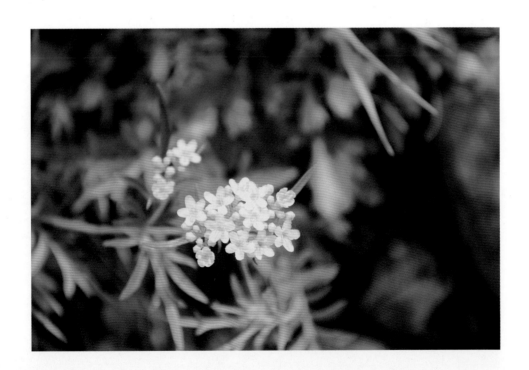

糙叶败酱

Patrinia rupestris (Pall.) Juss. subsp. *scabra* (Bunge) H. J. Wang

| **植物别名** | 山败酱。

| **蒙 文 名** | 希日棍－色日和力格－其其格。

| **药 材 名** | 糙叶败酱（药用部位：全草或根）。

| **形态特征** | 多年生草本，高 30 ～ 60 cm。根圆柱形，稍木质，先端常较粗厚。茎 1 至数枝丛生，被细密短糙毛。基生叶倒披针形，2 ～ 4 羽状浅裂，花果期枯萎；茎生叶对生，窄卵形或披针形，长 4 ～ 10 cm，宽 1 ～ 2 cm，1 ～ 3 对羽状深裂至全裂，中央裂片较长大，倒披针形，两侧裂片镰状条形，全缘，两面被毛，上面常粗糙，叶柄长 1 ～ 2 cm。圆锥状聚伞花序在枝先端集生成大型伞房状花序；苞片对生，条形，不裂，少 2 ～ 3 裂：花萼不明显，萼齿长 0.1 ～ 0.2 mm；花冠黄色，

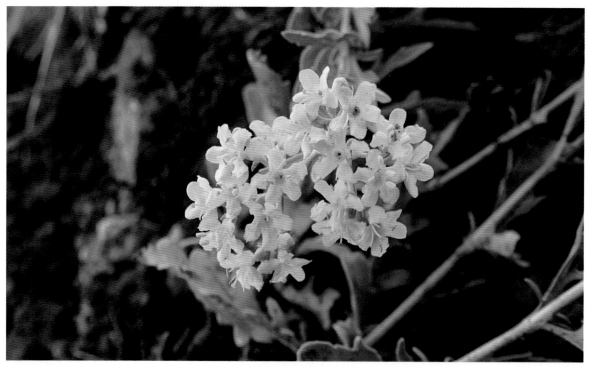

糙叶败酱

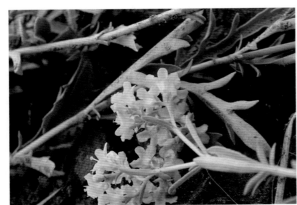
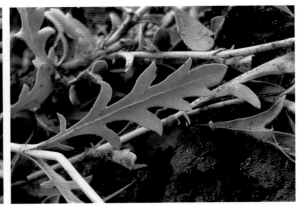

筒状，长 6.5 ~ 7.5 mm，直径 5 ~ 6.5 mm，基部一侧稍扩大成短距状，基部有 1 小苞片，先端 5 裂；雄蕊 4；子房下位，1 室发育，2 不发育室稍长。瘦果长圆柱形，与圆形膜质苞片贴生；果苞近圆形，长达 8 mm，常带紫色，网脉具 2 主脉。

| **生境分布** | 生于海拔（300 ~ ）800 ~ 2 100（~ 2 600）m 的山地岩缝中、草丛中、路边、沙质坡或土坡上。分布于内蒙古兴安盟（扎赉特旗、科尔沁右翼前旗、科尔沁右翼中旗）、赤峰市（敖汉旗、元宝山区、松山区、红山区、阿鲁科尔沁旗、喀喇沁旗、宁城县）、通辽市（霍林郭勒市）、锡林郭勒盟（西乌珠穆沁旗）、鄂尔多斯市（康巴什区、准格尔旗、达拉特旗）。

| **资源情况** | 野生资源一般。药材来源于野生。

| **采收加工** | 秋季采挖，除去残茎及须根，洗去泥土，晒干，切片。

| **药材性状** | 本品根呈不规则圆柱形，长短不一，常弯曲，直径 0.4 ~ 5 cm；根头部粗大，有的分枝。表面粗糙，棕褐色，皱缩，有的具瘤状突起；栓皮易剥落，脱落后呈棕黄色。折断面纤维性，具放射状裂隙。体轻，质松，具特异臭气，味稍苦。

| **功能主治** | 苦、微酸、涩，凉。归心、肝经。燥湿止带，收敛止血，清热解毒。用于赤白带下，崩漏，泄泻痢疾，黄疸，疟疾，肠痈，疮疡肿毒，跌打损伤，宫颈癌，胃癌。

| **用法用量** | 内服煎汤，9 ~ 15 g。外用适量，捣敷。

| **附　注** | 在 FOC 中，本种的拉丁学名已被修订为 *Patrinia scabra* Bunge。

墓头回

Patrinia heterophylla Bunge

| **植物别名** | 异叶败酱、追风箭、摆子草。

| **蒙文名** | 敖温道－色日和力格－其其格。

| **药材名** | 墓头回（药用部位：全草或根）。

| **形态特征** | 多年生草本，高（15～）30～80（～100）cm。根茎较长，横走。茎直立，被倒生微糙伏毛。基生叶丛生，长3～8 cm，具长柄，叶片边缘圆齿状或具糙齿状缺刻；茎生叶对生，茎下部叶常2～3(～6)对羽状全裂，中央裂片最大，卵形或宽卵形，先端渐尖或长渐尖，疏被短糙毛，叶柄长1 cm；上部叶较窄，近无柄。花黄色，组成顶生伞房状聚伞花序；总花梗下苞叶常具1或2对（较少为3～4对）线形裂片，分枝下者不裂，线形，常与花序近等长或比花序稍长；

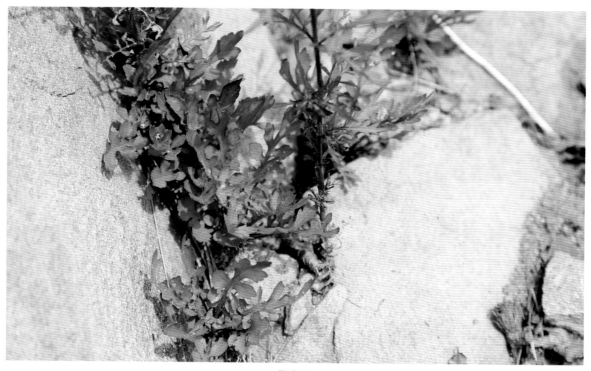

墓头回

萼齿 5；花冠钟形，基部一侧具浅囊肿，裂片 5；雄蕊 4 伸出，花丝 2 长 2 短；子房下位，花柱稍弯曲。瘦果长圆形或倒卵形，先端平截，苞片膜质。

| **生境分布** | 生于海拔（300～）800～2 100（～2 600）m 的山地岩缝中、草丛中、路边、沙质坡或土坡上。分布于内蒙古赤峰市（松山区、喀喇沁旗、宁城县、敖汉旗）、乌兰察布市、呼和浩特市（新城区）、巴彦淖尔市、鄂尔多斯市（准格尔旗）。

| **资源情况** | 野生资源一般。药材来源于野生。

| **采收加工** | 秋季采挖，除去残茎及须根，洗去泥土，晒干，切片。

| **药材性状** | 本品根呈不规则圆柱形，长短不一，常弯曲，直径 0.4～5 cm；根头部粗大，有的分枝。表面粗糙，棕褐色，皱缩，有的具瘤状突起；栓皮易剥落，脱落后呈棕黄色。折断面纤维性，具放射状裂隙。体轻，质松，具特异臭气，味稍苦。

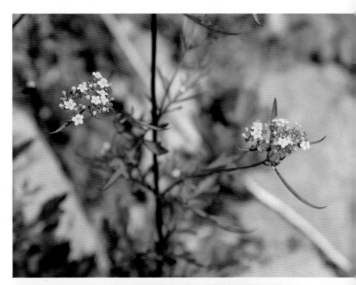

| **功能主治** | 苦、微酸、涩，凉。归心、肝经。燥湿止带，收敛止血，清热解毒。用于赤白带下，崩漏，泄泻痢疾，黄疸，疟疾，肠痈，疮疡肿毒，跌打损伤，宫颈癌，胃癌。

| **用法用量** | 内服煎汤，9～15 g。外用适量，捣敷。

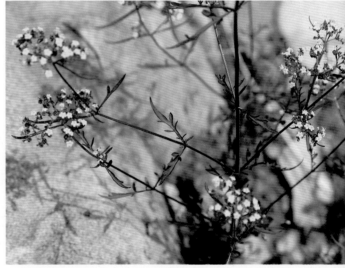

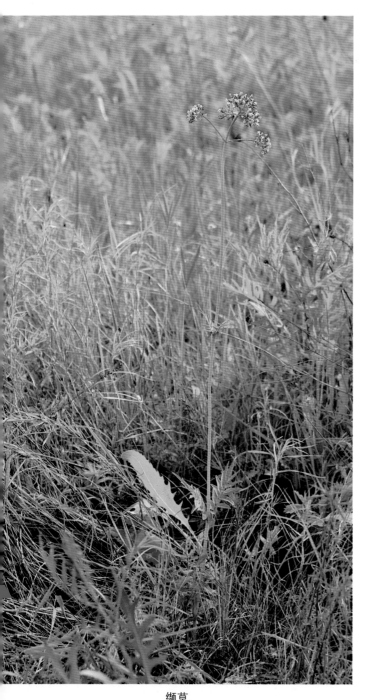

缬草

败酱科 Valerianaceae 缬草属 Valeriana

缬草 *Valeriana officinalis* L.

| 植物别名 |

拔地麻、媳妇菜。

| 蒙 文 名 |

朱乐根 – 胡吉。

| 药 材 名 |

中药 缬草（药用部位：根及根茎）。
蒙药 朱乐根 – 胡吉（药用部位：根及根茎）。

| 形态特征 |

多年生高大草本，高 100 ~ 150 cm。根茎粗短呈头状，须根簇生。茎中空，有纵棱，被粗毛，尤以节部为多，老时毛少。匍枝叶、基出叶和基部叶在花期常凋萎。茎生叶卵形至宽卵形，羽状深裂，裂片 7 ~ 11；中央裂片与两侧裂片近同形同大小，但有时与第 1 对侧裂片合生成 3 裂状，裂片披针形或条形，先端渐窄，基部下延，全缘或有疏锯齿，两面及柄轴多少被毛。花序顶生，成伞房状三出聚伞圆锥花序；小苞片中央纸质，两侧膜质，长椭圆状长圆形、倒披针形或线状披针形，先端芒状突尖，边缘多少有粗缘毛。花冠淡紫红色或白色，长 4 ~ 5（~ 6）mm，

花冠裂片椭圆形，雌雄蕊约与花冠等长。瘦果长卵形，长 4 ~ 5 mm，基部近平截，光秃或两面被毛。花期 5 ~ 7 月，果期 6 ~ 10 月。

| **生境分布** | 生于海拔 2 500 m 以下的山坡草地、林下、沟边。分布于内蒙古呼伦贝尔市（额尔古纳市、鄂温克族自治旗、扎兰屯市、阿荣旗、扎赉诺尔区）、兴安盟（阿尔山市、突泉县、科尔沁右翼前旗）、通辽市、赤峰市（松山区、翁牛特旗、阿鲁科尔沁旗、巴林左旗、巴林右旗、克什克腾旗、喀喇沁旗、宁城县）、锡林郭勒盟（苏尼特左旗）、乌兰察布市（兴和县）、呼和浩特市（新城区）、包头市、巴彦淖尔市。

| **资源情况** | 野生资源一般。药材来源于野生。

| **采收加工** | 9 ~ 10 月间采挖，除去茎叶及泥土，晒干。

| **药材性状** | 本品根茎呈类圆柱形，较粗短，长 0.5 ~ 2 cm，直径 0.4 ~ 1.5 cm，表面黄棕色至褐色，粗糙，有叶柄残基，上端有残留茎基，中空，有的根茎有横生分枝，远端节部有茎基残留，节间长 1 ~ 2 cm，根茎周围和下端丛生多数细根，末端纤细，表面黄棕色至褐色，具纵皱纹。质稍韧，断面周围黄褐色或褐色，中心黄白色。有特异臭气，干品更浓。味微辣，后微苦，且有清凉感。

| **功能主治** | **中药** 缬草：苦、辛，温。归心、肝经。安心神。用于心神不安，心悸失眠，癫狂，脏躁，风湿痹痛，痛经，经闭，跌打损伤。

蒙药 朱乐根－胡吉：苦，原，轻、钝、稀、柔。清热，解毒，镇静，消肿，止痛。用于毒热，陈热，心悸，失眠，心神不安，癫痫。

| **用法用量** | **中药** 缬草：内服煎汤，3 ~ 9 g；或研末；或浸酒。外用适量，研末调敷。

蒙药 朱乐根－胡吉：内服煮散剂，3 ~ 5 g；或入丸、散剂。

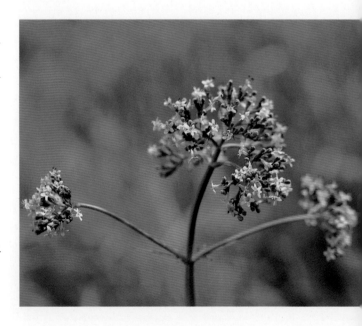

| 川续断科 | Dipsacaceae | 蓝盆花属 | *Scabiosa* |

窄叶蓝盆花 *Scabiosa comosa* Fisch. ex Roem. et Schult.

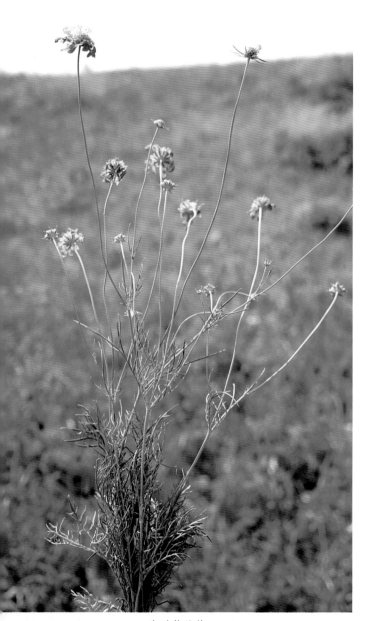

窄叶蓝盆花

| 植物别名 |

细叶山萝卜。

| 蒙 文 名 |

陶森－套日玛。

| 药 材 名 |

中药 蓝盆花（药用部位：花。别名：蒙古山萝卜）。

蒙药 陶森－套日玛（药用部位：花）。

| 形态特征 |

多年生草本。茎高可达 60 cm，被短毛。基生叶丛生，窄椭圆形，羽状全裂，稀齿裂，裂片条形，具长柄；茎生叶对生，1～2 回羽状深裂，裂片条形至窄披针形，叶柄短。头状花序顶生，直径 2～4 cm，基部有钻状条形总苞片；总花梗长达 30 cm；花萼 5 裂，裂片细长刺芒状；花冠浅蓝色至蓝紫色；边缘花花冠唇形，筒部短，外被密毛，上唇 3 裂，中裂较长，倒卵形，先端钝圆或微凹，下唇短，2 全裂；中央花冠较小，5 裂，上片较大；雄蕊 4；子房包于杯状小总苞内，小总苞具明显 4 棱，先端具 8 凹穴，其檐部膜质；果序椭圆形，果实圆柱形，其先端具

萼刺 5，超出小总苞。花期 6 ~ 8 月，果期 8 ~ 10 月。

| **生境分布** | 生于海拔 500 ~ 1 600 m 的干燥砂质地、沙丘、干山坡或草原上。分布于内蒙古呼伦贝尔市（鄂伦春自治旗、鄂温克族自治旗、新巴尔虎左旗）、兴安盟（扎赉特旗、突泉县、科尔沁右翼前旗、科尔沁右翼中旗）、通辽市、赤峰市（阿鲁科尔沁旗、巴林右旗、克什克腾旗、喀喇沁旗、翁牛特旗、敖汉旗）、锡林郭勒盟、乌兰察布市（察哈尔右翼后旗、卓资县、凉城县）、呼和浩特市、巴彦淖尔市。

| **资源情况** | 野生资源一般。药材来源于野生。

| **采收加工** | 6 ~ 8 月份间采收头状花序，阴干。

| **药材性状** | 本品花序呈类球状，直径 1 ~ 1.5 cm。花梗长 1 ~ 4 cm；总苞条状披针形，约 10，长 1 ~ 1.5 cm，绿色，两面被毛；小苞片多数，披针形，长约 1 mm，灰绿色，被毛。花萼长约 2 mm，5 齿裂，裂片刺芒状。花冠灰蓝色或灰紫蓝色；边缘花较大，花冠唇形，筒部短，外被密毛；中央花花冠较小，5 裂，雄蕊 4，子房包于杯状小苞内，小总苞具明显 4 棱，檐部膜质，花冠常易脱落，有的已形成果序，果序椭圆形，气微，味微苦。

| **功能主治** | **中药** 蓝盆花：清热泻火。用于肝火头痛，发热，肺热咳嗽，黄疸。
蒙药 陶森 – 套日玛：甘、涩，凉，钝、燥、腻、重。清热，清希日。用于肺热，肝热，咽喉肿痛。

| **用法用量** | **中药** 蓝盆花：内服研末，1.5 ~ 3 g。
蒙药 陶森 – 套日玛：内服煮散剂，3 ~ 5 g；或入丸、散剂。

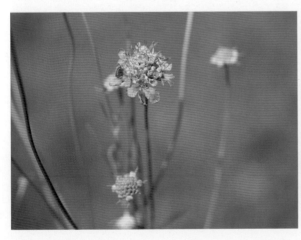
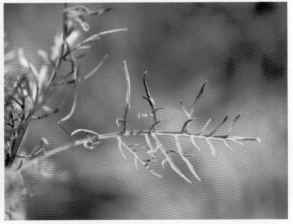

川续断科 Dipsacaceae 蓝盆花属 Scabiosa

华北蓝盆花 Scabiosa tschiliensis Grun.

| 植物别名 | 山萝卜。

| 蒙 文 名 | 奥木日阿图音－陶森－套日玛。

| 药 材 名 | **中药** 蓝盆花（药用部位：花）。
蒙药 陶森－套日玛（药用部位：花）。

| 形态特征 | 多年生草本。茎斜升，高 20 ~ 50(~ 80) cm。基生叶椭圆形、矩圆形、卵状披针形至窄卵形，先端略尖或钝，边缘具缺刻状锐齿；茎生叶羽状分裂，裂片 2 ~ 3 裂或再羽裂。头状花序在茎顶成三出聚伞排列，直径 3 ~ 5 cm，总花梗长 15 ~ 30 cm；总苞片 14 ~ 16，条状披针形；边缘花较大而呈放射状；花萼 5 齿裂，刺毛状；花冠蓝紫色，筒状，先端 5 裂，裂片 3 大 2 小；雄蕊 4；子房包于杯状小总苞内。

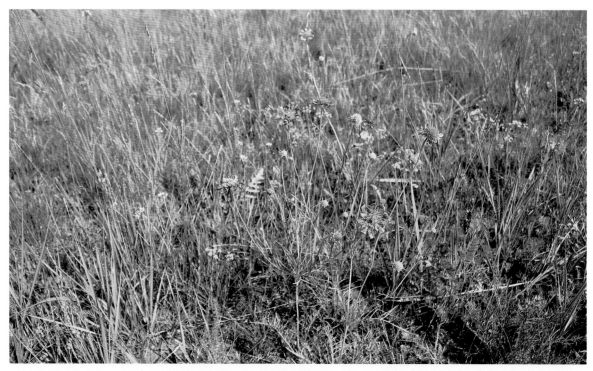

华北蓝盆花

果序椭圆形或近圆形，小总苞略呈四面方柱状，每面有不甚显著中棱 1，被白毛，先端有干膜质檐部，檐下在中棱与边棱间常有 8 浅凹穴；瘦果包藏在小总苞内，其先端具宿存的刺毛状萼针。花期 6 ~ 8 月，果期 8 ~ 10 月。

| **生境分布** | 生于海拔 300 ~ 1 500 m 的沙质草原、典型草原或草甸草原群落中，为常见伴生植物。分布于内蒙古呼伦贝尔市（额尔古纳市、鄂温克族自治旗、牙克石市、扎兰屯市、满洲里市、扎赉诺尔区）、兴安盟（乌兰浩特市、突泉县、扎赉特旗、科尔沁右翼中旗、阿尔山市）、赤峰市（元宝山区、松山区、阿鲁科尔沁旗、巴林左旗、巴林右旗、克什克腾旗、喀喇沁旗、翁牛特旗、宁城县、敖汉旗）、锡林郭勒盟（锡林浩特市、东乌珠穆沁旗）、乌兰察布市（兴和县、卓资县）、呼和浩特市（玉泉区、回民区）、包头市（达尔罕茂明安联合旗）、巴彦淖尔市（杭锦后旗）。

| **资源情况** | 野生资源一般。药材来源于野生。

| **采收加工** | 6 ~ 8 月份间采收头状花序，阴干。

| **药材性状** | 本品花序呈类球状，直径 1 ~ 1.5 cm。花梗长 1 ~ 4 cm；总苞条状披针形，约 10，长 1 ~ 1.5 cm，绿色，两面被毛；小苞片多数，披针形，长约 1 mm，灰绿色，被毛。花萼长约 2 mm，5 齿裂，裂片刺芒状。花冠灰蓝色或灰紫蓝色；边缘花较大，花冠唇形，筒部短，外被密毛；中央花花冠较小，5 裂，雄蕊 4，子房包于杯状小苞内，小总苞具明显 4 棱，檐部膜质，花冠常易脱落，有的已形成果序，果序椭圆形，气微，味微苦。

| **功能主治** | **中药** 蓝盆花：清热泻火。用于肝火头痛，发热，肺热咳嗽，黄疸。
蒙药 陶森 - 套日玛：甘、涩、凉、钝、燥、腻、重。清热，清希日。用于肺热，肝热，咽喉肿痛。

| **用法用量** | **中药** 蓝盆花：内服研末，1.5 ~ 3 g。
蒙药 陶森 - 套日玛：内服煮散剂，3 ~ 5 g；或入丸、散剂。

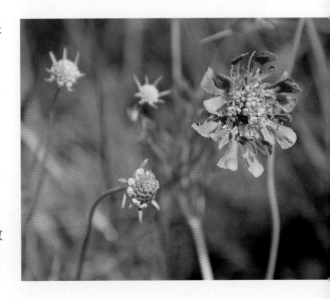

党参

Codonopsis pilosula (Franch.) Nannf.

| **植物别名** | 防风党参、黄参、防党参。

| **蒙 文 名** | 存 – 奥日浩代。

| **药 材 名** | **中药** 党参（药用部位：根）。
　　　　　　　蒙药 存 – 奥日浩代（药用部位：根）。

| **形态特征** | 多年生草质缠绕藤本，长 1 ~ 2 m，全株有臭气，具白色乳汁。根锥状圆柱形，长约 30 cm，外皮黄褐色至灰棕色。茎细长而多分枝，光滑无毛。叶互生或对生，卵形或狭卵形，长 1 ~ 6.5 cm，宽 0.5 ~ 4 cm，边缘有波状钝齿或全缘，两面有密或疏的短柔毛；叶柄长 0.5 ~ 3 cm。花 1 ~ 3 生于分枝先端，具细花梗；花萼无毛，裂片 5，偶见 4，矩圆状披针形或三角状披针形，全缘；花冠淡黄绿色，

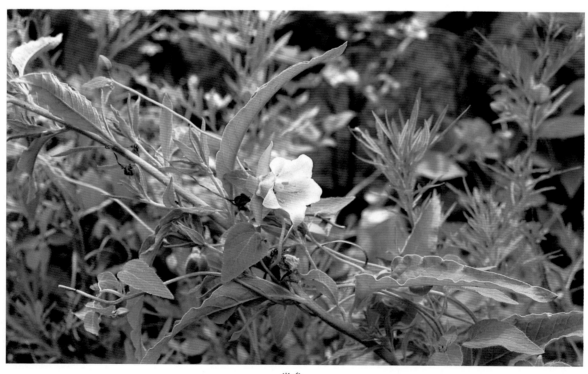

党参

有污紫色斑点，宽钟形，长、宽均2～2.5 cm，无毛，先端5浅裂，裂片正三角形；雄蕊5，花丝中下部略加宽；子房半下位，3室，胚珠多数，花柱短，柱头3。蒴果圆锥形，花萼宿存，3瓣裂；种子矩圆形，长约1 mm，宽约0.5 mm，棕褐色，有光泽。花期7～8月，果期8～9月。

| **生境分布** | 生于海拔1 560～3 100 m的山地林边或灌丛中。分布于内蒙古通辽市（科尔沁左翼后旗）、赤峰市（喀喇沁旗、红山区、松山区、宁城县、敖汉旗）、呼和浩特市、巴彦淖尔市。

| **资源情况** | 野生资源较少，栽培资源较少。药材主要来源于栽培。

| **采收加工** | 秋季采挖，洗净，晒干。

| **药材性状** | 本品呈长圆柱形，稍弯曲，长10～35 cm，直径0.4～2 cm。表面灰黄色、黄棕色至灰棕色，根头部有多数疣状凸起的茎痕及芽，每个茎痕的先端呈凹下的圆点状；根头下有致密的环状横纹，向下渐稀疏，有的达全长的一半，栽培品环状横纹少或无；全体有纵皱纹和散在的横长皮孔样突起，支根断落处常有黑褐色胶状物。质稍柔软或稍硬而略带韧性，断面稍平坦，有裂隙或放射状纹理，皮部淡棕黄色至黄棕色，木部淡黄色至黄色。有特殊香气，味微甜。

| **功能主治** | **中药** 党参：甘，平。归脾、肺经。健脾益肺，养血生津。用于脾肺气虚，食少倦怠，咳嗽虚喘，气血不足，面色萎黄，心悸气短，津伤口渴，内热消渴。

蒙药 存－奥日浩代：苦、辛、涩，凉，锐、软。燥协日乌素，消肿，舒筋。用于巴木病，陶赖，赫如虎，关节协日乌素病，黏性肿疮，牛皮癣。

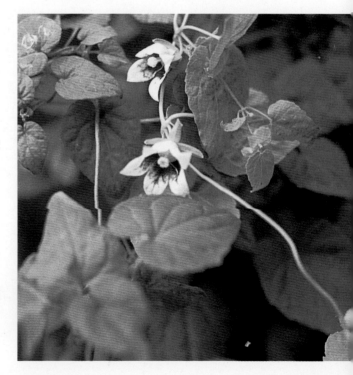

| **用法用量** | **中药** 党参：内服煎汤，9～30 g。

蒙药 存－奥日浩代：内服煮散剂，3～5 g；或入丸、散剂。

桔梗科 Campanulaceae 风铃草属 Campanula

紫斑风铃草 *Campanula puncatata* Lam.

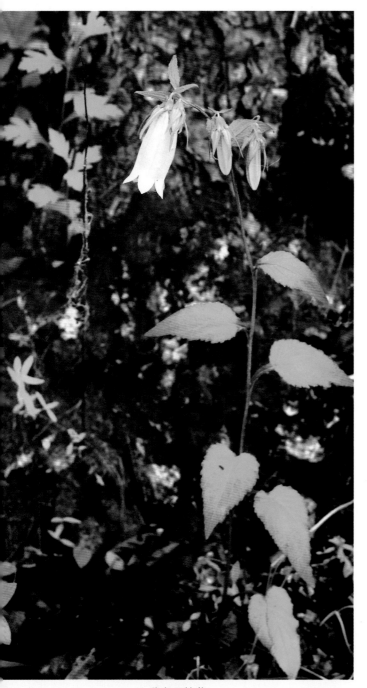

紫斑风铃草

| 植物别名 |

灯笼花、吊钟花、山小菜。

| 蒙 文 名 |

宝日－洪古吉那。

| 药 材 名 |

紫斑风铃草（药用部位：全草或根）。

| 形态特征 |

多年生草本，全体被刚毛，具细长而横走的根茎。茎直立，粗壮，高20～100 cm，通常在上部分枝。基生叶具长柄，叶片心状卵形；茎生叶在下部的有带翅的长柄，在上部的无柄，三角状卵形至披针形，边缘具不整齐钝齿。花顶生于主茎及分枝先端，下垂；花萼裂片长三角形，裂片间有1卵形至卵状披针形而反折的附属物，它的边缘有芒状长刺毛；花冠白色，带紫斑，筒状钟形，长3～6.5 cm，裂片有睫毛。蒴果半球状倒锥形，脉很明显。种子灰褐色，矩圆状，稍扁，长约1 mm。花期6～9月。

| 生境分布 |

生于山地林中、灌丛或草地中。分布于内蒙

古呼伦贝尔市（根河市、额尔古纳市、鄂伦春自治旗、牙克石市）、通辽市、赤峰市（巴林右旗、克什克腾旗、红山区、松山区、翁牛特旗、喀喇沁旗、宁城县）、锡林郭勒盟（锡林浩特市）。

| **资源情况** | 野生资源一般。药材来源于野生。

| **功能主治** | 全草，用于咽喉痛，头痛，难产。根，清热解毒，祛风除湿，止痛，平喘。

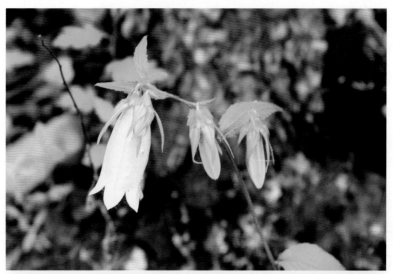

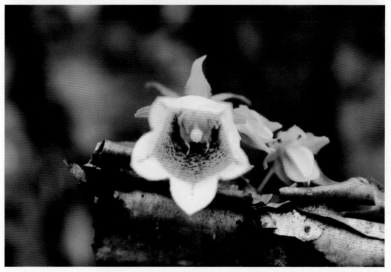

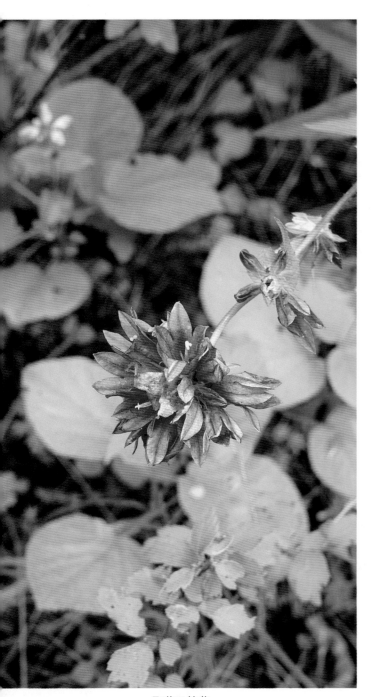

桔梗科 Campanulaceae 风铃草属 Campanula

聚花风铃草 *Campanula glomerata* L.

聚花风铃草

| 植物别名 |

灯笼花。

| 蒙 文 名 |

尼尕-其其格图-洪古吉那。

| 药 材 名 |

聚花风铃草（药用部位：全草）。

| 形态特征 |

多年生草本。茎直立，高大。茎生叶具长柄，长卵形至心状卵形；茎生叶在下部的具长柄，在上部的无柄，椭圆形，长卵形至卵状披针形，全部叶边缘有尖锯齿。花数朵集成头状花序，生于茎中上部叶腋间，无总梗，亦无花梗，在茎先端，由于节间缩短、多个头状花序集成复头状花序，越向茎顶，叶越短而宽，最后成为卵圆状三角形的总苞状，每朵花下有1大小不等的苞片，在头状花序中间的花先开，其苞片也最小。花萼裂片钻形；花冠紫色、蓝紫色或蓝色，管状钟形，长1.5～2.5 cm，分裂至中部。蒴果倒卵状圆锥形。种子长矩圆状，扁，长1～1.5 mm。花期7～9月。

| 生境分布 |

生于草地或灌丛中。分布于内蒙古呼伦贝尔市
（根河市、额尔古纳市、鄂伦春自治旗、陈巴
尔虎旗、鄂温克族自治旗、新巴尔虎左旗）、
兴安盟（突泉县、科尔沁右翼前旗）、锡林郭
勒盟（东乌珠穆沁旗）、赤峰市（喀喇沁旗）、
乌兰察布市（兴和县、凉城县）、呼和浩特市。

| 资源情况 |

野生资源一般。药材来源于野生。

| 采收加工 |

7～9月采集，洗净，晒干。

| 功能主治 |

苦，凉。归肺经。清热解毒，止痛。用于咽喉炎，
头痛。

| 用法用量 |

内服煎汤，6～10g。

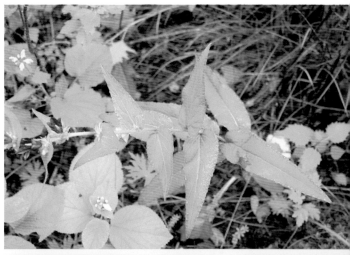

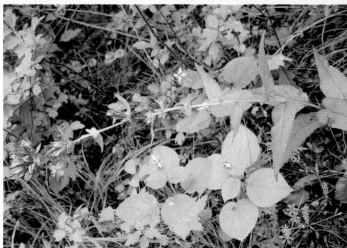

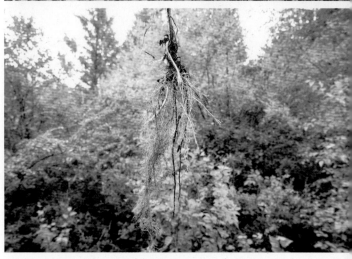

桔梗科 Campanulaceae 沙参属 Adenophora

狭叶沙参

Adenophora gmelinii (Spreng.) Fisch.

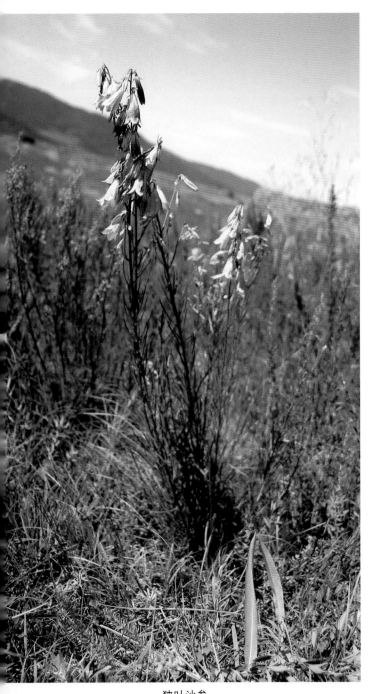

狭叶沙参

| 植物别名 |

柳叶沙参、厚叶沙参。

| 蒙 文 名 |

那林－洪胡－其其格。

| 药 材 名 |

狭叶沙参（药用部位：根）。

| 形态特征 |

根细长，长达 40 cm，皮灰黑色。茎单生或数枝发自 1 茎基上，通常无毛，有时有短硬毛，高达 80 cm。基生叶多变，浅心形、三角形或菱状卵形，具粗圆齿；茎生叶多数为条形，无柄，全缘或具疏齿，无毛，长 4 ~ 9 cm，宽 2 ~ 13 mm。聚伞花序全为单花而组成假总状花序，或下部的有几朵花，短而几乎垂直向上，因而组成很狭窄的圆锥花序，有时甚至单花顶生于主茎上。花萼完全无毛，仅少数有瘤状突起，筒部倒卵状矩圆形，裂片条状披针形；花冠宽钟状，蓝色或淡紫色，裂片长，多为卵状三角形，少近于正三角形；花盘筒状，长 1.3 ~ 3.5 mm，被疏毛或无毛；花柱稍短于花冠，极少近等长的。蒴果椭圆状，长 8 ~ 13 mm，直径

4 ～ 7 mm。种子椭圆状，黄棕色，有 1 翅状棱，长 1.8 mm。花期 7 ～ 9 月，果期 8 ～ 10 月。

| 生境分布 | 生于海拔 2 600 m 以下的山坡草地或灌丛下。分布于内蒙古呼伦贝尔市（额尔古纳市、鄂伦春自治旗、牙克石市、陈巴尔虎旗、鄂温克族自治旗、满洲里市、新巴尔虎左旗、海拉尔区、满洲里市、扎赉诺尔区）、兴安盟（乌兰浩特市、扎赉特旗、科尔沁右翼前旗、科尔沁右翼中旗、突泉县）、通辽市（扎鲁特旗）、赤峰市（克什克腾旗、阿鲁科尔沁旗、巴林右旗、翁牛特旗、喀喇沁旗、敖汉旗、宁城县）、锡林郭勒盟（西乌珠穆沁旗、锡林浩特市）、乌兰察布市（兴和县）、呼和浩特市（新城区）、包头市、巴彦淖尔市、鄂尔多斯市（准格尔旗）。

| 资源情况 | 野生资源一般。药材来源于野生。

| 采收加工 | 春、秋季采挖，除去须根，洗后趁鲜刮去粗皮，洗净，干燥。

| 功能主治 | 甘，微寒。归肺、胃经。养阴清热，润肺化痰，益胃生津。用于阴虚咳嗽，喉痹，津伤，口渴。

| 用法用量 | 内服煎汤，9 ～ 15 g。

| 附　　注 | 本种的根被蒙古族作"南沙参"药用。

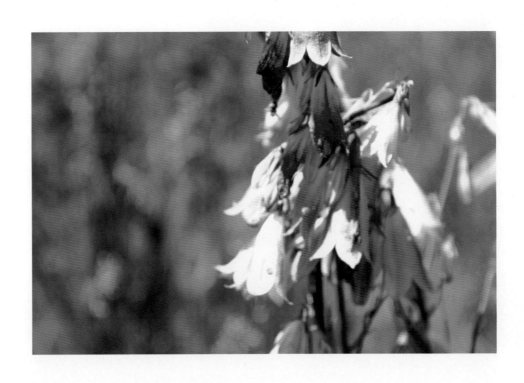

桔梗科 Campanulaceae 沙参属 Adenophora

柳叶沙参

Adenophora gmelinii (Spreng.) Fisch. var. *coronopifolia* (Fisch.) Y. Z. Zhao

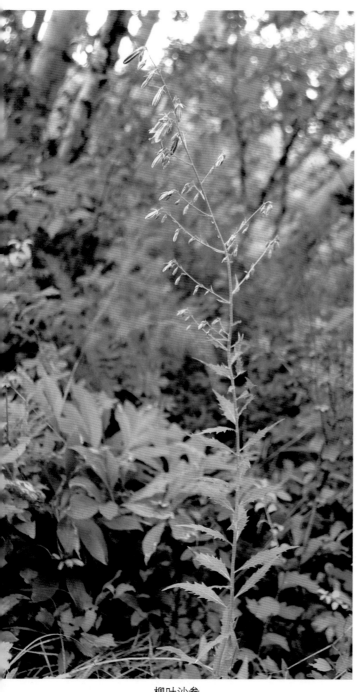

柳叶沙参

| 植物别名 |

厚叶沙参、狭叶沙参。

| 蒙 文 名 |

奥旦－那布其特－哄呼－其其格。

| 药 材 名 |

柳叶沙参（药用部位：根）。

| 形态特征 |

多年生草本。根细长，皮灰黑色。茎单生或
数条发自同一茎基上，不分枝，通常无毛，
有时有短硬毛。叶多条形至狭披针形，边缘
具长而略向内弯的锐尖齿。聚伞花序全为单
花而组成假总状花序；花萼完全无毛，仅少
数有瘤状突起，筒部倒卵状矩圆形，裂片条
状披针形；花冠宽钟状，蓝色或淡紫色；花
盘筒状，被疏毛或无毛；花柱稍短于花冠，
极少近等长。蒴果椭圆状；种子椭圆状，黄
棕色，有1翅状棱。花期7～9月，果期8～
10月。

| 生境分布 |

生于林缘、沟谷草甸。分布于内蒙古包头市
（土默特右旗）、巴彦淖尔市（乌拉特前

旗）、呼伦贝尔市（鄂伦春自治旗、鄂温克族自治旗）、兴安盟（科尔沁右翼前旗）、赤峰市（克什克腾旗、巴林左旗、巴林右旗、阿鲁科尔沁旗、翁牛特旗）、锡林郭勒盟（锡林浩特市、太仆寺旗）、呼和浩特市。

| **资源情况** | 野生资源较少。药材来源于野生。

| **采收加工** | 春、秋季采挖，除去须根，洗后趁鲜刮去粗皮，洗净，干燥。

| **功能主治** | 养阴清肺，益胃生津，化痰，益气。用于肺热燥咳，阴虚劳嗽，干咳痰黏，胃阴不足，食少呕吐，气阴不足，烦热口干。

| **用法用量** | 内服煎汤，9 ~ 15 g。

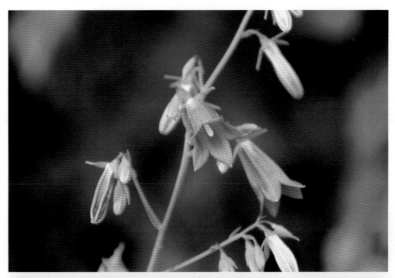

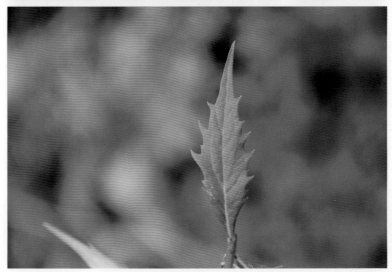

桔梗科 Campanulaceae 沙参属 Adenophora

厚叶沙参

Adenophora gmelinii (Spreng.) Fisch. var. *pachyphylla* (Kitag.) Y. Z. Zhao

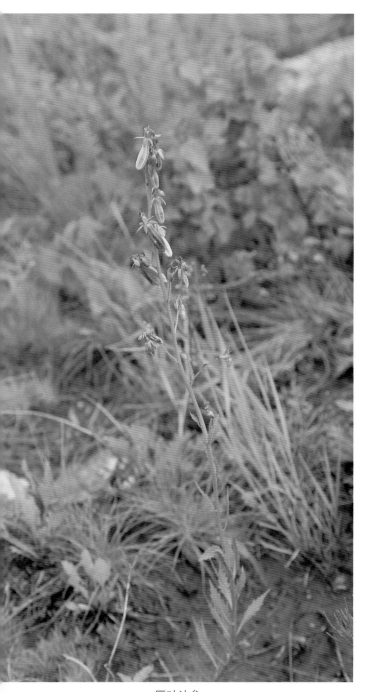

厚叶沙参

| 植物别名 |

狭叶沙参。

| 蒙 文 名 |

主扎干 – 哄呼 – 其其格。

| 药 材 名 |

中药 南沙参（药用部位：根）。
蒙药 哄呼 – 其其格（药用部位：根）。

| 形态特征 |

多年生草本。茎直立，单一或自基部抽出数条，无毛或被短硬毛。叶多倒披针形至倒卵状披针形，质厚，中上部边缘具不规则锯齿，下部全缘。花序总状或单生；花冠通常蓝紫色，宽钟状，外面无毛；花丝下部加宽，密被白色柔毛；花盘短筒状，被疏毛或无毛；花柱内藏，短于花冠。蒴果椭圆状；种子椭圆形，黄棕色，有1翅状棱。花期7～8月，果期9月。

| 生境分布 |

生于林缘、沟谷草甸。分布于内蒙古呼和浩特市、包头市、乌兰察布市（兴和县）。

| **资源情况** | 野生资源较少。药材来源于野生。

| **采收加工** | **中药** 南沙参：秋季采挖，除去茎叶及须根，洗净泥土，刮去栓皮，晒干。
　　　　　　　　蒙药 哄呼 – 其其格：同"南沙参"。

| **功能主治** | **中药** 南沙参：清肺养阴，祛痰，止咳。用于肺热咳嗽，咳痰稠黄，虚劳久咳，咽干舌燥，津伤口渴。
　　　　　　　　蒙药 哄呼 – 其其格：消肿，燥协日乌素。用于红肿，协日乌素病，牛皮癣，关节炎，痛风，游痛症，巴木病，麻风病。

| **用法用量** | **中药** 南沙参：内服煎汤，9 ~ 15 g。
　　　　　　　　蒙药 哄呼 – 其其格：多入丸、散剂。

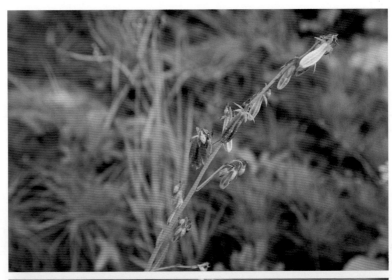

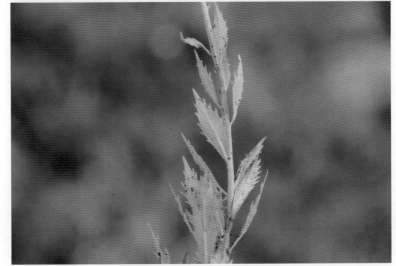

石沙参

Adenophora polyantha Nakai

| **植物别名** | 糙萼沙参。

| **蒙 文 名** | 哈丹－哄胡－其其格。

| **药 材 名** | 石沙参（药用部位：根）。

| **形态特征** | 多年生草本，有白色乳汁。根近胡萝卜形，长达 30 cm。茎 1 至
数枝发自 1 茎基上，高 20 ~ 100 cm，无毛或有各种疏密程度的短
毛。茎生叶完全无柄，卵形至披针形，极少为披针状条形，边缘
具疏离而三角形的尖锯齿或几为刺状的齿，无毛或疏生短毛，长
2 ~ 10 cm，宽 0.5 ~ 2.5 cm。花序常不分枝而成假总状花序，或有
短的分枝而组成狭圆锥花序。花萼外面有疏或密的短毛，裂片 5，
裂片狭三角状披针形；花冠紫色或深蓝色，钟状，喉部常稍稍收缩，

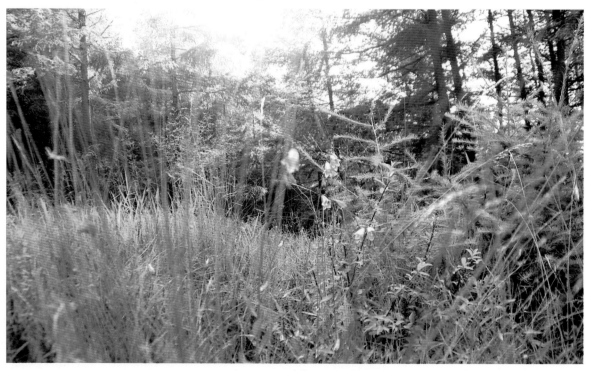

石沙参

长 14 ~ 22 mm,裂片短,不超过全长的 1/4,常先直而后反折；花盘筒状,长(2 ~)2.5 ~ 4 mm,常疏被细柔毛；花柱常稍稍伸出花冠,有时在花大时与花冠近等长。蒴果卵状椭圆形,长约 8 mm,直径约 5 mm。种子黄棕色,卵状椭圆形,稍扁,有 1 带翅的棱,长 1.2 mm。花期 8 ~ 10 月。

| 生境分布 | 生于海拔 2 000 m 以下的阳坡开旷草地。分布于内蒙古通辽市（霍林郭勒市）、赤峰市（克什克腾旗、喀喇沁旗、宁城县、敖汉旗、元宝山区、松山区）、呼和浩特市、包头市（达尔罕茂明安联合旗、固阳县）。

| 资源情况 | 野生资源较少。药材来源于野生。

| 采收加工 | 春、秋季采挖,除去须根,洗后趁鲜刮去粗皮,洗净,干燥。

| 功能主治 | 甘,微寒。归肺、胃经。养阴清热,润肺化痰,益胃生津。用于阴虚咳嗽,喉痹,津伤,口渴。

| 用法用量 | 内服煎汤,9 ~ 15 g。

| 附　　注 | 本种的根在内蒙古混作"南沙参"药用。

桔梗科 Campanulaceae 沙参属 Adenophora

小花沙参

Adenophora micrantha Hong

| 蒙 文 名 | 吉吉格－其其格图－洪胡－其其格。

| 药 材 名 | 小花沙参（药用部位：根）。

| 形态特征 | 根胡萝卜状。茎数枝至十多枝发自1根上，茎直立，常不分枝，高
30 ~ 40 cm，密被倒生短硬毛。茎生叶互生，无柄，宽条形至长椭
圆形，长 1.5 ~ 4 cm，宽 3 ~ 10 mm，边缘多少皱波状至强烈皱波
状，并有尖锐锯齿，两面疏生糙毛或近无毛。聚伞花序仅有顶生 1
花至具数朵花，集成狭圆锥花序。花梗很短，长不过 1 cm；花萼无
毛，筒部很小，倒三角状圆锥形，长仅 1.5 ~ 2 mm，裂片狭小，长
2 ~ 2.5 mm，宽不足 1 mm，狭三角状钻形，全缘；花冠狭钟状，蓝色，
长 12 ~ 14 mm，裂片卵状三角形，长 3.5 ~ 4 mm；雄蕊远短于花
冠；花盘粗筒状，长 2.5 ~ 3 mm，先端疏生毛；花柱 16 mm，明

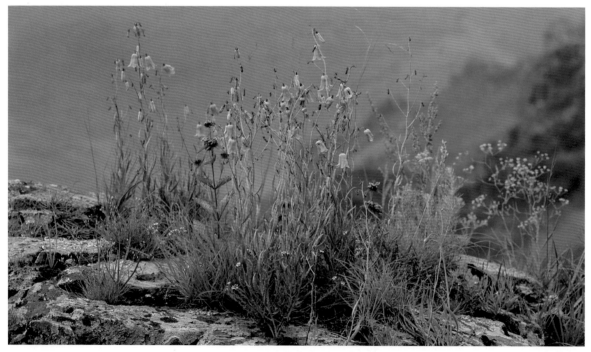

小花沙参

显伸出花冠。蒴果卵球状，长 4 mm，直径 3.5 mm。种子未成熟时长 1.6 mm，有 1 翅状棱。花期 7 ~ 8 月。

| 生境分布 | 生于石质山坡。分布于内蒙古兴安盟（扎赉特旗、科尔沁右翼前旗、科尔沁右翼中旗）、通辽市（扎鲁特旗）、赤峰市（阿鲁科尔沁旗、巴林左旗）。

| 资源情况 | 野生资源较少。药材来源于野生。

| 采收加工 | 春、秋季采挖，除去须根，洗后趁鲜刮去粗皮，洗净，干燥。

| 功能主治 | 甘，微寒。归肺、胃经。养阴清肺，化痰，益气。用于阴虚咳嗽，气阴不足。

| 用法用量 | 内服煎汤，9 ~ 15 g。

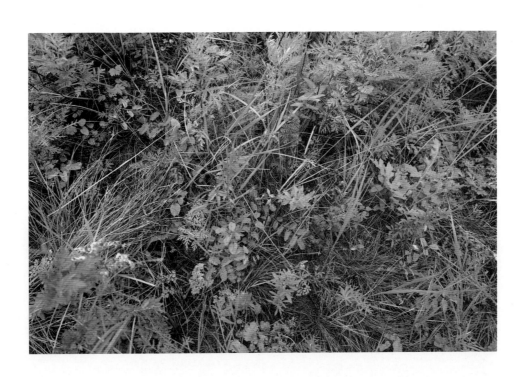

桔梗科 Campanulaceae 沙参属 Adenophora

扫帚沙参

Adenophora stenophylla Hemsl.

| **植物别名** | 蒙古沙参、细叶沙参。

| **蒙 文 名** | 舒日丽格 – 洪胡 – 其其格。

| **药 材 名** | 扫帚沙参（药用部位：根）。

| **形态特征** | 茎通常多枝发自1根上，高 25 ~ 50 cm，常有细弱分枝，加之叶较密集，因此体态为扫帚状，密被短毛至无毛。基生叶卵圆形，基部圆钝；茎生叶无柄，针状至长椭圆状条形，长至 6 cm，宽至 5 mm，全缘或疏生尖锯齿，无毛或被短刚毛。花序分枝纤细，几乎垂直上升，组成狭圆锥花序，极少无花序分枝，仅数朵花集成假总状花序。花梗纤细；花萼无毛，筒部矩圆状倒卵形，裂片钻状，长 3 ~ 4 mm，全缘或有 1 ~ 2 对瘤状小齿；花冠钟状，蓝色或紫蓝色，

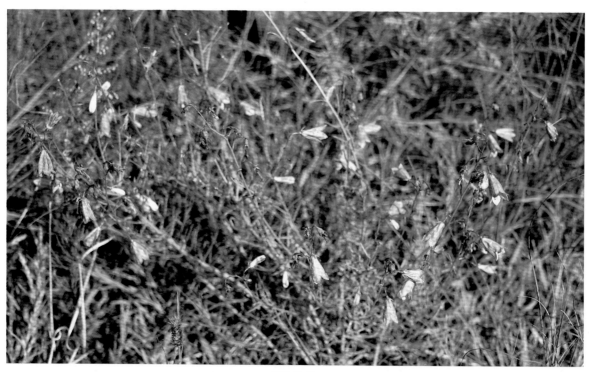

扫帚沙参

长 10 ~ 13 mm，裂片卵状三角形，长 3 ~ 3.5 mm；花盘筒状，长 1 ~ 1.5 mm，无毛或有疏毛；花柱比花冠稍短。蒴果椭圆状至长椭圆状，长 4 ~ 8 mm，直径 2 ~ 3.5 mm。种子椭圆状，棕黄色，稍扁，有 1 带翅的棱，长 1 mm。花期 7 ~ 9 月，果期 9 月。

| 生境分布 | 生于草甸草原带的山坡草地。分布于内蒙古呼伦贝尔市（额尔古纳市、满洲里市）、兴安盟（突泉县、科尔沁右翼前旗、科尔沁右翼中旗、乌兰浩特市、扎赉特旗）、通辽市（科尔沁左翼中旗）、赤峰市（阿鲁科尔沁旗）。

| 资源情况 | 野生资源较少。药材来源于野生。

| 采收加工 | 春、秋季采挖，除去须根，洗后趁鲜刮去粗皮，洗净，干燥。

| 功能主治 | 甘，微寒。归肺、胃经。清热养阴，祛痰，止咳。用于阴虚咳嗽，肺燥咳嗽。

| 用法用量 | 内服煎汤，9 ~ 15 g。

| 附　注 | 本种的根被蒙古族作"南沙参"药用。

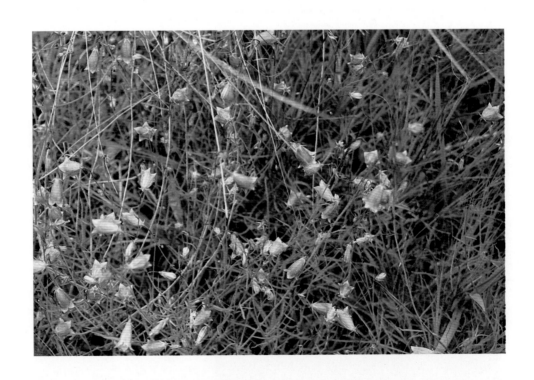

荠苨
Adenophora trachelioides Maxim.

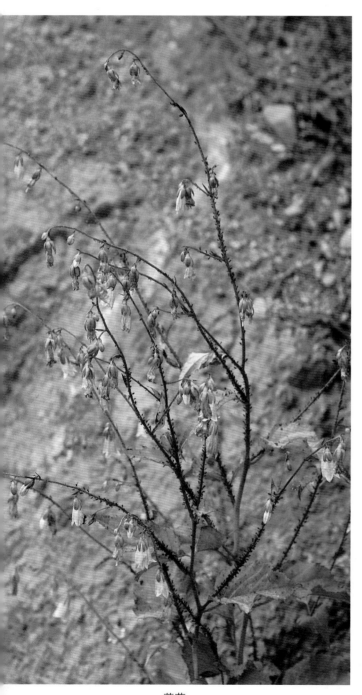

荠苨

| 植物别名 |

心叶沙参、杏叶菜、老母鸡肉。

| 蒙 文 名 |

杭尼古日－其其格。

| 药 材 名 |

荠苨（药用部位：根）。

| 形态特征 |

茎单生，高 40 ～ 120 cm，无毛，常多少呈"之"字形曲折，有时具分枝。基生叶心脏肾形，宽超过长；茎生叶具长 2 ～ 6 cm 的叶柄，叶片心形或在茎上部的叶基部近平截，通常叶基部不向叶柄下延成翅，先端钝至短渐尖，边缘为单锯齿或重锯齿，长 3 ～ 13 cm，宽 2 ～ 8 cm，无毛或仅沿叶脉疏生短硬毛。花序分枝大多长而几乎平展，组成大圆锥花序，或分枝短而组成狭、圆锥花序；花萼筒部倒三角状圆锥形，裂片长椭圆形或披针形，长 6 ～ 13 mm，宽 2.5 ～ 4 mm；花冠钟状，蓝色、蓝紫色或白色，长 2 ～ 2.5 cm，裂片宽三角状半圆形，先端急尖，长 5 ～ 7 mm；花盘筒状，长 2 ～ 3 mm，上下等粗或向上渐细；花柱与花冠近等长。蒴果卵状圆锥形，长 7 mm，直径 5 mm。种子黄棕色，两端黑色，长矩圆状，稍扁，有 1 棱，棱外缘黄白色，长 0.8 ~ 1.5 mm。花期 7 ~ 9 月。

| 生境分布 | 生于山坡草地或林缘。分布于内蒙古呼伦贝尔市（牙克石市）、通辽市（科尔沁左翼中旗、科尔沁左翼后旗、奈曼旗）、赤峰市（阿鲁科尔沁旗、敖汉旗、喀喇沁旗、翁牛特旗）。

| 资源情况 | 野生资源一般。药材来源于野生。

| 采收加工 | 春季采挖，除去茎叶，洗净，晒干。

| 功能主治 | 甘，寒。归肺、脾经。润肺化痰，清热解毒。用于肺燥咳嗽，咽喉肿痛，消渴，疔痈疮毒，药物中毒。

| 用法用量 | 内服煎汤，5 ~ 10 g。外用适量，捣敷。

桔梗科 Campanulaceae 沙参属 Adenophora

薄叶荠苨

Adenophora remotiflora (Sieb. et Zucc.) Miq.

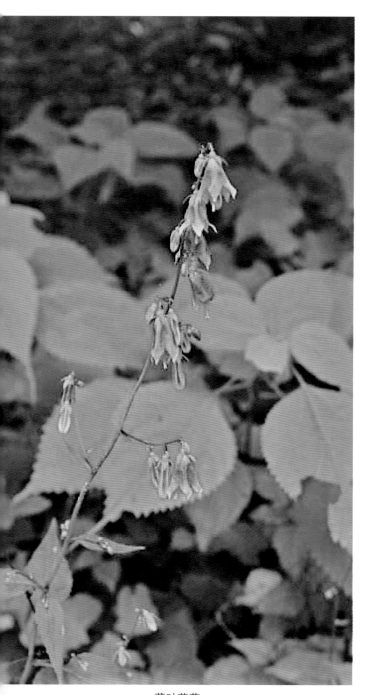

薄叶荠苨

| 植物别名 |

苨、菧苨、甜桔梗。

| 蒙 文 名 |

尼莫根 – 杭尼古日 – 其其格。

| 药 材 名 |

荠苨（药用部位：根）。

| 形态特征 |

多年生草本，高 60 ～ 120 cm。茎单生，直立，常多少呈 "之" 字形曲折，无毛。茎生叶互生，多为卵形至卵状披针形，少为卵圆形，基部多为平截形、圆钝至宽楔形，仅在茎基部的叶为浅心形，先端多为渐尖，质地薄，膜质，边缘具不整齐的牙齿，两面疏生毛或近无毛，具长柄，长 2 ～ 5 cm。聚伞花序常为单花，少具几朵，整个花序成假总状或狭圆锥状。萼筒倒卵形或倒卵状圆锥形，裂片 5，矩圆状披针形，长 6 ～ 13 mm，无毛；花冠钟状，蓝色，长 2 ～ 3 cm，5浅裂，无毛；雄蕊花丝下部加宽，密被白色柔毛；花盘圆筒状，长 2.5 ～ 3 mm；花柱与花冠近等长。花期 7 ～ 8 月，果期 9 月。

| 生境分布 | 生于沟谷林缘、林下或林间草地。分布于内蒙古通辽市（科尔沁左翼后旗）。

| 资源情况 | 野生资源一般。药材来源于野生。

| 采收加工 | 春季采挖，除去茎叶，洗净，晒干。

| 功能主治 | 甘，寒。归肺、脾经。清热解毒，化痰。用于疮疡，咽喉肿痛，咳嗽。

| 附　　注 | 本种的根在内蒙古混作"荠苨"药用。

桔梗科 Campanulaceae 沙参属 Adenophora

多歧沙参 *Adenophora wawreana* Zahlbr.

| **植物别名** | 瓦氏沙参、阴山沙参。

| **蒙文名** | 萨格拉嘎日－洪胡－其其格。

| **药材名** | 多歧沙参（药用部位：根）。

| **形态特征** | 多年生草本。茎直立，高 50 ~ 100 cm，被向下的短硬毛或近无毛。茎生叶互生，卵形、菱状卵形或狭卵形，长 2 ~ 5 cm，宽 1 ~ 3.5 cm，先端锐尖，基部截形至楔形，边缘有不整齐锯齿，两面被短硬毛或近无毛，有时密被短硬毛；叶具柄，柄长达 2.5 cm，有时茎上部叶柄较短或近无柄。圆锥花序大，多分枝，花多数；花萼无毛，裂片 5，条状钻形，长 4 ~ 7 mm，平展或稍反卷，常具 1 ~ 2 对狭长齿，少为疣状齿；花冠蓝紫色或浅蓝紫色，钟状，长 1.2 ~ 1.4 cm，5 浅裂，

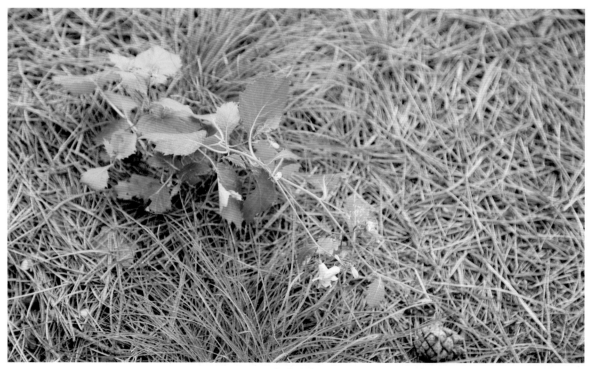

多歧沙参

无毛；雄蕊 5，长约 8 mm，花药黄色，条形，花丝下部加宽，边缘密被柔毛；花盘短筒状，长约 1.5 mm；花柱伸出或与花冠近等长。花期 7 ~ 9 月，果期 9 ~ 10 月。

| 生境分布 | 生于海拔 2 000 m 以下的阴坡草丛或灌木林中，或生于疏林下，多生于砾石中或岩石缝中。分布于内蒙古兴安盟（科尔沁右翼前旗、科尔沁右翼中旗、扎赉特旗）、通辽市（扎鲁特旗、科尔沁左翼后旗）、赤峰市（阿鲁科尔沁旗、巴林左旗、巴林右旗、翁牛特旗、敖汉旗、克什克腾旗、喀喇沁旗、宁城县）、锡林郭勒盟（西乌珠穆沁旗）、乌兰察布市（凉城县）、呼和浩特市、包头市、鄂尔多斯市（准格尔旗、伊金霍洛旗）。

| 资源情况 | 野生资源一般。药材来源于野生。

| 采收加工 | 春、秋季采挖，除去须根，洗后趁鲜刮去粗皮，洗净，干燥。

| 功能主治 | 甘，微寒。归肺、胃经。清热养阴，润肺化痰，益胃生津。用于肺结核潮热，阴虚咳嗽，喉痹，津伤，口渴，缺乳，咽喉肿痛，虚火牙痛。

| 用法用量 | 内服煎汤，9 ~ 15 g。

| 附　　注 | （1）本种的根被蒙古族作"南沙参"药用。
（2）在 FOC 中，本种的拉丁学名被修订为 *Adenophora potaninii* subsp. *Wawreana* (Zahlbruckner) S. ge & D. Y. Hong。

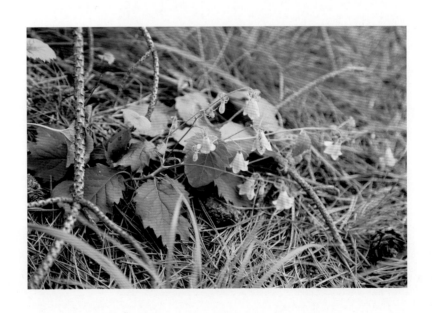

桔梗科 Campanulaceae 沙参属 Adenophora

锯齿沙参

Adenophora tricuspidata (Fisch. ex Roem. et Schult.) A. DC.

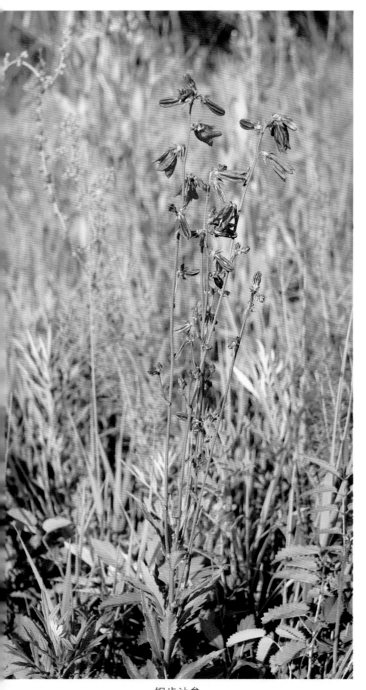

锯齿沙参

| 蒙 文 名 |

赫日其叶斯图 – 洪胡 – 其其格。

| 药 材 名 |

锯齿沙参（药用部位：根）。

| 形 态 特 征 |

茎单生，少2枝发自1茎基上，不分枝，高
70 ~ 100 cm，无毛。茎生叶互生，无柄，
亦无毛，长椭圆形至卵状椭圆形，先端急尖，
基部钝或楔形，边缘具齿尖向叶顶的锯齿，
长 4 ~ 8 cm，宽 1 ~ 2 cm。花序分枝极短，
仅长 2 ~ 3 cm，具 2 至数朵花，组成狭窄的
圆锥花序；花梗很短；花萼无毛，筒部球状
卵形或球状倒圆锥形，裂片卵状三角形，下
部宽而重叠，常向侧后反叠，先端渐尖，有
2 对长齿；花冠宽钟状，蓝色、蓝紫色或紫
蓝色，长 12 ~ 20 mm，裂片卵圆状三角形，
先端钝，长为花冠全长的 1/3；花盘短筒状，
长 1 ~ 2 mm，无毛；花柱比花冠短。蒴果
近球状。花期 7 ~ 9 月。

| 生 境 分 布 |

生于湿草甸、桦木林下或向阳草坡。分布于
内蒙古呼伦贝尔市（根河市、额尔古纳市、

鄂伦春自治旗、牙克石市、莫力达瓦达斡尔族自治旗、扎兰屯市、鄂温克族自治旗)、兴安盟(阿尔山市、科尔沁右翼前旗、突泉县)、通辽市(扎鲁特旗)、赤峰市(克什克腾旗、阿鲁科尔沁旗、巴林右旗、翁牛特旗、喀喇沁旗、宁城县)、锡林郭勒盟(东乌珠穆沁旗、西乌珠穆沁旗)。

| **资源情况** | 野生资源一般。药材来源于野生。

| **采收加工** | 春、秋季采挖,除去须根,洗后趁鲜刮去粗皮,洗净,干燥。

| **功能主治** | 甘,微寒。归肺、胃经。润肺化痰,止咳。用于肺燥咳嗽。

| **用法用量** | 内服煎汤,9 ~ 15 g。

| **附　注** | 本种的根被蒙古族作"南沙参"药用。

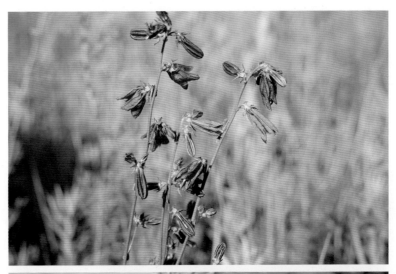

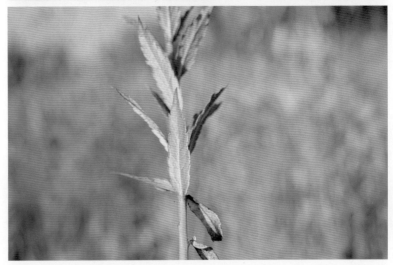

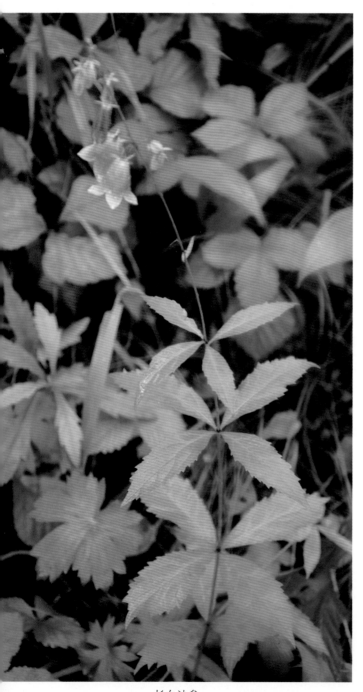

长白沙参

桔梗科 Campanulaceae 沙参属 Adenophora

长白沙参

Adenophora pereskiifolia (Fisch. ex Roem. et Schult.) G. Don

| 植物别名 |

阔叶沙参。

| 蒙 文 名 |

乌日图 – 那布其图 – 洪胡 – 其其格。

| 药 材 名 |

长白沙参（药用部位：根）。

| 形态特征 |

多年生草本，高 70 ～ 100 cm。茎直立，单一，被柔毛。叶大部分 3 ～ 5 轮生，少部分对生或互生，菱状倒卵形或狭倒卵形，长 3 ～ 7 cm，宽 1.5 ～ 3.5 cm，边缘具疏锯齿或牙齿，先端锐尖，基部楔形，上面绿色，下面淡绿色，近无毛或被稀疏短柔毛，沿脉毛较密。圆锥花序，分枝互生；花萼无毛，裂片 5，披针形，长 4 ～ 5 mm，宽 1.5 ～ 2 mm，全缘；花冠蓝紫色，宽钟状，长约 1.5 cm，5 浅裂；雄蕊 5，长约 8 mm，花药条形，长约 3.5 mm，黄色，花丝下部加宽，边缘密生柔毛；花盘环状至短筒状，长 0.5 ～ 1.5 mm；花柱略长于花冠或近等长。花期 7 ～ 8 月，果期 8 ～ 9 月。

| **生境分布** | 生于海拔1 000 m以下的林缘、林下草地或草甸中。分布于内蒙古呼伦贝尔市（额尔古纳市、根河市、鄂伦春自治旗、牙克石市）、兴安盟（科尔沁右翼前旗、阿尔山市）、锡林郭勒盟（东乌珠穆沁旗）、赤峰市（阿鲁科尔沁旗、巴林右旗、克什克腾旗）。 |

| **资源情况** | 野生资源较少。药材来源于野生。 |

| **采收加工** | 春、秋季采挖，除去须根，洗后趁鲜刮去粗皮，洗净，干燥。 |

| **功能主治** | 甘，微寒。归肺、胃经。清热养阴，润肺化痰，益胃生津。用于阴虚咳嗽，喉痹，津伤，口渴。 |

| **用法用量** | 内服煎汤，9 ~ 15 g。 |

| **附　注** | 本种的根在内蒙古混作"南沙参"药用。 |

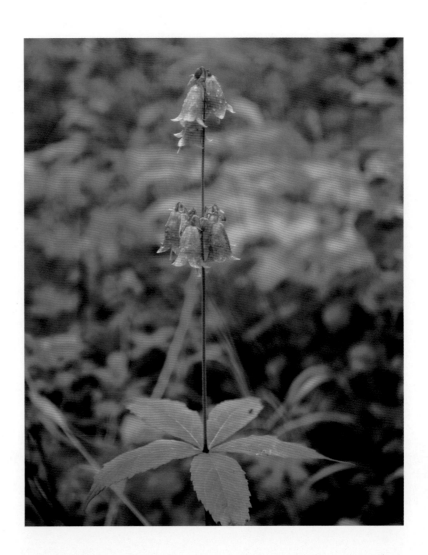

桔梗科 Campanulaceae 沙参属 Adenophora

展枝沙参

Adenophora divaricata Franch. et Sav.

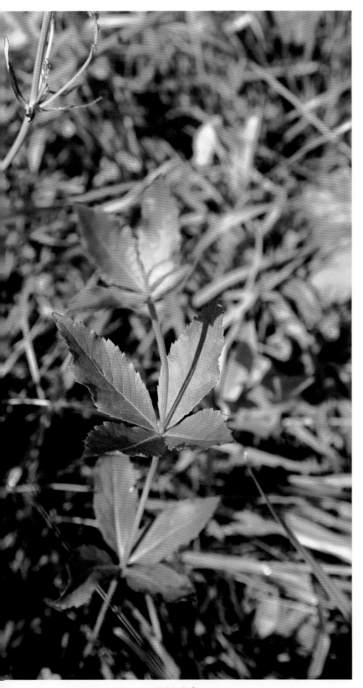

展枝沙参

| 蒙 文 名 |

萨日伯格日 – 洪胡 – 其其格。

| 药 材 名 |

展枝沙参（药用部位：根）。

| 形态特征 |

多年生草本，高约 50 cm。茎直立，单一，无毛或有疏柔毛，上部花序分枝。基生叶早枯；茎生叶 3 ~ 4 轮生，菱状卵形或狭卵形，长 4 ~ 7 cm，宽 2 ~ 4 cm，先端锐尖至渐尖，基部楔形，边缘有锯齿，两面近无毛或被疏柔毛；无柄。圆锥花序塔形，花序分枝部分轮生或全部轮生，常开展，无毛；花下垂；花萼无毛，裂片 5，披针形，长 3 ~ 6 mm，全缘；花冠蓝紫色，钟状，长达 1.5 cm，5 浅裂；雄蕊 5；花盘短筒状，长约 2 mm，宽约 1 mm；花柱与花冠近等长。花期 8 ~ 9 月，果期 9 ~ 10 月。

| 生境分布 |

生于山地草甸或林缘。分布于内蒙古呼伦贝尔市（根河市、牙克石市、鄂伦春自治旗、扎兰屯市）、兴安盟（科尔沁右翼前旗）、通辽市（奈曼旗）、赤峰市（阿鲁科尔沁

旗、克什克腾旗、喀喇沁旗、翁牛特旗、宁城县、敖汉旗）。

| **资源情况** | 野生资源较少。药材来源于野生。

| **采收加工** | 春、秋季采挖，除去须根，洗后趁鲜刮去粗皮，洗净，干燥。

| **功能主治** | 甘，微寒。归肺、胃经。清热润肺，止咳化痰，益胃生津。用于肺热咳嗽，热病口干，食欲不振。

| **用法用量** | 内服煎汤，9 ~ 15 g。

| **附　注** | 本种的根被蒙古族作"南沙参"药用。

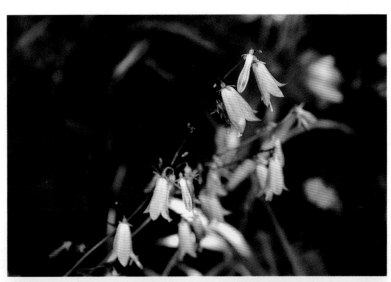

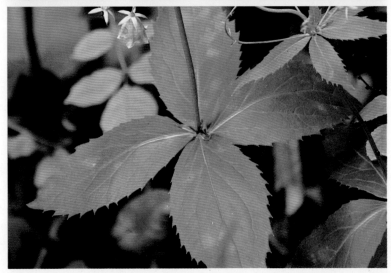

桔梗科 Campanulaceae 沙参属 Adenophora

北方沙参 *Adenophora borealis* Hong et Zhao Ye-zhi

| 蒙 文 名 | 奥木日阿特 – 洪胡 – 其其格。

| 药 材 名 | 南沙参（药用部位：根）。

| 形态特征 | 多年生草本。根胡萝卜状，茎基极短。茎单生，极少 2 枝同生于 1 茎基上，直立，高 30 ~ 70 cm，不分枝，通常完全无毛，极少疏生短硬毛或柔毛。茎生叶的着生方式多变，有的大部分轮生，有的少数轮生而大部分互生，也有的对生兼有互生，无柄。叶片椭圆形、狭椭圆形至条形，基部楔形，先端急尖至短渐尖，长 3 ~ 5（ ~ 10）cm，宽 0.2 ~ 1.5（ ~ 2）cm，通常两面无毛，极少两面疏生白色细硬毛，边缘具锯齿或细长锯齿。花序圆锥状，花序分枝短而互生；花梗长不足 1 cm；花萼无毛，筒部倒卵状圆锥形，裂片披针形，长 3 ~ 4.5 mm，宽 1 ~ 1.5 mm；花冠蓝色、紫色或蓝紫色，钟状，

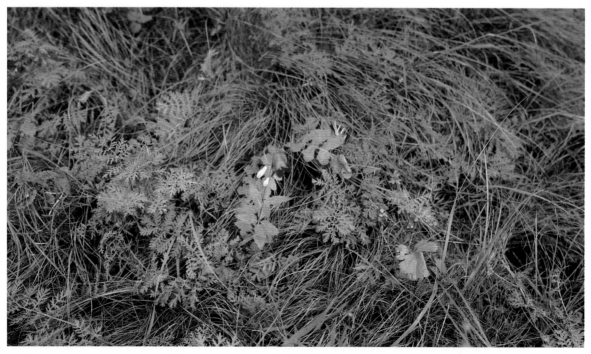

北方沙参

长 1.5 ~ 2 cm；花盘筒状，长 1.5 ~ 2 mm；花柱稍短于花冠。果实未见。花期 8 ~ 9 月。

| **生境分布** | 生于海拔 1 500 ~ 1 800 m 的林缘或沟谷草甸。分布于内蒙古赤峰市（阿鲁科尔沁旗、克什克腾旗、巴林左旗、巴林右旗、喀喇沁旗、敖汉旗）、锡林郭勒盟（锡林浩特市、正蓝旗、太仆寺旗、西乌珠穆沁旗）、乌兰察布市、呼和浩特市。

| **资源情况** | 野生资源一般。药材来源于野生。

| **采收加工** | 春、秋季采挖，除去须根，洗后趁鲜刮去粗皮，洗净，干燥。

| **功能主治** | 甘，微寒。归肺、胃经。养阴清肺，益胃生津，化痰，益气。用于肺热燥咳，阴虚劳嗽，干咳痰黏，胃阴不足，食少呕吐，气阴不足，烦热口干。

| **用法用量** | 内服煎汤，9 ~ 15 g。

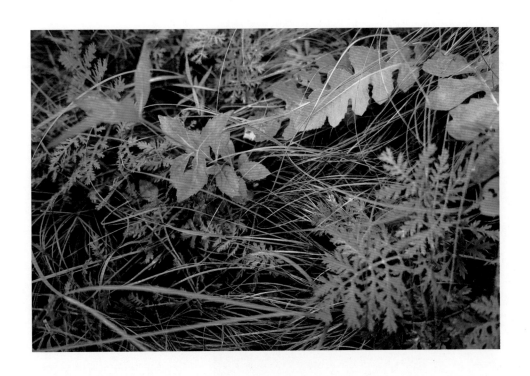

桔梗科 Campanulaceae 沙参属 Adenophora

长柱沙参
Adenophora stenanthina (Ledeb.) Kitagawa

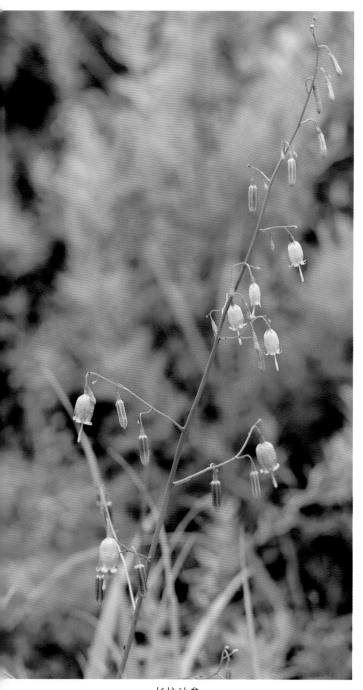

长柱沙参

| 植物别名 |

锡林沙参。

| 蒙 文 名 |

乌日图－套告日朝格图－哄胡－其其格。

| 药 材 名 |

长柱沙参（药用部位：根）。

| 形态特征 |

茎常数枝丛生，高 40～120 cm，有时上部有分枝，通常被倒生糙毛。基生叶心形，边缘有深而不规则的锯齿；茎生叶丝条状至宽椭圆形或卵形，长 2～10 cm，宽 1～20 mm，全缘或边缘有疏离的刺状尖齿，通常两面被糙毛。花序无分枝，因而呈假总状花序或有分枝而集成圆锥花序；花萼无毛，筒部倒卵状或倒卵状矩圆形，裂片钻状三角形至钻形，长 1.5～5（～7）mm，全缘或偶有小齿；花冠细，近筒状或筒状钟形，5 浅裂，长 10～17 mm，直径 5～8 mm，浅蓝色、蓝色、蓝紫色或紫色；雄蕊与花冠近等长；花盘细筒状，长 4～7 mm，完全无毛或有柔毛；花柱长 20～22 mm。蒴果椭圆状，长 7～9 mm，直径 3～5 mm。花期 8～9 月。

| 生境分布 | 生于山地草甸草原、沟谷草甸、灌丛、石质丘陵、草原或沙丘上。分布于内蒙古呼伦贝尔市（额尔古纳市、陈巴尔虎旗、海拉尔区、鄂温克族自治旗、新巴尔虎左旗、新巴尔虎右旗、扎赉诺尔区）、兴安盟（科尔沁右翼前旗、科尔沁右翼中旗、突泉县）、通辽市（霍林郭勒市）、赤峰市（阿鲁科尔沁旗、克什克腾旗、巴林右旗、敖汉旗）、锡林郭勒盟（东乌珠穆沁旗、西乌珠穆沁旗、锡林浩特市、阿巴嘎旗、正蓝旗）、乌兰察布市（兴和县）、呼和浩特市（清水河县）、包头市（达尔罕茂明安联合旗）、巴彦淖尔市（乌拉特中旗）、鄂尔多斯市（准格尔旗）、阿拉善盟。 |

| 资源情况 | 野生资源一般。药材来源于野生。 |

| 采收加工 | 春、秋季采挖，除去须根，洗后趁鲜刮去粗皮，洗净，干燥。 |

| 功能主治 | 甘，微寒。归肺、胃经。清热养阴，止咳，生津。用于阴虚，肺燥咳嗽。 |

| 用法用量 | 内服煎汤，9 ~ 15 g。 |

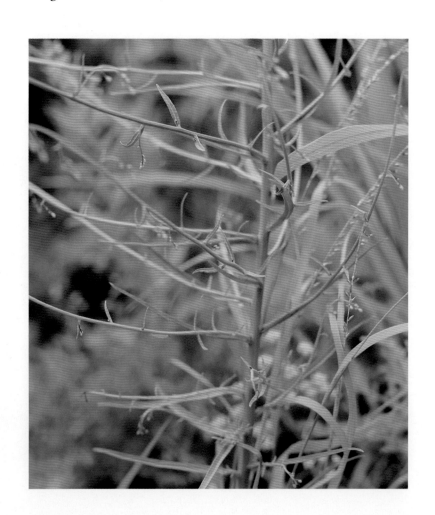

皱叶沙参

Adenophora stenanthina (Ledeb.) Kitagawa var. *crispate* (Korsh.) Y. Z. Zhao

| 蒙 文 名 | 乌日其格日 – 洪胡 – 其其格。

| 药 材 名 | 南沙参（药用部位：根）。

| 形态特征 | 多年生草本。茎直立，有时数条丛生，高 30 ~ 80 cm，密生极短糙毛。叶披针形至卵形，长 1.2 ~ 4 cm，宽 5 ~ 15 mm，边缘具深而尖锐的皱波状齿。两面被极短糙毛，无柄。圆锥花序顶生，多分枝，无毛；花下垂；花萼无毛，裂片 5，钻形，长 1.5 ~ 2.5 mm；花冠蓝紫色，筒状坛形，长 1 ~ 1.3 cm，直径 5 ~ 8 mm，无毛，5 浅裂，裂片下部略收缢；雄蕊与花冠近等长；花盘长筒状，长 5 mm 以上，无毛或具柔毛；花柱明显超出花冠约 1 倍，长 1.5 ~ 2 cm，柱头 3 裂。花期 7 ~ 9 月，果期 7 ~ 10 月。

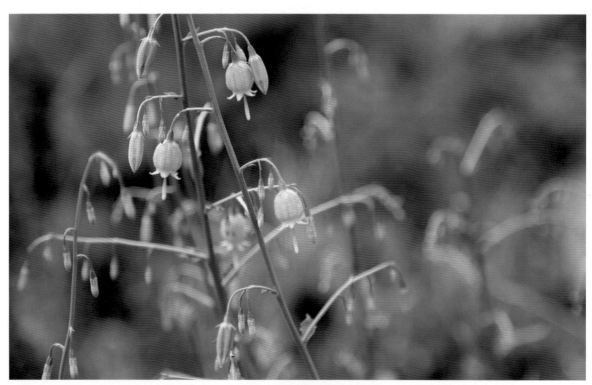

皱叶沙参

| 生境分布 |

生于森林带和森林草原带的山坡草地、沟谷、撂荒地。分布于内蒙古呼伦贝尔市（满洲里市、海拉尔区、新巴尔虎左旗）、赤峰市（阿鲁科尔沁旗、巴林右旗、克什克腾旗、翁牛特旗）、锡林郭勒盟（东乌珠穆沁旗、西乌珠穆沁旗、锡林浩特市、苏尼特左旗、正蓝旗、镶黄旗）、乌兰察布市（四子王旗、凉城县）、呼和浩特市（新城区）、鄂尔多斯市（准格尔旗）、阿拉善盟。

| 资源情况 |

野生资源一般。药材来源于野生。

| 采收加工 |

春、秋季采挖，除去须根，洗后趁鲜刮去粗皮，洗净，干燥。

| 功能主治 |

甘，微寒。归肺、胃经。养阴清肺，益胃生津，化痰，益气。用于肺热燥咳，阴虚劳嗽，干咳痰黏，胃阴不足，食少呕吐，气阴不足，烦热口干。

| 用法用量 |

内服煎汤，9 ~ 15 g。

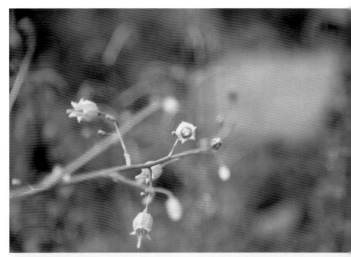

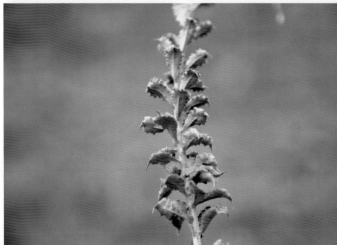

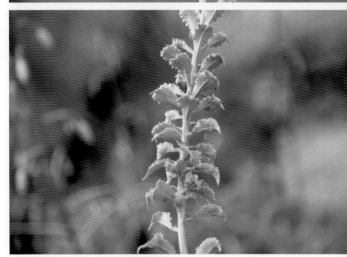

桔梗科 Campanulaceae 沙参属 Adenophora

丘沙参

Adenophora stenanthina (Ledeb.) Kitag. var. *collina* (Kitag.) Y. Z. Zhao

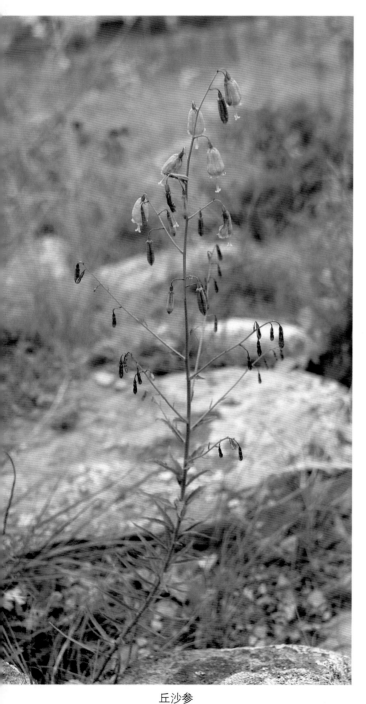

丘沙参

| 蒙 文 名 |

道布音 – 哄呼 – 其其格。

| 药 材 名 |

中药 南沙参（药用部位：根）。
蒙药 哄呼 – 其其格（药用部位：根）。

| 形态特征 |

多年生草本。茎直立，有时数条丛生，密生极短的糙毛。基生叶早落；茎生叶互生，多集中于中部，条形至披针形，长 1.5 ～ 2.5 cm，宽 2 ～ 8 mm，边缘具锯齿。圆锥花序顶生，多分枝，无毛；花下垂；花萼无毛，裂片 5，钻形；花冠蓝紫色，筒状坛形，无毛，5 浅裂；雄蕊与花冠近等长；花柱明显超出花冠约 1 倍，柱头 3 裂。花期 7 ～ 9 月，果期 7 ～ 10 月。

| 生境分布 |

生于山坡。旱中生植物。分布于内蒙古赤峰市（克什克腾旗、巴林右旗、翁牛特旗）、乌兰察布市（察哈尔右翼后旗、凉城县）。

| 资源情况 |

野生资源较少。药材来源于野生。

| **采收加工** | **中药** | 南沙参：春、秋季采挖，除去须根，洗后趁鲜刮去粗皮，洗净，干燥。 |

蒙药 哄呼 – 其其格：同"南沙参"。

| **功能主治** | **中药** | 南沙参：养阴清肺，益胃生津，化痰，益气。用于肺热燥咳，阴虚劳嗽，干咳痰黏，胃阴不足，食少呕吐，气阴不足，烦热口干。

蒙药 哄呼 – 其其格：消肿，燥协日乌素。用于红肿，协日乌素病，牛皮癣，关节炎，痛风，游痛症，巴木病，麻风病。

| **用法用量** | **中药** | 南沙参：内服煎汤，9 ~ 15 g。

蒙药 哄呼 – 其其格：多入丸、散剂。

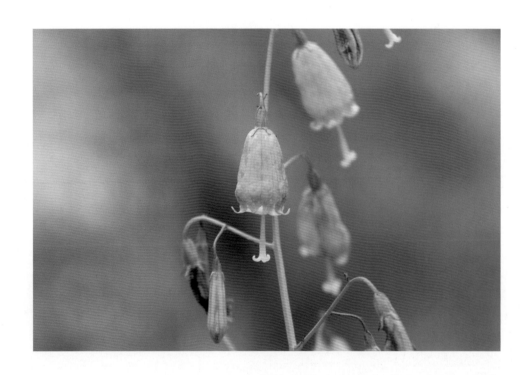

桔梗科 Campanulaceae 沙参属 Adenophora

细叶沙参

Adenophora paniculata Nannf.

| **植物别名** | 兰花参、紫沙参。

| **蒙 文 名** | 宝日 - 洪胡 - 其其格。

| **药 材 名** | 细叶沙参（药用部位：根）。

| **形态特征** | 茎高大，高可达 1.5 m，直径可达 10 mm，无毛或被长硬毛，绿色或
紫色，不分枝。基生叶心形，边缘有不规则锯齿；茎生叶无柄或有
长至 3 cm 的柄，条形至卵状椭圆形，全缘或有锯齿，通常无毛，有
时上面疏生短硬毛，下面疏生长毛，长 5 ~ 17 cm，宽 0.2 ~ 7.5 cm。
花序常为圆锥花序，由多个花序分枝组成，有时花序无分枝，仅数
朵花集成假总状花序；花梗粗壮；花萼无毛，筒部球状，少为卵状

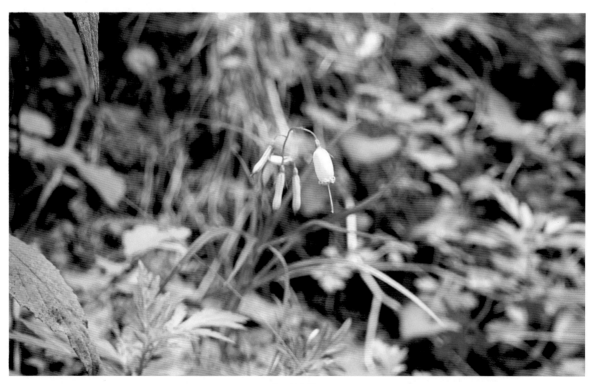

细叶沙参

矩圆形，裂片细长如发，长（2～）3～5（～7）mm，全缘；花冠细小，近筒状，浅蓝色、淡紫色或白色，长 10～14 mm，5 浅裂，裂片反卷；花柱长约 2 cm；花盘细筒状，长 3～3.5（～4）mm，无毛或上端有疏毛。蒴果卵状至卵状矩圆形，长 7～9 mm，直径 3～5 mm；种子椭圆状，棕黄色，长约 1 mm。花期 6～9 月，果期 8～10 月。

| **生境分布** | 生于海拔 1 100～2 800 m 的山坡草地。分布于内蒙古兴安盟（突泉县）、通辽市（霍林郭勒市）、赤峰市（阿鲁科尔沁旗、敖汉旗、松山区、红山区）、锡林郭勒盟（锡林浩特市）、乌兰察布市（兴和县）、呼和浩特市。

| **资源情况** | 野生资源一般。药材来源于野生。

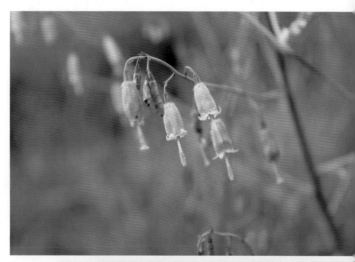

| **采收加工** | 春、秋季采挖，除去须根，洗后趁鲜刮去粗皮，洗净，干燥。

| **功能主治** | 甘，微寒。归肺、胃经。清热养阴，润肺化痰，益胃生津。用于急、慢性支气管炎，阴虚咳嗽，喉痹，津伤，口渴。

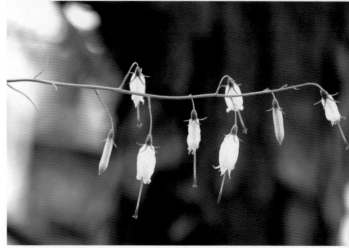

| **用法用量** | 内服煎汤，9～15 g。

| **附　　注** | （1）本种的根被蒙古族作"南沙参"药用。
（2）在 FOC 中，本种的拉丁学名被修订为 *Adenophora capillaris* subsp. *paniculate* (Nannfeldt) D. Y. Hong & S. Ge。

桔梗科 Campanulaceae 沙参属 Adenophora

齿叶紫沙参

Adenophora paniculata Nannf. var. *dentata* Y. Z. Zhao

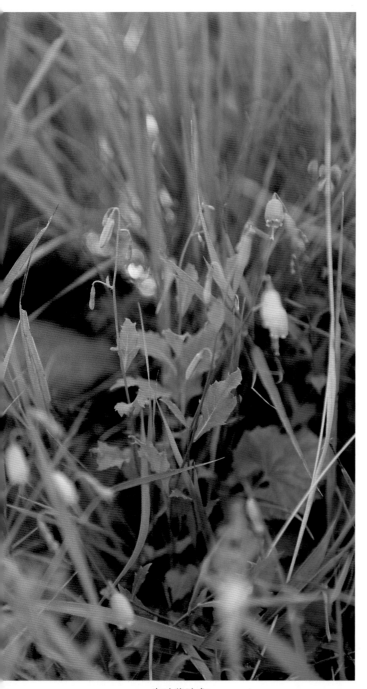

齿叶紫沙参

| 蒙 文 名 |

色吉古日特 – 哄呼 – 其其格。

| 药 材 名 |

中药 南沙参（药用部位：根）。
蒙药 哄呼 – 其其格（药用部位：根）。

| 形态特征 |

多年生草本。茎直立，粗壮，绿色或紫色，不分枝。基生叶心形，边缘有不规则锯齿；茎生叶菱状狭卵形或菱状披针形，边缘具不规则锯齿。圆锥花序顶生，多分枝；花萼无毛，裂片 5，丝状钻形或近丝形；花冠口部收缩，筒状坛形，蓝紫色、淡蓝紫色或白色；雄蕊多少露出花冠，花丝基部加宽，密被柔毛；花盘圆筒状，无毛或被毛；花柱明显伸出花冠。蒴果卵形至卵状矩圆形；种子椭圆形，棕黄色。花期 7 ~ 9 月，果期 9 月。

| 生境分布 |

生于山地林缘、沟谷草甸。分布于内蒙古赤峰市（喀喇沁旗）、锡林郭勒盟（锡林浩特市）、呼和浩特市。

| **资源情况** | 野生资源较少。药材来源于野生。

| **采收加工** | **中药** 南沙参：春、秋季采挖，除去须根，洗后趁鲜刮去粗皮，洗净，干燥。
蒙药 哄呼 – 其其格：同"南沙参"。

| **功能主治** | **中药** 南沙参：养阴清肺，益胃生津，化痰，益气。用于肺热燥咳，阴虚劳嗽，干咳痰黏，胃阴不足，食少呕吐，气阴不足，烦热口干。
蒙药 哄呼 – 其其格：消肿，燥协日乌素。用于红肿，协日乌素病，牛皮癣，关节炎，痛风，游痛症，巴木病，麻风病。

| **用法用量** | **中药** 南沙参：内服煎汤，9 ~ 15 g。
蒙药 哄呼 – 其其格：多入丸、散剂。

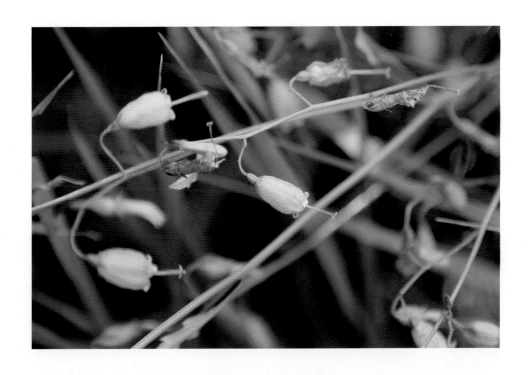

桔梗科 Campanulaceae 沙参属 Adenophora

有柄紫沙参 Adenophora paniculata Nannf. var. petiolata Y. Z. Zhao

| 蒙 文 名 | 巴日古乐图－哄呼－其其格。

| 药 材 名 | 南沙参（药用部位：根）。

| 形态特征 | 多年生草本。茎直立，高 60 ~ 120 cm，粗壮，绿色或紫色，不分枝，无毛或近无毛。基生叶心形，有柄，叶片菱状狭卵形，边缘有不规则锯齿；茎生叶互生，条形或披针状条形，全缘或极少具疏齿，两面疏生短毛或近无毛。圆锥花序顶生，多分枝，无毛或近无毛；花萼无毛，裂片 5，丝状钻形或近丝形；花冠口部收缢，筒状坛形，蓝紫色、淡蓝紫色或白色，无毛，5 浅裂；花丝基部加宽，密被柔毛；花盘圆筒状；花柱明显伸出花冠。蒴果卵形至卵状矩圆形；种子椭圆形，棕黄色。花期 7 ~ 9 月，果期 9 月。

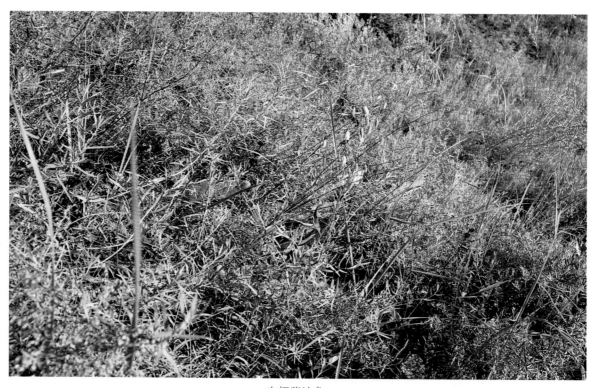

有柄紫沙参

| **生境分布** | 生于山地林缘。分布于内蒙古乌兰察布市（兴和县、凉城县）、呼和浩特市。

| **资源情况** | 野生资源较少。药材来源于野生。

| **采收加工** | 春、秋季采挖，除去须根，洗后趁鲜刮去粗皮，洗净，干燥。

| **功能主治** | 养阴清肺，益胃生津，化痰，益气。用于肺热燥咳，阴虚劳嗽，干咳痰黏，胃阴不足，食少呕吐，气阴不足，烦热口干。

| **用法用量** | 内服煎汤，9 ~ 15 g。

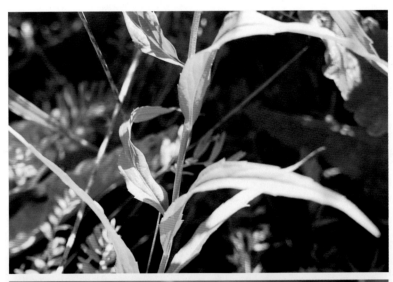

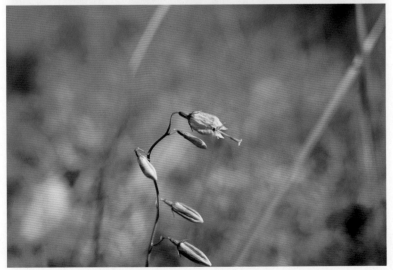

桔梗科 Campanulaceae 沙参属 Adenophora

轮叶沙参
Adenophora tetraphylla (Thunb.) Fisch.

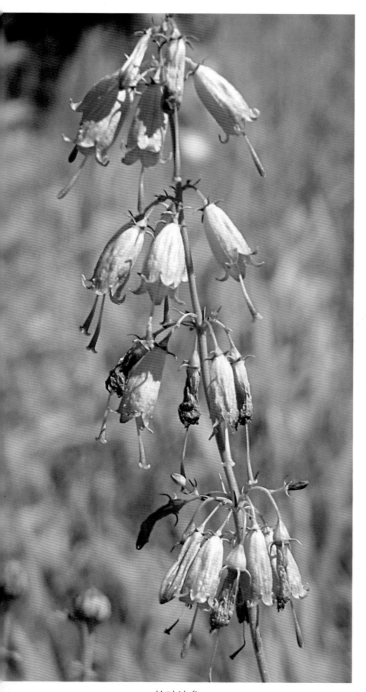

轮叶沙参

| 植物别名 |

四叶沙参、泡参、南沙参。

| 蒙 文 名 |

塔林－洪胡－其其格。

| 药 材 名 |

中药 南沙参（药用部位：根）。
蒙药 洪胡－其其格（药用部位：根）。

| 形态特征 |

茎高大，可达1.5 m，不分枝，多无毛，少有毛。茎生叶3～6轮生，无柄或有不明显的叶柄，叶片卵圆形至条状披针形，长2～14 cm，边缘有锯齿，两面疏生短柔毛。花序狭圆锥状，花序分枝（聚伞花序）大多轮生，细长或很短，生数朵花或单花；花萼无毛，筒部倒圆锥状，裂片钻状，长1～2.5（～4）mm，全缘；花冠筒状细钟形，口部稍缢缩，蓝色、蓝紫色，长7～11 mm，裂片短，三角形，长2 mm；花盘细管状，长2～4 mm；花柱长约20 mm。蒴果球状圆锥形或卵圆状圆锥形，长5～7 mm，直径4～5 mm；种子黄棕色，矩圆状圆锥形，稍扁，有1棱，并由棱扩展成1白带，长1 mm。花期7～9月。

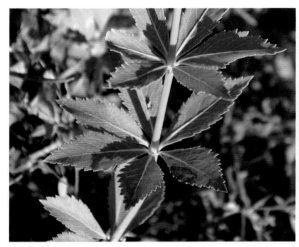

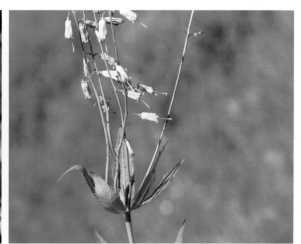

| 生境分布 | 生于河滩草甸、山地林缘、固定沙丘间草甸。分布于内蒙古呼伦贝尔市（额尔古纳市、牙克石市、鄂伦春自治旗、阿荣旗、陈巴尔虎旗、海拉尔区）、兴安盟（突泉县、科尔沁右翼前旗、科尔沁右翼中旗、扎赉特旗）、通辽市（科尔沁左翼后旗）、赤峰市（阿鲁科尔沁旗、巴林右旗、翁牛特旗、敖汉旗、喀喇沁旗、宁城县）、锡林郭勒盟（东乌珠穆沁旗、西乌珠穆沁旗、锡林浩特市）。 |

| 资源情况 | 野生资源一般。药材主要来源于栽培。 |

| 采收加工 | 春、秋季采挖，除去须根，洗后趁鲜刮去粗皮，洗净，干燥。 |

| 药材性状 | 本品呈圆锥形或圆柱形，略弯曲，长 7 ~ 27 cm，直径 0.8 ~ 3 cm。表面黄白色或淡棕黄色，凹陷处常有残留粗皮，上部多有深陷横纹，呈断续的环状，下部有纵纹和纵沟。先端具 1 或 2 根茎。体轻，质松泡，易折断，断面不平坦，黄白色，多裂隙。气微，味微甘。 |

| 功能主治 | **中药** 南沙参：甘，微寒。归肺、胃经。养阴清肺，益胃生津，化痰，益气。用于肺热燥咳，阴虚劳嗽，干咳痰黏，胃阴不足，食少呕吐，气阴不足，烦热口干。
蒙药 洪胡－其其格：苦、辛、涩，凉，锐、软。燥协日乌素，消肿，舒筋。用于木病，陶赖，赫如虎，关节协日乌素病，黏性肿疮，牛皮癣。 |

| 用法用量 | **中药** 南沙参：内服煎汤，9 ~ 15 g。
蒙药 洪胡－其其格：内服煮散剂，3 ~ 5 g；或入丸、散剂。 |

| 附　注 | 本种为 2020 年版《中国药典》收载的"南沙参"药材的基原。 |

桔梗科 Campanulaceae 半边莲属 Lobelia

山梗菜 *Lobelia sessilifolia* Lamb.

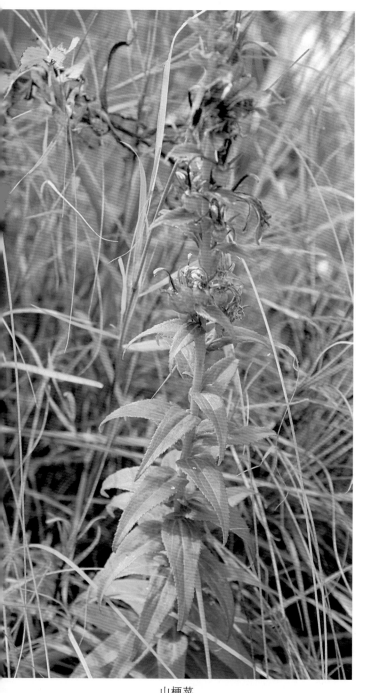

山梗菜

| 植物别名 |

大种半边莲、半边莲、水苋菜。

| 蒙 文 名 |

巴日古乐归 – 老毕力。

| 药 材 名 |

山梗菜（药用部位：全草或根）。

| 形态特征 |

多年生草本。根茎直立，生多数须根。茎通常不分枝，无毛。叶螺旋状排列，在茎的中上部较密集，无柄，厚纸质；叶片宽披针形至条状披针形，长 2.5 ~ 5.5（~ 7）cm，宽 3 ~ 16 mm，边缘有细锯齿，先端渐尖，两面无毛。总状花序顶生；苞片叶状，窄披针形，比花短；萼筒杯状钟形，无毛，裂片三角状披针形，全缘，无毛；花冠蓝紫色，近二唇形，外面无毛，内面生长柔毛，上唇2 裂片长匙形，长于花冠筒，上升，下唇裂片椭圆形，长约 1.5 cm，宽 4 ~ 5 mm，约与花冠筒等长，裂片边缘密生睫毛；雄蕊在基部以上连合成筒，花药接合线上密生柔毛，仅下方 2 花药先端生笔毛状髯毛。蒴果倒卵状，长 8 ~ 10 mm，宽 5 ~ 7 mm。种子近半

圆状，一边厚，一边薄，棕红色，长约 1.5 mm，表面光滑。花果期 7 ～ 9 月。

| 生境分布 | 生于山坡湿草地。分布于内蒙古呼伦贝尔市（牙克石市、鄂伦春自治旗、莫力达瓦达斡尔族自治旗、扎兰屯市）、通辽市（科尔沁左翼后旗）。

| 资源情况 | 野生资源较少。药材来源于野生。

| 采收加工 | 夏、秋季采收，洗净，鲜用或晒干。

| 药材性状 | 本品根茎较粗壮，具多数白色细须根。茎直立。单叶互生，披针形，边缘具细锯齿。总状花序生于茎先端，花萼钟状 5 裂；花冠深蓝色，近二唇形，上唇 2 全裂，下唇 3 裂，裂片长圆形，边缘密生白色缘毛。有时可见小蒴果。气微，味微苦。

| 功能主治 | 辛，平；有小毒。归肺、肾经。宣肺化痰，清热解毒，利尿消肿。用于支气管炎，肝硬化腹水，水肿；外用于毒蛇咬伤，蜂蜇伤，痈肿疔疮。

| 用法用量 | 内服煎汤，10 ～ 15 g，鲜品 15 ～ 30 g；或捣汁饮。外用适量，鲜品捣敷。

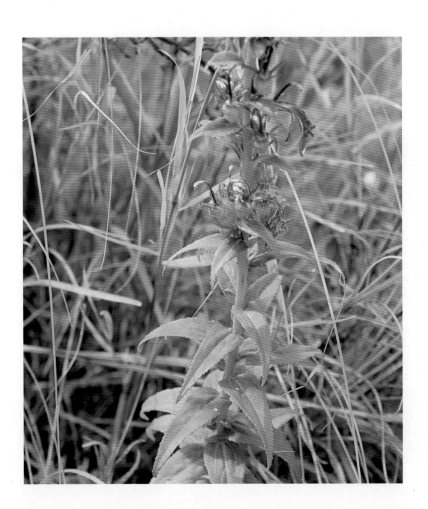

菊科 Compositae 泽兰属 Eupatorium

林泽兰 *Eupatorium lindleyanum DC.*

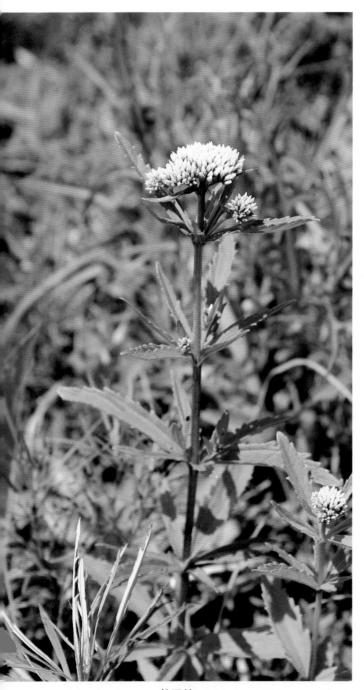

林泽兰

| 植物别名 |

轮叶泽兰、尖佩兰、佩兰。

| 蒙 文 名 |

乌苏力格－尼日爱汗－其其格。

| 药 材 名 |

野马追（药用部位：地上部分）。

| 形态特征 |

多年生草本，植株高 30 ~ 60 cm。茎直立，
通常单一，具纵沟棱，密被或疏被皱曲的柔
毛。叶对生，茎下部叶较小，花期凋落；中
部叶与上部叶条状披针形、披针形至卵状披
针形，长 3 ~ 8 cm，宽 1 ~ 2 cm，边缘有
不规则的疏锯齿，上面常被短糙硬毛，下面
被长柔毛和腺点；有时中部叶及上部叶 3 全
裂或 3 深裂为 3 小叶状，而呈 6 叶轮状排列，
中裂片较大，侧裂片较小。头状花序的总苞
钟状，长 5 ~ 6 mm，宽 2 ~ 3 mm，总苞片
10 ~ 12，无毛，淡绿色或带紫色，边缘膜
质，外层者较小，卵状披针形或长椭圆形，
内层者矩圆状披针形，先端钝或尖；每花
序具 5 小花，花冠管状，淡紫色，有时白色，
长约 4 mm。瘦果长约 2 mm，黑色或暗褐色，

有腺点；冠毛 1 层，白色，长约 4 mm。花果期 7 ~ 9 月。

| **生境分布** | 生于海拔 200 ~ 2 600 m 的河滩草甸或沟谷中。分布于内蒙古呼伦贝尔市（牙克石市）、兴安盟（科尔沁右翼前旗、科尔沁右翼中旗、突泉县、扎赉特旗）、通辽市（扎鲁特旗、科尔沁左翼后旗）、赤峰市（阿鲁科尔沁旗、巴林右旗、巴林左旗、翁牛特旗、喀喇沁旗、敖汉旗）。

| **资源情况** | 野生资源一般。药材来源于野生。

| **采收加工** | 秋季花初开时采割，晒干。

| **药材性状** | 本品茎呈圆柱形，长 30 ~ 90 cm，直径 0.2 ~ 0.5 cm；表面黄绿色或紫褐色，有纵棱，密被灰白色茸毛；质硬，易折断，断面纤维性，髓部白色。叶对生，无柄；叶片多皱缩，展平后叶片 3 全裂，似轮生，裂片条状披针形，中间裂片较长；先端钝圆，边缘具疏锯齿，上表面绿褐色，下表面黄绿色，两面被毛，有腺点。头状花序顶生。气微，味苦、涩。

| **功能主治** | 苦，平。归肺经。化痰止咳平喘。用于痰多咳嗽气喘。

| **用法用量** | 内服煎汤，30 ~ 60 g。

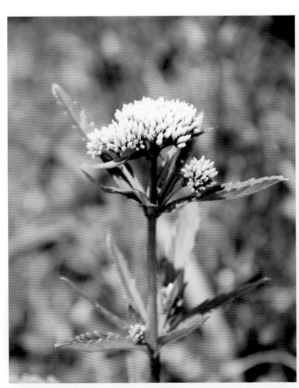
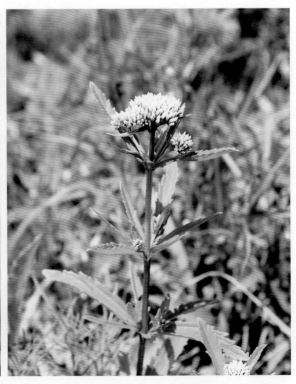

菊科 Compositae 一枝黄花属 Solidago

兴安一枝黄花
Solidago dahurica (Kitagawa) Kitagawa ex Juzepczuk

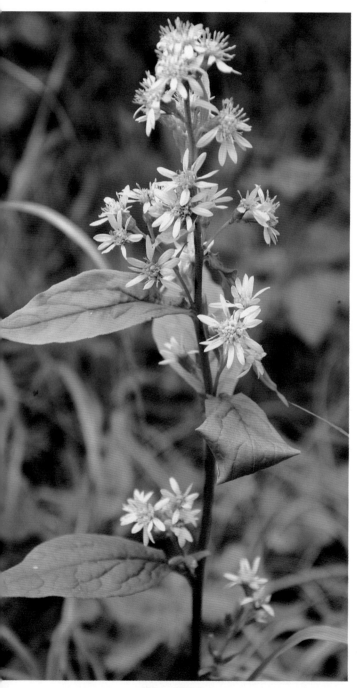

兴安一枝黄花

| 蒙 文 名 |

兴安－阿拉塔日干那。

| 药 材 名 |

一枝黄花（药用部位：全草）。

| 形态特征 |

多年生草本，植株高 30 ～ 100 cm。根茎粗壮，褐色。茎直立，单一，通常有红紫色纵条棱，下部光滑或近无毛，上部疏被短柔毛。基生叶与茎下部叶宽椭圆状披针形、椭圆状披针形、矩圆形或卵形，长 5 ～ 14 cm，宽 2 ～ 5 cm，先端渐尖或锐尖，有时钝，基部楔形，并下延成有翅的长柄，叶柄长 5 ～ 15 cm，边缘有锯齿，有时近全缘，两面叶脉及边缘疏被短硬毛；茎中部及上部叶渐小，椭圆状披针形、矩圆状披针形、宽披针形或披针形，先端渐尖，基部楔形，边缘有锯齿或全缘，具短柄或近无柄。头状花序排列成总状或圆锥状，具细梗，密被短毛；总苞钟状，长 6 ～ 8 mm，直径约 5 mm，总苞片 4 ～ 6 层，中肋明显，边缘膜质，有缘毛，外层苞片卵形，长 2 ～ 3 mm，内层苞片矩圆状披针形，长 5 ～ 6 mm，先端锐尖或钝；舌状花长约 1 cm；管状花长 3.5 ～

6 mm。瘦果长约 2 mm，中部以上或仅先端疏被微毛，有时无毛；冠毛白色，长约 4 mm。花果期 7 ～ 9 月。

| **生境分布** | 生于山地林缘、草甸、灌丛或路旁。分布于内蒙古呼伦贝尔盟（大兴安岭）、兴安盟（科尔沁右翼前旗）、赤峰市（克什克腾旗）、锡林郭勒盟（东乌珠穆沁旗）、乌兰察布盟（凉城县）。

| **资源情况** | 野生资源较少。药材来源于野生。

| **采收加工** | 夏、秋季采收，洗净，鲜用或晒干。

| **功能主治** | 疏风泻热，解毒消肿。用于风热感冒头痛，咽喉肿痛，肺热咳嗽，黄疸，泄泻，热淋，痈肿疮疖，毒蛇咬伤。

| **用法用量** | 内服煎汤，9 ～ 15 g。外用适量，鲜品捣敷；或煎汤取浓汁洗。

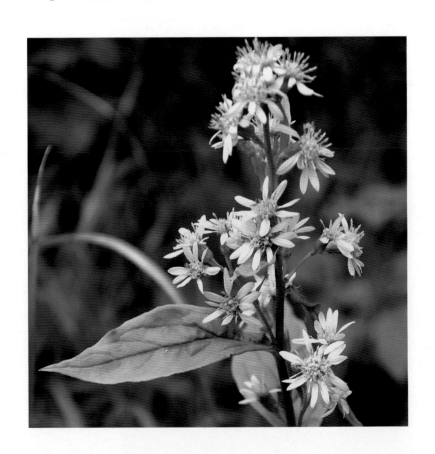

菊科 Compositae 马兰属 Kalimeris

全叶马兰
Kalimeris integrifolia Turcz. ex DC.

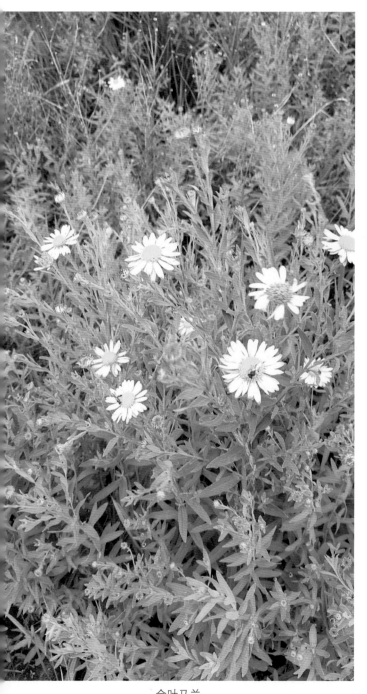

全叶马兰

| 植物别名 |

野粉团花、全叶鸡儿肠。

| 蒙 文 名 |

那林 – 车莫车格日 – 其其格。

| 药 材 名 |

全叶马兰（药用部位：全草）。

| 形态特征 |

多年生草本，高 50 ~ 120 cm。茎直立，帚状分枝。叶密，互生，条状披针形或倒披针形，长 1.5 ~ 4 cm，宽 3 ~ 6 mm，先端钝或尖，基部渐狭，无叶柄，全缘，两面密被粉状短绒毛。头状花序单生于枝顶，排成疏伞房状，直径 1 ~ 2 cm；总苞片 3 层，上部草质，有短粗毛及腺点；舌状花 1 层，舌片淡紫色，长 6 ~ 11 mm，宽 1 ~ 2 mm；筒状花长约 3 mm。瘦果倒卵形，长约 2 mm，浅褐色，扁平，有浅色边肋，或一面有三棱形肋，上部有短毛及腺；冠毛褐色，长 0.3 ~ 0.5 mm，不等长，易脱落。

| 生境分布 |

生于山地、林缘、草甸草原、河岸、砂质草

地、固定沙丘或路旁等处。分布于内蒙古呼伦贝尔市（扎兰屯市、额尔古纳市、根河市、牙克石市）、兴安盟（突泉县、科尔沁右翼中旗、科尔沁右翼前旗）、通辽市（科尔沁左翼后旗、扎鲁特旗）、赤峰市（巴林右旗、阿鲁科尔沁旗、敖汉旗、喀喇沁旗、红山区、翁牛特旗、宁城县）、呼和浩特市。

| **资源情况** | 野生资源一般。药材来源于野生。

| **采收加工** | 8 ~ 9 月采收，洗净，晒干。

| **功能主治** | 苦，寒。清热解毒，止咳。用于感冒发热，咳嗽，咽炎。

| **用法用量** | 内服煎汤，10 ~ 15 g。

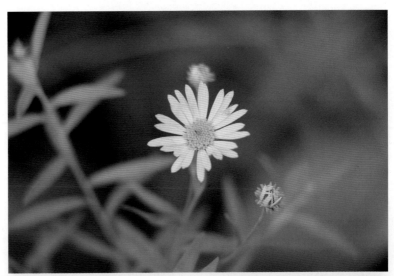

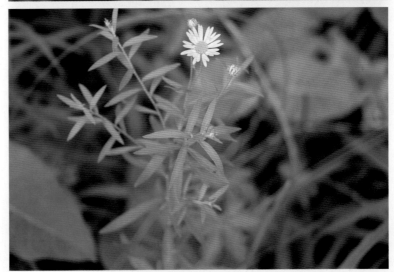

菊科 Compositae 马兰属 Kalimeris

裂叶马兰 *Kalimeris incisa* (Fisch.) DC.

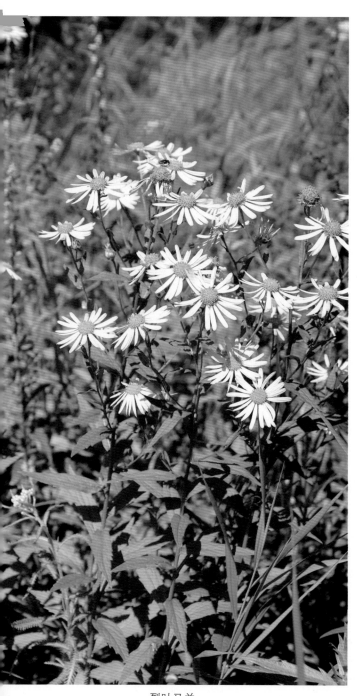

裂叶马兰

| 植物别名 |

北鸡儿肠。

| 蒙 文 名 |

赛哈拉吉。

| 药 材 名 |

裂叶马兰（药用部位：全草）。

| 形态特征 |

植株高 30 ~ 100 cm。根茎长而匍匐。茎直立，具纵沟棱，上部被向上的短硬毛，下部无毛。叶质薄，下部叶与中部叶披针形、矩圆状披针形、椭圆状披针形至宽椭圆形，长2 ~ 10 cm，宽 4 ~ 25（~ 40）mm，边缘有疏的缺刻状牙齿至或浅或深的裂片，裂片条形或披针形，上面有光泽，边缘有糙硬毛，下面沿叶脉疏生糙硬毛，无叶柄；上部叶渐小，条状披针形，全缘，两端渐尖。头状花序直径 2 ~ 3 cm；总苞直径 12 ~ 14 mm，总苞片 3 层，草质，边缘膜质，并具流苏状睫毛，背面被微毛，外层者披针形，长4 ~ 5 mm，先端尖；内层者长椭圆形，长约 6 mm，先端稍钝；舌状花 1 层，舌片淡蓝紫色；管状花有微毛。瘦果倒卵形，长

3 mm，有毛；冠毛长 0.5 ～ 1 mm，不等长，带褐色，易脱落。花果期 8 ～ 9 月。

| 生境分布 | 生于河岸、林内、灌丛间和山地草甸。分布于内蒙古呼伦贝尔市（额尔古纳市、鄂温克族自治旗）、通辽市、赤峰市（喀喇沁旗、宁城县、敖汉旗）。

| 资源情况 | 野生资源较少。药材来源于野生。

| 采收加工 | 夏、秋季采收，洗净，晒干。

| 功能主治 | 辛，凉。清热解毒，利湿，凉血止血。用于感冒发热，咳嗽，咽喉肿痛，肠炎，痢疾，水肿，疮疖肿毒，外伤出血。

| 用法用量 | 内服煎汤，10 ～ 15 g。

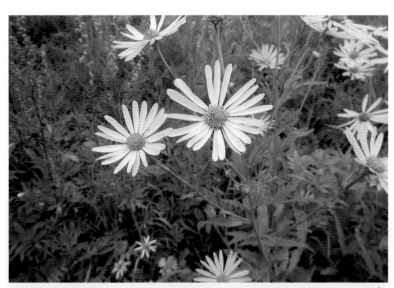

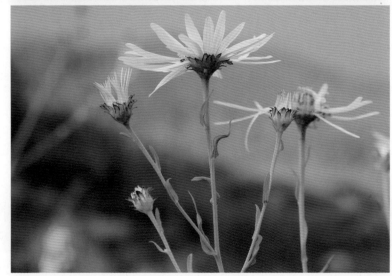

菊科 Compositae 马兰属 Kalimeris

山马兰
Kalimeris lautureana (Debx.) Kitam.

| 植物别名 | 山野粉团花、山鸡儿肠。

| 蒙 文 名 | 阿古拉音 – 车莫车格日 – 其其格。

| 药 材 名 | 山马兰（药用部位：全草）。

| 形态特征 | 多年生草本，高 50 ~ 100 cm。茎直立，上部分枝。叶互生，质厚，披针形或矩圆状披针形，长 3 ~ 4 cm，宽 4 ~ 9 mm，先端渐尖或钝，基部渐狭无柄，全缘或有疏齿或浅裂，常有短粗毛。头状花序直径 2 ~ 2.5 cm，单生于枝顶排成伞房状；总苞直径 10 ~ 12 mm，苞片近革质，边缘膜质，有缲毛；舌状花 1 层，舌片浅紫色；筒状花长 3 ~ 4 mm。瘦果倒卵形，有边肋，长 3 ~ 3.5 mm；冠毛长 0.5 ~ 1 mm。

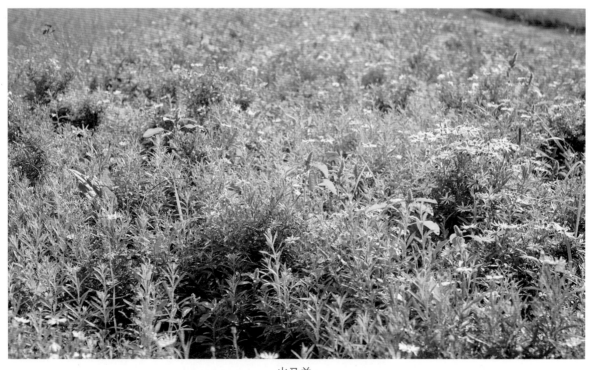

山马兰

| 生境分布 | 生于路边、水沟边、旷野草丛中。分布于内蒙古呼伦贝尔市（根河市）、通辽市、赤峰市（喀喇沁旗、宁城县、敖汉旗）。

| 资源情况 | 野生资源较少。药材来源于野生。

| 采收加工 | 8～9月采收，洗净，鲜用或晒干。

| 功能主治 | 苦，寒。清热解毒，止血。用于感冒发热，咳嗽，急性咽炎，扁桃体炎，传染性肝炎，胃、十二指肠溃疡，疮疖肿毒，乳腺炎，外伤出血。

| 用法用量 | 内服煎汤，10～15g。外用适量，捣敷。

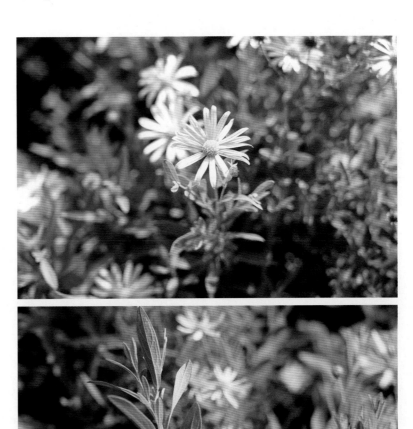

菊科 Compositae 马兰属 Kalimeris

蒙古马兰
Kalimeris mongolica (Franch.) Kitam.

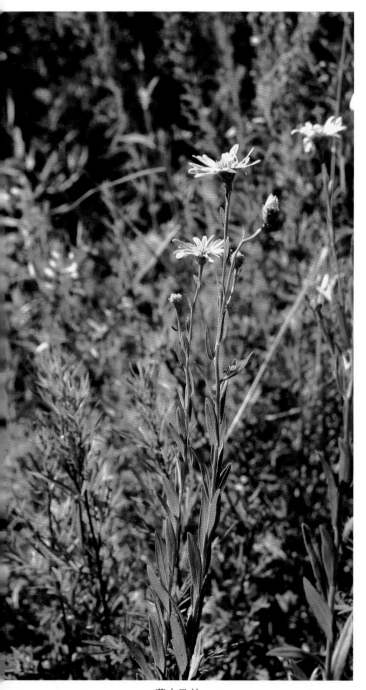

蒙古马兰

| 植物别名 |

蒙古鸡儿肠、北方马兰。

| 蒙 文 名 |

蒙古勒－赛哈拉吉。

| 药 材 名 |

北方马兰（药用部位：全草或根）。

| 形态特征 |

多年生草本。茎直立，有沟纹，被向上的糙伏毛，上部分枝。叶纸质或近膜质，最下部叶花期枯萎；中部及下部叶倒披针形或狭矩圆形，羽状中裂，两面疏生短硬毛或近无毛，边缘具较密的短硬毛；裂片条状矩圆形，先端钝，全缘；上部分枝上的叶条状披针形。头状花序单生于长短不等的分枝先端，直径2.5～3.5 cm；总苞半球形；总苞片3层，覆瓦状排列，无毛，椭圆形至倒卵形，先端钝，有白色或带紫红色的膜质缫状边缘，背面上部绿色；舌状花淡蓝紫色、淡蓝色或白色；管状花黄色。瘦果倒卵形，黄褐色，有黄绿色边肋，扁或有时有3肋而呈三棱形，边缘及表面疏生细短毛；冠毛淡红色，不等长，舌状花瘦果的冠毛长约0.5 mm，管状

花瘦果的冠毛长 1 ~ 1.5 mm。花果期 7 ~ 9 月。

│生境分布│

生于河岸、路旁。分布于内蒙古呼伦贝尔市（额尔古纳市、牙克石市、鄂温克族自治旗）、通辽市（科尔沁左翼后旗）、赤峰市（阿鲁科尔沁旗、巴林右旗、宁城县、克什克腾旗、喀喇沁旗、敖汉旗）。

│资源情况│

野生资源一般。药材来源于野生。

│采收加工│

夏、秋季采挖，洗净，鲜用或晒干。

│功能主治│

辛，凉。清热解毒，利湿，凉血止血。用于感冒发热咳嗽，咽喉肿痛，肠炎，痢疾，水肿。

│用法用量│

内服煎汤，10 ~ 15 g。

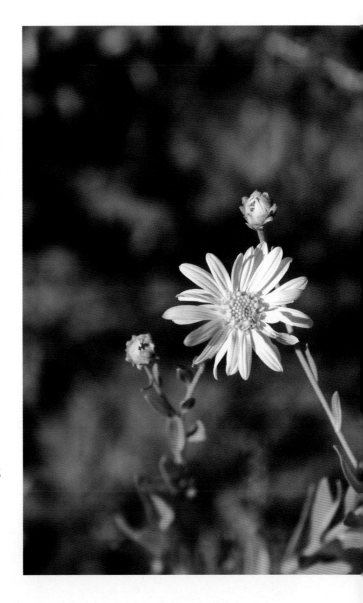

菊科 Compositae 翠菊属 Callistephus

翠菊 *Callistephus chinensis* (L.) Nees

| **植物别名** | 江西腊、六月菊。

| **蒙 文 名** | 美日严 – 乌达巴拉。

| **药 材 名** | 翠菊（药用部位：花序、叶）。

| **形态特征** | 一年生或二年生草本，高 30 ～ 60 cm。茎直立，粗壮，绿色或紫红色，具纵条棱。基生叶与茎下部叶通常在花时凋落；茎中部叶卵形、菱状卵形、匙形至圆形，长 3 ～ 6 cm，宽 2 ～ 4 cm，先端渐尖、锐尖或稍钝，叶柄长 2 ～ 4 cm，有窄翅；上部叶渐小，菱状倒披针形或条形。头状花序单生于枝顶，直径 5 ～ 7 cm；总苞半球形，直径 2 ～ 4 cm；总苞片 3 层，外层者绿色，倒披针形或椭圆状披针形，长 1 ～ 2.5 cm，先端钝尖，边缘有白色长硬毛；舌状花雌性，紫色、

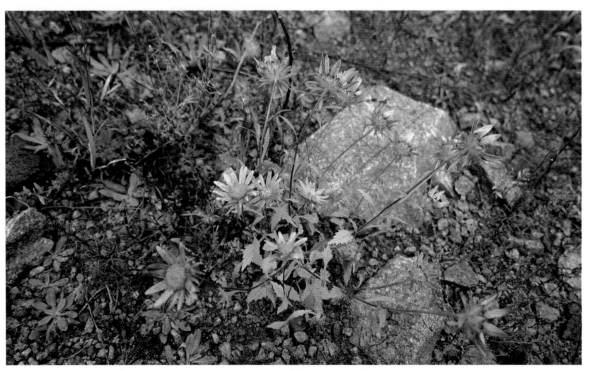

翠菊

蓝色、红色或白色，长 2 ~ 3.5 cm；管状花两性，长 7 ~ 10 mm，上端 5 齿裂；花药基部圆钝；花柱分枝三角形，具乳头状毛。瘦果倒卵形，长 3 ~ 4 mm，褐色或淡褐色，先端截形，基部渐狭，密被短柔毛。冠毛 2 层，长 4 ~ 5 mm，外层者短，膜质冠状，易脱落，内层者较长，羽毛状。花期 7 ~ 9 月。

| 生境分布 | 生于山坡、林缘或灌丛中。分布于内蒙古兴安盟（科尔沁右翼前旗）、锡林郭勒盟（多伦县、西乌珠穆沁旗）、赤峰市（元宝山区、红山区、克什克腾旗、宁城县、巴林右旗）、通辽市（霍林郭勒市）、乌兰察布市（兴和县、察哈尔右翼中旗、卓资县、凉城县）、呼和浩特市（武川县）、包头市、巴彦淖尔市（临河区、杭锦后旗）、鄂尔多斯市（康巴什区、杭锦旗）。

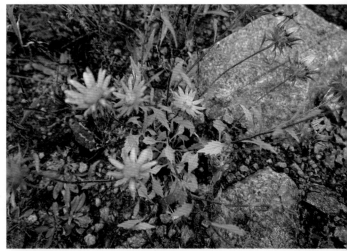

| 资源情况 | 野生资源一般。药材来源于野生。

| 采收加工 | 夏、秋季鲜花盛开后及时采摘，阴干。

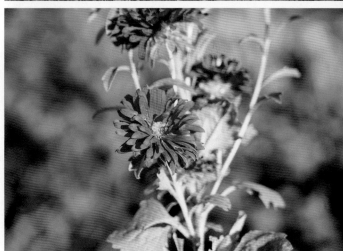

| 功能主治 | 花序，清热凉血。用于血热吐血，衄血，感冒，头痛。叶，外用于疔疮，烂疮。

| 附　注 | 本种为蒙古族药用花，用于瘟疫，流行性感冒，头痛，"发症"，疔疮，毒热，猩红热，麻疹不透。

菊科 Compositae 狗娃花属 *Heteropappus*

阿尔泰狗娃花 *Heteropappus altaicus* (Willd.) Novopokr.

| 植物别名 | 阿尔泰紫菀。

| 蒙 文 名 | 阿拉泰 – 布荣黑。

| 药 材 名 | **中药** 阿尔泰紫菀（药用部位：全草或根、花序）。
蒙药 巴嘎 – 浩宁 – 尼敦 – 其其格（药用部位：头状花序）。

| 形态特征 | 多年生草本，高（5 ~）20 ~ 40 cm，全株被弯曲短硬毛和腺点。
根多分歧，黄色或黄褐色。茎多由基部分枝，斜升，也有茎单一而
不分枝或由上部分枝者，茎和枝均具纵条棱。叶疏生或密生，条形、
条状矩圆形、披针形、倒披针形或近匙形，长（0.5 ~）2 ~ 5 cm，
宽（1 ~）2 ~ 4 mm，先端钝或锐尖，基部渐狭，无叶柄，全缘；
上部叶渐小。头状花序直径（1 ~）2 ~ 3（~ 3.5）cm，单生于枝

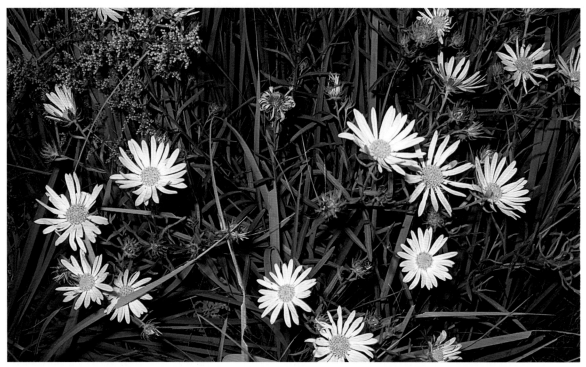

阿尔泰狗娃花

顶或排成伞房状；总苞片草质，边缘膜质，条形或条状披针形渐尖，外层者长
3 ~ 5 mm，内层者长 5 ~ 6 mm；舌状花淡蓝紫色，长（5 ~ ）10 ~ 15 mm，
宽 1 ~ 2 mm；管状花长约 6 mm。瘦果矩圆状倒卵形，长 2 ~ 3 mm，被绢毛。
冠毛污白色或红褐色，为不等长的糙毛状，长达 4 mm。花果期 7 ~ 10 月。

| 生境分布 | 生于草原、荒漠地、沙地或干旱山地。内蒙古各地均有分布。

| 资源情况 | 野生资源较丰富。药材来源于野生。

| 采收加工 | **中药** 阿尔泰紫菀：全草或花序，夏、秋季开花时采收，阴干或鲜用。根，春、
秋季采挖，除去地上部分，洗净晒干，切段。

| 功能主治 | **中药** 阿尔泰紫菀：全草或花序，微苦，凉。清热降火，排脓止咳。用于热病，
肝胆火旺，肺脓疡，咯吐脓血，膀胱炎，疱疹疮疖。根，化痰止咳，润肺。用
于咳嗽气喘，阴虚咯血。
蒙药 巴嘎 - 浩宁 - 尼敦 - 其其格：甘、苦，原，淡、糙、轻。杀黏，清热，
解毒。用于血热，包加热，天花，麻疹。

| 用法用量 | **中药** 阿尔泰紫菀：内服煎汤，5 ~ 10 g。外用适量，捣敷。
蒙药 巴嘎 - 浩宁 - 尼敦 - 其其格：内服煮散剂，3 ~ 5 g；或入丸、散剂。

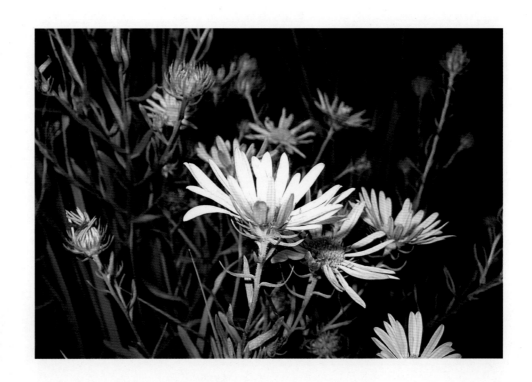

菊科 Compositae 狗娃花属 Heteropappus

狗娃花 *Heteropappus hispidus* (Thunb.) Less.

| 植物别名 | 狗哇花、斩龙戟。

| 蒙文名 | 布荣黑。

| 药材名 | 狗娃花（药用部位：全草或根）。

| 形态特征 | 一年生或二年生草本，高 30 ～ 60 cm。茎直立，上部有分枝，具纵条棱，多少被弯曲的短硬毛和腺点。基生叶倒披针形，长 1 ～ 10 cm，宽 1 ～ 1.5 cm，先端钝，基部渐狭，边缘有疏锯齿，两面疏生短硬毛，花时即枯死；茎生叶倒披针形至条形，长 3 ～ 5 cm，宽 3 ～ 6 mm；先端钝尖或渐尖，基部渐狭，全缘而稍反卷，两面疏被细硬毛或无毛，边缘有伏硬毛，无叶柄；上部叶较小，条形。头状花序直径 3 ～ 5 cm；总苞片 2 层，草质，先端渐尖，背部及边缘疏生伏硬毛；

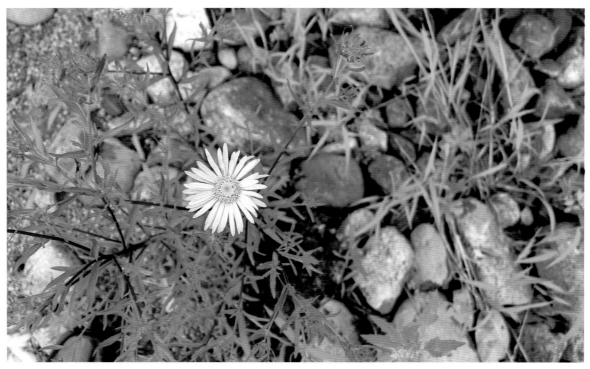

狗娃花

舌状花 30 余，白色或淡红色，长 12 ~ 20 mm，宽 2 ~ 4 mm；管状花长 5 ~ 7 mm。瘦果倒卵形，长 2.5 ~ 3 mm，有细边肋，密被伏硬毛。舌状花的冠毛甚短，白色膜片状或部分红褐色，糙毛状；管状花的冠毛糙毛状，与花冠近等长，先为白色后变为红褐色。花期 6 ~ 10 月。

| **生境分布** | 生于海拔达 2 400 m 的山坡草甸、河岸草甸或林下。分布于内蒙古呼伦贝尔市（陈巴尔虎旗、新巴尔虎右旗、海拉尔区、满洲里市）、兴安盟（乌兰浩特市、突泉县、科尔沁右翼前旗）、赤峰市（喀喇沁旗、巴林左旗、巴林右旗、克什克腾旗、阿鲁科尔沁旗、宁城县、敖汉旗）、锡林郭勒盟（苏尼特左旗）。

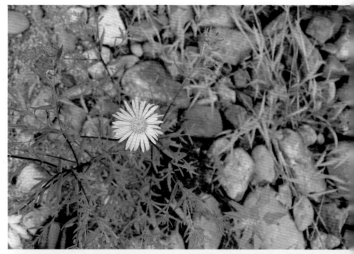

| **资源情况** | 野生资源一般。药材来源于野生。

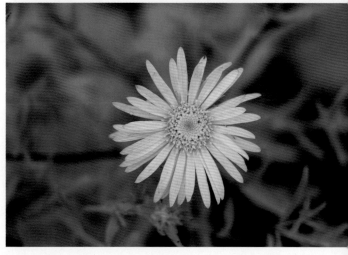

| **采收加工** | 夏、秋季采挖，洗净，鲜用或晒干。

| **功能主治** | 全草，用于小儿慢惊风。根，苦，凉。清热解毒，消肿。用于疮肿，蛇咬伤。

| **用法用量** | 外用适量，捣敷。

菊科 Compositae 狗娃花属 Heteropappus

砂狗娃花

Heteropappus meyendorffii (Reg. et Maack) Komar. et Klob.-Alis.

| **植物别名** | 毛枝狗娃花。

| **蒙文名** | 额勒森 – 布荣黑。

| **药材名** | 砂狗娃花（药用部位：花蕾）。

| **形态特征** | 一年生草本，高 30 ~ 50 cm。茎直立，粗壮具纵条纹，灰绿色，密被开展的粗长毛。基生叶及下部叶花时枯萎，卵状披针形或倒卵状矩圆形，长 5 ~ 6 cm，宽 2.5 ~ 3.5 cm，先端钝或锐尖，基部渐狭成柄，全缘，具 3 脉；中部茎生叶狭矩圆形，长 6 ~ 8 cm，宽 1 ~ 2 cm，先端钝或锐尖，基部渐狭，无柄，上部边缘有粗齿或全缘，两面被伏短硬毛；上部叶渐小，条状披针形至披针形，全缘，1 脉。头状花序直径 3 ~ 5 cm；总苞半球形，总苞片 2 ~ 3 层，草质，条状披

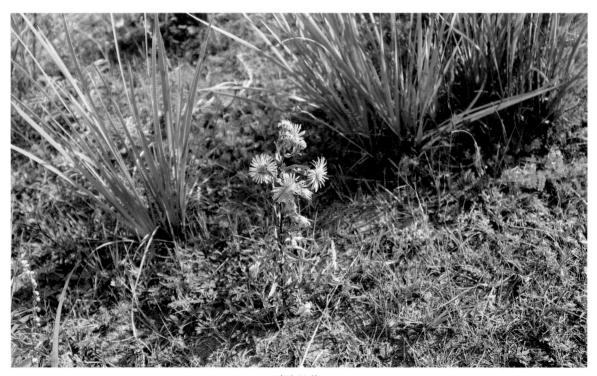

砂狗娃花

针形，长 7 ~ 8 mm，先端渐尖，背部被开展的粗长毛和腺点，内层者下部边缘膜质；舌状花蓝紫色，长 15 ~ 25 mm，舌片先端 3 裂或全缘，管状花长约 5 mm，疏生短硬毛。瘦果仅在管状花的能育，倒卵形，长 2.2 ~ 3 mm，被短硬毛。冠毛糙毛状，淡红褐色，不等长。花果期 7 ~ 8 月。

| **生境分布** | 生于草原地带的林缘、河岸。分布于内蒙古呼伦贝尔市（额尔古纳市、海拉尔区、新巴尔虎左旗）、兴安盟（科尔沁右翼前旗、科尔沁右翼中旗）、通辽市（扎鲁特旗）、赤峰市（克什克腾旗、阿鲁科尔沁旗、巴林右旗、敖汉旗）、锡林郭勒盟（锡林浩特市、镶黄旗、正镶白旗、正蓝旗、西乌珠穆沁旗）、乌兰察布市（化德县、商都县、卓资县、兴和县、凉城县）、呼和浩特市（回民区）、包头市、鄂尔多斯市（乌审旗）。

| **资源情况** | 野生资源一般。药材来源于野生。

| **采收加工** | 夏、秋季开花时采收，阴干或鲜用。

| **功能主治** | 辛、苦，寒。归肺、肝经。清热解毒，活血散瘀。用于血瘀证，麻疹不透，瘟病，流行性感冒等。

| **用法用量** | 内服煎汤，3 ~ 9 g。

| **附　注** | 在 FOC 中，本种的拉丁学名被修订为 *Aster meyendorffii* (Regel et Maack) Voss。

菊科 Compositae 狗娃花属 Heteropappus

鞑靼狗娃花

Heteropappus tataricus (Lindl.) Tamamsch.

| 植物别名 | 细枝狗娃花。

| 蒙 文 名 | 塔塔日－布荣黑。

| 药 材 名 | 鞑靼狗娃花（药用部位：花序）。

| 形态特征 | 二年生草本，高 20 ～ 50 cm。茎直立，单一，具纵条纹，绿色或带紫红色，疏被弯曲的细硬毛和腺点，多在中上部分枝，枝直伸或斜上。基生叶花时枯萎；茎生叶条形、条状披针形或矩圆状倒披针形，稀卵状披针形，长 2 ～ 9 cm，宽 2 ～ 10 mm，先端渐尖或锐尖，有时钝尖，两面被疏或密的伏细硬毛和腺点；上部叶渐小，条形、狭条形和条状披针形。头状花序直径 3 ～ 5 cm，梗细，密被细硬毛和腺点，具条形苞叶；总苞片 2 ～ 3 层，草质，长 4 ～ 12 mm，先端

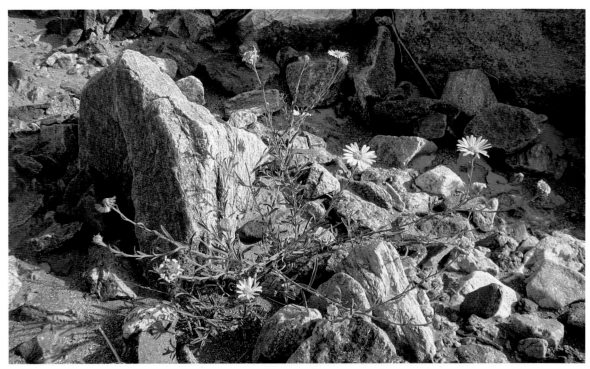

鞑靼狗娃花

渐尖，边缘膜质，两者背部多少被伏硬毛和腺点；舌状花淡蓝紫色或粉红色，长 8 ~ 20 mm，舌片先端钝或有 2 小齿，下管部有短柔毛，管状花长约 7 mm，有短柔毛。瘦果矩圆状倒卵形，长约 2 mm，有毛。冠毛糙毛状，红褐色，全部等长或近等长。花果期 7 ~ 8 月。

| **生境分布** | 生于砂质草地、砂质河岸、沙丘或山坡草地。分布于内蒙古通辽市（扎鲁特旗、科尔沁左翼中旗、奈曼旗）、赤峰市（红山区、阿鲁科尔沁旗、巴林右旗、克什克腾旗、敖汉旗）、锡林郭勒盟（西乌珠穆沁旗、锡林浩特市、正蓝旗）、呼和浩特市、鄂尔多斯市（乌审旗）。

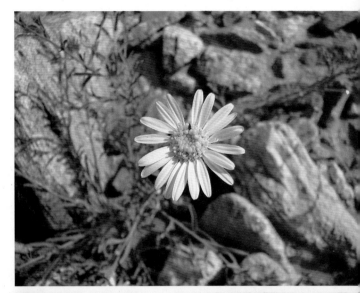

| **资源情况** | 野生资源一般。药材来源于野生。

| **采收加工** | 夏、秋季开花时采收，阴干或鲜用。

| **功能主治** | 清热解毒，消肿。用于痈肿疮疡。

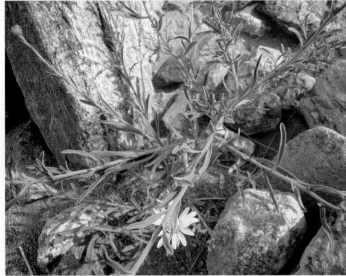

菊科 Compositae 女菀属 Turczaninowia

女菀 *Turczaninowia fastigiate* (Fisch.) DC.

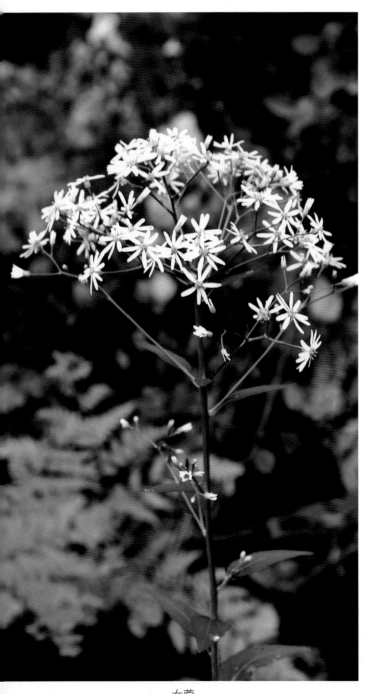

女菀

| **植物别名** |

白菀、织女菀、女肠。

| **蒙 文 名** |

格色日乐吉。

| **药 材 名** |

女菀（药用部位：全草或根）。

| **形态特征** |

多年生草本，高 30 ~ 100 cm；枝被短柔毛。叶互生，条状披针形，长 3 ~ 12 cm，宽 0.3 ~ 1.5 cm，基部渐狭成短叶柄，全缘，下面被密短毛及腺点，上面边缘有糙毛，稍反卷。头状花序多密集成复伞房状；总苞片 3 ~ 4 层，草质，边缘膜质，先端钝；外围有一层雌花，雌花舌状，舌片白色，椭圆形；中央多数两性花，花冠筒状，有 5 裂片。瘦果稍扁，边缘有细肋，被密短毛；冠毛 1 层，污白色或稍红色，有多数糙毛。

| **生境分布** |

生于草原或森林草原带的山坡、荒地。分布于内蒙古呼伦贝尔市（鄂伦春自治旗、扎兰屯市）、兴安盟（突泉县、扎赉特旗、科尔

沁右翼中旗、科尔沁右翼前旗）、通辽市（科尔沁左翼后旗）、赤峰市（敖汉旗、翁牛特旗、阿鲁科尔沁旗）。

| **资源情况** | 野生资源一般。药材来源于野生。

| **采收加工** | 春、夏季采收全草。秋季采根，切段，晒干。

| **功能主治** | 辛，温。温肺化痰，和中，利尿。用于咳嗽气喘，泄泻，痢疾，小便淋痛。

| **用法用量** | 内服煎汤，9 ~ 15 g。

菊科 Compositae 紫菀属 Aster

紫菀 *Aster tataricus* L. f.

| **植物别名** | 青菀。

| **蒙 文 名** | 敖敦 – 其其格。

| **药 材 名** | **中药** 紫菀（药用部位：根及根茎）。
蒙药 浩宁 – 尼敦 – 其其格（药用部位：花）。

| **形态特征** | 多年生草本，根茎短，簇生多数细根。茎直立，具纵沟棱，疏
生硬毛。基生叶大型，花期枯萎凋落，椭圆状或矩圆状匙形，
长 20 ~ 30 cm，边缘有具小凸尖的牙齿，两面疏生短硬毛；下
部叶及中部叶椭圆状匙形、长椭圆形或披针形至倒披针形，长
10 ~ 20 cm，边缘有锯齿或近全缘，两面有短硬毛；上部叶狭小，
披针形或条状披针形至条形，全缘，两面被短硬毛。头状花序直径

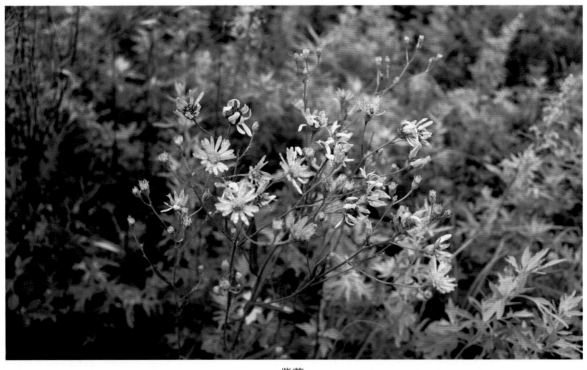

紫菀

2.5 ~ 3.5 cm，多数在茎顶排列成复伞房状；总苞半球形，总苞片 3 层，外层者较短，长 3 ~ 5 mm，内层者较长，长 6 ~ 9 mm，全部矩圆状披针形，先端圆形或尖，背部草质，边缘膜质，有短柔毛及短硬毛；舌状花蓝紫色；管状花长约 6 mm。瘦果长 2.5 ~ 3 mm，紫褐色，有毛。冠毛污白色或带红色，与管状花等长。花果期 7 ~ 9 月。

| 生境分布 |　生于海拔 400 ~ 2 000 m 的森林、草原地带的山地林下、灌丛中或山地河沟边。分布于内蒙古呼伦贝尔市（额尔古纳市、牙克石市、鄂伦春自治旗、鄂温克族自治旗、新巴尔虎左旗、海拉尔区、满洲里市）、兴安盟（科尔沁右翼前旗、突泉县）、通辽市（扎鲁特旗、科尔沁左翼中旗、科尔沁左翼后旗、霍林郭勒市）、赤峰市（阿鲁科尔沁旗、巴林左旗、巴林右旗、克什克腾旗、敖汉旗、喀喇沁旗、宁城县、元宝山区、松山区）、乌兰察布市（兴和县、凉城县）、呼和浩特市（清水河县）、包头市、鄂尔多斯市（伊金霍洛旗、达拉特旗、准格尔旗、乌审旗）、巴彦淖尔市（杭锦后旗）。

| 资源情况 |　野生资源一般。药材来源于野生。

| 采收加工 |　**中药**　紫菀：春、秋季采挖，除去有节的根茎（习称"母根"）和泥沙，编成辫状晒干，或直接晒干。
　　　　　　蒙药　浩宁 - 尼敦 - 其其格：秋季开花时采摘，除去苞片，阴干。

| 药材性状 |　**中药**　紫菀：本品呈不规则块状，大小不一，先端有茎、叶的残基；质稍硬。根茎簇生多数细根，长 3 ~ 15 cm，直径 0.1 ~ 0.3 cm，多编成辫状；表面紫红色或灰红色，有纵皱纹；质较柔韧。气微香，味甜、微苦。

| 功能主治 |　**中药**　紫菀：辛、苦，温。归肺经。润肺下气，消痰止咳。用于痰多喘咳，新久咳嗽，劳嗽咯血。
　　　　　　蒙药　浩宁 - 尼敦 - 其其格：微苦，平，钝，柔。杀黏，清热，解毒，燥脓血，消肿。用于疫热，天花，麻疹，猩红热。

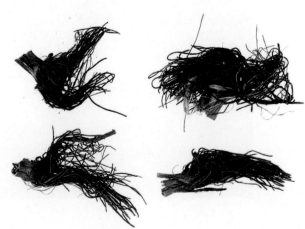

| 用法用量 |　**中药**　紫菀：内服煎汤，5 ~ 10 g。
　　　　　　蒙药　浩宁 - 尼敦 - 其其格：内服煮散剂，3 ~ 5 g；或入丸、散剂。

菊科 Compositae 紫菀属 Aster

三脉紫菀 *Aster ageratoides* Turcz.

| **植物别名** | 三脉叶马兰、鸡儿肠、野白菊花。

| **蒙 文 名** | 苏达拉图 – 敖敦 – 其其格。

| **药 材 名** | 山白菊（药用部位：全草）。

| **形态特征** | 多年生草本，高 40 ～ 60 cm。根茎横走，有多数褐色细根。茎直立，具纵条棱，被伏短硬毛或柔毛。基生叶与茎下部叶卵形，花期枯萎凋落；中部叶纸质，长椭圆状披针形、矩圆状披针形至狭披针形，长 5 ～ 10 cm，边缘有 3 ～ 7 对浅或深的具小刺尖的锯齿，两面被短硬毛和腺点，有离基三出脉，侧脉 3 ～ 4 对；上部叶渐小，披针形，具浅齿或全缘。头状花序直径 1.5 ～ 2 cm，在茎顶排列成伞房状或圆锥伞房状；总苞钟状至半球形，总苞片 3 层，外层者较短，

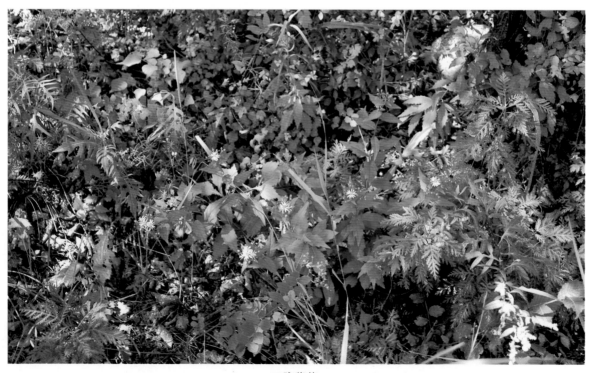

三脉紫菀

内层者较长，条状矩圆形，先端尖或钝，上部草质，绿色或紫褐色，下部多少革质，有缘毛；舌状花紫色、淡红色或白色，长约1 cm；管状花长5～6 mm。瘦果长2～2.5 mm，有微毛。冠毛淡红褐色或污白色，与管状花近等长或稍短。花果期8～9月。

| **生境分布** | 生于海拔100～3 350 m的林下、林缘、灌丛或山谷湿地。分布于内蒙古赤峰市（阿鲁科尔沁旗、巴林右旗、林西县、克什克腾旗、宁城县、敖汉旗）、通辽市（科尔沁左翼后旗）、乌兰察布市（兴和县、凉城县）、呼和浩特市、阿拉善盟。

| **资源情况** | 野生资源一般。药材来源于野生。

| **采收加工** | 夏、秋季采收，洗净，鲜用或扎把晾干。

| **药材性状** | 本品根茎较粗壮，有多数棕黄色须根。茎圆柱形，直径1～4 mm，基部光滑或略有毛，有时稍带淡褐色，下部茎呈暗紫色，上部茎多分枝，呈暗绿色；质脆，易折断，断面不整齐，中央有髓，黄白色。单叶互生，叶片多皱缩或破碎，完整叶展平后呈长椭圆状披针形，长2～10 cm，宽2～5 cm，灰绿色，边缘具疏锯齿，具明显的离基三出脉，表面粗糙，背面网脉显著。头状花序顶生，排列成伞房状或圆锥状，舌状花白色，青紫色或淡红色，管状花黄色。瘦果椭圆形，冠毛污白色或褐色。气微香，味稍苦。以叶多、带花者为佳。

| **功能主治** | 苦、辛，凉。归肺经。清热解毒，祛痰镇咳，凉血止血。用于感冒发热，扁桃体炎，支气管炎，肝炎，肠炎，痢疾，热淋，血热吐衄，痈肿疔毒，蛇虫咬伤。

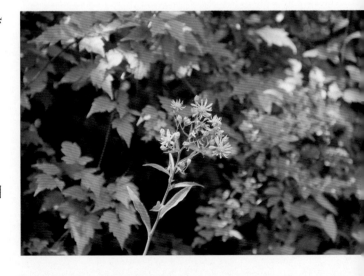

| **用法用量** | 内服煎汤，15～60 g；外用适量，鲜品捣敷。

菊科 Compositae 紫菀属 Aster

高山紫菀 *Aster alpinus* L.

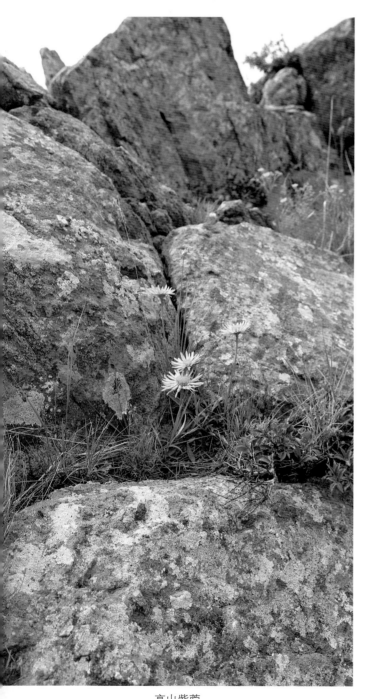

高山紫菀

| 植物别名 |

高岭紫菀。

| 蒙 文 名 |

塔格音 – 敖敦 – 其其格。

| 药 材 名 |

高山紫菀（药用部位：全草）。

| 形态特征 |

多年生草本，植株高 10 ~ 35 cm，有丛生
的茎和莲座状叶丛。茎直立，单一，不分
枝，具纵条棱，被疏或密的伏柔毛。基生叶
匙状矩圆形或条状矩圆形，长 1 ~ 10 cm，
宽 4 ~ 10 mm，先端圆形或稍尖，基部渐狭
成具翅的细叶柄，叶柄有时长可达 10 cm，
全缘，两面多少被伏柔毛；中部叶及上部
叶渐变狭小，无叶柄。头状花序单生于茎
顶，直径 3 ~ 3.5 cm，总苞半球形，直径
15 ~ 20 mm，总苞片 2 ~ 3 层，披针形或
条形，近等长，长 7 ~ 9 mm，先端钝或稍
尖，具狭或较宽的膜质边缘，背部被疏或密
的伏柔毛；舌状花紫色、蓝色或淡红色，长
12 ~ 18 mm，舌片宽约 2 mm，花柱分枝披
针形；管状花长约 5 mm。瘦果长约 3 mm，

密被绢毛，另外，在周边杂有较短的硬毛。冠毛白色，长 5 ~ 6 mm，花果期 7 ~ 8 月。

| **生境分布** | 生于森林草原地带和草原带的山地草原，也进入森林。分布于内蒙古呼伦贝尔市（额尔古纳市、根河市、鄂伦春自治旗、牙克石市）、兴安盟（突泉县、科尔沁右翼前旗）、通辽市（扎鲁特旗）、赤峰市（阿鲁科尔沁旗、巴林左旗、巴林右旗、克什克腾旗、翁牛特旗、红山区、喀喇沁旗、宁城县、敖汉旗）、乌兰察布市（凉城县、兴和县）、呼和浩特市、包头市。

| **资源情况** | 野生资源一般。药材来源于野生。

| **采收加工** | 7 ~ 8 月采收。

| **功能主治** | 微苦，寒。归肺经。清热解毒。用于风热头痛，结膜炎。

| **用法用量** | 内服煎汤，3 ~ 10 g。

| **附　注** | 本种为蒙古族药用花，用于瘟疫，流行性感冒，头痛，"发症"，疔疮，毒热，猩红热，麻疹不透。

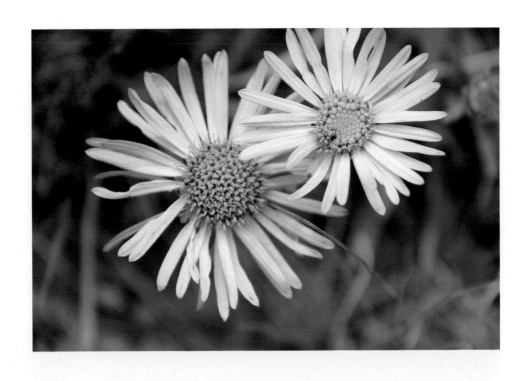

菊科 Compositae 紫菀木属 Asterothamnus

中亚紫菀木

Asterothamnus centrali-asiaticus Novopokr.

| 蒙 文 名 | 宝日 – 拉柏。

| 药 材 名 | 中亚紫菀木（药用部位：全草或花序）。

| 形态特征 | 多分枝半灌木，高 20 ～ 40 cm。下部多分枝，老枝木质化，灰黄色，腋芽卵圆形，小，被短绵毛，小枝细长，灰绿色，被蛛丝状短绵毛，后变光滑无毛。叶近直立或稍开展，矩圆状条形或近条形，长（8 ～）12 ～ 15 mm，宽 1.5 ～ 2 mm，先端锐尖，基部渐狭，边缘反卷，两面密被蛛丝状绵毛，而呈灰绿色，后渐脱落；上部叶渐变窄小。头状花序直径约 1 cm，在枝顶排列成疏伞房状，总花梗细长；总苞宽倒卵形，直径 5 ～ 7 mm，总苞片外层者卵形或卵状披针形，长 1.5 ～ 2 mm，先端锐尖，内层者矩圆形，长约 5 mm，先端稍尖或钝，上端通常紫红色，背部被密或疏的蛛丝状短绵毛；舌状花淡蓝紫色，

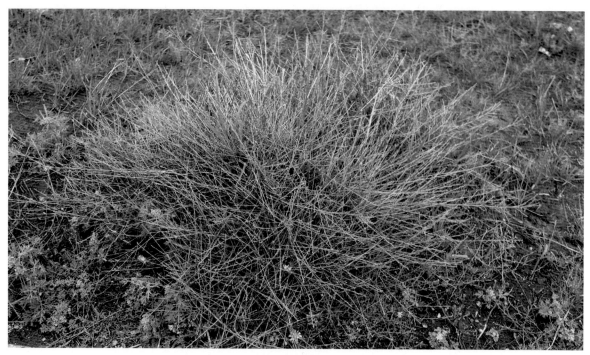

中亚紫菀木

7 ~ 10，长 10 ~ 13 mm，管状花 11 ~ 12（~ 16），长约 5 mm。瘦果倒披针形，长 3.5 mm。冠毛白色，与管状花冠等长。花果期 8 ~ 9 月。

| **生境分布** | 生于荒漠地带及荒漠草原的砂质地或砾石质地。分布于内蒙古锡林郭勒盟（苏尼特左旗）、巴彦淖尔市（临河区）、鄂尔多斯市（杭锦旗）、乌海市（海勃湾区）、赤峰市（松山区、红山区）。

| **资源情况** | 野生资源一般。药材来源于野生。

| **功能主治** | 清热解毒。用于疮疡痈肿。

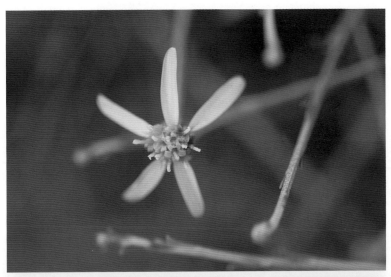

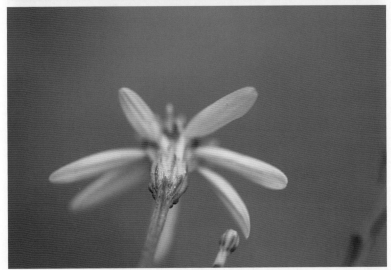

菊科 Compositae 飞蓬属 Erigeron

飞蓬
Erigeron acer L.

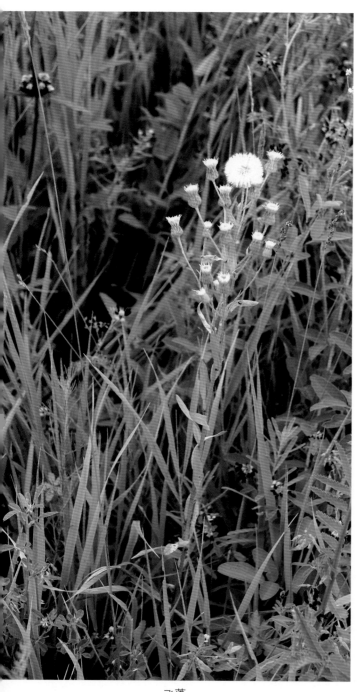

飞蓬

| 植物别名 |

北飞蓬。

| 蒙 文 名 |

车衣力格 – 其其格。

| 药 材 名 |

飞蓬（药用部位：全草或花序、种子）。

| 形态特征 |

二年生草本，高 10 ～ 60 cm。茎直立，单一，具纵条棱，绿色或带紫色，密被伏柔毛并混生硬毛。叶绿色，两面被硬毛，基生叶与茎下部叶倒披针形，长 1.5 ～ 10 cm，宽 3 ～ 17 mm，先端钝或稍尖并具小尖头，基部渐狭成具翅的长叶柄，全缘或具少数小尖齿；中部叶及上部叶披针形或条状矩圆形，长 0.4 ～ 8 cm，宽 2 ～ 8 mm，先端尖，全缘或有齿。头状花序直径 1.1 ～ 1.7 cm，多数在茎顶排列成密集的伞房状或圆锥状；总苞半球形，总苞片 3 层，条状披针形，长 5 ～ 7 mm，先端长渐尖，边缘膜质，背部密被硬毛；雌花二型，外层小花舌状，长 5 ～ 7 mm，舌片宽 0.25 mm，淡红紫色；内层小花细管状，长约 3.5 mm，无色；两性的管状小花，长约 5 mm。瘦果矩圆状披针形，长 1.5 ~ 1.8 mm，密被短伏毛。冠毛 2 层，污白色或淡红褐色，外层者甚短，内层者较长，长 3.5 ~ 8 mm。花果期 7 ~ 9 月。

| 生境分布 | 生于石质山坡、林缘、低地草甸、河岸砂质地、田边。分布于内蒙古呼伦贝尔市（额尔古纳市、鄂温克族自治旗、新巴尔虎右旗、新巴尔虎左旗、牙克石市、海拉尔区）、兴安盟（科尔沁右翼前旗、扎赉特旗）、赤峰市（红山区、克什克腾旗、阿鲁科尔沁旗、巴林左旗、巴林右旗、喀喇沁旗）、通辽市（霍林郭勒市）、锡林郭勒盟（东乌珠穆沁旗、西乌珠穆沁旗、锡林浩特市）、乌兰察布市（卓资县、察哈尔右翼中旗、兴和县、凉城县）、呼和浩特市（武川县）、包头市、巴彦淖尔市、阿拉善盟。

| 资源情况 | 野生资源一般。药材来源于野生。

| 采收加工 | 夏、秋季采挖，除去杂质，晒干。

| 功能主治 | 全草，苦、辛，凉。祛风利湿，散瘀消肿。用于风湿关节痛。花序，用于发热性疾病。种子，用于血性腹泻，胃炎，皮疹，疥疮。

| 附　注 | 本种为蒙古族药用全草，用于外感发热，胃炎，皮疹，疥疮等。

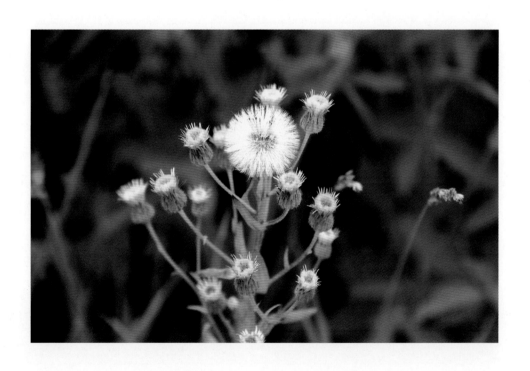

菊科 Compositae 飞蓬属 Erigeron

长茎飞蓬 *Erigeron elongatus* Ledeb.

| **植物别名** | 灯盏花、白带丹、紫苞飞蓬。

| **蒙 文 名** | 宝日－车衣力格。

| **药 材 名** | 红蓝地花（药用部位：全草）。

| **形态特征** | 多年生草本，高 10 ~ 50 cm。茎直立，带紫色或少有绿色，疏被微毛，上部分枝。叶质较硬，全缘；基生叶与茎下部叶矩圆形或倒披针形，长 1 ~ 10 cm，宽 1 ~ 10 mm，先端锐尖或钝，基部下延成柄，全缘，两面无毛，边缘常有硬毛，开花后凋萎；中部与上部叶矩圆形或披针形，长 0.3 ~ 7 cm，宽 0.7 ~ 8 mm，先端锐尖或渐尖，无柄。头状花序直径 1 ~ 2 cm，花序梗细长；总苞半球形，总苞片 3 层，条状披针形，长 4.5 ~ 9 mm；雌花二型：外层舌状小花，长 6 ~ 8 mm，

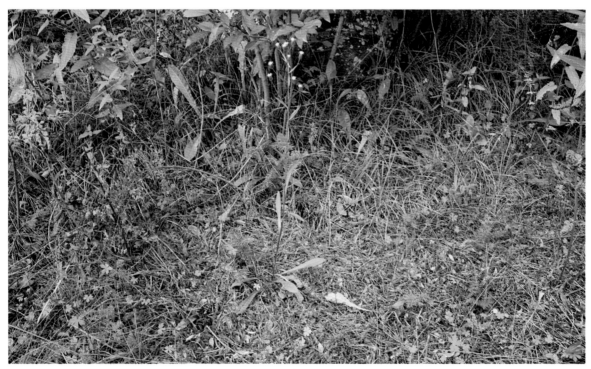

长茎飞蓬

舌片长 0.3 ~ 0.5 mm, 先端钝, 淡紫色, 内层细管状小花, 长 2.5 ~ 4.9 mm, 无色; 两性的管状小花长 3.5 ~ 5 mm, 先端裂片暗紫色, 三者花冠管部上端均疏被微毛。瘦果矩圆状披针形, 长 1.8 ~ 2.5 mm, 密被短伏毛。冠毛 2 层, 白色, 外层者甚短, 内层者长达 7 mm。花果期 6 ~ 9 月。

| **生境分布** | 生于海拔 1 900 ~ 2 600 m 的山坡、草甸、沟边或林缘。分布于内蒙古呼伦贝尔市（额尔古纳市）、兴安盟（阿尔山市）、阿拉善盟。

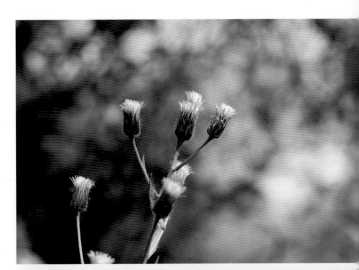

| **资源情况** | 野生资源较少。药材来源于野生。

| **采收加工** | 夏季采收, 洗净, 切碎晒干。

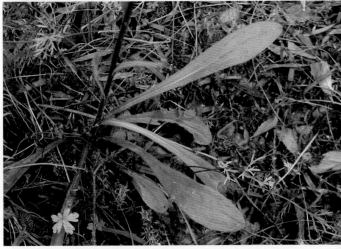

| **功能主治** | 甘、微苦, 平。解毒, 消肿, 活血。用于结核样型、瘤型麻风, 视物模糊。

| **用法用量** | 内服煎汤, 9 ~ 15 g; 或炖肉服。外用适量, 煎汤洗。

| **附 注** | 在 FOC 中, 本种的拉丁学名被修订为 *Erigeron acris* subsp. *politus* (Fries) H. Lindberg。

菊科 Compositae 白酒草属 Conyza

小蓬草 *Conyza canadensis* (L.) Cronq.

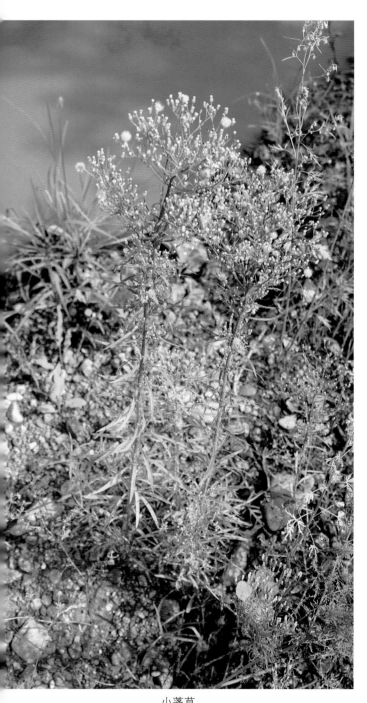

小蓬草

| **植物别名** |

小飞蓬、加拿大飞蓬、小白酒草。

| **蒙 文 名** |

哈混 – 车衣力格。

| **药 材 名** |

小蓬草（药用部位：全草）。

| **形态特征** |

一年生草本。根纺锤状，具纤维状根。茎直立，高 50 ～ 100 cm 或更高，圆柱状，多少具棱，有条纹，被疏长硬毛，上部多分枝。叶密集，基部叶花期常枯萎，下部叶倒披针形，长 6 ～ 10 cm，宽 1 ～ 1.5 cm，先端尖或渐尖，中部和上部叶较小，线状披针形或线形，近无柄或无柄，全缘或少有具 1 ～ 2 齿。头状花序多数，小，直径 3 ～ 4 mm，花序梗细，长 5 ～ 10 mm，总苞近圆柱状，长 2.5 ～ 4 mm；总苞片 2 ～ 3 层，淡绿色，线状披针形或线形，先端渐尖，边缘干膜质，无毛；花托平，直径 2 ～ 2.5 mm，具不明显的突起；雌花多数，舌状，白色，长 2.5 ～ 3.5 mm，舌片小，先端具 2 钝小齿；两性花淡黄色，花冠管状，长 2.5 ～ 3 mm。

瘦果线状披针形，长 1.2 ～ 1.5 mm，稍扁压，被贴微毛；冠毛污白色，1 层，糙毛状，长 2.5 ～ 3 mm。花期 5 ～ 9 月。

| 生境分布 | 生于干燥、向阳的土地上或路边、田野、牧场、草原、河滩。内蒙古各地均有分布。

| 资源情况 | 野生资源一般。药材来源于野生。

| 采收加工 | 夏、秋季采收，洗净，鲜用或晒干。

| 药材性状 | 本品茎直立，表面黄绿色或绿色，具细棱及粗糙毛。单叶互生，叶片展平后线状披针形，基部狭，先端渐尖，疏锯齿缘或全缘，有长缘毛。多数小头状花序集成圆锥花序，花黄棕色。气香特异，味微苦。

| 功能主治 | 微苦、辛，凉。清热利湿，散瘀消肿。用于痢疾，肠炎，肝炎，胆囊炎，跌打损伤，风湿骨痛，疮疖肿痛，外伤出血，牛皮癣。

| 用法用量 | 内服煎汤，15 ～ 30 g。外用适量，鲜品捣敷。

| 附　注 | 在 FOC 中，本种的拉丁学名被修订为 *Erigeron canadensis* L.。

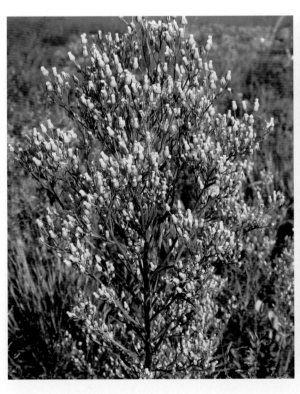 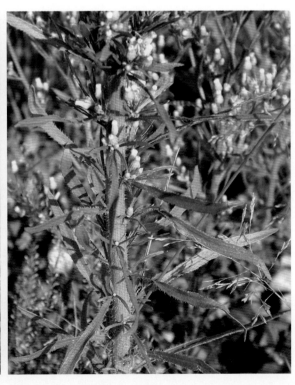

菊科 Compositae 火绒草属 Leontopodium

矮火绒草 *Leontopodium nanum* (Hook. f. et Thoms.) Hand.-Mazz.

| **植物别名** | 无茎火绒草。

| **蒙 文 名** | 宝古尼－查干－阿绒。

| **药 材 名** | 矮火绒草（药用部位：全草）。

| **形态特征** | 矮小草本，高 2 ～ 10 cm。垫状丛生或有根茎分枝，被密集或疏散的褐色鳞片状枯叶鞘，有顶生的莲座状叶丛。无花茎或花茎短，直立，细弱或粗壮，被白色绵毛。基生叶为枯叶鞘所包围；茎生叶匙形或条状匙形，长 7 ～ 25 mm，宽 2 ～ 6 mm，先端圆形或钝，基部渐狭成短窄的鞘部，两面被长柔毛状密绵毛。苞叶少数，与花序等长，稀较短或较长，直立，不开展成星状苞叶群。头状花序直径 6 ～ 13 mm，单生或 3 密集；总苞长 4 ～ 5.5 mm，被灰白色绵毛；

矮火绒草

总苞片 4 ~ 5 层，披针形，先端尖或稍钝，周边深褐色或褐色；小花异形，但通常雌雄异株；花冠长 4 ~ 6 mm；雄花花冠狭漏斗状；雌花花冠细丝状。瘦果椭圆形，长约 1 mm，多少被微毛或无毛；冠毛亮白色，长 8 ~ 10 mm，远较花冠和总苞片为长。花果期 5 ~ 7 月。

| **生境分布** | 生于荒漠带的高山、亚高山灌丛或草甸。分布于内蒙古阿拉善盟。

| **资源情况** | 野生资源一般。药材来源于野生。

| **功能主治** | 苦，凉。清热凉血，止血利尿，镇咳，降血压。

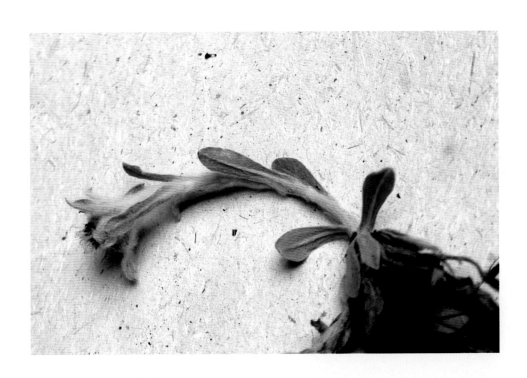

菊科 Compositae 火绒草属 *Leontopodium*

长叶火绒草

Leontopodium longifolium Ling

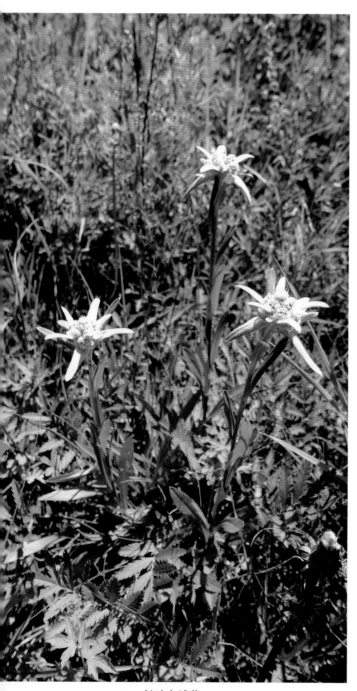

长叶火绒草

| 植物别名 |

兔耳子草。

| 蒙 文 名 |

乌日图－那布其图－查干－阿绒。

| 药 材 名 |

中药 兔耳子草（药用部位：全草）。
蒙药 查干－阿荣（药用部位：地上部分）。

| 形态特征 |

多年生草本，高 10 ~ 45 cm。根茎分枝短，有顶生的莲座状叶丛；分枝长，有叶鞘和多数近丛生的花茎。茎被白色疏柔毛或密绵毛。基生叶或莲座状叶狭匙形，靠近基部又扩大成紫红色的长鞘；中部叶直立，条形、宽条形或舌状条形，两面被密或疏的白色长柔毛或绵毛。苞叶多数，卵状披针形或条状披针形，上面或两面被白色长柔毛状绵毛，较花序长 1.5 ~ 3 倍，开展成直径 2 ~ 6 cm 的苞叶群。头状花序直径 6 ~ 9 mm，3 至 10 余密集；总苞长约 5 mm，被长柔毛；总苞片约 3 层，椭圆状披针形，先端尖或啮蚀状，无毛，褐色；小花雌雄异株，少有异形花。花冠长约 4 mm；雄花花冠管状漏斗状；

雌花花冠丝状管状。瘦果椭圆形，长约 1 mm，被短粗毛或无毛。冠毛白色，较花冠稍长。花果期 7 ~ 9 月。

| 生境分布 | 生于森林带或草原带的山地灌丛、山地草甸。分布于内蒙古呼伦贝尔市（牙克石市、额尔古纳市）、兴安盟（科尔沁右翼前旗）、赤峰市（阿鲁科尔沁旗、巴林右旗、克什克腾旗、喀喇沁旗、宁城县）、锡林郭勒盟（东乌珠穆沁旗、西乌珠穆沁旗、正蓝旗、太仆寺旗）、乌兰察布市（察哈尔右翼中旗、卓资县、凉城县）、呼和浩特市（武川县、和林格尔县、回民区）、鄂尔多斯市（准格尔旗、伊金霍洛旗、乌审旗）。

| 资源情况 | 野生资源一般。药材来源于野生。

| 采收加工 | **中药** 兔耳子草：夏季采收，洗净，晾干。
蒙药 查干 - 阿荣：夏、秋季割取地上部分，除去杂质，晒干。

| 功能主治 | **中药** 兔耳子草：辛，凉。归肺经。疏风清热，止咳化痰。用于外感发热，肺热咳嗽，支气管炎。
蒙药 查干 - 阿荣：苦，凉。清肺，止咳，燥肺脓。用于肺热咳嗽，讧热，多痰，气喘，陈旧性肺病，咽喉感冒，咯血，肺脓疡。

| 用法用量 | **中药** 兔耳子草：内服煎汤，6 ~ 15 g。
蒙药 查干 - 阿荣：内服煮散剂，3 ~ 5 g；或入丸、散剂。

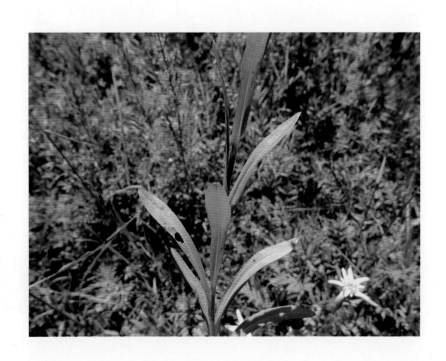

菊科 Compositae 火绒草属 Leontopodium

团球火绒草 *Leontopodium conglobatum* (Turcz.) Hand.-Mazz.

| **植物别名** | 剪花火绒草。

| **蒙 文 名** | 泵布格力格 – 查干 – 阿绒。

| **药 材 名** | 团球火绒草（药用部位：地上部分）。

| **形态特征** | 多年生草本，高 15 ~ 30 cm。根茎分枝粗短，茎单生或 2 ~ 3 簇生，
具莲座状叶丛。花茎被灰白色或白色蛛丝状绵毛。基生叶或莲座状
叶狭倒披针状条形，基部渐狭成长柄；中部叶直立或开展，披针形
或披针状条形，长 2 ~ 7 cm，宽 3 ~ 10 mm，基部急狭，形成短
鞘；上部叶较小，无柄，两面被灰白色蛛丝状绵毛。苞叶多数，两
面被白色厚绵毛，较花序长 2 ~ 3 倍，开展成直径 4 ~ 7 cm 的苞叶
群。头状花序直径 6 ~ 8 mm，5 ~ 30 集成团球形伞房状；总苞长

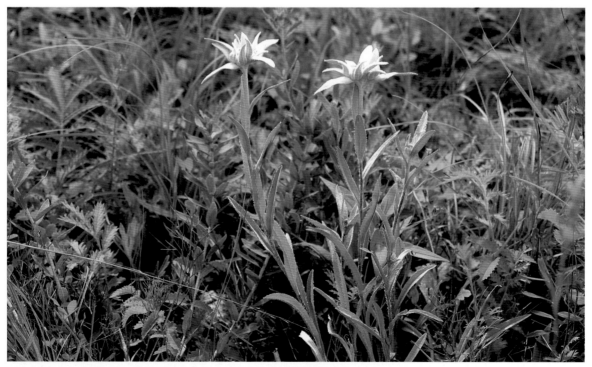

团球火绒草

约 5 mm，被白色绵毛；总苞片约 3 层，矩圆状披针形，无毛；小花异形，或中央的头状花序雄性，外围的雌性；雄花花冠上部漏斗形；雌花花冠丝状。瘦果椭圆形，长约 1 mm，有乳头状毛；冠毛白色，基部稍黄色，较花冠稍长。花期 6 ～ 8 月。

| **生境分布** | 生于森林带或草原带的沙地灌丛、山地灌丛，在石质丘陵阳坡也有散生。分布于内蒙古呼伦贝尔市（额尔古纳市、牙克石市、根河市、鄂伦春自治旗、扎兰屯市）、兴安盟（科尔沁右翼前旗、科尔沁右翼中旗、突泉县）、通辽市（扎鲁特旗）、赤峰市（阿鲁科尔沁旗、巴林右旗、克什克腾旗、喀喇沁旗、宁城县）、乌兰察布市、呼和浩特市。

| **资源情况** | 野生资源一般。药材来源于野生。

| **功能主治** | 清热凉血，益肾利水。

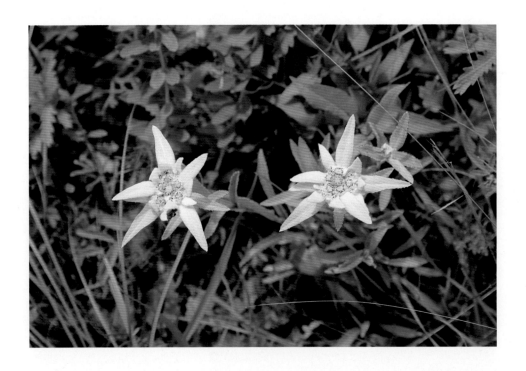

菊科 Compositae 火绒草属 Leontopodium

绢茸火绒草 *Leontopodium smithianum* Hand.-Mazz.

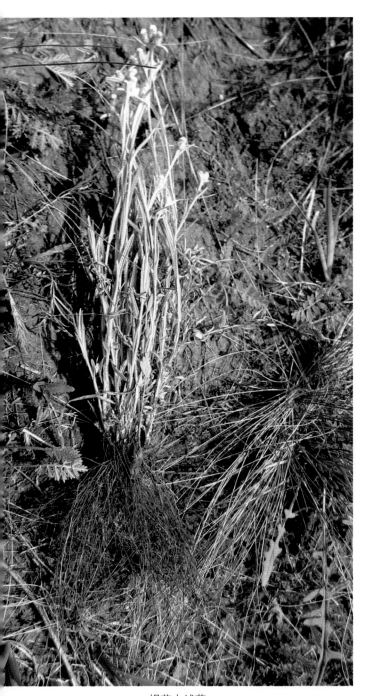

绢茸火绒草

| 蒙 文 名 |

闹鲁日图 – 查干 – 阿绒。

| 药 材 名 |

蒙药 查干 – 阿荣（药用部位：地上部分）。

| 形态特征 |

多年生草本，植株高 10 ～ 30 cm。根茎短，粗壮，有少数簇生的花茎和不育茎。茎直立或稍弯曲，被灰白色或上部白色绵毛或黏结的绢状毛。下部叶花期枯萎宿存；中、上部叶条状披针形，上面被灰白色柔毛，下面被白色密绵毛或黏结的绢状毛。苞叶 3 ～ 10，长椭圆形或条状披针形，边缘反卷，两面被厚绵毛，排列成稀疏的不整齐的苞叶群，或有长总花梗而成几个分苞叶群。头状花序大，直径 6 ～ 9 mm，常 3 ～ 25 密集或有总花梗而成伞房状；总苞半球形，长 4 ～ 6 mm，被白色密绵毛；小花异形，有少数雄花，或通常雌雄异株；花冠长 3 ～ 4 mm；雄花花冠管状漏斗状；雌花花冠丝状。瘦果矩圆形，长约 1 mm，有乳头状短毛；冠毛白色。花果期 7 ～ 10 月。

| 生境分布 |

生于森林和草原带的山地草原、山地灌丛。分布于内蒙古呼伦贝尔市（额尔古纳市、鄂伦春自治旗、牙克石市、海拉尔区）、赤峰市（巴林右旗、克什克腾旗、宁城县）、锡林郭勒盟（东乌珠穆沁旗、西乌珠穆沁旗、锡林浩特市）、乌兰察布市（兴和县）、呼和浩特市、阿拉善盟。

| 资源情况 |

野生资源一般。药材来源于野生。

| 采收加工 |

夏、秋季割取地上部分，除去杂质，晒干。

| 功能主治 |

苦，凉。清肺，止咳，燥肺脓。用于肺热咳嗽，讧热，多痰，气喘，陈旧性肺病，咽喉感冒，咯血，肺脓疡。

| 用法用量 |

内服煮散剂，3 ~ 5 g；或入丸、散剂。

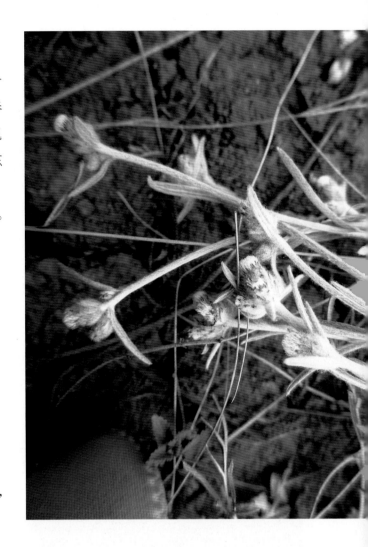

菊科 Compositae 火绒草属 Leontopodium

火绒草
Leontopodium leontopodioides (Willd.) Beauv.

植物别名	火绒蒿、老头草、老头艾。
蒙文名	查干 – 阿绒。
药材名	**中药** 火绒草（药用部位：地上部分）。 **蒙药** 查干 – 阿荣（药用部位：全草）。
形态特征	多年生草本，植株高 10 ~ 40 cm。根茎粗壮，被短叶鞘包裹，有多数簇生的花茎和根出条。茎较细，不分枝，被长柔毛或绢状毛。无莲座状叶丛，叶直立，条形或条状披针形，长 2 ~ 4.5 cm，宽 0.2 ~ 0.5 cm，无鞘，无柄，上面灰绿色，被柔毛，下面被白色或灰白色密绵毛。苞叶少数，矩圆形或条形，两面或下面被白色或灰白色厚绵毛，雄株多少开展成苞叶群，雌株苞叶散生，不排列成苞叶群。头状花序

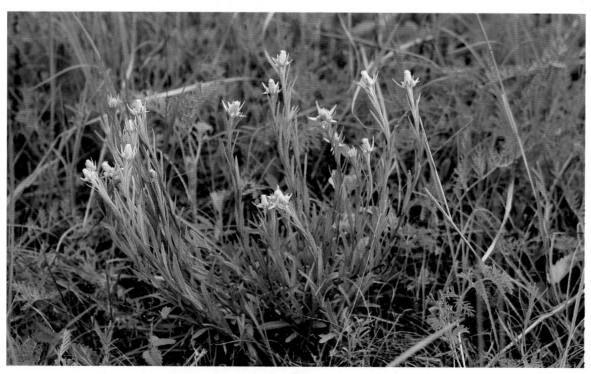

火绒草

大，直径 7 ~ 10 mm，常 3 ~ 25 密集，或有总花梗而排列成伞房状；总苞半球形，长 4 ~ 6 mm，被白色绵毛；总苞片 3 ~ 4 层，披针形，尖或稍撕裂；小花异形，有少数雄花，或通常雌雄异株；雄花花冠狭漏斗状；雌花花冠丝状；瘦果矩圆形，长约 1 mm，有乳头状短毛；冠毛白色，较花冠稍长。花果期 7 ~ 10 月。

| **生境分布** | 散生于典型草原、山地草原、草原沙质地。分布于内蒙古呼伦贝尔市（额尔古纳市、牙克石市、扎兰屯市、满洲里市、海拉尔区、扎赉诺尔区）、兴安盟（扎赉特旗、科尔沁右翼前旗、科尔沁右翼中旗、突泉县、乌兰浩特市）、通辽市（扎鲁特旗、科尔沁左翼后旗、霍林郭勒市）、赤峰市（克什克腾旗、巴林右旗、阿鲁科尔沁旗、喀喇沁旗、翁牛特旗、红山区、松山区、宁城县、敖汉旗）、锡林郭勒盟（镶黄旗）、乌兰察布市（卓资山、兴和县、凉城县）、呼和浩特市、包头市（达尔罕茂明安联合旗、固阳县）、鄂尔多斯市（准格尔旗）、阿拉善盟（阿拉善右旗）。

| **资源情况** | 野生资源一般。药材来源于野生。

| **采收加工** | **中药** 火绒草：夏季采收，洗净，晾干。
蒙药 查干 – 阿荣：夏、秋季割取地上部分，除去杂质，晒干。

| **药材性状** | **中药** 火绒草：本品茎呈细圆柱形，表面棕褐色，不分枝；质松脆，易折断，断面浅黄色，髓部中空。叶皱缩，多破碎，完整叶片展平后呈披针形或条形，全缘，长 1 ~ 3 cm，宽 3 ~ 5 mm，两面密生白色绒毛，主脉有 1 明显；无柄或基生叶具短柄。头状花序盘状，黄色，具短总梗，3 ~ 5 簇生于茎顶。气微，味苦。

| **功能主治** | **中药** 火绒草：微苦，寒。疏风清热，利尿，止血。用于流行性感冒，急、慢性肾炎，尿路感染，尿血，创伤出血。
蒙药 查干 – 阿荣：苦，凉。清肺，止咳，燥肺脓。用于肺热咳嗽，讧热，多痰，气喘，陈旧性肺病，咽喉感冒，咯血，肺脓疡。

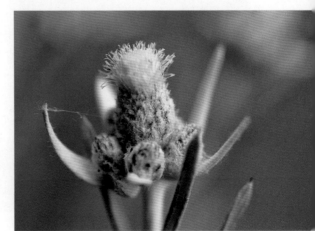

| **用法用量** | **中药** 火绒草：内服煎汤，9 ~ 15 g。
蒙药 查干 – 阿荣：内服煮散剂，3 ~ 5 g；或入丸、散剂。

铃铃香青 *Anaphalis hancockii* Maxim.

| 蒙 文 名 | 查干 – 呼吉乐。

| 药 材 名 | 铃铃香（药用部位：全草）。

| 形态特征 | 多年生草本。植株高 20 ~ 35 cm。根茎细长，匍枝有膜质鳞片状叶和顶生的莲座状叶丛。茎从膝曲的基部直立，被蛛丝状毛及腺毛，上部被蛛丝状绵毛。莲座状叶与茎下部叶匙状或条状矩圆形，长 2 ~ 10 cm，宽 5 ~ 15 mm，先端圆形或锐尖，基部渐狭成具翅的柄或无柄；茎中部叶及上部叶条形或条状披针形，直立贴茎或稍开展，先端尖，有时具枯焦状小尖头；全部叶质薄，两面被蛛丝状毛及腺毛，边缘被灰白色蛛丝状长毛，离基三出脉。头状花序 9 ~ 15 在茎顶密集成复伞房状；总苞宽钟状，长 8 ~ 9 (~ 11) mm，宽 8 ~ 10 mm，总苞片 4 ~ 5 层，外层者卵形，长 5 ~ 6 mm，下部红褐色或黑褐色，

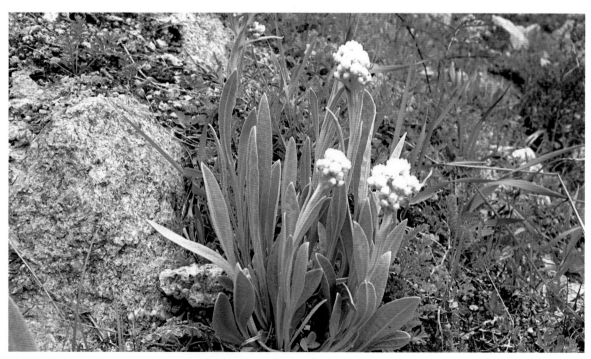

铃铃香青

内层者矩圆状披针形，长 8 ~ 10 mm，上部白色，最内层者条形，有爪；花序托有缀状毛。雌株头状花序有多层雌花，中央有 1 ~ 6 雄花；雄株头状花序全部为雄花，花冠长 4 ~ 5 mm。瘦果长约 1.5 mm，密被乳头状突起；冠毛较花冠稍长。花果期 6 ~ 9 月。

| 生境分布 |　生于山地草甸。适应高寒的中生草本植物。分布于内蒙古乌兰察布市（兴和县）。

| 资源情况 |　野生资源较少。药材来源于野生。

| 采收加工 |　夏、秋季采挖，除去杂质，洗净泥土，晒干。

| 功能主治 |　清热解毒，杀虫。用于宫颈炎，滴虫性阴道炎。

| 用法用量 |　内服煎汤，9 ~ 12 g。外用适量，煎汤洗。

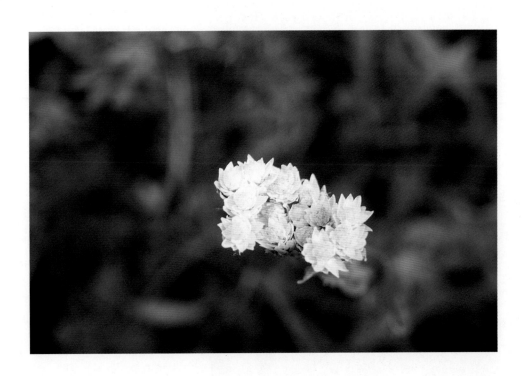

菊科 Compositae 旋覆花属 Inula

土木香
Inula helenium L.

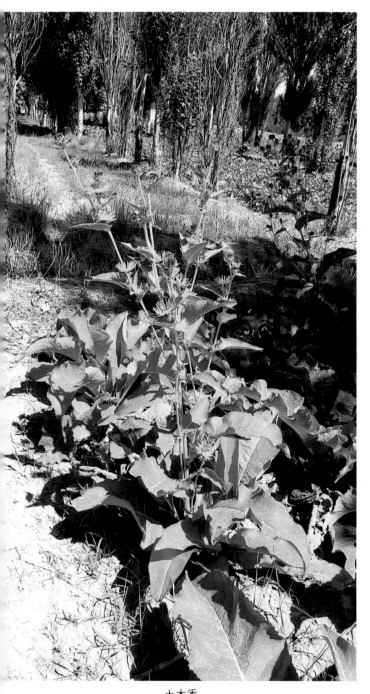

土木香

植物别名

青木香、祁木香、藏木香。

蒙文名

高要－阿拉坦－导苏乐－其其格。

药材名

中药 土木香（药用部位：根）。
蒙药 玛努（药用部位：根）。

形态特征

多年生草本，高 60 ～ 150 cm。根茎块状而有分枝。茎直立，粗壮，具纵沟棱，被开展的长柔毛。基生叶和茎下部叶椭圆状披针形，长 25 ～ 50 cm，基部渐狭成具翅的长柄，边缘有不规则的齿或重齿，上面被糙硬毛，下面被黄绿色密绵毛；中部叶卵状披针形或矩圆形，长 15 ～ 35 cm，基部心形，半抱茎；上部叶较小，披针形。头状花序少数，在茎顶排列成伞房状花序；叶多数，宽披针形；总苞直径 1.5 ～ 2.5 cm，总苞片 5 ～ 6 层，外层者草质，宽披针形或卵形，先端钝，常反折，被绵毛；内层者干膜质，矩圆形或匙形，先端扩大成卵状三角形，背部被疏毛，有缘毛，最内层者条形；舌状花黄色，舌片条形，长 2 ～ 3 cm；管状花长 9 ～ 10 mm。瘦果柱状具 4 或 6 棱，长 3 ～ 4 mm，无毛；冠毛污白色，长 8 ～ 10 mm。花期 6 ～ 9 月。

| **生境分布** | 内蒙古呼和浩特市、包头市、通辽市等有栽培。

| **资源情况** | 无野生资源，栽培资源一般。药材来源于栽培。

| **采收加工** | 秋季采挖，除去泥沙，晒干。

| **药材性状** | 本品呈圆锥形，略弯曲，长 5 ～ 20 cm。表面黄棕色或暗棕色，有纵皱纹及须根痕。根头粗大，先端有凹陷的茎痕及叶鞘残基，周围有圆柱形支根。质坚硬，不易折断，断面略平坦，黄白色至浅灰黄色，有凹点状油室。气微香，味苦、辛。

| **功能主治** | **中药** 土木香：辛、苦，温。归肝、脾经。健脾和胃，行气止痛，安胎。用于胸胁脘腹胀痛，呕吐泻痢，胸胁挫伤，岔气作痛，胎动不安。
蒙药 玛努：甘、苦、辛，平，腻、锐、燥、重。清巴达干热，解赫依血相讧，温中消食，开胃，止刺痛。用于感冒头痛，恶性寒战，温病初期，赫依血引起胸闷气喘，胸背游走性疼痛，不思饮食，呕吐泛酸，胃、肝、大肠、小肠之宝日病，赫依希日性头痛及血热性头痛。

| **用法用量** | **中药** 土木香：3 ～ 9 g，多入丸、散剂。
蒙药 玛努：内服煮散剂，3 ～ 5 g；或入丸、散剂。

菊科 Compositae 旋覆花属 *Inula*

柳叶旋覆花 *Inula salicina* L.

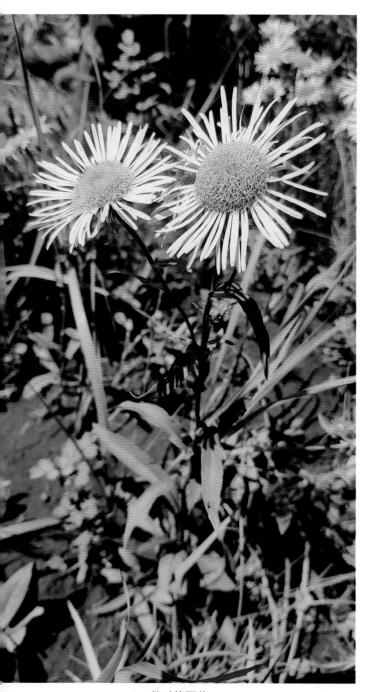

柳叶旋覆花

| 植物别名 |

歌仙草、单茎旋梭华。

| 蒙 文 名 |

乌达力格 – 阿拉坦 – 导苏乐 – 其其格。

| 药 材 名 |

柳叶旋覆花（药用部位：花序）。

| 形态特征 |

多年生草本，高 30 ~ 100 cm。茎直立，有
纵沟棱，下部有疏或密的短硬毛。下部叶矩
圆状匙形，花期常凋落；中部叶稍直立，
椭圆形或矩圆状披针形，长 3 ~ 6 cm，宽
0.8 ~ 2 cm，先端锐尖，有小尖头，基部心
形，或有圆形小耳，半抱茎，边缘疏生有小
尖头的细齿，稍革质，两面无毛或仅下面中
脉有糙硬毛；上部叶较小。头状花序直径
2.5 ~ 4 cm，单生于茎或枝端，外围以多数
披针形苞叶；总苞半球形；总苞片 4 ~ 5 层，
外层者稍短，披针形或卵状披针形，先端钝
或尖，上部草质，下部革质，背部密被短毛，
常有缘毛；内层者条状披针形，渐尖，上
部背面密被短毛；舌状花长 13 ~ 15 mm，
舌片条形；管状花长 7 ~ 9 mm。瘦果长

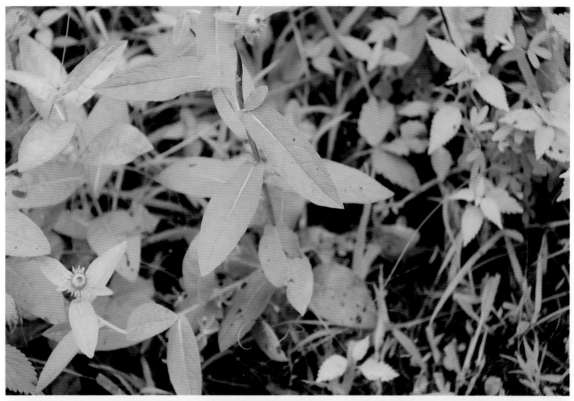

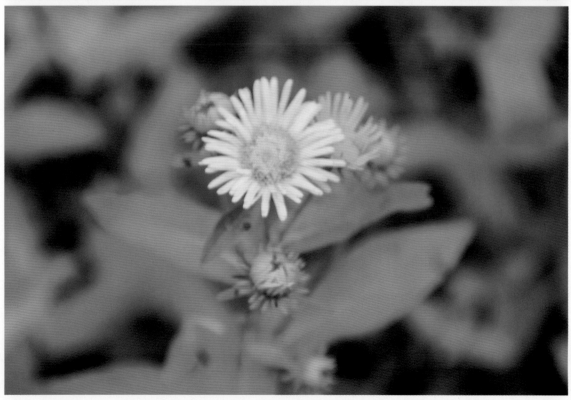

1.5 ~ 2 mm，具细沟棱，无毛；冠毛 1 层，白色或下部稍红色，约与管状花冠等长。花果期 7 ~ 10 月。

| **生境分布** | 生于海拔 250 ~ 1 000 m 的山顶、山坡草地、半温润或湿润草地。分布于内蒙古呼伦贝尔市（额尔古纳市、牙克石市、陈巴尔虎旗、新巴尔虎右旗、鄂温克族自治旗、满洲里市）、兴安盟（科尔沁右翼前旗、科尔沁右翼中旗）、通辽市（科尔沁左翼后旗）、锡林郭勒盟（东乌珠穆沁旗）、赤峰市（克什克腾旗）、巴彦淖尔市（杭锦后旗）。

| **资源情况** | 野生资源一般。药材来源于野生。

| **功能主治** | 降气平逆，祛痰止咳，健胃。用于喘咳痰多，呕吐嗳气，心下痞硬，大腹水肿。

菊科　Compositae　旋覆花属　*Inula*

欧亚旋覆花
Inula britanica L.

| 植物别名 |

毛旋覆花、大花旋覆花、金沸草。

| 蒙 文 名 |

萨嘎拉嘎日－阿拉坦－导苏乐－其其格。

| 药 材 名 |

中药　旋覆花（药用部位：头状花序）、金沸草（药用部位：地上部分）、旋覆花根（药用部位：根）。

蒙药　阿拉坦－导苏乐－其其格（药用部位：头状花序）。

| 形态特征 |

多年生草本，高 20 ~ 70 cm。茎直立，具纵沟棱，被长柔毛。基生叶和下部叶在花期常枯萎，长椭圆形或披针形，长 3 ~ 11 cm，宽 1 ~ 2.5 cm，下部叶渐狭成短柄或长柄；中部叶长椭圆形，长 5 ~ 11 cm，宽 0.6 ~ 2.5 cm，无柄，心形或有耳，半抱茎，边缘有具小尖头的疏浅齿或近全缘，上面无毛或被疏伏毛，下面密被伏柔毛和腺点，中脉与侧脉被较密的长柔毛；上部叶渐小。头状花序 1 ~ 5 生于茎顶或枝端，直径 2.5 ~ 5 cm；苞叶条状披针形。总苞半球形，

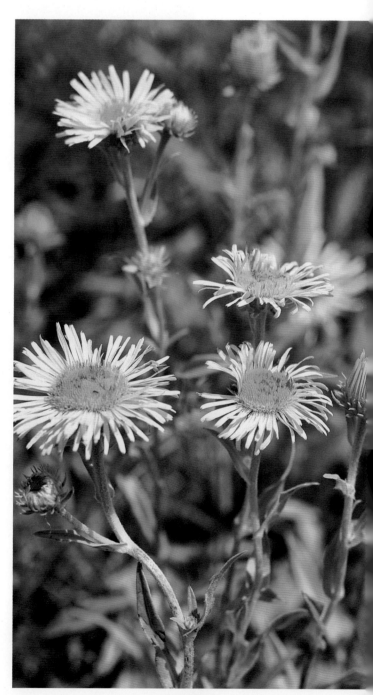

欧亚旋覆花

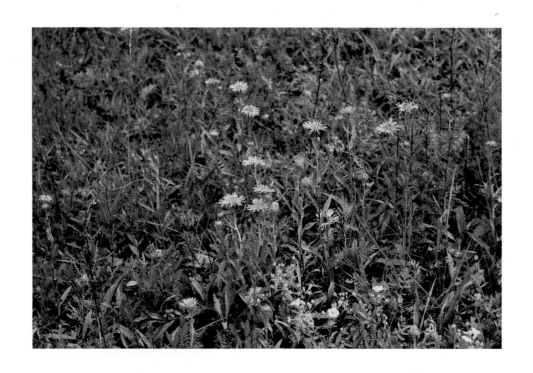

总苞片 4 ~ 5 层，外层者条状披针形，先端长渐尖，基部稍宽，草质，被长柔毛、腺点和缘毛；内层者条形，除中脉外干膜质；舌状花黄色，舌片条形；管状花长约 5 mm。瘦果长 1 ~ 1.2 mm，有浅沟，被短毛；冠毛 1 层，白色，与管状花冠等长。花果期 7 ~ 10 月。

| 生境分布 | 生于海拔 150 ~ 2 400 m 的山坡路旁、湿润草地、河岸和田埂上。分布于内蒙古呼伦贝尔市（额尔古纳市、牙克石市、鄂温克族自治旗、新巴尔虎右旗、新巴尔虎左旗、海拉尔区、满洲里市、扎赉诺尔区）、兴安盟（突泉县、科尔沁右翼前旗、科尔沁右翼中旗）、通辽市（科尔沁左翼后旗、开鲁县）、赤峰市（阿鲁科尔沁旗、巴林右旗、克什克腾旗、红山区、松山区、喀喇沁旗、宁城县、敖汉旗）、锡林郭勒盟（东乌珠穆沁旗、锡林浩特市、苏尼特左旗）、呼和浩特市（新城区、回民区、赛罕区）、鄂尔多斯市（准格尔旗、康巴什区、杭锦旗）、巴彦淖尔市（杭锦后旗）、乌海市（海勃湾区）、阿拉善盟（阿拉善右旗）。

| 资源情况 | 野生资源一般。药材来源于野生。

| 采收加工 | **中药** 旋覆花：夏、秋季花开放时采收，除去杂质，阴干或晒干。
金沸草：夏、秋季采割，晒干。
旋覆花根：秋季采挖，洗净，晒干。

| **药材性状** | **中药**　旋覆花：本品呈扁球形或类球形，直径 1 ～ 2 cm。总苞由多数苞片组成，呈覆瓦状排列，苞片披针形或条形，灰黄色，长 4 ～ 11 mm；总苞基部有时残留花梗，苞片及花梗表面被白色茸毛，舌状花 1 列，黄色，长约 1 cm，多卷曲，常脱落，先端 3 齿裂；管状花多数，棕黄色，长约 5 mm，先端 5 齿裂；子房先端有多数白色冠毛，长 5 ～ 6 mm。有的可见椭圆形小瘦果。体轻，易散碎。气微，味微苦。

金沸草：本品茎呈圆柱形，长 30 ～ 60 cm，直径 2 ～ 5 mm，表面绿褐色或暗棕色，有多数细纵纹；质脆，断面黄白色，纤维状，髓部中空。叶互生，叶片披针形或长圆形，宽 1 ～ 2.5 cm，多破碎，绿黑色或绿灰色，基部渐狭，无柄，全缘或有疏齿，边缘不反卷；叶脉在背面隆起，中脉 1，侧脉 8 ～ 13 对。头状花序较大，直径 1 ～ 2 cm，冠毛长约 0.5 cm。

功能主治

中药　旋覆花：苦、辛、咸，微温。归肺、脾、胃、大肠经。降气，消痰，行水，止呕。用于风寒咳嗽，痰饮蓄结，胸膈痞闷，喘咳痰多，呕吐噫气，心下痞硬。

金沸草：苦、辛、咸，温。归肺、大肠经。降气，消痰，行水。用于外感风寒，痰饮蓄结，咳喘痰多，胸膈痞满。

旋覆花根：咸，温。祛风湿，平喘咳，解毒生肌。用于风湿痹痛，喘咳，疔疮。

蒙药　阿拉坦 - 导苏乐 - 其其格：微苦，平，柔、糙、燥。止刺痛，杀黏，燥协日乌素，愈伤。用于黏刺痛，黏热，炭疽，扭伤，骨折，脑刺痛。

用法用量

中药　旋覆花：内服煎汤，3 ～ 9 g，宜包煎。

金沸草：内服煎汤，4.5 ～ 9 g。外用适量，鲜品捣汁涂。

旋覆花根：内服煎汤，9 ～ 15 g。外用适量，捣敷。

蒙药　阿拉坦 - 导苏乐 - 其其格：内服煮散剂，3 ～ 5 g；或入丸、散剂。

菊科 Compositae 旋覆花属 Inula

旋覆花 *Inula japonica* Thunb.

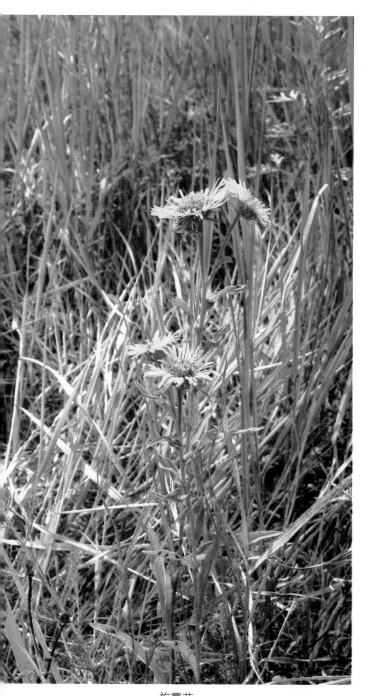

旋覆花

植物别名

金佛花、金佛草、六月菊。

蒙文名

阿拉坦 – 导苏乐 – 其其格。

药材名

中药 旋覆花（药用部位：头状花序）、金沸草（药用部位：地上部分）、旋覆花根（药用部位：根）。

蒙药 阿拉坦 – 导苏乐 – 其其格（药用部位：头状花序）。

形态特征

多年生草本。茎直立，高 30 ～ 70 cm，被长伏毛，或下部有时脱毛。基部叶常较小，在花期枯萎；中部叶长圆形，长圆状披针形或披针形，长 4 ～ 13 cm，宽 1.5 ～ 3.5 cm，稀 4 cm，无柄，上面有疏毛或近无毛，下面有疏伏毛和腺点，中脉和侧脉有较密的长毛；上部叶渐狭小，线状披针形。头状花序直径 3 ～ 4 cm，多数或少数排列成疏散的伞房花序；总苞半球形；总苞片约 5 层，线状披针形，近等长；外层基部革质，上部叶质；内层除绿色中脉外干膜质，渐尖，有腺点和

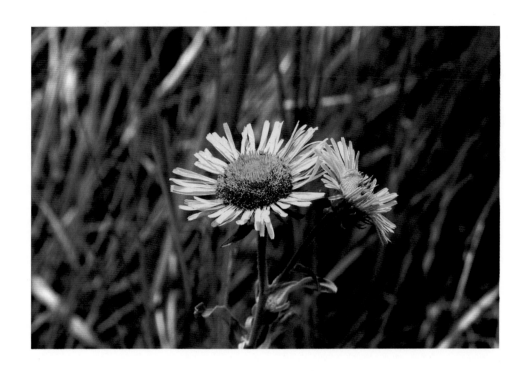

缘毛。舌状花黄色，较总苞长 2 ~ 2.5 倍，舌片线形，长 10 ~ 13 mm，管状花
花冠长约 5 mm，有三角状披针形裂片；冠毛 1 层，白色，有 20 余微糙毛，与
管状花近等长。瘦果长 1 ~ 1.2 mm，圆柱形，具 10 沟，先端截形，被疏短毛。
花期 6 ~ 10 月，果期 9 ~ 11 月。

| **生境分布** | 生于海拔 150 ~ 2 400 m 的山坡路旁、湿润草地、河岸或田埂上。分布于内蒙古
呼伦贝尔市（额尔古纳市、牙克石市、海拉尔区、新巴尔虎右旗、满洲里市）、
兴安盟（乌兰浩特市、突泉县、科尔沁右翼前旗）、通辽市（扎鲁特旗、开鲁县）、
赤峰市（阿鲁科尔沁旗、巴林右旗、克什克腾旗、红山区、喀喇沁旗、宁城县、
敖汉旗）、巴彦淖尔市（临河区）、鄂尔多斯市（准格尔旗）。

| **资源情况** | 野生资源一般。药材来源于野生。

| **采收加工** | **中药** 旋覆花：夏、秋季花开放时采收，除去杂质，阴干或晒干。
金沸草：夏、秋季采割，晒干。
旋覆花根：秋季采挖，洗净，晒干。

| **药材性状** | **中药** 旋覆花：本品呈扁球形或类球形，直径 1 ~ 2 cm。总苞由多数苞片组成，
呈覆瓦状排列，苞片披针形或条形，灰黄色，长 4 ~ 11 mm；总苞基部有时残
留花梗，苞片及花梗表面被白色茸毛，舌状花 1 列，黄色，长约 1 cm，多卷曲，
常脱落，先端 3 齿裂；管状花多数，棕黄色，长约 5 mm，先端 5 齿裂；子房先

端有多数白色冠毛，长 5 ~ 6 mm。有的可见椭圆形小瘦果。体轻，易散碎。气微，味微苦。

金沸草：本品茎呈圆柱形，长 30 ~ 60 cm，直径 2 ~ 5 mm，表面绿褐色或暗棕色，有多数细纵纹；质脆，断面黄白色，纤维状，髓部中空。叶互生，叶片披针形或长圆形，宽 1 ~ 2.5 cm，多破碎，绿黑色或绿灰色，基部渐狭，无柄，全缘或有疏齿，边缘不反卷；叶脉在背面隆起，中脉 1，侧脉 8 ~ 13 对。头状花序较大，直径 1 ~ 2 cm，冠毛长约 0.5 cm。

| 功能主治 |　**中药**　旋覆花：苦、辛、咸，微温。归肺、脾、胃、大肠经。降气，消痰，行水，止呕。用于风寒咳嗽，痰饮蓄结，胸膈痞闷，喘咳痰多，呕吐噫气，心下痞硬。

金沸草：苦、辛、咸，温。归肺、大肠经。降气，消痰，行水。用于外感风寒，痰饮蓄结，咳喘痰多，胸膈痞满。

旋覆花根：咸，温。祛风湿，平喘咳，解毒生肌。用于风湿痹痛，喘咳，疔疮。

蒙药　阿拉坦 - 导苏乐 - 其其格：微苦，平，柔、糙、燥。止刺痛，杀黏，燥协日乌素，愈伤。用于黏刺痛，黏热，炭疽，扭伤，骨折，脑刺痛。

| 用法用量 |　**中药**　旋覆花：内服煎汤，3 ~ 9 g，宜包煎。

金沸草：内服煎汤，4.5 ~ 9 g。外用适量，鲜品捣汁涂。

旋覆花根：内服煎汤，9 ~ 15 g。外用适量，捣敷。

蒙药　阿拉坦 - 导苏乐 - 其其格：内服煮散剂，3 ~ 5 g；或入丸、散剂。

菊科 Compositae 旋覆花属 *Inula*

线叶旋覆花 *Inula lineariifolia* Turcz.

| **植物别名** | 窄叶旋覆花。

| **蒙文名** | 那日布其－阿拉坦－导苏乐－其其格。

| **药材名** | 金沸草（药用部位：地上部分）。

| **形态特征** | 多年生草本。茎直立，单生或 2 ~ 3 簇生，被短柔毛，上部常被长毛，杂有腺体。基生叶和下部叶在花期常生存，线状披针形，有时椭圆状披针形，长 5 ~ 15 cm，宽 0.7 ~ 1.5 cm，下部渐狭成长柄，边缘常反卷，有不明显的小锯齿，先端渐尖，质较厚，上面无毛，下面有腺点，被蛛丝状短柔毛或长伏毛；中部叶渐无柄，上部叶渐狭小，线状披针形至线形。头状花序在枝端单生或 3 ~ 5 排列成伞房状。总苞半球形；总苞片约 4 层，线状披针形，上部叶质，下部革质；

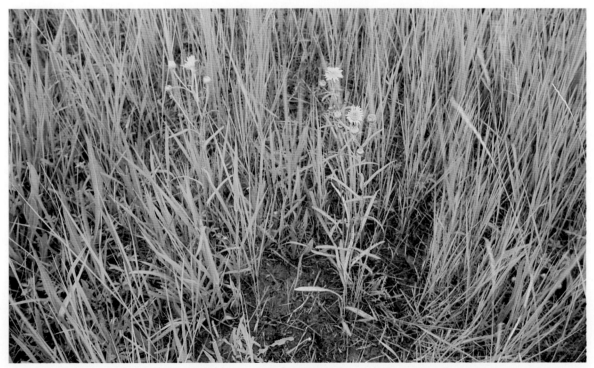

线叶旋覆花

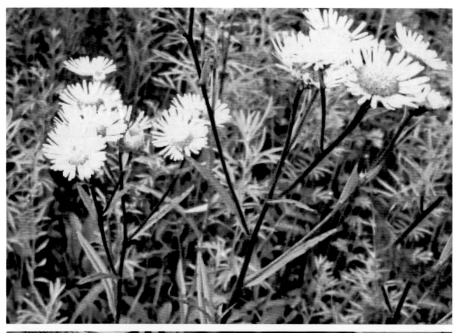

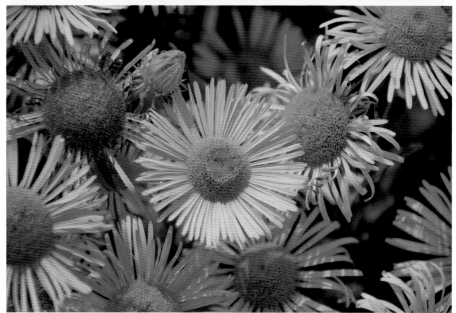

内层较狭，先端尖，除中脉外干膜质，有缘毛。舌状花较总苞长2倍；舌片黄色，长圆状线形。管状花有尖三角形裂片。冠毛1层，白色，与管状花花冠等长，有多数微糙毛。子房和瘦果圆柱形，有细沟，被短粗毛。花期7～9月，果期8～10月。

| **生境分布** | 生于林缘草甸或沟谷草甸中。分布于内蒙古呼伦贝尔市（扎兰屯市）、兴安盟（扎赉特旗、科尔沁右翼前旗）、通辽市（科尔沁左翼后旗、霍林郭勒市）、赤峰市（巴林右旗、阿鲁科尔沁旗、翁牛特旗、敖汉旗、元宝山区、松山区、红山区）。

| **资源情况** | 野生资源较少。药材来源于野生。

| **采收加工** | 夏、秋季采割，晒干。

| **药材性状** | 本品茎呈圆柱形，上部分枝，长 30 ~ 70 cm，直径 0.2 ~ 0.5 cm；表面绿褐色或棕褐色，疏被短柔毛，有多数细纵纹；质脆，断面黄白色，髓部中空。叶互生，叶片条形或条状披针形，长 5 ~ 10 cm，宽 0.5 ~ 1 cm，先端尖，基部抱茎，全缘，边缘反卷，上表面近无毛，下表面被短柔毛。头状花序顶生，直径 0.5 ~ 1 cm，冠毛白色，长约 0.2 cm。气微，味微苦。

| **功能主治** | 苦、辛、咸，温。归肺、大肠经。降气，消痰，行水。用于风寒咳嗽，痰饮蓄结，痰壅气逆，胸膈痞满，喘咳痰多；外用于疔疮肿毒。

| **用法用量** | 内服煎汤，4.5 ~ 9 g。外用适量，鲜品捣汁涂。

菊科 Compositae 旋覆花属 Inula

蓼子朴
Inula salsoloides (Turcz.) Ostenf.

| 植物别名 | 绞蛆爬、秃女子草、沙地旋覆花。

| 蒙文名 | 额勒森－阿拉坦－导苏乐－其其格。

| 药材名 | 沙旋覆花（药用部位：全草或花序）。

| 形态特征 | 多年生草本，高 15 ~ 45 cm。根茎横走，木质化，具膜质鳞片状叶。茎直立、斜升或平卧，被糙硬毛混生长柔毛和腺点。叶披针形或矩圆状条形，长 3 ~ 7 mm，宽 1 ~ 2.5 mm，基部心形或有小耳，半抱茎，全缘，边缘平展或稍反卷，稍肉质，上面无毛，下面被长柔毛和腺点，有时两面均被或疏或密的长柔毛和腺点。头状花序直径 1 ~ 1.5 cm，单生于枝端；总苞倒卵形，总苞片 4 ~ 5 层，外层者渐小，披针形、长卵形或矩圆状披针形，先端渐尖；内层者较长，条形或狭条形，

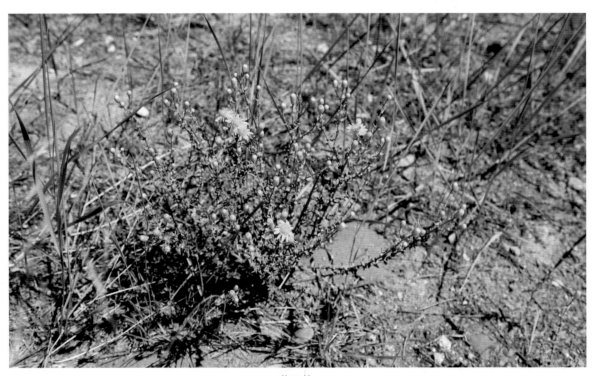

蓼子朴

先端锐尖或渐尖,全部干膜质,基部稍草质,黄绿色,背部无毛或被长柔毛和腺点;舌状花长 11～13 mm,舌片浅黄色,椭圆状条形;管状花长 6～8 mm。瘦果长约 1.5 mm,具多数细沟,被腺体;冠毛白色,约与花冠等长。花果期 6～9 月。

| **生境分布** | 生于海拔 500～2 000 m 的荒漠草原带及草原带的沙地与砂砾质冲积土上,也可进入荒漠带。分布于内蒙古除呼伦贝尔市外全区。

| **资源情况** | 野生资源常见。药材来源于野生。

| **采收加工** | 夏、秋季采集,拣净,晒干。

| **药材性状** | 本品全草长 20～40 cm,茎多分枝。叶互生,窄长圆形至条状披针形,长 5～10 mm,宽 1～2 mm,先端尖,基部稍呈耳状,边缘常向下反卷。质硬,有头状花序生于枝顶,花黄色。瘦果略呈圆柱形,冠毛白色。

| **功能主治** | 苦、辛,寒。归心、脾、胃经。清热解毒,利湿消肿。用于外感头痛,肠炎,痢疾,浮肿,小便不利,疮痈肿毒,黄水疮,湿疹。

| **用法用量** | 内服煎汤,3～9 g。外用适量,研末撒;或调敷。

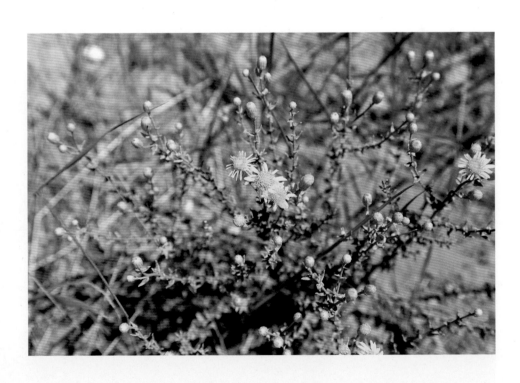

菊科 Compositae 苍耳属 Xanthium

苍耳
Xanthium sibiricum Patrin ex Widder

植物别名	莠耳、苍耳子、老苍子。
蒙 文 名	浩您 – 章古。
药 材 名	苍耳（药用部位：全草）、苍耳子（药用部位：带总苞的果实）。
形态特征	一年生草本，高 20 ~ 90 cm。根呈纺锤状，分枝或不分枝。茎直立不分枝或少有分枝，下部圆柱形，上部有纵沟，被灰白色糙伏毛。叶互生，有长柄，长 3 ~ 11 cm；叶片三角状卵形或心形，长 4 ~ 9 cm，宽 5 ~ 10 cm，全缘，或有 3 ~ 5 不明显浅裂，先端尖或钝，基出 3 脉，上面绿色，下面苍白色，被粗糙或短白色伏毛。头状花序近于无柄，聚生，单性同株；雄花序球形，总苞片长圆状披针形，花药长圆状线形；雌花序卵形，总苞片 2 ~ 3 列，外列苞片

苍耳

小，内列苞片大，结合成囊状，卵形，外面有倒刺毛；成熟具瘦果的总苞变坚硬，卵形或椭圆形，连同喙部长 12 ~ 15 mm，宽 4 ~ 7 mm，绿色、淡黄色或红褐色，喙长 1.5 ~ 2.5 mm；瘦果 2，倒卵形，瘦果内含 1 种子。花期 7 ~ 8 月，果期 9 ~ 10 月。

| **生境分布** | 生于平原、丘陵、低山、荒野路边、田边。内蒙古各地均有分布。

| **资源情况** | 野生资源较丰富。药材来源于野生。

| **采收加工** | 苍耳：夏季割取全草，除去泥土，切段晒干或鲜用。

苍耳子：秋季果实成熟时采收，干燥，除去梗、叶等杂质。

| **药材性状** | 苍耳子：本品呈纺锤形或卵圆形，长 1 ~ 1.5 cm，直径 0.4 ~ 0.7 cm。表面黄棕色或黄绿色，全体有钩刺，先端有 2 较粗的刺，分离或相连，基部有果柄痕。质硬而韧，横切面中央有纵隔膜，2 室，各有 1 瘦果。瘦果略呈纺锤形，一面较平坦，先端具 1 突起的花柱基，果皮薄，灰黑色，具纵纹。种皮膜质，浅灰色，子叶 2，有油性。气微，味微苦。

| **功能主治** | 苍耳：苦、辛，微寒；有小毒。归肺、脾、肝经。祛风，散热，除湿，解毒。用于感冒，头风，头晕，鼻渊，目赤，目翳，风湿痹痛，拘挛麻木，风癞，疔疮，疥癣，皮肤瘙痒，痔疮，痢疾。

苍耳子：苦、甘、辛，温；有小毒。归肺、肝经。散风通窍，透疹止痒。用于鼻渊，头痛，外感风寒，麻疹，风疹瘙痒，风寒头痛，鼻窦炎，风湿痹痛，皮肤湿疹，瘙痒。

| **用法用量** | 苍耳：内服煎汤，6 ~ 12 g，大剂量 30 ~ 60 g；或捣汁；或熬膏；或入丸、散剂。外用适量，捣敷；或烧存性研末调敷；或煎汤洗；或熬膏敷。

苍耳子：内服煎汤，3 ~ 10 g；或入丸、散剂。外用适量，捣敷；或煎汤洗。

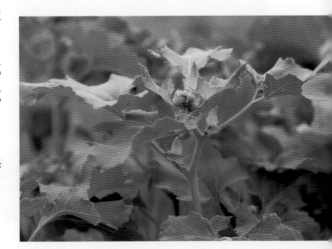

| **附　　注** | 在 FOC 中，本种的拉丁学名被修订为 *Xanthium strumarium* L.。

菊科 Compositae 苍耳属 Xanthium

刺苍耳
Xanthium spinosum L.

| **植物别名** | 洋苍耳。

| **蒙 文 名** | 乌日格苏图 – 浩您 – 章古。

| **药 材 名** | 刺苍耳（药用部位：果实）。

| **形态特征** | 一年生草本，高 40 ～ 120 cm。茎直立，上部多分枝，节上具三叉状棘刺。叶狭卵状披针形或阔披针形，长 3 ～ 8 cm，宽 6 ～ 30 mm，边缘 3 ～ 5 浅裂或不裂，全缘，中间裂片较长，长渐尖，基部楔形，下延至柄，背面密被灰白色毛；叶柄细，长 5 ～ 15 mm，被绒毛。花单性，雌雄同株；雄花序球状，生于上部，总苞片 1 层，雄花管状，先端裂，雄蕊 5；雌花序卵形，生于雄花序下部，总苞囊状，长 8 ～ 14 mm，具钩刺，先端具 2 喙，内有 2 无花冠的花，花柱线形，

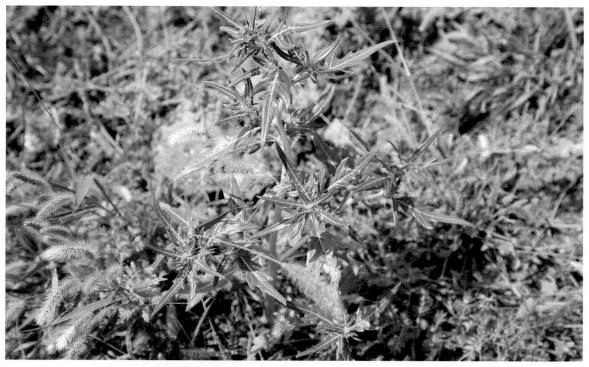

刺苍耳

柱头 2 深裂。总苞内有 2 长椭圆形瘦果，具钩刺。花期 8 ~ 9 月，果期 9 ~ 10 月。

| 生境分布 | 常生于路边、荒地和旱作物地，为外来入侵种。内蒙古有逸生。

| 资源情况 | 野生资源较少。药材来源于野生。

| 采收加工 | 果实成熟时，割下全株，脱粒，晒干。

| 药材性状 | 本品具总苞的果实呈长圆锥形，长 0.9 ~ 1.1 cm，直径 0.4 ~ 0.5 cm，表面黄绿色或黄棕色，着生多数钩状刺，刺长 2 ~ 2.5 mm，先端弯钩呈棕黄色，基部稍膨大。一端具 2 略粗的喙，长约 2 mm，棕黄色，分离。总苞质坚硬，不易切割，断面总苞部分厚度约占全果直径的 3/5，中间有隔膜分成 2 室，各室有 1 小瘦果，瘦果呈长圆锥形，外有灰褐色果皮，一侧凸起，一侧扁平，其一端圆钝，另一端有一条长花柱基。

| 功能主治 | 散风止痛，祛湿，杀虫。用于风寒头痛，鼻渊，齿痛，风寒湿痹，瘙痒。

| 用法用量 | 内服煎汤，3 ~ 10 g；或入丸、散剂。外用适量，捣敷；或煎汤洗。

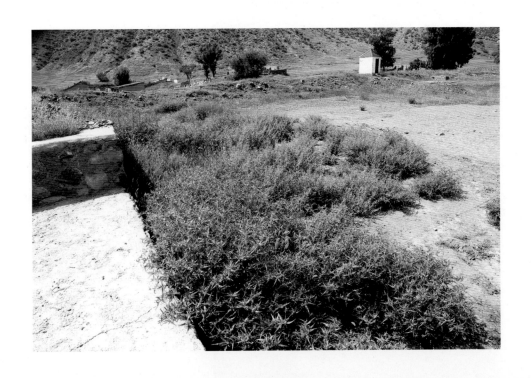

菊科 Compositae 苍耳属 Xanthium

蒙古苍耳 Xanthium mongolicum Kitag.

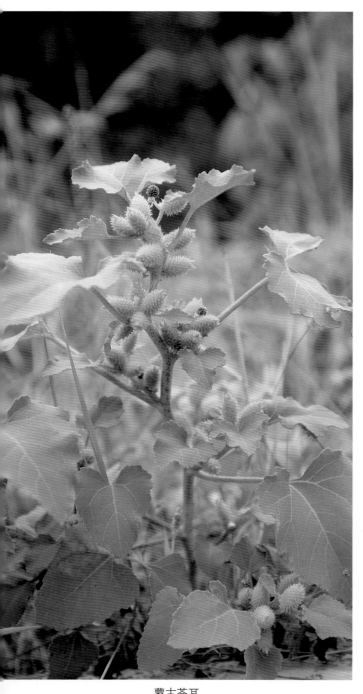

蒙古苍耳

| 植物别名 |

东北苍耳。

| 蒙 文 名 |

蒙古勒 – 浩您 – 章古。

| 药 材 名 |

蒙古苍耳子（药用部位：带总苞的果实）。

| 形态特征 |

植株高可达 1 m。根粗壮，具多数纤维状根。茎直立，坚硬，圆柱形，有纵沟棱，被硬伏毛及腺点。叶三角状卵形或心形，长 5 ~ 9 cm，宽 4 ~ 8 cm，先端钝或尖，基部心形，与叶柄连接处成楔形，3 ~ 5 浅裂，边缘有缺刻及不规则的粗锯齿，具 3 基出脉，上面绿色，下面苍绿色，两面密被硬伏毛及腺点；叶柄长 4 ~ 9 cm。成熟的具瘦果的总苞变坚硬，椭圆形，绿色或黄褐色，连同喙部长 18 ~ 20 mm，宽 8 ~ 10 mm，外面具较疏的总苞刺，刺长 2 ~ 5.5 mm（通常 5 mm），直立，向上渐尖，先端具细倒钩，基部增粗，中部以下被柔毛，常有腺点，上端无毛。瘦果长约 13 mm，灰黑色。花期 7 ~ 8 月，果期 8 ~ 9 月。

| **生境分布** | 生于山地及丘陵的砾石质坡地、沙地或田野。分布于内蒙古呼伦贝尔市（新巴尔虎左旗、新巴尔虎右旗、陈巴尔虎旗、鄂温克族自治旗、海拉尔区）、通辽市（扎鲁特旗、科尔沁左翼后旗）、赤峰市（翁牛特旗）。

| **资源情况** | 野生资源一般。药材来源于野生。

| **采收加工** | 秋季果实成熟时采收，干燥，除去梗、叶等杂质。

| **功能主治** | 祛风止痛，祛湿，透疹，通窍，杀虫止痒。用于鼻渊头痛，外感风寒，风湿痹痛，麻疹，风疹瘙痒，湿疹。

| **附　注** | （1）本种为地方习用品，作"苍耳子"药用。
（2）在 FOC 中，本种被修订为苍耳 *Xanthium strumarium* L.。

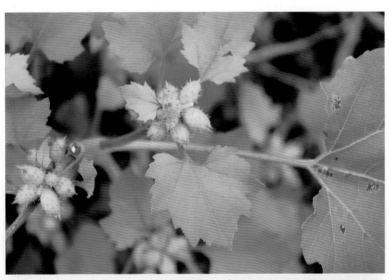

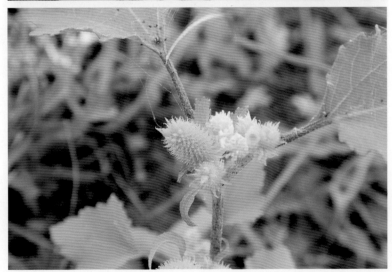

菊科 Compositae 苍耳属 Xanthium

意大利苍耳
Xanthium italicum Moretti

| 蒙 文 名 | 意大利 – 浩您 – 章古。 |

| 药 材 名 | **中药** 苍耳子（药用部位：带总苞的果实）、苍耳草（药用部位：全草）。 |
| | **蒙药** 浩您 – 章古（药用部位：全草）。 |

| 形态特征 | 一年生草本。侧根分枝很多。茎直立，粗壮，基部木质化，有棱，常多分枝。单叶互生，叶片三角状卵形至宽卵形，边缘具不规则的齿或裂，两面被短硬毛。头状花序单性，同株；雄花序生于雌花序上方；雌花序具花；总苞结果时长圆形，外面生倒钩刺，刺上被透明的白色刚毛和短腺毛。花期 7 月，果期 8 ~ 9 月。 |

| 生境分布 | 生于田野、路边。分布于内蒙古乌兰察布市（察哈尔右翼后旗、凉 |

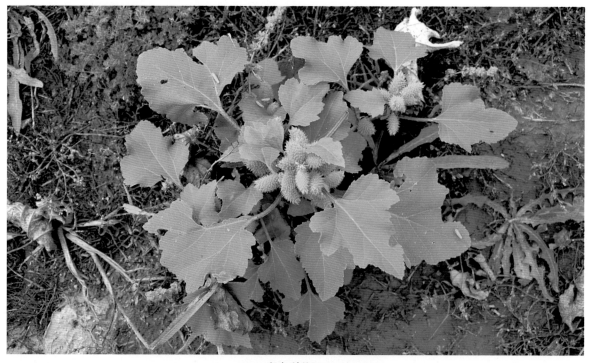

意大利苍耳

城县）。

| 资源情况 | 野生资源较少。药材来源于野生。

| 采收加工 | **中药** 苍耳子：秋季果实成熟时采收，干燥，除去梗、叶等杂质。

苍耳草：夏季采收，除去泥土，鲜用或切段晒干。

| 功能主治 | **中药** 苍耳子：散风寒，通鼻窍，祛风湿。用于风寒头痛，鼻塞流涕，鼻衄，鼻渊，风疹瘙痒，湿痹拘挛。

苍耳草：祛风，清热，解毒杀虫。风湿痹痛，四肢拘挛，麻风，疔毒，皮肤湿疹，毒虫咬伤。

蒙药 浩您－章古：愈伤。用于疮疡，外伤。

| 用法用量 | **中药** 苍耳子：内服煎汤，3～10 g。

苍耳草：内服煎汤，6～15 g。

蒙药 浩您－章古：多配方用。

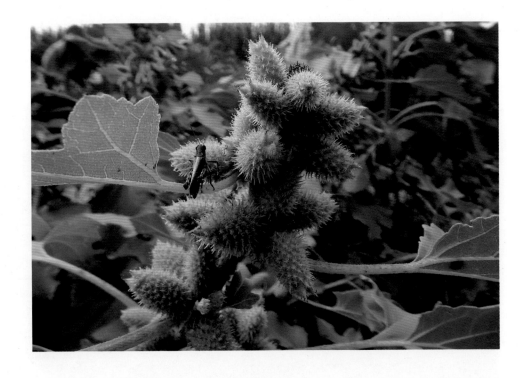

菊科 Compositae 百日菊属 Zinnia

百日菊
Zinnia elegans Jacq.

| **植物别名** | 百日草、步步登高。

| **蒙 文 名** | 呼木格苏。

| **药 材 名** | 百日草（药用部位：全草）。

| **形态特征** | 一年生草本，高 30 ～ 80 cm。茎直立，具纵沟棱，密被长硬毛。叶宽卵形或矩圆状椭圆形，长 5 ～ 10 cm，宽 2.5 ～ 5 cm，先端锐尖或钝，基部近心形，抱茎，上面绿色，被糙硬毛，下面淡绿色，被糙硬毛。头状花序直径 5 ～ 8 cm；总苞宽钟状；总苞片多层，卵形或卵状椭圆形，先端钝圆，外层者长约 5 mm，内层者长约 10 mm；托片上端有紫红色而呈流苏状三角形的附片；舌状花深红色、玫瑰色、紫堇色、橙黄色或白色，舌片倒卵形，先端全缘或 2 ～ 3 齿裂；管状

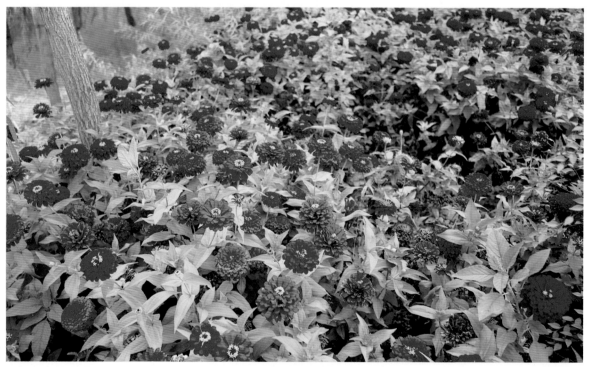

百日菊

花黄色或橙色，长 7 ~ 8 mm。雌花瘦果倒卵形，长 6 ~ 7 mm，宽 4 ~ 5 mm，腹面正中和两侧边缘各有 1 棱，先端截形，基部狭窄，被密毛；管状花瘦果倒卵状楔形，长 7 ~ 8 mm，宽 3.5 ~ 4 mm，被疏毛，先端有短齿。花果期 7 ~ 10 月。

| **生境分布** | 原产于墨西哥，我国各地广泛栽培。内蒙古各地均有栽培。

| **资源情况** | 无野生资源，栽培资源较丰富。药材来源于栽培。

| **采收加工** | 春、夏季采收，鲜用或切段晒干。

| **功能主治** | 苦、辛，凉。清热，利湿，解毒。用于湿热痢疾，淋证，乳痈，疖肿。

| **用法用量** | 内服煎汤，15 ~ 30 g。外用适量，鲜品捣敷。

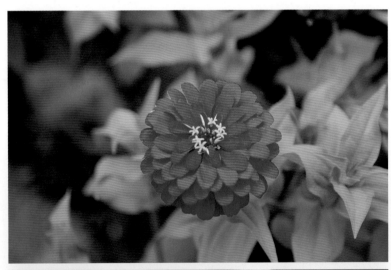

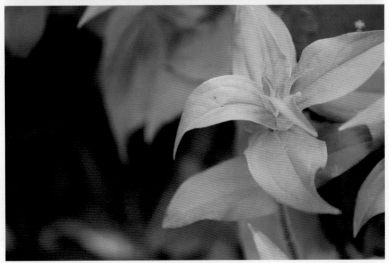

菊科 Compositae 金光菊属 Rudbeckia

黑心金光菊 *Rudbeckia hirta* L.

| **植物别名** | 黑心菊、黑眼菊、毛叶金光菊。

| **蒙文名** | 哈日-套黑古日图-乌达巴拉。

| **药材名** | 黑心金光菊（药用部位：全草或花）。

| **形态特征** | 一年生、二年生草本，高30～100 cm，全株被粗刺毛。茎下部叶长卵圆形，基部楔状下延，三出脉，边缘有细锯齿，叶柄具翅；茎上部叶长圆状披针形，两面被白色密刺毛，全缘或有疏齿。头状花序，花序梗长；外层总苞片长圆形，内层总苞片披针状线形，被白色刺毛；花托圆锥形，托片线形，对折成龙骨瓣状，边缘有纤毛；舌状花鲜黄色，舌片10～14，先端有2～3不整齐短齿；管状花褐紫色。瘦果四棱形，黑褐色，无冠毛。花期5～9月。

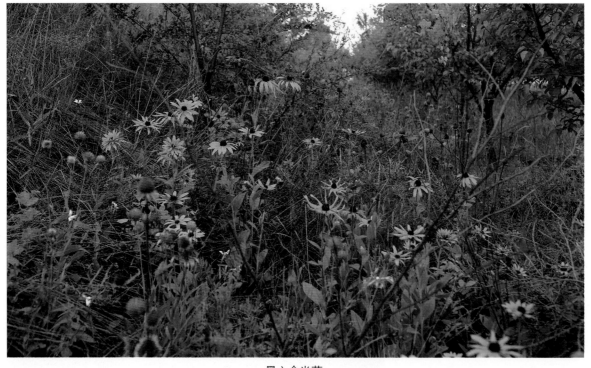

黑心金光菊

| **生境分布** | 中生植物。内蒙古各地均有栽培。

| **资源情况** | 无野生资源。药材来源于栽培。

| **采收加工** | 夏、秋季采收，洗净，鲜用或晒干。

| **功能主治** | 清湿热，解毒消痈。用于湿热吐泻，腹痛，痈疽疮毒。

| **用法用量** | 内服煎汤，9 ~ 12 g。外用适量，鲜叶捣敷。

| **附　　注** | 本种露地适应性很强，较耐寒，耐旱，喜向阳通风的环境，对土壤要求不高，极易栽培，应选择排水良好的砂壤土及向阳处栽培。

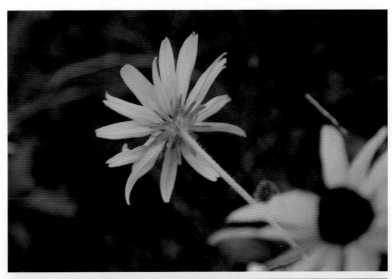

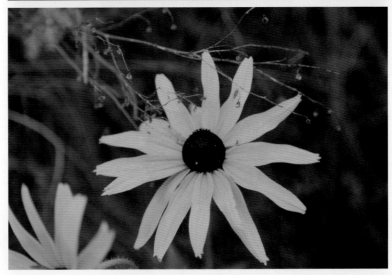

菊科 Compositae 向日葵属 *Helianthus*

向日葵 *Helianthus annuus* L.

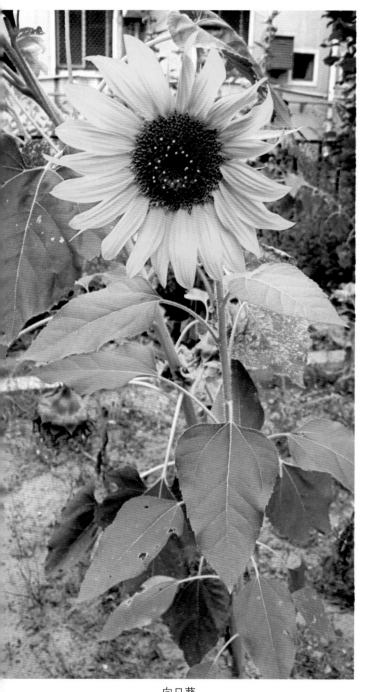

向日葵

| 植物别名 |

葵花、望日莲、太阳花。

| 蒙 文 名 |

那仁－其其格。

| 药 材 名 |

向日葵花（药用部位：花序）、葵花盘（药
用部位：花托）、向日葵根（药用部位：根）、
葵花梗心（药用部位：茎髓）、向日葵叶（药
用部位：叶）、向日葵壳（药用部位：果壳）、
向日葵子（药用部位：种子）。

| 形态特征 |

一年生高大草本。茎直立，高 100 ~ 300 cm，
粗壮，被白色粗硬毛，不分枝或有时上部分
枝。叶互生，心状卵圆形或卵圆形，先端急
尖或渐尖，有 3 基出脉，边缘有粗锯齿，两
面被短糙毛，有长柄。头状花序极大，直径
10 ~ 30 cm，单生于茎端或枝端，常下倾。
总苞片多层，叶质，覆瓦状排列，卵形至卵
状披针形，先端尾状渐尖，被长硬毛或纤毛。
花托平或稍凸，有半膜质托片。舌状花多数，
黄色，舌片开展，长圆状卵形或长圆形，不
结实。管状花极多数，棕色或紫色，有披

针形裂片，结果实。瘦果倒卵形或卵状长圆形，稍扁压，长 10 ~ 15 mm，有细肋，常被白色短柔毛，上端有 2 膜片状早落的冠毛。花期 7 ~ 9 月，果期 8 ~ 10 月。

| **生境分布** | 原产于北美洲，世界各国均有栽培。内蒙古各地广泛栽培。

| **资源情况** | 无野生资源，栽培资源丰富。药材来源于栽培。

| **采收加工** | 秋季向日葵成熟时分别采收，除去杂质，鲜用或晒干。

| **药材性状** | 葵花盘：花托呈圆盘状或半圆球状，直径 5 ~ 10 cm，淡黄色或棕褐色。去除果实后的花托表面形成密集的三角状孔洞，质坚，握之刺手。底部有花萼和花梗残留。气微，味淡、微甘。

向日葵子：瘦果浅灰色或黑色，扁长卵形或椭圆形，内藏种子 1，淡黄色。

| **功能主治** | 向日葵花：苦，平。归肝经。祛风，平肝，利胆。用于头晕，耳鸣，小便淋沥。

葵花盘：清热，平肝，止痛，止血。用于头痛，眩晕，耳鸣，牙痛，胃痛，腹痛，痛经，崩漏，疮疹。

向日葵根：清热利湿，行气止痛。用于淋浊，水肿，带下，脘腹胀痛，跌打损伤。

葵花梗心：清热利水，止咳。用于小便涩痛，带下，尿路结石，疝气，百日咳，风疹。

向日葵叶：解毒，截疟，平肝。用于疟疾，疔疮。

向日葵果壳：用于耳鸣。

向日葵子：排脓，止痢，透疹。用于血痢，麻疹不透，慢性骨髓炎。

| **用法用量** | 向日葵花：内服适量，酒水各半煎服。外用适量，捣烂外敷；或烘干研末，麻油调敷。

向日葵根、葵花梗心、向日葵叶：内服煎汤，适量。

向日葵子：内服捣碎或开水炖，常用剂量 15 ~ 30 g。外用适量，捣敷；或榨油涂。

菊科 Compositae 向日葵属 Helianthus

菊芋
Helianthus tuberosus L.

| 植物别名 | 洋姜、鬼子姜、洋地梨儿。

| 蒙 文 名 | 那日图－图木苏。

| 药 材 名 | 菊芋（药用部位：块茎、茎叶）。

| 形态特征 | 多年生草本植物，高 1 ~ 3 m，有块状的地下茎及纤维状根。茎直立，被白色短糙毛或刚毛。叶通常对生，有柄；下部叶卵圆形或卵状椭圆形，有长柄，长 10 ~ 16 cm，宽 3 ~ 6 cm，边缘有粗锯齿，上面被白色短粗毛、下面被柔毛；上部叶长椭圆形至阔披针形，基部渐狭，下延成短翅状。头状花序较大，少数或多数，单生于枝端，有 1 ~ 2 线状披针形的苞叶，直立；总苞片多层，披针形，先端长渐尖，背面被短伏毛，边缘被开展的缘毛；托片长圆形，背面有肋，上端不

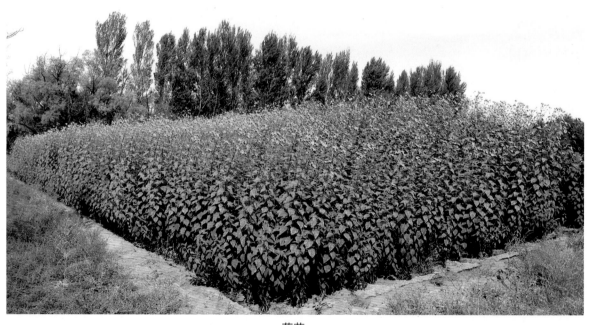

菊芋

等 3 浅裂。舌状花通常 12 ～ 20，舌片黄色，开展，长椭圆形，长 1.7 ～ 3 cm；管状花花冠黄色，长 6 mm。瘦果小，楔形，上端有 2 ～ 4 有毛的锥状扁芒。花期 8 ～ 9 月。

| 生境分布 |

原产于北美洲，我国各地均有栽培。内蒙古农村多栽培。

| 资源情况 |

无野生资源，栽培资源一般。药材来源于栽培。

| 采收加工 |

秋季采挖块根。夏、秋季采收茎叶，除去杂质，洗净泥土，鲜用或晒干。

| 功能主治 |

甘、微苦，凉。清热凉血，消肿，利尿，接骨。用于热病，肠热出血，跌打损伤，骨折肿痛。

| 用法用量 |

内服煎汤，10 ～ 15 g；或块根 1，生嚼服；外用适量，鲜茎、叶捣敷。

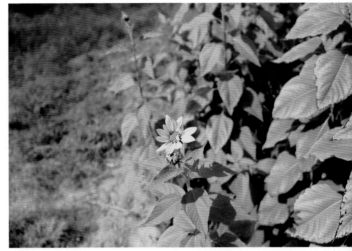

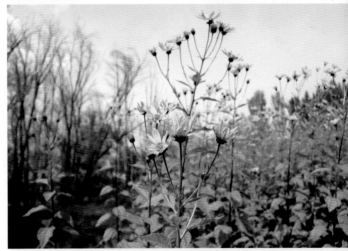

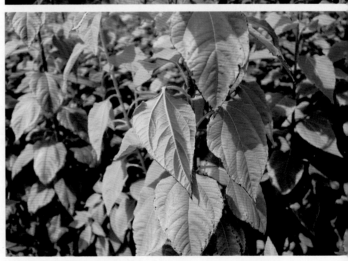

菊科 Compositae 金鸡菊属 Coreopsis

两色金鸡菊
Coreopsis tinctoria Nutt.

| 植物别名 | 蛇目菊、金钱菊、紫心梅。

| 蒙 文 名 | 阿拉嘎－矛盖－尼都－其其格。

| 药 材 名 | 蛇目菊（药用部位：全草）。

| 形态特征 | 一年生草本，高30～60 cm。茎具纵细棱，无毛，上部有分枝。叶对生，2回羽状全裂，裂片条形或条状披针形，全缘，上部叶无柄或下延成翅状柄，下部及中部叶具长柄。头状花序直径2～3 cm；花序梗细长，长3～8 cm；外层总苞片卵形，长约2 mm，内层者宽卵形，长5～6 mm，先端锐尖；舌状花的舌片黄色，或上部黄色，基部深棕色或紫色，倒卵形，长8～15 mm，先端3浅裂；管状花红褐色，狭钟状，长约3 mm。瘦果长2.5～3 mm，两面光滑或有瘤状突起。

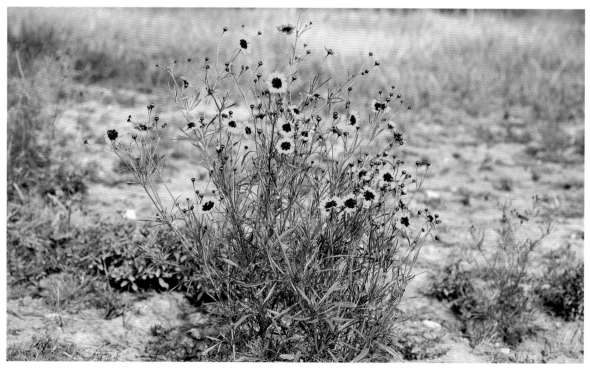

两色金鸡菊

花果期 6 ~ 9 月。

| **生境分布** | 原产于北美洲的观赏植物。我国各地均有栽培。内蒙古无野生分布，一些城市庭园有栽培，供观赏。

| **资源情况** | 无野生资源，栽培资源一般。药材来源于栽培。

| **采收加工** | 夏、秋季采收，鲜用或切段，晒干。

| **功能主治** | 甘，平。清湿热，解毒消痈。用于湿热痢疾，目赤肿痛，痈肿疮毒。

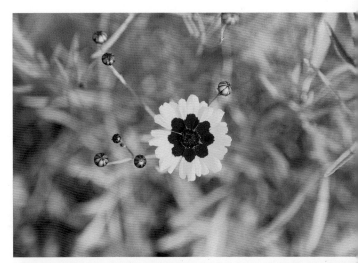

| **用法用量** | 内服煎汤，15 ~ 30 g。外用适量，捣敷。雪菊，每日 1 ~ 6 g，代茶饮。

| **附　　注** | 雪菊来源于本种的头状花序，收录在《新疆植物志》中，是珍贵的维药，实验研究表明，雪菊具有控制高血脂、高血糖、高血压及抗氧化应激等作用。维吾尔族医生将其作为维药用于临床，具有化湿、清解热毒、祛除瘀血、健脾养胃、降血脂和软化血管等作用。

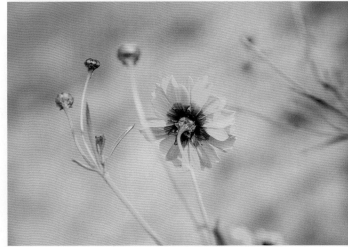

大丽花 *Dahlia pinnata* Cav.

| 植物别名 | 大理花、西番莲、萝卜花。

| 蒙 文 名 | 达力牙 – 其其格。

| 药 材 名 | 大丽花根（药用部位：块根）。

| 形态特征 | 植株高 1 ～ 2 m。茎光滑。叶 1 ～ 3 回羽状全裂，裂片卵形或矩圆状卵形，边缘有钝锯齿，上面绿色，下面灰绿色，两面无毛，叶柄基部扩展；上部叶有时不分裂。头状花序直径 6 ～ 12 cm，常下垂（或平展）。总苞片外层者约 5 片，卵状椭圆形；内层者椭圆状披针形。舌状花红色、紫色、黄色或白色，舌片卵形；管状花黄色。瘦果矩圆形，长 9 ～ 12 mm，宽 3 ～ 4 mm，黑色。花果期 7 ～ 10 月。

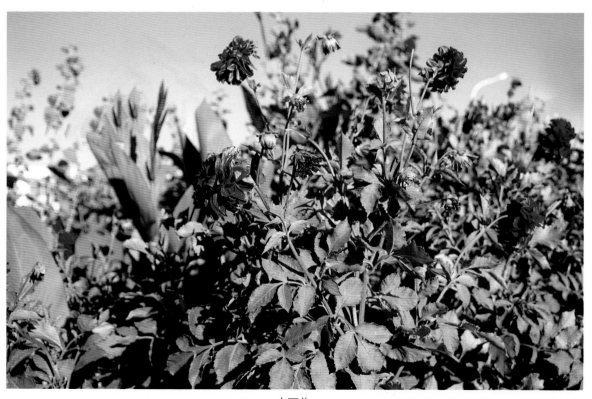

大丽花

| 生境分布 |

原产于墨西哥，全世界广泛栽培，作观赏植物。内蒙古各地均有栽培。

| 资源情况 |

无野生资源，栽培资源较丰富。药材来源于栽培。

| 采收加工 |

秋季挖根，洗净，晒干或鲜用。

| 药材性状 |

本品呈长纺锤形，微弯，有的已压扁，有的切成两瓣，长 6 ～ 10 cm，直径 3 ～ 4.5 cm。表面灰白色或类白色，未去皮者表面黄棕色，有明显而不规则的纵沟纹，先端有茎基痕，先端及尾部均呈纤维状。质硬，不易折断，断面类白色，角质化。气微，味淡。

| 功能主治 |

辛、甘，平。归肝经。清热解毒，散瘀止痛。用于腮腺炎，龋齿疼痛，无名肿毒，跌打损伤。

| 用法用量 |

内服煎汤，6 ～ 15 g。外用适量，捣敷。

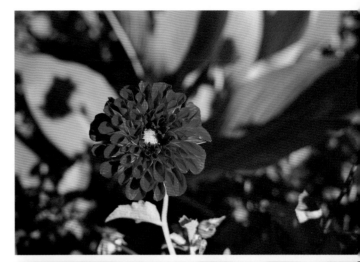

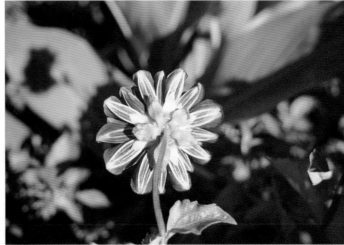

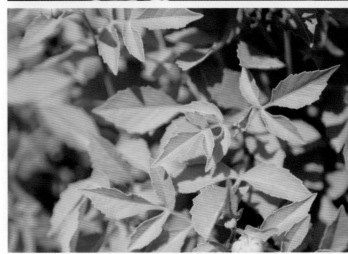

菊科 Compositae 秋英属 Cosmos

秋英
Cosmos bipinnata Cav.

| **植物别名** | 波斯菊、大波斯菊、八瓣梅。

| **蒙 文 名** | 希日拉金 – 其其格。

| **药 材 名** | 秋英（药用部位：全草或花序、种子）。

| **形态特征** | 一年生或多年生草本，高1～2m。根纺锤状，多须根，或近茎基部有不定根。茎无毛或稍被柔毛。叶2回羽状深裂，裂片线形或丝状线形。头状花序单生，直径3～6cm；花序梗长6～18cm；总苞片外层者披针形或线状披针形，近革质，淡绿色，具深紫色条纹，上端长狭尖，与内层者等长，长10～15mm，内层总苞片椭圆状卵形，膜质；托片平展，上端成丝状，与瘦果近等长；舌状花紫红色、粉红色或白色；舌片椭圆状倒卵形，长2～3cm，宽1.2～1.8cm，

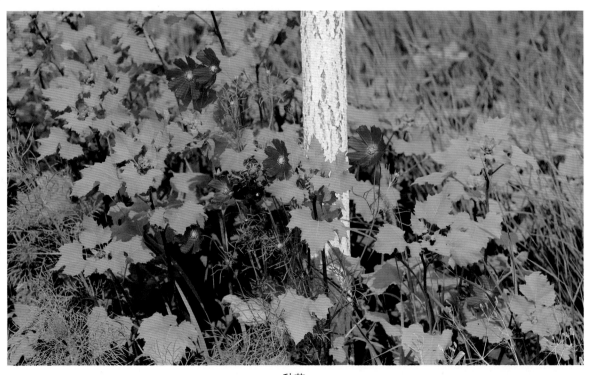

秋英

有 3 ~ 5 钝齿；管状花黄色，长 6 ~ 8 mm，管部短，上部圆柱形，有披针状裂片；花柱具短突尖的附器。瘦果黑紫色，长 8 ~ 12 mm，无毛，上端具长喙，有 2 ~ 3 尖刺。花期 6 ~ 8 月，果期 9 ~ 10 月。

| **生境分布** | 生于路旁、田埂、溪岸，也常自生。原产于美洲墨西哥，我国各地广泛栽培，内蒙古一些城镇庭园多栽培，供观赏。

| **资源情况** | 无野生资源，栽培资源较丰富。药材来源于栽培。

| **功能主治** | 清热解毒，明目化湿。用于感冒，咳嗽，腮腺炎，乳痈，目赤肿痛。

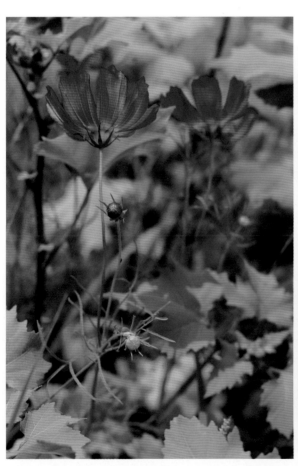 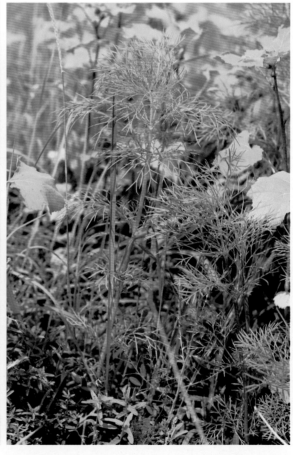

菊科 Compositae 鬼针草属 Bidens

柳叶鬼针草 *Bidens cernua* L.

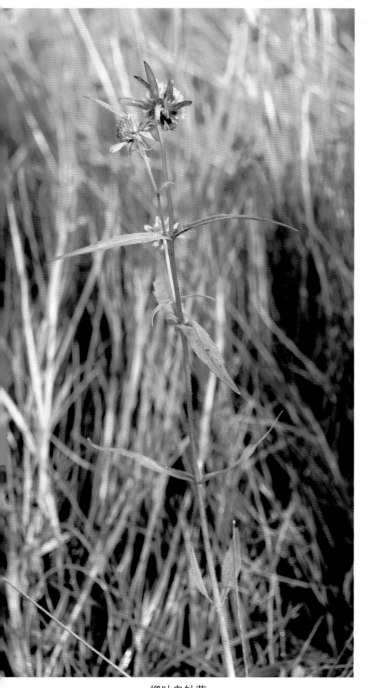

柳叶鬼针草

| 植物别名 |

俯垂鬼针草、鬼叉草、齐策曼巴。

| 蒙 文 名 |

乌达力格 – 哈日巴其 – 额布苏。

| 药 材 名 |

柳叶鬼针草（药用部位：全草）。

| 形态特征 |

一年生草本，高 20 ~ 60 cm。茎直立，无毛或嫩枝上有疏毛。叶对生，披针形或条状披针形，长 5 ~ 18 cm，宽 5 ~ 35 mm，先端长渐尖，基部渐狭，半抱茎，无柄，边缘有疏锐锯齿，两面无毛，稍粗糙。头状花序单生于茎顶或枝端，开花时下垂，花序梗较长；总苞盘状，总苞片 2 层，外层者 5 ~ 8，条状披针形，叶状，被疏短毛；内层者膜质，椭圆形或倒卵形，先端锐尖或钝，背部有黑褐色纵条纹，具黄色薄膜质边缘，无毛；托片条状披针形，约与瘦果等长，膜质，先端带黄色，背部有数条褐色纵条纹；舌状花无性，舌片黄色，卵状椭圆形，先端锐尖或有2 ~ 3 小齿；管状花长约 3 mm，先端 5 齿裂。瘦果狭楔形，长 5 ~ 6.5 mm，具 4 棱，棱上

有倒刺毛，先端有芒刺 4，长 2 ~ 3 mm，有倒刺毛。花果期 8 ~ 9 月。

| 生境分布 | 生于草甸或沼泽边，有时沉生于水中。分布于内蒙古通辽市、赤峰市（克什克腾旗）、锡林郭勒盟（锡林浩特市、苏尼特左旗）、包头市（达尔罕茂明安联合旗）、鄂尔多斯市（准格尔旗、达拉特旗、伊金霍洛旗）。

| 资源情况 | 野生资源一般。药材来源于野生。

| 采收加工 | 夏、秋季采收，鲜用或晒干。

| 药材性状 | 本品茎呈圆柱形，表面麦秆色或带紫色。单叶对生，披针形至条状披针形，长 3 ~ 14 cm，宽 5 ~ 30 mm，基部半抱茎状，叶缘具疏锯齿，两面稍粗糙，无毛。头状花序单生于茎枝端；苞片叶状；托叶条状披针形，膜质，透明。花冠先端 5 齿裂。气微，味淡。

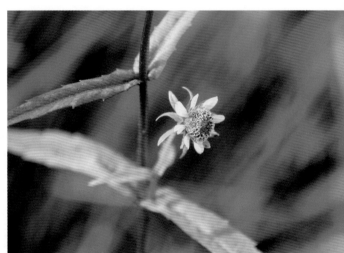

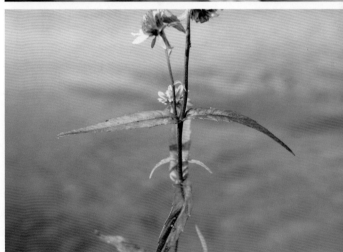

| 功能主治 | 苦，凉。清热解毒，散瘀消肿，祛风，活血，止痒，利水通淋。用于腹泻，痢疾，咽喉肿痛，跌打损伤，风湿痹痛，痈肿疮毒，小便淋痛。

| 用法用量 | 内服煎汤，6 ~ 15 g。外用适量，捣敷。

菊科 Compositae 鬼针草属 Bidens

狼杷草

Bidens tripartita L.

| 植物别名 | 小鬼叉、鬼针。

| 蒙 文 名 | 古日巴森－哈日巴其－额布苏。

| 药 材 名 | 狼杷草（药用部位：全草）。

| 形态特征 | 一年生草本。茎直立或斜升，无毛或疏被短硬毛。叶对生，下部叶
较小，不分裂，常于花期枯萎；中部叶通常 3 ~ 5 深裂，侧裂片披
针形至狭披针形，顶生裂片较大，两面无毛或下面有极稀的短硬毛，
有具窄翅的叶柄；上部叶较小， 3 深裂或不分裂，披针形。头状花
序单生，花序梗较长；总苞盘状，外层总苞片 5 ~ 9，狭披针形或
匙状倒披针形，先端钝，全缘或有粗锯齿，有缘毛，叶状；内层者
长椭圆形或卵状披针形，膜质，背部有褐色或黑灰色纵条纹，具透

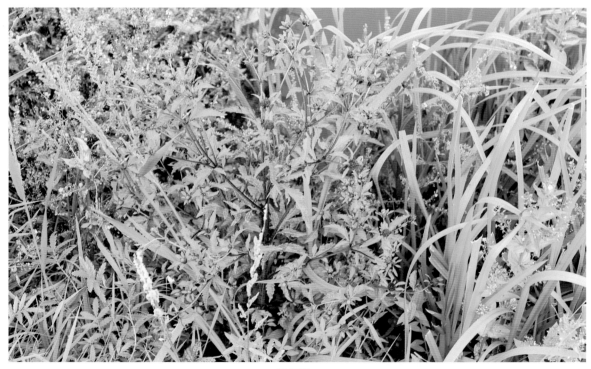

狼杷草

明而淡黄色的边缘；托片条状披针形，约与瘦果等长，背部有褐色条纹，边缘透明；无舌状花，管状花长 4 ～ 5 mm，先端 4 裂。瘦果扁，倒卵状楔形，长 6 ～ 11 mm，宽 2 ～ 3 mm，边缘有倒刺毛，先端有芒刺 2，少有 3 ～ 4，两侧有倒刺毛。花果期 9 ～ 10 月。

| **生境分布** | 生于路边荒野、水边湿地或低湿滩地。内蒙古各地均有分布。

| **资源情况** | 野生资源一般。药材来源于野生。

| **采收加工** | 夏、秋季采收，除去杂质，洗净泥土，鲜用或晒干，切段。

| **药材性状** | 本品茎略呈方形，由基部分枝，节上生根，表面绿色略带紫红色。叶对生，叶柄具狭翅，中部叶常羽状分裂，裂片椭圆形或矩圆状披针形，边缘有锯齿；上部叶 3 裂或不分裂，头状花序顶生或腋生；总苞片披针形，叶状，有睫毛；花黄棕色，无舌状花。气微，味微苦。

| **功能主治** | 甘、苦，平。清热解毒，养阴益肺，收敛止血，利湿，通经。用于肺热咳嗽，咯血，咽喉肿痛，赤白痢，黄疸，月经不调，闭经，小儿疳积，湿疹癣疮，毒蛇咬伤。

| **用法用量** | 内服煎汤，10 ～ 30 g，鲜品加倍；或研末；或捣汁饮。外用适量，捣敷；或研末撒；或调敷。

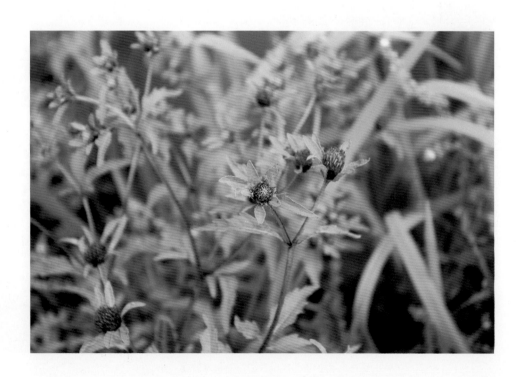

小花鬼针草 *Bidens parviflora* Willd.

| **植物别名** | 一包针、细叶刺针草、小刺叉。

| **蒙 文 名** | 吉吉格－哈日巴其－额布斯。

| **药 材 名** | 小鬼钗（药用部位：全草。别名：鹿角草）。

| **形态特征** | 一年生草本，高 20 ～ 70 cm。茎直立，具纵条纹，无毛或被稀疏皱曲长柔毛。叶对生，2 ～ 3 回羽状全裂，小裂片具 1 ～ 2 粗齿或再作第 3 回羽裂，最终裂片条形或条状披针形，先端锐尖，全缘或有粗齿，边缘反卷，上面被短柔毛，下面沿叶脉疏被粗毛，上部叶互生，2 回或 1 回羽状分裂，具细柄。头状花序单生茎顶和枝端，具长梗；总苞筒状，基部被短柔毛，外层总苞片 4 ～ 5，草质，条状披针形，先端渐尖；内层者常仅 1，托片状；托片长椭圆状披针形，膜质，

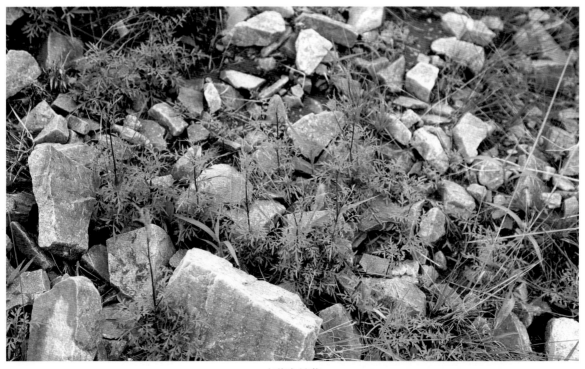

小花鬼针草

有狭而透明的边缘，果时长达 10 ~ 12 mm；无舌状花；管状花 6 ~ 12，花冠长约 4 mm， 4 裂。瘦果条形，稍具 4 棱，长 13 ~ 15 mm，宽约 1 mm，两端渐狭，黑灰色，有短刚毛，先端有芒刺 2，有倒刺毛。花果期 7 ~ 9 月。

| **生境分布** | 生于田野、路旁、沟渠边。内蒙古各地均有分布。

| **资源情况** | 野生资源一般。药材来源于野生。

| **采收加工** | 夏、秋季采收，除去杂质，洗净泥土，鲜用或晒干，切段。

| **药材性状** | 本品全长 30 ~ 50 cm，茎下部圆柱形，有纵条纹，中上部常为钝四方形；表面暗褐色。单叶对生，完整叶展平后为 2 ~ 3 回羽状分裂，小叶片条状披针形，叶全缘稍向上反卷，上面被短柔毛，下面无毛或沿中脉被稀疏柔毛；上部叶互生，1 ~ 2 回羽裂。头状花序单生茎、枝端，花黄棕色。气微，味微苦。

| **功能主治** | 苦、微甘，凉。清热，利尿，活血，解毒。用于感冒发热，咽喉肿痛，肠炎腹泻，小便涩痛，风湿痹痛，跌打瘀肿，痈疽疮疖，毒蛇咬伤。

| **用法用量** | 内服煎汤，10 ~ 30 g，鲜品加倍。外用适量，捣敷。

鬼针草 *Bidens pilosa* L.

| 植物别名 | 三叶鬼针草、一包针、盲肠草。

| 蒙 文 名 | 宝力尼－哈日巴其－额布苏。

| 药 材 名 | 刺针草（药用部位：全草）。

| 形态特征 | 一年生草本。茎直立，钝四棱形。茎下部叶较小，3裂或不分裂，通常在开花前枯萎；中部叶具无翅的柄，三出，小叶3，很少为具5（～7）小叶的羽状复叶，两侧小叶椭圆形或卵状椭圆形，有时偏斜，不对称，具短柄，边缘有锯齿；上部叶小，3裂或不分裂，条状披针形。头状花序直径8～9 mm，有长1～6 cm（果时长3～10 cm）的花序梗；总苞基部被短柔毛，苞片7～8，条状匙形，上部稍宽，草质，边缘疏被短柔毛或几无毛，外层托片披针形，干膜质，背面褐色，

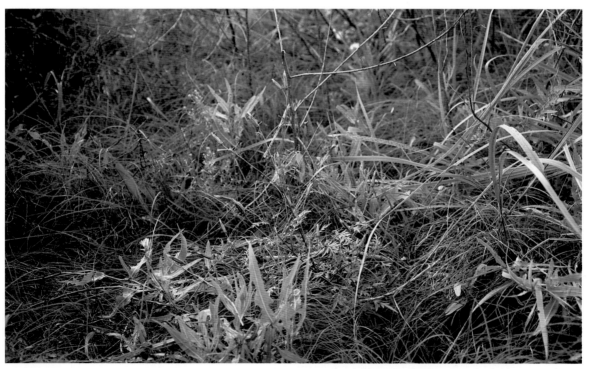

鬼针草

具黄色边缘，内层较狭，条状披针形；无舌状花，盘花筒状，冠檐 5 齿裂。瘦果黑色，条形，略扁，具棱，长 7 ~ 13 mm，宽约 1 mm，上部具稀疏瘤状突起及刚毛，先端有芒刺 3 ~ 4，具倒刺毛。花期春季。

| **生境分布** | 生于村旁、路边或荒地中。分布于内蒙古通辽市、赤峰市（红山区）、呼和浩特市、鄂尔多斯市（准格尔旗）。

| **资源情况** | 野生资源一般。药材来源于野生。

| **采收加工** | 夏、秋季采收，鲜用或切段晒干。

| **药材性状** | 本品茎呈钝四棱形，基部直径可达 6 mm。中部叶对生，茎下部叶较小，常在开花前枯萎；中部叶对生具柄，三出，小叶椭圆形或卵状椭圆形，叶缘具粗锯齿；顶生小叶稍大，对生或互生。头状花序总苞草质，绿色，边缘被短柔毛，托片膜质，背面褐色，边缘黄棕色；花黄棕色或黄褐色，无舌状花。有时可见 10 余个长条形具 4 棱的果实，果实棕黑色，先端有针状冠毛 3 ~ 4，具倒刺。气微，味淡。

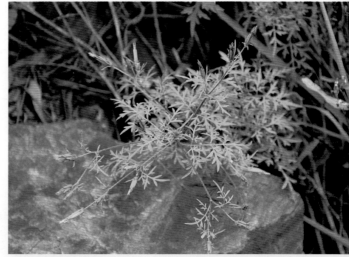

| **功能主治** | 甘、微苦，凉。归脾、大肠、肺经。清热，解毒，利湿，健脾。用于流行性感冒，咽喉肿痛，黄疸性肝炎，暑湿吐泻，肠炎，痢疾，肠痈，小儿疳积，血虚黄肿，痔疮，蛇虫咬伤。

| **用法用量** | 内服煎汤，10 ~ 30 g，鲜品加倍；或熬膏；或捣汁。外用适量，捣敷；或煎汤洗。

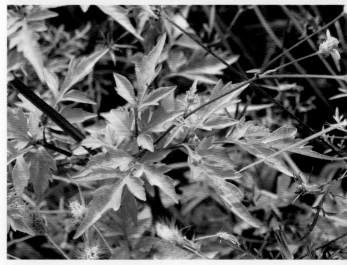

菊科 Compositae 牛膝菊属 Galinsoga

牛膝菊
Galinsoga parviflora Cav.

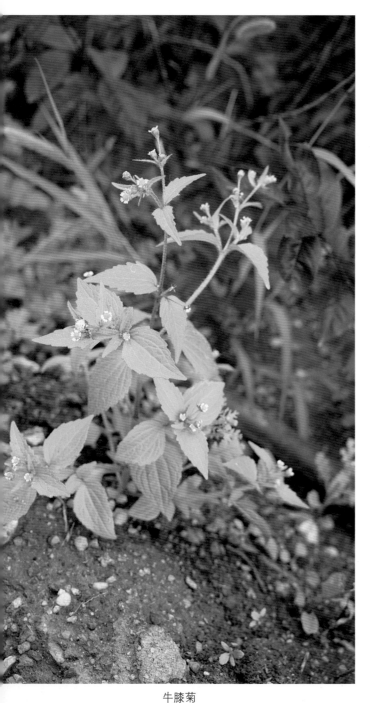

牛膝菊

| 植物别名 |

辣子草。

| 蒙 文 名 |

嘎力苏干－额布苏。

| 药 材 名 |

辣子草（药用部位：全草）、向阳花（药用部位：花序）。

| 形态特征 |

一年生草本。茎纤细，枝斜升，具纵条棱，疏被柔毛和腺毛。叶卵形至披针形，长 1 ～ 3 cm，宽 0.5 ～ 1.5 cm，先端渐尖或钝，基部圆形、宽楔形或楔形，边缘有波状浅锯齿或近全缘，掌状三出脉或不明显五出脉，两面疏被伏贴的柔毛，沿叶脉及叶柄上的毛较密。头状花序直径 3 ～ 4 mm；总苞半球形；总苞片 1 ～ 2 层，约 5，外层者卵形，长仅 1 mm，先端稍尖，内层者宽卵形，长 3 mm，先端钝圆，绿色，近膜质；舌状花冠白色，先端 3 齿裂，管部外面密被短柔毛；管状花冠长约 1 mm，下部稀被短柔毛；托片倒披针形，先端 3 裂或不裂。瘦果长 1 ～ 1.5 mm，具 3 棱或中央的瘦果具 4 ～ 5 棱，

黑褐色，被微毛。舌状花的冠毛毛状，管状花的冠毛膜片状，白色，披针形。花果期 7 ~ 9 月。

| 生境分布 | 生于林下、河谷地、荒野、河边、田间、溪边或市郊路旁。分布于内蒙古呼伦贝尔市（扎兰屯市、满洲里市）、兴安盟（乌兰浩特市、突泉县、科尔沁右翼前旗）、赤峰市（松山区、红山区、元宝山区、敖汉旗）、通辽市（霍林郭勒市、开鲁县）、呼和浩特市、鄂尔多斯市（准格尔旗）。

| 资源情况 | 野生资源较少。药材来源于野生。

| 采收加工 | 夏、秋季采收，洗净，鲜用或晒干。

| 功能主治 | 辣子草：淡、平。清热解毒，止咳平喘，止血。用于扁桃体炎，咽喉炎，黄疸性肝炎，咳喘，肺结核，新星疮，外伤出血。
向阳花：清肝明目。用于夜盲症，视物模糊。

| 用法用量 | 内服煎汤，30 ~ 60 g。外用适量，研末敷。

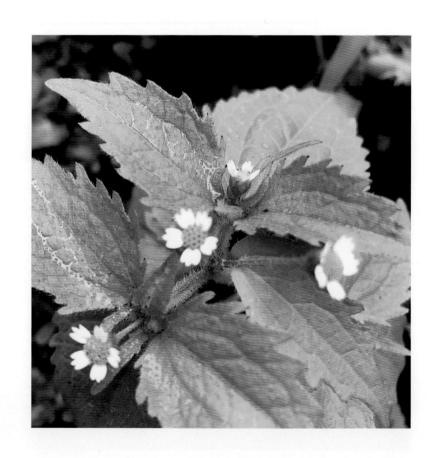

菊科 Compositae 万寿菊属 Tagetes

万寿菊 *Tagetes erecta* L.

| **植物别名** | 臭芙蓉、蜂窝菊、臭菊花。

| **蒙 文 名** | 乌乐吉特 – 乌达巴拉。

| **药 材 名** | 万寿菊（药用部位：根、叶、花序）。

| **形态特征** | 一年生草本，高50 ~ 150 cm。茎直立，粗壮，具纵细条棱，分枝向上平展。叶羽状分裂，长5 ~ 10 cm，宽4 ~ 8 cm，裂片长椭圆形或披针形，边缘具锐锯齿，上部叶裂片的齿端有长细芒；沿叶缘有少数腺体。头状花序单生，直径5 ~ 8 cm，花序梗先端棍棒状膨大；总苞长1.8 ~ 2 cm，宽1 ~ 1.5 cm，杯状，先端具齿尖；舌状花黄色或暗橙色；长2.9 cm，舌片倒卵形，长1.4 cm，宽1.2 cm，基部收缩成长爪，先端微弯缺；管状花花冠黄色，长约9 mm，先端具5

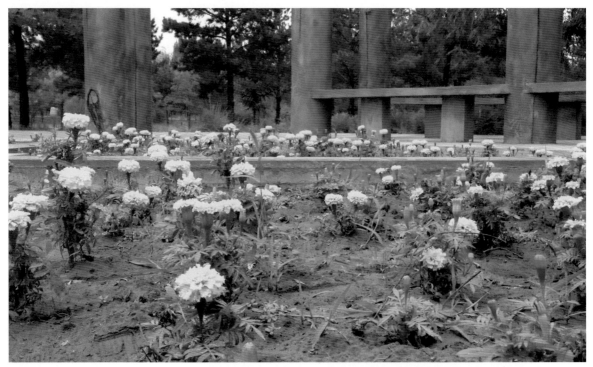

万寿菊

齿裂。瘦果线形，基部缩小，黑色或褐色，长 8 ~ 11 mm，被短微毛；冠毛有 1 ~ 2 长芒和 2 ~ 3 短而钝的鳞片。花期 7 ~ 9 月。

| **生境分布** | 原产于墨西哥。内蒙古各地均有栽培。

| **资源情况** | 无野生资源，栽培资源较丰富。药材来源于栽培。

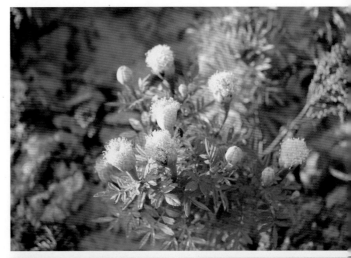

| **采收加工** | 夏、秋季采收，鲜用或晒干。

| **功能主治** | 根、叶，苦，凉。解毒消肿。用于上呼吸道感染，百日咳，支气管炎，角膜炎，咽炎，口腔炎，牙痛；外用于腮腺炎，乳腺炎，痈疮肿毒。花序，苦，凉。清热解毒，化痰止咳，祛风除湿，补血。用于头晕目眩，目赤肿痛，小儿惊风，感冒，咳嗽，百日咳，乳痈，腮腺炎。

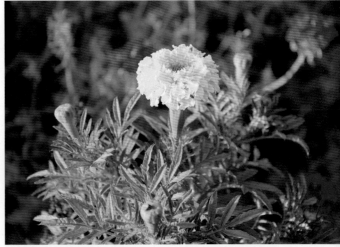

| **用法用量** | 内服煎汤，9 ~ 15 g。外用适量，花研粉醋调搽；鲜根捣敷。

菊科 Compositae 天人菊属 Gaillardia

宿根天人菊 *Gaillardia aristata* Pursh.

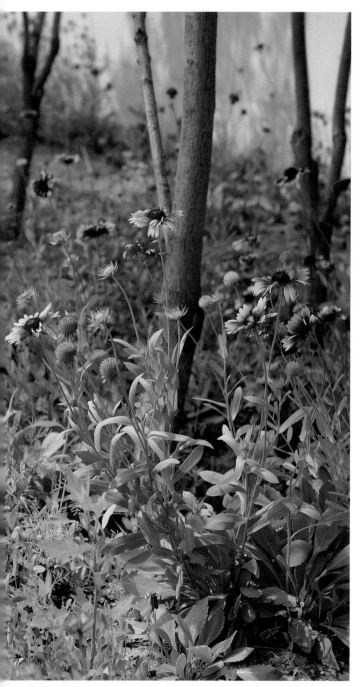

宿根天人菊

| 植物别名 |

车轮菊。

| 蒙 文 名 |

阿日希音－乌达巴拉。

| 药 材 名 |

宿根天人菊（药用部位：全草）。

| 形态特征 |

多年生草本，高 60 ~ 100 cm，全株被粗节毛。茎不分枝或稍分枝。基生叶和下部茎生叶长椭圆形或匙形，长 3 ~ 6 cm，宽 1 ~ 2 cm，全缘或羽状缺裂，两面被尖状柔毛，有长叶柄；中部茎生叶披针形、长椭圆形或匙形，长 4 ~ 8 cm，基部无柄或心形抱茎。头状花序直径 5 ~ 7 cm；总苞片披针形，长约 1 cm，外面有腺点及密柔毛；舌状花黄色；管状花外面有腺点，裂片长三角形，先端芒状渐尖，被节毛。瘦果长 2 mm，被毛；冠毛长 2 mm。花果期 7 ~ 8 月。

| 生境分布 |

中生植物。内蒙古各地均有栽培。

| 资源情况 | 无野生资源。药材来源于栽培。

| 采收加工 | 夏、秋季花开时采收，洗净，阴干。

| 功能主治 | 清热，利湿，解毒。用于湿热痢疾，乳痈，疖肿。

| 用法用量 | 内服煎汤，5 ~ 10 g。

| 附　　注 | 本种耐热，耐旱，喜阳光充足、通风良好的环境和排水良好的土壤。

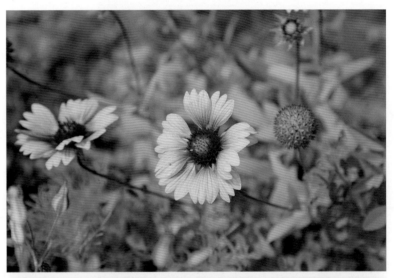

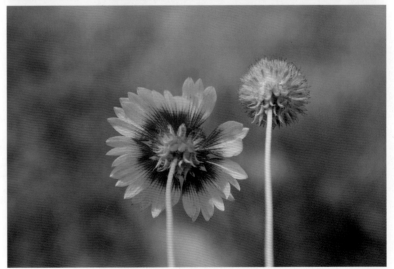

蓍

Achillea millefolium L.

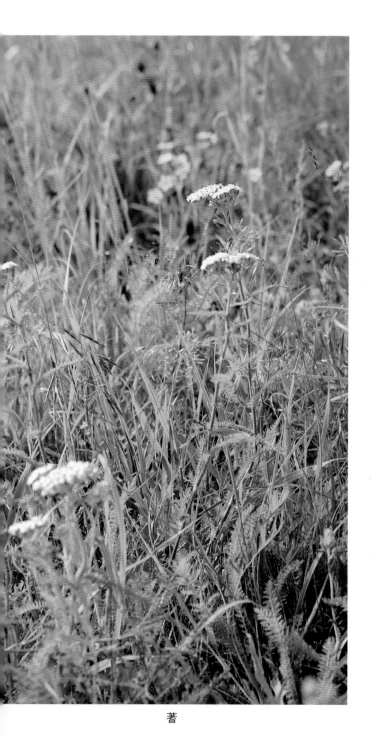

蓍

| 植物别名 |

千叶蓍、欧蓍。

| 蒙 文 名 |

图乐格其 – 额布苏。

| 药 材 名 |

中药 洋蓍草（药用部位：全草）。
蒙药 图勒格其 – 额布苏（药用部位：全草）。

| 形态特征 |

多年生草本。茎直立，高 40 ～ 100 cm，有细条纹，通常被白色长柔毛。叶无柄，披针形、矩圆状披针形或近条形，长 5 ～ 7 cm，宽 1 ～ 1.5 cm，2 ～ 3 回羽状全裂；下部叶和营养枝的叶长 10 ～ 20 cm，宽 1 ～ 2.5 cm。头状花序多数，密集成直径 2 ～ 6 cm 的复伞房状；总苞矩圆形或近卵形，疏生柔毛；总苞片 3 层，覆瓦状排列，椭圆形至矩圆形，边缘膜质，棕色或淡黄色；托片矩圆状椭圆形，膜质，背面散生黄色闪亮的腺点，上部被短柔毛。边花 5；舌片近圆形，白色、粉红色或淡紫红色，长 1.5 ～ 3 mm，宽 2 ～ 2.5 mm，先端 2 ～ 3 齿；盘花两性，

管状，黄色，长 2.2 ～ 3 mm，5 齿裂，外面具腺点。瘦果矩圆形，长约 2 mm，淡绿色，有狭的淡白色边肋，无冠状冠毛。花果期 7 ～ 9 月。

| **生境分布** | 生于林缘、路旁、屋边、山坡向阳处、湿草地、荒地或铁路沿线。分布于内蒙古呼伦贝尔市（额尔古纳市、牙克石市）。

| **资源情况** | 野生资源一般。药材来源于野生。

| **采收加工** | 夏、秋季开花时采收，除去杂质，洗净泥土，阴干或煎膏。

| **药材性状** | 茎深灰绿色至浅棕绿色，圆柱形，长 30 ～ 100 cm，有明显棱线。叶多卷缩，灰绿色或稍深，质脆易碎。花序中主要为淡棕色总苞，并有少数黄白色舌状花留存。气微，味微辛。

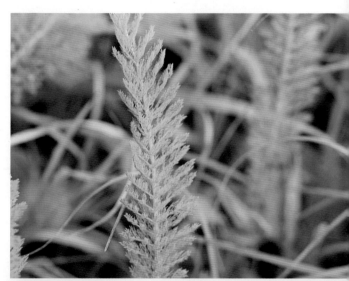

| **功能主治** | **中药** 洋蓍草：辛、微苦，凉；有毒。祛风，活血，止痛，解毒。用于风湿痹痛，跌打损伤，血瘀痛经，痈肿疮毒，痔疮出血。

蒙药 图勒格其 – 额布苏：苦、辛，温。效锐。破痈疽，消肿，止痛。用于内外痈疮，外伤，关节肿痛，发热。

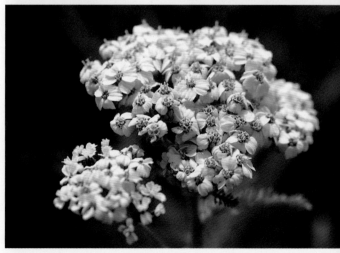

| **用法用量** | **中药** 洋蓍草：内服煎汤，5 ～ 10 g；或浸酒。外用适量，煎汤洗；或捣敷。

蒙药 图勒格其 – 额布苏：内服煮散剂，3 ～ 5 g；或入丸、散剂。

菊科 Compositae 蓍属 Achillea

亚洲蓍
Achillea asiatica Serg.

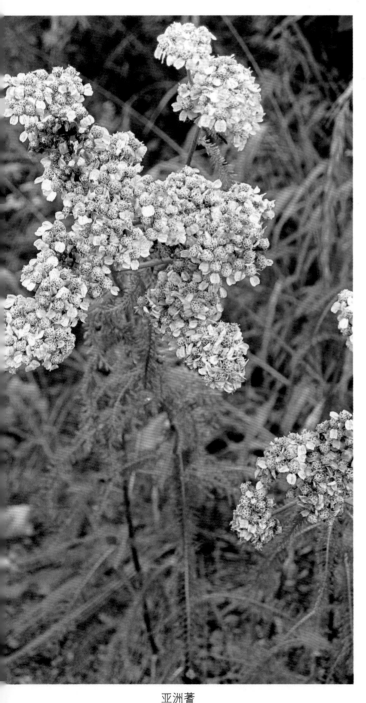

亚洲蓍

| 蒙 文 名 |

阿孜音－图乐格其－额布苏。

| 药 材 名 |

中药 亚洲蓍（药用部位：全草）。
蒙药 阿资亚－图勒格其－额布苏（药用
部位：全草）。

| 形态特征 |

多年生草本，有匍匐生根的细根茎。茎直立，
具细条纹，被显著的棉状长柔毛。叶条状矩
圆形、条状披针形或条状倒披针形，（2～）
3回羽状全裂，两面疏被长柔毛，有蜂窝状
小腺点；中上部叶无柄，长1～6 cm，宽
3～12 mm，1回裂片多数，羽状全裂，末
回裂片条形至披针形，先端渐狭成软骨质尖
头；下部叶有柄或近无柄，裂片向下渐变疏
小。头状花序多数，密集成伞房花序；总苞
矩圆形，被疏柔毛；总苞片3～4层，覆瓦
状排列，卵形、矩圆形至披针形，有棕色或
淡棕色膜质边缘；托片矩圆状披针形，膜质，
上部具疏伏毛。舌状花5，管部略扁，具黄
色腺点；舌片粉红色或淡紫红色，少有变白
色，具3圆齿；管状花5齿裂，具腺点。瘦
果矩圆状楔形，先端截形，具边肋。花期7～8

月，果期 8 ~ 9 月。

| **生境分布** | 生于河滩、沟谷草甸或山地草甸，为伴生种。分布于内蒙古呼伦贝尔市（额尔古纳市、海拉尔区、鄂温克族自治旗、新巴尔虎左旗、陈巴尔虎旗、扎兰屯市、扎赉诺尔区）、兴安盟（突泉县、科尔沁右翼前旗）、赤峰市（阿鲁科尔沁旗、克什克腾旗、巴林左旗、巴林右旗、喀喇沁旗、宁城县、敖汉旗）、锡林郭勒盟（东乌珠穆沁旗、西乌珠穆沁旗、锡林浩特市）、呼和浩特市。

| **资源情况** | 野生资源一般。药材来源于野生。

| **采收加工** | 夏、秋季采收，除去杂质，洗净泥土，鲜用或晒干，切段。

| **功能主治** | **中药** 亚洲蓍：清热解毒，祛风止痛。用于风湿，跌打损伤，肠炎，痈疮肿毒。
蒙药 阿资亚－图勒格其－额布苏：消肿，止痛。用于内痈，关节肿胀，疖疮肿毒。

| **用法用量** | 内服煎汤，10 ~ 15 g；或研末，1 ~ 3 g。外用适量，煎汤洗；或捣敷。

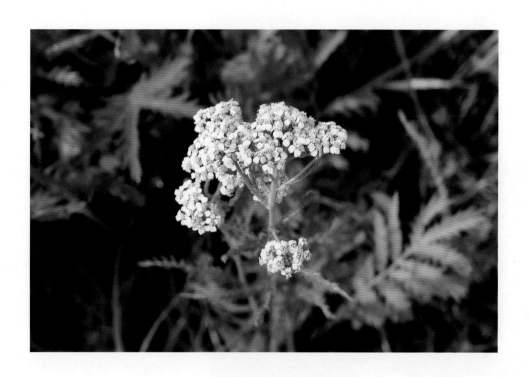

菊科 Compositae 蓍属 Achillea

齿叶蓍

Achillea acuminate (Ledeb.) Sch.-Bip.

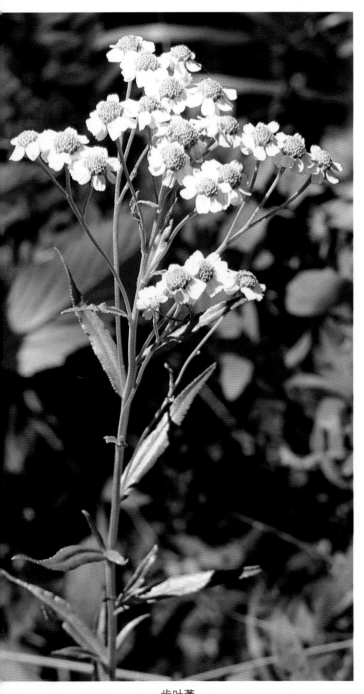

齿叶蓍

| 植物别名 |

单叶蓍。

| 蒙 文 名 |

伊木特－图乐格其－额布苏。

| 药 材 名 |

一枝蒿（药用部位：全草）。

| 形态特征 |

多年生草本。茎直立，高 30 ~ 100 cm，上部密被短柔毛，下部光滑。基部叶和下部叶花期凋落，中部叶披针形或条状披针形，长3 ~ 8 cm，宽 4 ~ 7 mm，无叶柄，边缘具整齐上弯的重小锯齿，齿端具软骨质小尖。头状花序较多数，排成疏伞房状；总苞半球形，被长柔毛；总苞片 3 层，覆瓦状排列，外层者较短，卵状矩圆形，内层者矩圆形，中部淡黄绿色，边缘宽膜质，被较密的长柔毛，托片与总苞片相似，上部和先端有黄色长柔毛。边缘舌状花 14；舌片白色，长7 mm，宽 5 mm，先端有 3 圆齿，管部极短，长约 1 mm，翅状压扁；两性管状花长约3 mm，白色。瘦果倒披针形，长 2.5 ~ 3 mm，宽约 1.5 mm，有淡白色边肋，背面或背腹两面有时凸起成肋状，无冠毛。花果期 7 ～ 8 月。

| **生境分布** | 生于山坡下湿地、草甸、林缘或低湿草甸。分布于内蒙古呼伦贝尔市（额尔古纳市、根河市、鄂温克族自治旗）、兴安盟（突泉县、科尔沁右翼前旗）、锡林郭勒盟（东乌珠穆沁旗）、乌兰察布市。

| **资源情况** | 野生资源一般。药材来源于野生。

| **采收加工** | 夏、秋季采收，除去杂质，洗净泥土，鲜用或晒干，切段。

| **药材性状** | 本品茎呈细长圆柱形，长 5 ～ 27 cm，直径 2 ～ 6 mm。表面灰棕色，具多数凸起的残留叶基，有明显的纵棱线。叶多脱落，破碎或卷曲，灰绿色。圆锥花序穗状，小花白色或粉红色，花梗长约 5 mm。体轻，质脆，易碎。气微，味酸。

| **功能主治** | 苦、辛，寒。归肺、脾、膀胱经。活血祛风，止痛解毒，止血消肿。

| **用法用量** | 内服煎汤，3 ～ 9 g。外用适量，研末涂敷。

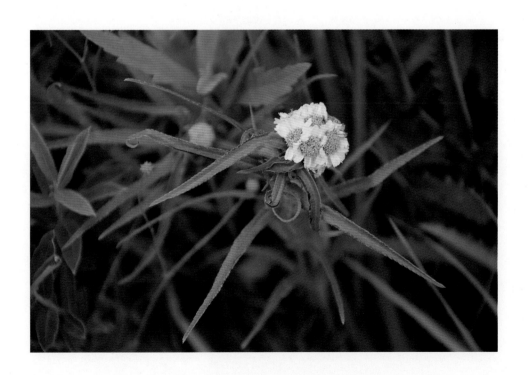

菊科 Compositae 蓍属 Achillea

高山蓍
Achillea alpina L.

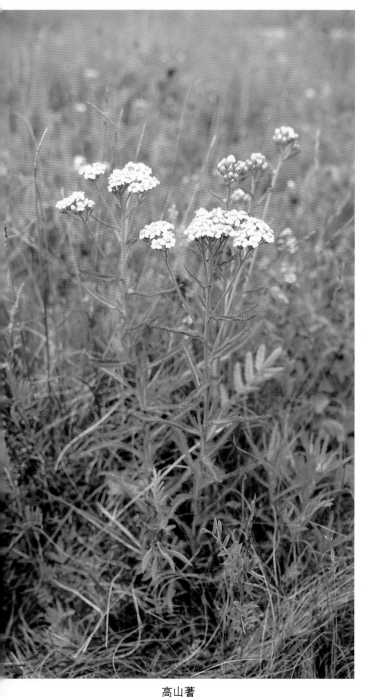

高山蓍

| 植物别名 |

蓍、蚰蜒草、锯齿草。

| 蒙 文 名 |

塔格音－图乐格其－额布苏。

| 药 材 名 |

中药 蓍草（药用部位：全草）、蓍实（药用部位：果实）。

蒙药 图勒格其－额布苏（药用部位：全草）。

| 形态特征 |

多年生草本。茎直立，密生白色长柔毛。叶无柄，下部叶花期凋落，中部叶线状披针形，长 3 ~ 9 cm，宽 5 ~ 15 mm，篦齿状羽状浅裂至深裂，基部裂片抱茎，裂片边缘有不等长的锯齿或浅裂。头状花序多数，密集成伞房状；总苞宽矩圆形或近球形，直径 4 ~ 7 mm；总苞片 3 层，覆瓦状排列，宽披针形至长椭圆形，长 2 ~ 4 mm，宽 1.2 ~ 2 mm，中间草质，绿色，有凸起的中肋，边缘膜质，褐色，疏生长柔毛；托片和内层总苞片相似；边缘舌状花 6 ~ 8，长 4 ~ 4.5 mm，舌片白色，宽椭圆形，长

2 ～ 2.5 mm，先端 3 浅齿，管部翅状压扁，长 1.5 ～ 2.5 mm，无腺点；管状花白色，长 2.5 ～ 3 mm，冠檐 5 裂，管部压扁。瘦果宽倒披针形，长 3 mm，宽 1.1 mm，具翅，无冠毛。花果期 7 ～ 9 月。

| 生境分布 | 生于森林带和森林草原带的沟谷草甸、灌丛间、山地林缘。分布于内蒙古呼伦贝尔市（额尔古纳市、根河市、牙克石市、鄂温克族自治旗）、兴安盟（扎赉特旗、科尔沁右翼前旗）、通辽市（扎鲁特旗）、赤峰市（克什克腾旗、巴林右旗、喀喇沁旗、宁城县）、锡林郭勒盟（东乌珠穆沁旗、西乌珠穆沁旗）。

| 资源情况 | 野生资源一般。药材来源于野生。

| 采收加工 | **中药** 蓍草：夏、秋季采收，除去杂质，洗净泥土，鲜用或晒干，切段。
蓍实：秋季果实成熟时采收，晒干。

| 药材性状 | **中药** 蓍草：本品茎呈圆柱形，上部有分枝，直径 1 ～ 5 mm，长 30 ～ 80 cm。表面深灰绿色至浅棕绿色，被白色柔毛，具纵棱。叶互生，无柄；叶片多破碎，完整者展平后呈条状披针形，羽状深裂，长 2 ～ 6 cm，宽 0.5 ～ 1.5 cm；暗绿色，两面均被柔毛；叶基半抱茎。头状花序密集成复伞房状，黄棕色；总苞片卵形或长圆形，覆瓦状排列。气微香，味微苦。
蓍实：本品瘦果扁平，宽倒披针形，有淡色边肋。味酸、苦。

| 功能主治 | **中药** 蓍草：辛、苦，平；有小毒。解毒消肿，活血止痛。用于风湿疼痛，肠炎，痢疾，肠痈腹痛，热淋涩痛，湿热带下，蛇虫咬伤。
蓍实：苦，平。益气，明目。用于气虚体弱，视物昏花。
蒙药 图勒格其 - 额布苏：消奇哈，消肿，止痛。用于骨折，损伤，内痈，关节肿痛，疗疮肿毒。

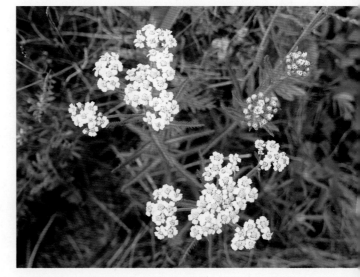

| 用法用量 | **中药** 蓍草：内服煎汤，15 ～ 45 g，必要时日服二剂。
蓍实：内服煎汤，5 ～ 10 g；或入丸、散剂。
蒙药 图勒格其 - 额布苏：多入丸、散剂。

菊科 Compositae 蓍属 Achillea

短瓣蓍
Achillea ptarmicoides Maxim.

| 植物别名 | 短办蓍、斩龙草。

| 蒙 文 名 | 敖呼日－图乐格其－额布苏。

| 药 材 名 | 短瓣蓍（药用部位：地上部分）。

| 形态特征 | 多年生草本。茎直立，高 70 ~ 100 cm，疏被柔毛。叶无柄，条形至条状披针形，长 6 ~ 8 cm，宽 5 ~ 7 mm，羽状深裂或羽状全裂，两面疏生长柔毛，有蜂窝状小腺点。头状花序矩圆形，长 5 ~ 6 mm，宽 3.5 ~ 4 mm，多数头状花序集成伞房状；总苞钟状，淡黄绿色；总苞片 3 层，覆瓦状排列，外层者卵形，先端稍尖，中层者椭圆形，先端钝，内层者矩圆形，先端圆形，中间草质，淡绿色，边缘膜质；托片与内层总苞片相似，边缘宽膜质；边花 6 ~ 8；舌片淡黄白色，

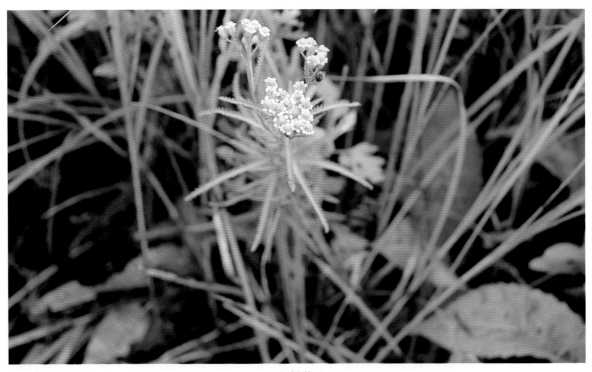

短瓣蓍

极小，广椭圆形，多少卷曲，先端具深浅不一的3圆齿，管部翅状压扁，有腺点；管状花白色，先端5齿，管部压扁，具腺点。瘦果矩圆形或倒披针形，长2.2 mm，宽1.2 mm，具宽的淡白色边肋，无毛。花果期7～9月。

| 生境分布 | 生于山地草甸或灌丛间。分布于内蒙古呼伦贝尔市（额尔古纳市、牙克石市、鄂温克族自治旗、新巴尔虎左旗、陈巴尔虎旗、海拉尔区）、兴安盟（科尔沁右翼前旗）、通辽市（科尔沁左翼后旗）、赤峰市（元宝山区、红山区、阿鲁科尔沁旗、巴林左旗、巴林右旗、克什克腾旗、敖汉旗、喀喇沁旗、宁城县）、锡林郭勒盟（东乌珠穆沁旗、锡林浩特市、苏尼特左旗、正蓝旗）、乌兰察布市（卓资县、兴和县、凉城县）、呼和浩特市（武川县）、包头市、巴彦淖尔市。

| 资源情况 | 野生资源一般。药材来源于野生。

| 采收加工 | 全年均可采收，洗净，鲜用或晒干。

| 药材性状 | 本品茎呈细长圆柱形，长5～27 cm，直径2～6 mm。表面灰棕色，具多数凸起的残留叶基，有明显的纵棱线。叶多脱落，破碎或卷曲，灰绿色。圆锥花序穗状，小花白色或粉红色，花梗长约5 mm。体轻，质脆，易碎。气微，味酸。

| 功能主治 | 酸、苦，凉。归肝、肺、脾经。凉血止血，解毒，敛疮。用于血痢，便血，痔血，疮口久不愈合。

| 用法用量 | 内服煎汤，3～9 g。外用适量，研末涂敷。

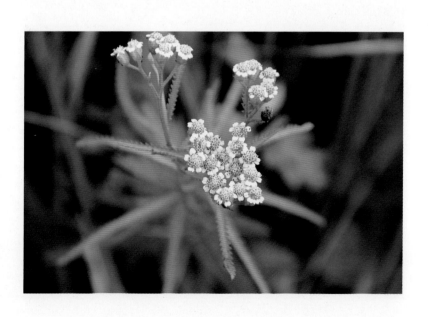

菊科 Compositae 茼蒿属 Chrysanthemum

茼蒿

Chrysanthemum coronarium L.

| **植物别名** | 蒿子杆、蓬蒿、菊花菜。

| **蒙 文 名** | 茼蒿－其其格。

| **药 材 名** | 茼蒿（药用部位：全草）。

| **形态特征** | 光滑无毛或几光滑无毛。茎高达 70 cm，不分枝或自中上部分枝。基生叶花期枯萎；中下部茎生叶长椭圆形或长椭圆状倒卵形，长 8 ~ 10 cm，无柄，2 回羽状分裂，1 回为深裂或几全裂，侧裂片 4 ~ 10 对，2 回为浅裂、半裂或深裂，裂片卵形或线形；上部叶小。头状花序单生茎顶或少数生茎枝先端，但并不形成明显的伞房花序，花梗长 15 ~ 20 cm；总苞直径 1.5 ~ 3 cm；总苞片 4 层，内层者长 1 cm，先端膜质扩大成附片状；舌片长 1.5 ~ 2.5 cm。舌状花瘦果有

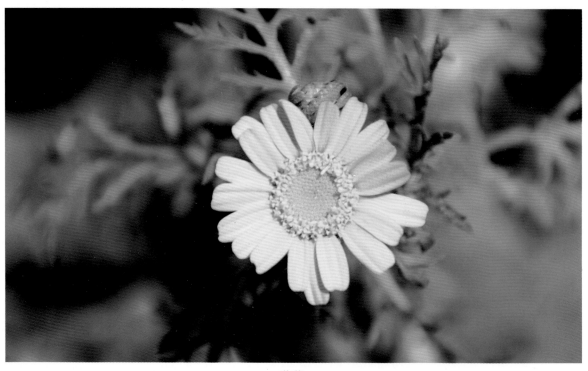

茼蒿

3凸起的狭翅肋，肋间有 1 ~ 2 明显的间肋；管状花瘦果有 1 ~ 2 椭圆形凸起的肋，及不明显的间肋。花果期 7 ~ 9 月。

| **生境分布** | 原产于欧洲。内蒙古各地均有栽培。

| **资源情况** | 无野生资源，栽培资源较丰富。药材来源于栽培。

| **采收加工** | 冬、春季及夏初均可采收。

| **功能主治** | 甘、辛，平。归心、脾、胃经。和胃，化痰，通便，安神。用于脾胃不和，二便不通，咳嗽痰多，烦热不安。

| **用法用量** | 内服，一般作蔬菜煮食，鲜品 60 ~ 90 g。

| **附　　注** | 在 FOC 中，本种的拉丁学名被修订为 *glebionis coronaria* (Linnaeus.) Cassini. ex Spach。

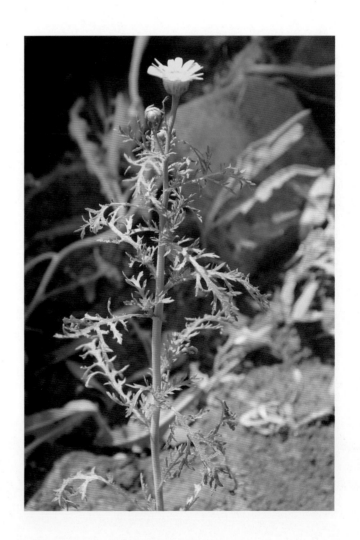

菊科 Compositae 茼蒿属 Chrysanthemum

蒿子杆
Chrysanthemum carinatum Schousb. Vextr.

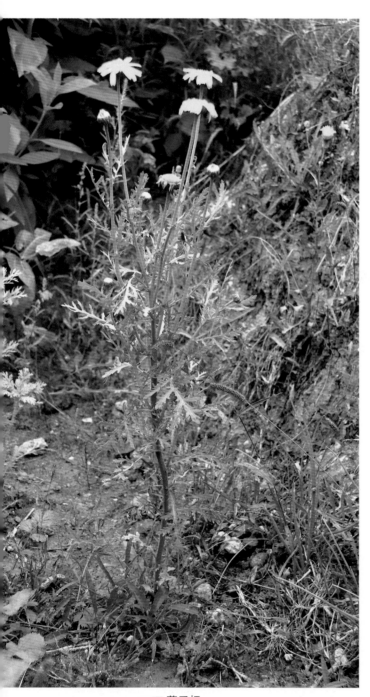

蒿子杆

| 植物别名 |

茼蒿。

| 蒙 文 名 |

同呼 – 诺高。

| 药 材 名 |

茼蒿（药用部位：茎叶）。

| 形态特征 |

一年生草本，光滑无毛或几光滑无毛，高
20 ~ 70 cm。茎直立，通常自中上部分枝。
基生叶花期枯萎；中下部茎生叶倒卵形至长
椭圆形，长 8 ~ 10 cm，2 回羽状分裂，一
回为深裂或几全裂，侧裂片 3 ~ 8 对，二回
为深裂或浅裂，裂片披针形、斜三角形或
线形，宽 1 ~ 4 mm。头状花序通常 2 ~ 8
生于茎枝先端，有长花梗，并不形成明显
的伞房花序，或头状花序单生茎顶；总苞
直径 1.5 ~ 2.5 cm，总苞片 4 层，内层长约
1 cm；舌片长 15 ~ 25 mm。舌状花瘦果有 3
宽翅肋，特别是腹面的 1 翅肋伸延至瘦果先
端并超出花冠基部，伸长成喙状或芒尖状，
间肋不明显或背面的间肋稍明显；管状花瘦
果两侧压扁，有 2 凸起的肋，其余肋稍明显。

| 生境分布 | 中生植物。内蒙古各地均有栽培。

| 资源情况 | 无野生资源。药材来源于栽培。

| 采收加工 | 春、夏季采收，鲜用。

| 功能主治 | 和脾胃，消痰饮，安心神。用于脾胃不和，二便不利，咳嗽痰多，烦热不安。

| 用法用量 | 内服煎汤，鲜品 60 ~ 90 g。

| 附　　注 | 本种对光照要求不严，一般以较弱光照为好。在冷凉、温和、土壤相对湿度保持在 70% ~ 80% 的环境下生长较好。

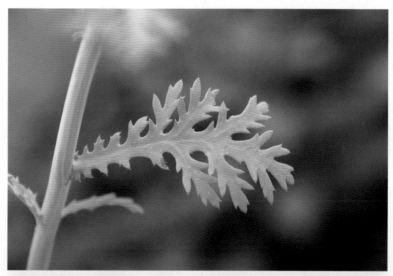

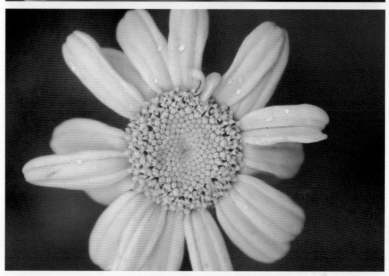

菊科 Compositae 菊属 Chrysanthemum

野菊
Chrysanthemum indicum L.

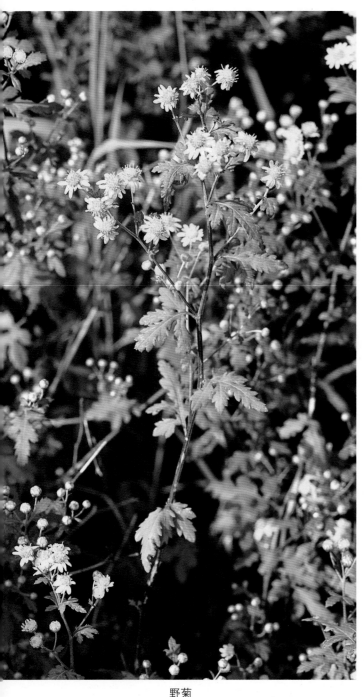

野菊

| 植物别名 |

疟疾草、苦薏、路边黄。

| 蒙 文 名 |

哲日力格 – 乌达巴拉。

| 药 材 名 |

野菊花（药用部位：头状花序）、野菊（药用部位：全草或根）。

| 形态特征 |

多年生草本，高 0.25 ～ 1 m，根茎匍匐。茎直立，中部以上分枝，初被柔毛，后渐脱落。叶互生，基生叶及茎下部叶花期凋落；中部叶有柄，基部有耳，叶片卵形或广卵形，长 3 ～ 8 cm，宽 3 ～ 6 cm，基部截形或微心形或宽楔形，羽状浅裂至深裂，侧裂片 1 ～ 2 对，长圆形，边缘具锐尖缺刻状牙齿，表面绿色，无毛，背面疏被短柔毛。头状花序直径 2 ～ 3 cm，少数，排列成复伞房状；总苞半球形，总苞片 4 层，背部中肋绿色，边缘白色或褐色宽膜质，先端钝或圆；外层者倒卵状长圆形；中层长圆形至广椭圆形，稍呈龙骨状；内层者小，卵形，倒披针形或长圆形。边花 1 层，雌性，花冠舌状，黄色，先

端 2 ～ 3 齿裂；中央花多数，两性，花冠管状钟形，黄色，先端 5 裂。瘦果长圆状倒卵形，无冠毛。花果期 9 ～ 10 月。

| 生境分布 | 生于山坡草地、灌丛。分布于内蒙古通辽市、呼和浩特市、包头市。

| 资源情况 | 野生资源一般。药材来源于野生。

| 采收加工 | 野菊花：秋、冬季花初开放时采摘，晒干，或蒸后晒干。
野菊：夏、秋季间采收，鲜用或晒干。

| 药材性状 | 野菊花：本品呈类球形，直径 0.3 ～ 1 cm，棕黄色。总苞由 4 层苞片组成，外层苞片卵形或条形，外表面中部灰绿色或浅棕色，通常被白毛，边缘膜质；内层苞片长椭圆形，膜质，外表面无毛。总苞基部有的残留总花梗。舌状花 1 轮，黄色至棕黄色，皱缩卷曲；管状花多数，深黄色。体轻。气芳香，味苦。

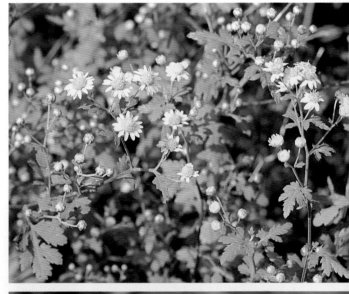

| 功能主治 | 野菊花：苦、辛，凉。归肺、肝经。清热解毒，凉血降压。用于感冒，气管炎，肝炎，高血压，痢疾，痈肿，疔疮，目赤肿痛，湿疹。
野菊：苦、辛，寒。清热解毒。用于痈肿疔疮，目赤，瘰疬，天疱疮，湿疹。

| 用法用量 | 野菊花：内服煎汤，10 ～ 15 g，鲜品 30 ～ 60 g。外用适量，捣敷；或煎汤漱口；或淋洗。
野菊：内服煎汤，6 ～ 12 g，鲜品 30 ～ 60 g；或捣汁。外用适量，捣敷；或煎汤洗；或熬膏涂。

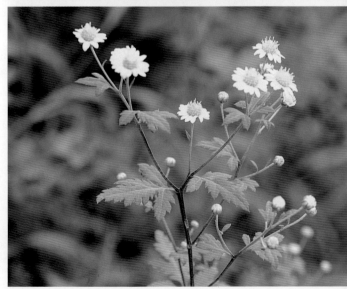

菊科 Compositae 菊属 Chrysanthemum

小红菊

Chrysanthemum chanetii H. Lévl.

| 植物别名 | 山野菊。

| 蒙 文 名 | 哈丹－乌达巴拉。

| 药 材 名 | 小红菊（药用部位：花序）。

| 形态特征 | 多年生草本，高 10 ～ 60 cm。具匍匐的根茎。茎直立或基部弯曲，自基部或中部多分枝，少不分枝，全株被疏绒毛。基生叶及茎中、下部叶肾形、宽卵形或近圆形，宽略等于长，通常 3 ～ 5 掌状或掌式羽状浅裂或半裂，少深裂，叶上面绿色，下面灰绿色，密被腺点，叶片基部近心形或截形，叶柄长或短，有翅；茎中部叶变小，基部截平或宽楔形。头状花序 2 ～ 15 在茎先端排列成假伞房状，少有 1 单生于茎顶；总苞碟形，长 3 ～ 4 mm，直径 6 ～ 10 mm，总苞片边

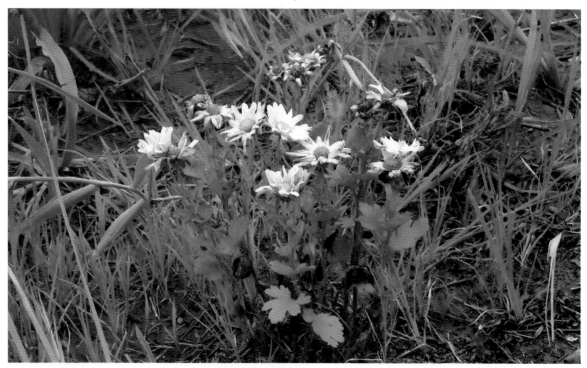

小红菊

缘白色或褐色，膜质；边花舌状，白色、粉红色或红紫色，瘦果先端斜截，具 4 ~ 6 脉棱。花果期 7 ~ 9 月。

| **生境分布** | 生于森林草原带或草原带的山坡、林缘、沟谷。分布于内蒙古呼伦贝尔市（扎兰屯市）、兴安盟（扎赉特旗、科尔沁右翼前旗、科尔沁右翼中旗、乌兰浩特市、突泉县）、通辽市（霍林郭勒市）、赤峰市（喀喇沁旗、元宝山区、红山区、松山区、翁牛特旗、阿鲁科尔沁旗、巴林右旗、克什克腾旗、宁城县、敖汉旗）、乌兰察布市(兴和县)、呼和浩特市(回民区)、包头市。

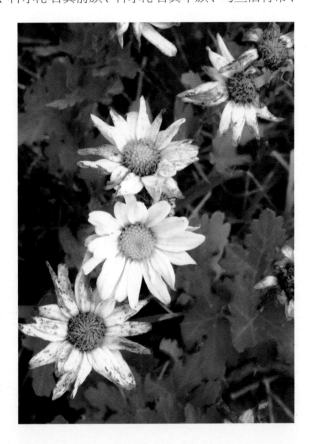

| **资源情况** | 野生资源一般。药材来源于野生。

| **采收加工** | 夏、秋季花盛开时采摘，除去杂质，阴干。

| **功能主治** | 清热解毒，消肿。用于外感风热，咽喉肿痛，疮疡肿毒。

菊科 Compositae 菊属 Chrysanthemum

楔叶菊

Chrysanthemum naktongense Nakai

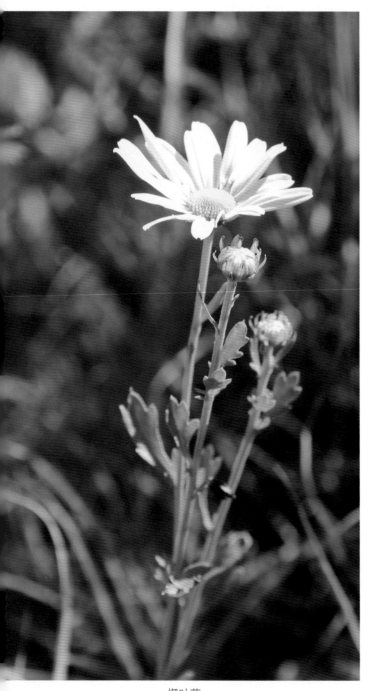

楔叶菊

| 蒙 文 名 |

沙杆塔嘎－乌达巴拉。

| 药 材 名 |

楔叶菊（药用部位：花序）。

| 形态特征 |

多年生草本，高 15 ～ 50 cm。具匍匐的根茎。茎直立，不分枝或有分枝，茎疏被皱曲柔毛。茎中部叶长椭圆形、卵形至圆形，长 1 ～ 5 cm，宽 1 ～ 2 cm，掌式羽状或羽状 3 ～ 9 浅裂至深裂，或不分裂而在边缘有缺刻状锯齿，叶两面密被腺点，叶片基部楔形或宽楔形，有具窄翅的长柄；叶腋常簇生较小的叶；基生叶和茎下部叶与中部叶同形而较小；茎上部叶倒卵形、倒披针形或长倒披针形，3 ～ 5 裂或不裂。头状花序较大，直径 2.5 ～ 5 cm，2 ～ 9 在茎枝先端排列成疏松伞房状，极少单生；总苞碟状，直径 10 ～ 15 mm；总苞片 5 层，外层者条形，先端圆形，扩大而膜质，中内层者椭圆形或长椭圆形，边缘及先端白色或褐色膜质；舌状花白色、粉红色或淡红紫色，舌片长 1 ～ 2.5 cm，宽 3 ～ 5 mm，先端全缘或具 2 齿；管状花长 2 ～ 3 mm。花期 7 ～ 8 月。

| **生境分布** | 生于海拔 1 400 ～ 1 720 m 的森林草原带或草原带的山坡、林缘或沟谷。分布于内蒙古呼伦贝尔市（额尔古纳市、鄂温克族自治旗、新巴尔虎左旗、满洲里市）、兴安盟（乌兰浩特市、突泉县、科尔沁右翼前旗）、通辽市（扎鲁特旗）、赤峰市（阿鲁科尔沁旗、巴林左旗、巴林右旗、克什克腾旗、敖汉旗）、锡林郭勒盟（东乌珠穆沁旗、西乌珠穆沁旗、镶黄旗）、乌兰察布市（兴和县）、呼和浩特市（回民区）、包头市。

| **资源情况** | 野生资源一般。药材来源于野生。

| **采收加工** | 春、夏季采收，除去杂质。

| **功能主治** | 清热解毒。用于风火赤眼，咽喉肿痛，疮疖肿痛，鼻炎，支气管炎。

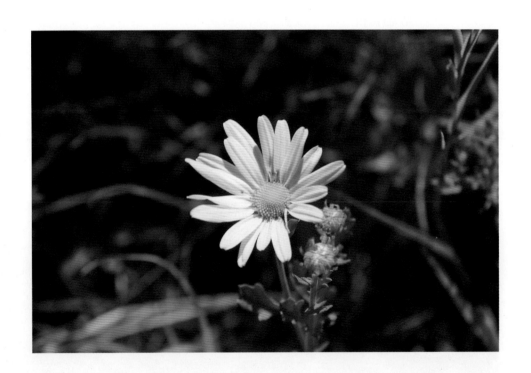

菊科 Compositae 菊属 Chrysanthemum

甘菊
Chrysanthemum lavandulifolium (Fisch. ex Trautv.) Makino

| **植物别名** | 岩香菊、少花野菊、细裂野菊。

| **蒙 文 名** | 乌奴日图 – 乌达巴拉。

| **药 材 名** | 甘菊（药用部位：头状花序或全草）。

| **形态特征** | 多年生草本，高 20 ~ 80 cm。根茎横走的短或长的匍匐枝。茎直立，
单生或少数簇生，多分枝，疏或密被白色分叉短柔毛。叶宽卵形至
三角形，长 1 ~ 5 cm，宽 0.5 ~ 4 cm，1 ~ 2 回羽状深裂，侧裂片
1 ~ 2 对，狭卵形或矩圆形，边缘具缺刻状锯齿，上面绿色，微被毛，
下面淡绿色，疏或密被白色柔毛，并密被腺点；叶具短柄，有狭翅。
头状花序小，直径 8 ~ 15 mm，多数在茎枝先端排列成复伞房状；
总苞长约 4 mm，直径 4 ~ 8 mm，总苞片条状披针形至卵形或椭圆形，

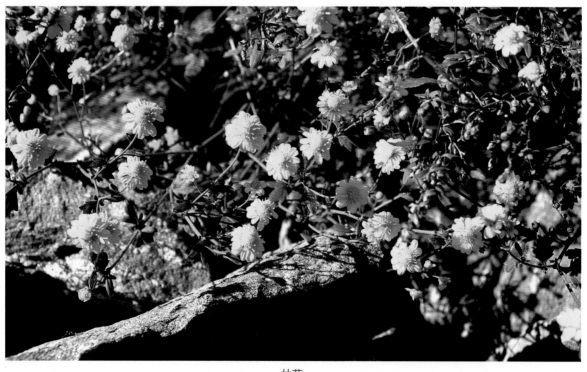

甘菊

背部绿色，先端钝或圆，边缘膜质；内层者狭椭圆形，先端钝圆，边缘宽膜质，带褐色；舌状花冠鲜黄色，舌片长椭圆形，长 4 ~ 6 mm，下部狭管疏被腺点；管状花冠长约 3 mm，有腺点。瘦果倒卵形，无冠毛。花果期 8 ~ 10 月。

| 生境分布 | 生于海拔 630 ~ 2 800 m 的森林草原带或草原带的石质山坡、山地草甸。分布于内蒙古通辽市（科尔沁左翼后旗、霍林郭勒市）、赤峰市（红山区、元宝山区、松山区、喀喇沁旗、敖汉旗、宁城县）、呼和浩特市、包头市、鄂尔多斯市（准格尔旗）。

| 资源情况 | 野生资源一般。药材来源于野生。

| 采收加工 | 夏、秋季间采收全草，鲜用或切段，晒干。秋、冬季花初开放时采摘花序，晒干，或蒸后晒干。

| 功能主治 | 花序，清热解毒，疏风，平肝。用于疔疮，痈疽，丹毒，湿疹，风热感冒，咽喉肿痛，头痛眩晕。全草，用于咳嗽痰喘。

| 附　　注 | 本种在部分地区混作"野菊"药用。

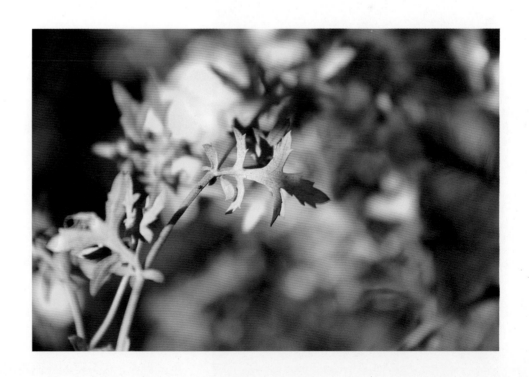

菊科 Compositae 菊属 Chrysanthemum

紫花野菊 *Chrysanthemum zawadskii* Herb.

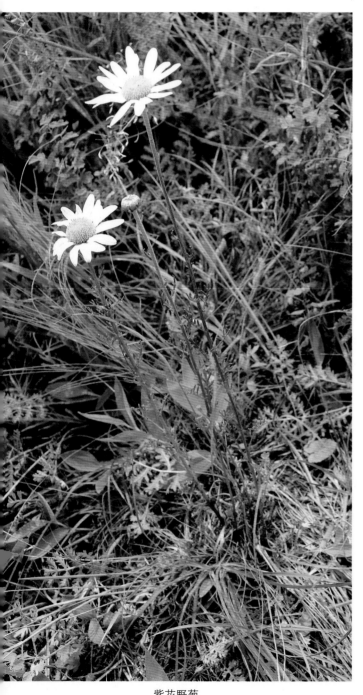

紫花野菊

| 植物别名 |

山菊。

| 蒙 文 名 |

宝日－乌达巴拉。

| 药 材 名 |

中药 紫花野菊（药用部位：叶、花序）。
蒙药 宝日－乌达巴拉（药用部位：全草）。

| 形态特征 |

多年生草本，高 10～30 cm。根茎横走。全株被皱曲单毛或分叉柔毛，茎直立，不分枝或上部分枝，具纵棱，紫红色。基生叶花期枯萎；中下部叶叶柄具狭柄，基部稍扩大，微抱茎，叶片卵形、宽卵形，2 回羽状分裂，小裂片三角形或斜三角形，两面有腺点，疏被短柔毛或无毛；上部叶渐小，长椭圆形至条形，羽状深裂或不裂。头状花序 2～5 在茎枝先端排列成疏伞房状，极少单生，直径 3～5 cm；总苞浅碟状，直径 10～20 mm，总苞片 4 层，边缘膜质，白色或褐色，仅外层的外面疏被短柔毛；舌状花粉红色、紫红色或白色，舌片长 1～2.5 cm，先端全缘或微凹；管状花长 2.5～3 mm。

瘦果矩圆形，长约 2 mm，黑褐色。花果期 7 ～ 9 月。

| **生境分布** | 生于海拔 850 ～ 1 800 m 的森林带或森林草原带的山地林缘、林下或山顶。分布于内蒙古呼伦贝尔市（额尔古纳市、根河市、牙克石市、鄂温克族自治旗、阿荣旗、新巴尔虎右旗、满洲里市）、兴安盟（乌兰浩特市、突泉县、科尔沁右翼前旗）、赤峰市（松山区、翁牛特旗、克什克腾旗、阿鲁科尔沁旗、喀喇沁旗）、乌海市（海勃湾区、乌达区、海南区）、锡林郭勒盟（东乌珠穆沁旗、西乌珠穆沁旗、锡林浩特市、太仆寺旗）。

| **资源情况** | 野生资源一般。药材来源于野生。

| **采收加工** | 夏、秋季花盛开时采摘花序，除去杂质，阴干。

| **功能主治** | **中药** 紫花野菊：微苦，平。清热解毒，降血压。用于痈肿疮疡，高血压。
蒙药 宝日 - 乌达巴拉：清热解毒，燥脓消肿。用于瘟热，毒热，感冒发热，脓疮等。

| **用法用量** | 内服入丸、散剂；或煎汤。

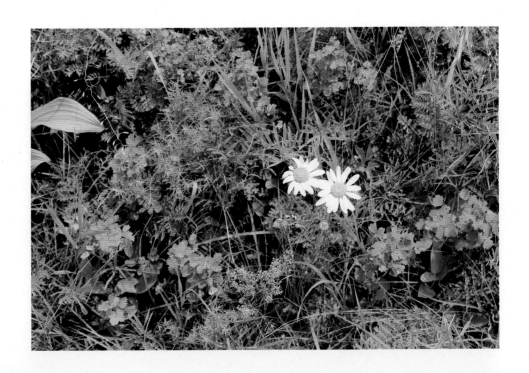

菊科 Compositae 菊属 Chrysanthemum

蒙菊

Chrysanthemum mongolicum Y. Ling

| 蒙 文 名 | 蒙古勒 – 乌达巴拉。

| 药 材 名 | **中药** 蒙菊（药用部位：花序）。
蒙药 宝日 – 乌达巴拉（药用部位：全草）。

| 形态特征 | 多年生草本，高 25 ~ 30 cm。茎直立，簇生，不分枝或作伞房状分枝或自基部分枝。叶形多变化，茎下部叶宽卵形或卵形，羽状或少有掌状深裂或浅裂，侧裂片长楔形，先端 3 浅裂或偏斜不等大 2 裂，顶裂片矩圆形，羽状浅裂或作尖浅齿状；茎中上部叶变小，卵形至矩圆形，羽状浅裂或深裂，或下部 1 对羽片较大，边缘细尖牙齿状；最上部叶矩圆形，边缘有芒齿，或为羽状深裂或浅裂；下部及中上部叶基部楔形渐狭成具宽翅的叶柄，叶柄基部变宽大，尖齿状羽裂。头状花序单生茎顶或枝端，直径约 1.5 cm；外层总苞片绿色，草质，

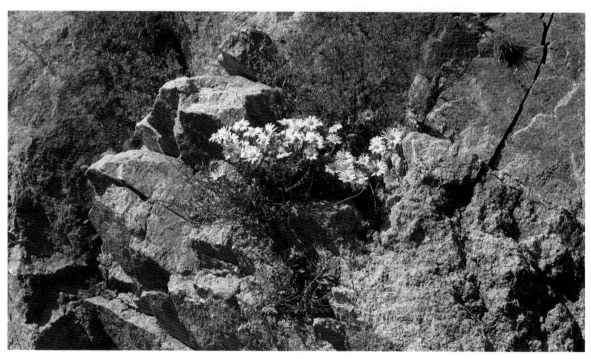

蒙菊

尖齿状羽状浅裂或具细尖齿；中内层膜质；边花舌状，白色或粉红色，雌性；盘花筒状，两性。瘦果同形，有 5 ~ 6 纵肋，无冠状冠毛。花果期 8 ~ 9 月。

| 生境分布 | 生于海拔 1 500 ~ 2 000 m 的草原带的石质或砾石质山坡。分布于内蒙古巴彦淖尔市。

| 资源情况 | 野生资源较少。药材来源于野生。

| 采收加工 | **中药** 蒙菊：夏、秋季花盛开时采摘花序，除去杂质，阴干。
蒙药 宝日 – 乌达巴拉：春、夏季采收，除去杂质，切段，晒干。

| 功能主治 | **中药** 蒙菊：清热解毒。用于痈肿疮疡。
蒙药 宝日 – 乌达巴拉：微苦，平。清热解毒，燥脓消肿。用于瘟热，毒热，感冒发热，脓疮等。

| 用法用量 | 内服入丸、散剂；或煎汤。

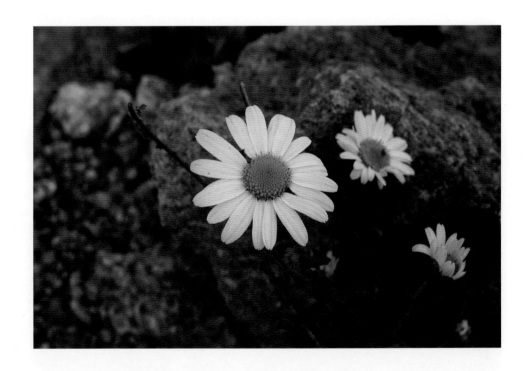

菊科 Compositae 母菊属 Matricaria

同花母菊

Matricaria matricarioides (Less.) Porter ex Britton

| 蒙 文 名 | 伊吉乐－阿拉坦－陶布其。

| 药 材 名 | 同花母菊（药用部位：全草或花序）。

| 形态特征 | 一年生草本。茎单一或基部有多数花枝和细小的不育枝，高
5 ~ 30 cm，直立或斜升，无毛，上部分枝，有时在花序下被疏短柔毛。
叶矩圆形或倒披针形，长 2 ~ 3 cm，宽 0.8 ~ 1 cm，2 回羽状全裂；
无叶柄，基部稍抱茎，两面无毛，裂片多数，条形，末次裂片短条形，
宽约 0.5 mm。头状花序同型，直径 0.5 ~ 1 cm，生于茎枝先端，梗
长 0.5 ~ 1 cm；总苞片 3 层，近等长，矩圆形，有白色透明的膜质边缘，
先端钝。花托卵状圆锥形。全部小花管状，淡绿色，花冠长约 1.5 mm，
冠檐 4 裂。瘦果矩圆形，淡褐色，光滑，长约 1.5 mm，宽约 0.5 mm，
略弯，先端斜截形，基部收狭，背凸起，腹面有 2 ~ 3 白色细肋，

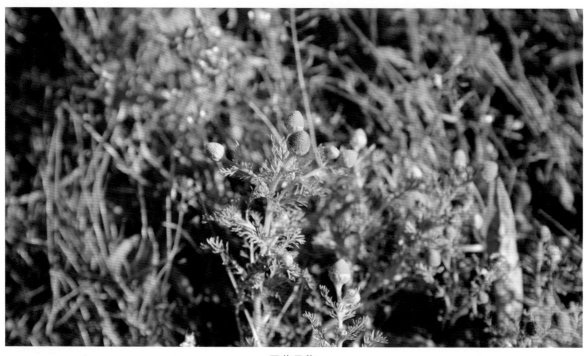

同花母菊

两侧面各有 1 红色条纹。冠毛极短，冠状，有微齿，白色。花果期 7 月。

| **生境分布** | 生于山坡路旁。分布于内蒙古呼伦贝尔市（牙克石市）、赤峰市（巴林左旗）。

| **资源情况** | 野生资源较少。药材来源于野生。

| **采收加工** | 5 ~ 7 月采收全草或花序，晒干。

| **功能主治** | 全草，疏风清热。用于感冒发热，咽痛。花序，驱虫，解表。

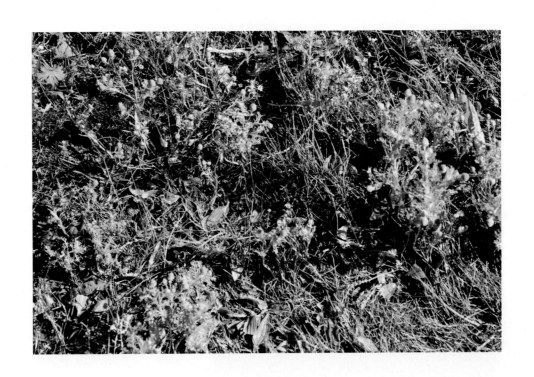

菊科 Compositae 菊蒿属 Tanacetum

菊蒿

Tanacetum vulgare L.

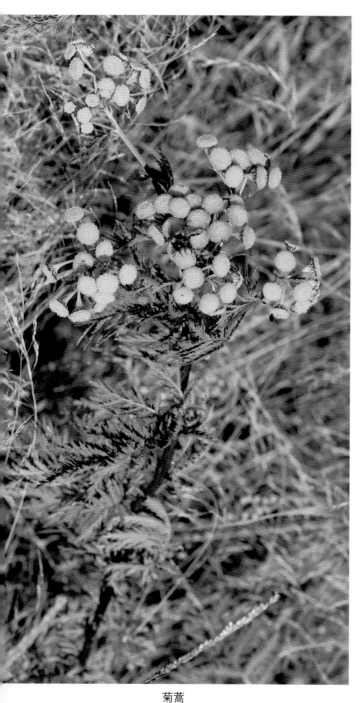

菊蒿

| 植物别名 |

艾菊、艾蒿。

| 蒙 文 名 |

麻日乐 – 其其格。

| 药 材 名 |

菊蒿（药用部位：地上部分）。

| 形态特征 |

多年生草本，植株高 30 ~ 60 cm。茎直立，具纵沟棱，疏被短柔毛，上部常有分枝。叶椭圆形或椭圆状卵形，长达 20 cm，宽达 10 cm，2 回羽状深裂或全裂，裂片卵形至条状披针形，先端钝或尖，边缘有锯齿或再次羽状浅裂，稀深裂，小裂片卵形、三角形，先端锐尖，边缘有不规则小锯齿或全缘，两面无毛或疏被单毛或叉状分枝的毛，具腺点，羽轴有栉齿状裂片，下部叶有长柄，柄基扩大，上部的叶无柄。头状花序多数在茎顶或枝端排列成复伞房状；总苞长 4 ~ 6 mm，直径 5 ~ 8 mm，总苞片草质，无毛或有疏柔毛，边缘狭膜质，外层者卵状披针形，内层者矩圆状披针形；全部小花管状，外围雌花较中央两性花短小，中央两性花长

1.5 ~ 2.4 mm。瘦果长 1.2 ~ 2 mm，冠毛冠状，长 0.1 ~ 0.4 mm，先端齿裂。花果期 7 ~ 9 月。

| **生境分布** | 生于海拔 250 ~ 2 400 m 的森林带的山地草甸、河滩草甸、桦木林下、丘陵或路边。分布于内蒙古呼伦贝尔市（额尔古纳市、牙克石市）。

| **资源情况** | 野生资源一般。药材来源于野生。

| **采收加工** | 夏季采收，干燥。

| **药材性状** | 本品干燥带花地上部分长 30 ~ 90 cm。茎呈圆柱形，具明显的纵棱，中部直径 3 ~ 6 mm，上部多分枝；表面暗绿色或黄绿色，质略韧硬，易折断，断面边缘浅黄绿色，中央白色或中空。叶互生，暗绿色或浅褐绿色，卷曲，易碎，完整者展平后为 2 回羽状分裂，1 回全裂，2 回为深裂，终端裂片条状披针形。头状花序多数，排列成伞房状，花全为管状，黄色，边花雌性，中央花两花。气芳香，味淡或微苦。

| **功能主治** | 茎、花序，酸，平。驱虫，利胆退黄。用于驱除肠虫、黄疸、胆汁瘀积；外用于疥疮。

| **附　注** | 全草有毒。可因误食过量的菊蒿油和用叶子当茶饮用而引起人中毒。由于本品具有毒性，所以目前并不常用。

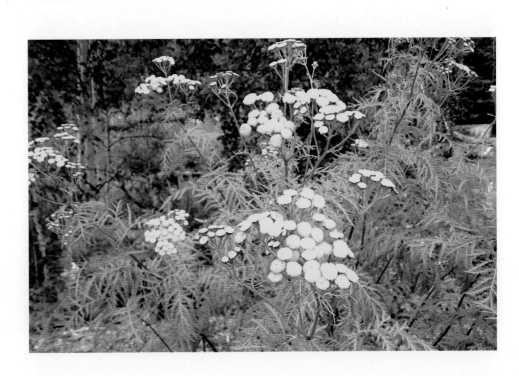

菊科 Compositae 小甘菊属 Cancrinia

灌木小甘菊

Cancrinia maximowiczii C. Winkl.

| 蒙 文 名 | 宝他力格 – 矛日音 – 艾给。

| 药 材 名 | 灌木小甘菊（药用部位：花序）。

| 形态特征 | 小半灌木。上部小枝细长呈帚状，具细棱，被白色短绒毛和褐色的腺点。叶外形长圆状线形，有叶柄，长 1.5 ~ 3 cm，宽 5 ~ 12 mm，羽状深裂，裂片 2 ~ 5 对，不等大，镰状，先端短渐尖，全缘或有 1 ~ 2 小齿，边缘常反卷；最上部叶线形，全缘或有齿，全部叶上面被疏毛或几无毛，下面被白色短绒毛，两面有褐色腺点。头状花序 2 ~ 5 在枝端排成伞房状；总苞钟状或宽钟状，总苞片 3 ~ 4 层，覆瓦状排列，外层者卵状三角形或长圆状卵形，被疏柔毛和褐色腺点，有淡褐色的狭膜质边缘，内层者长圆状倒卵形，边缘膜质。花冠黄色，冠檐 5 短裂齿，有棕色腺点。瘦果长约 2 mm，具 5 纵肋和腺体；

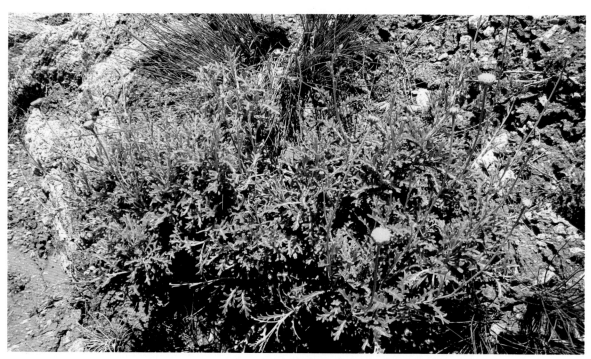

灌木小甘菊

冠毛膜片状，5 裂达基部，不等大，有时边缘撕裂，先端多少具芒尖。花果期 7 ～ 10 月。

| **生境分布** | 生于海拔 2 100 ～ 3 600 m 的多砾石山坡或河岸冲积扇上。分布于内蒙古阿拉善盟。

| **资源情况** | 野生资源较少。药材主要来源于野生。

| **功能主治** | 清热明目，利湿。用于目赤肿痛。

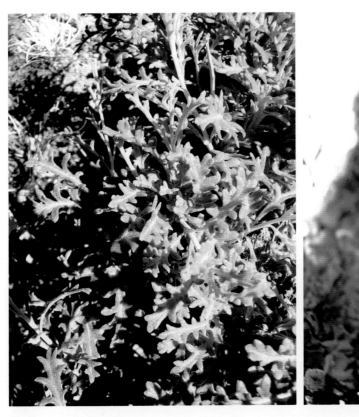

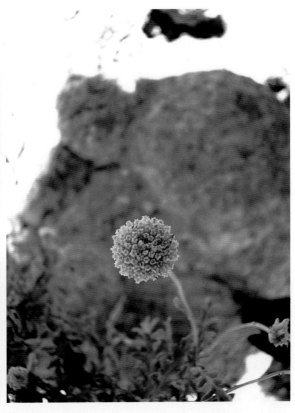

菊科 Compositae 小甘菊属 Cancrinia

小甘菊

Cancrinia discoidea (Ledeb.) Poljak.

| 植物别名 | 金纽扣。

| 蒙 文 名 | 矛日音 - 艾给。

| 药 材 名 | 甘菊（药用部位：全草）。

| 形态特征 | 二年生或多年生草本，高5～20 cm，被灰白色绵毛。叶灰绿色，被
白色绵毛至几无毛，叶片长圆形或卵形，长2～4 cm，宽0.5～1.5 cm，
2回羽状深裂，裂片2～5对，每个裂片又2～5深裂或浅裂，叶
柄长，基部扩大。头状花序单生，但植株有少数头状花序，花序梗
长4～15 cm，直立；总苞直径7～12 mm，被疏绵毛至几无毛；
总苞片3～4层，草质，长3～4 mm，外层少数，线状披针形，
先端尖，几无膜质边缘，内层较长，线状长圆形，边缘宽膜质；花

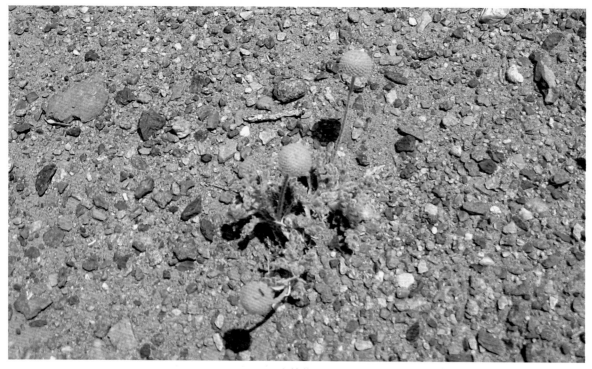

小甘菊

托明显凸起，锥状球形；花黄色，花冠长约 1.8 mm，檐部 5 齿裂。瘦果长约 2 mm，无毛，具 5 纵肋；冠状冠毛长约 1 mm，膜质，5 裂，分裂至中部。花果期 4 ~ 9 月。

| **生境分布** | 生于荒漠带的低山区多砾石的山坡、荒地或戈壁。分布于内蒙古巴彦淖尔市（乌拉特后旗）、阿拉善盟（阿拉善左旗、阿拉善右旗）。

| **资源情况** | 野生资源较少。药材来源于野生。

| **采收加工** | 春、夏季采收，晒干。

| **药材性状** | 本品主根细。茎自基部分枝，被白色绵毛。叶灰绿色，叶片长圆形或卵形，长 2 ~ 4 cm，宽 1 ~ 1.5 cm，2 回羽状深裂，先端裂片卵形至宽线形，先端钝或短渐尖；叶柄长，基部扩大。总苞直径 7 ~ 12 mm，被疏绵毛或几无毛；总苞片草质；花托凸起，锥状球形；花黄棕色，气香，味微苦、涩。

| **功能主治** | 苦、辛，微寒。归肺、肝经。疏风散热，明目消肿，败毒抗肿瘤，清热祛湿。用于湿热黄疸。

| **用法用量** | 内服煎汤，9 ~ 24 g；或泡茶；或入丸、散剂。外用适量，捣敷；或煎汤洗。

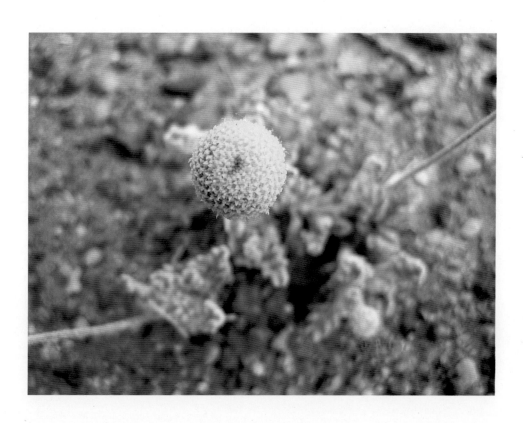

菊科 Compositae 亚菊属 Ajania

铺散亚菊 *Ajania khartensis* (Dunn) Shih.

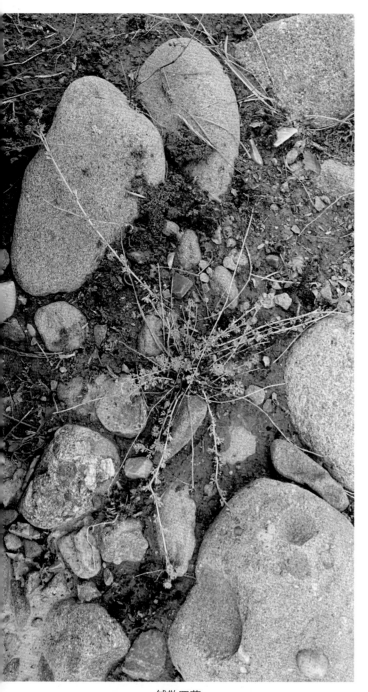

铺散亚菊

| **植物别名** |

小叶亚菊。

| **蒙 文 名** |

吉吉格 – 那布其图 – 宝如乐吉。

| **药 材 名** |

铺散亚菊（药用部位：全草）。

| **形态特征** |

多年生草本，高 10 ~ 30 cm，全体密被灰白色绢毛，由基部发出单一不分枝或分枝的花枝或不育枝。枝细，常弯曲，密被灰色绢毛。叶沿枝密集排列，扇形或半圆形，长 4 ~ 6 mm，宽 5 ~ 7 mm，2 回掌状或近掌状 3 ~ 5 全裂，小裂片椭圆形，先端锐尖，两面密被灰白色短柔毛，叶基部渐狭成短柄，柄基常有 1 对短条形假托叶。头状花序少数，在枝端排列成复伞房状；总苞钟状，直径 6 ~ 10 mm，总苞片 4 层，外层者卵形或卵状披针形，长约 2 mm，内层者矩圆形，长约 4 mm，全部总苞片边缘棕褐色，膜质，背部密被绢质长柔毛；边缘雌花约 7，花冠细管状，长 2.5 mm；中央两性花 40 或更多，花冠管状，长 2 ~ 2.5 mm，全部花冠黄色。

花果期 8 ~ 9 月。

| **生境分布** | 生于海拔 2 500 ~ 5 300 m 的山坡。分布于内蒙古巴彦淖尔市（乌拉特后旗）。

| **资源情况** | 野生资源较少。药材来源于野生。

| **采收加工** | 春、秋季采收，切段，晒干。

| **功能主治** | 清热解毒，疏风散热，散瘀。用于痈疖疔疮。

| **用法用量** | 内服适量，代茶饮。

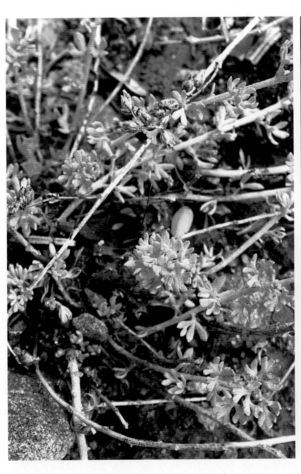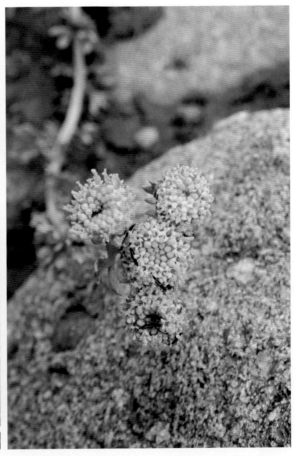

菊科 Compositae 亚菊属 Ajania

灌木亚菊

Ajania fruticulosa (Ledeb.) Poljak.

| **植物别名** | 灌木艾菊。

| **蒙文名** | 宝塔力格 – 宝如乐吉。

| **药材名** | 灌木亚菊（药用部位：全草）。

| **形态特征** | 小半灌木，高 8 ~ 40 cm。老枝麦秆黄色，花枝灰白色或灰绿色，被短柔毛，上部及花序和花梗上的毛密。中部茎生叶全形圆形、扁圆形、三角状卵形、肾形或宽卵形，长 0.5 ~ 3 cm，宽 1 ~ 2.5 cm，2 回掌状或掌式羽状 3 ~ 5 分裂，中上部和中下部的茎生叶掌状 3 ~ 5 全裂，或全部茎生叶 3 裂；全部叶有柄，末回裂片线状钻形、宽线形、倒长披针形，宽 0.5 ~ 5 mm，两面被灰白色或淡绿色。头状花序小，在枝端排成伞房花序或复伞房花序；总苞钟状，直径 3 ~ 4 mm，总

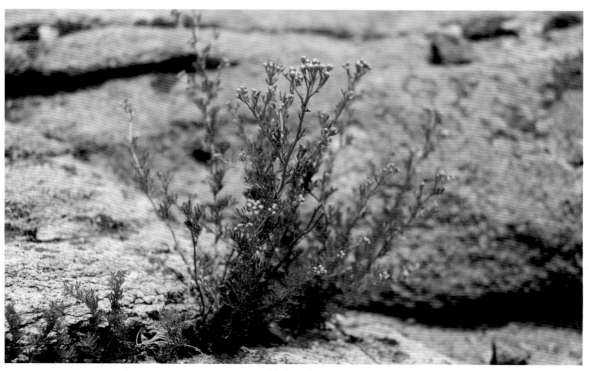

灌木亚菊

苞片4层，外层卵形或披针形，长1mm，中内层椭圆形，长2～3mm，苞片边缘白色或带浅褐色，膜质，先端圆或钝；边缘雌花5，花冠长2mm，细管状，先端具3（～5）齿。瘦果长约1mm。花果期6～10月。

| **生境分布** | 生于荒漠化草原至荒漠地带的低山及丘陵石质坡地，为常见伴生种。分布于内蒙古巴彦淖尔市（磴口县、乌拉特后旗、乌拉特中旗）。

| **资源情况** | 野生资源较少。药材来源于野生。

| **采收加工** | 夏、秋季采收，切段，晒干。

| **功能主治** | 清热解毒，凉血。用于疔疮痈肿。

| **用法用量** | 内服适量，代茶饮。

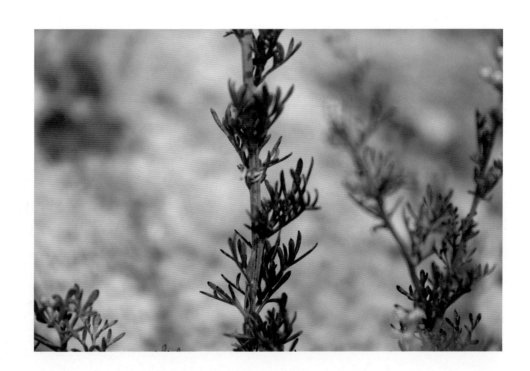

菊科 Compositae 亚菊属 *Ajania*

蓍状亚菊 *Ajania achilloides* (Turcz.) Poljak. ex Grubov.

| 植物别名 | 蓍状艾菊。

| 蒙 文 名 | 图乐格其－宝如乐吉。

| 药 材 名 | 蓍状亚菊（药用部位：全草）。

| 形态特征 | 小半灌木，高 15 ～ 25 cm。茎由基部多分枝，细长，基部木质，灰绿色或绿色，下部带黄褐色，具纵条棱，密被灰色贴伏的短柔毛或分叉短毛。叶灰绿色，基生叶花期枯萎脱落；茎下部叶及中部叶长10 ～ 15 mm，宽 5 ～ 10 mm，2 回羽状全裂，小裂片狭条形或条状矩圆形，长 2 ～ 5 mm，宽 0.5 ～ 1 mm，基部常有狭条形假托叶；枝上部叶羽状全裂或不分裂；全部叶两面被绢状短柔毛及腺点。头状花序 3 ～ 6 在枝端排列成伞房状，花梗纤细，长达 15 mm，苞叶

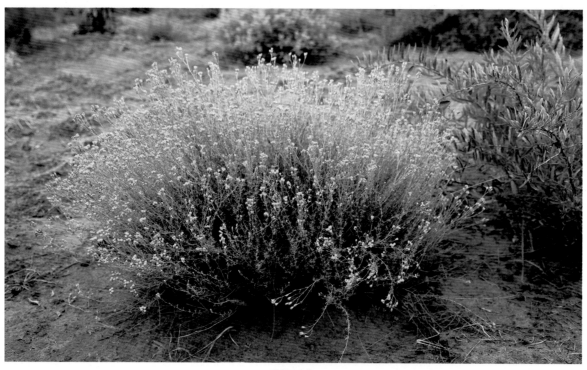

蓍状亚菊

狭条形；总苞钟状，直径 3 ~ 4 mm，疏被短柔毛或无毛；总苞片 1 ~ 3 层，外层者卵形，中内层者卵形或矩圆状倒卵形，全部总苞片中肋淡绿色，边缘膜质，麦秆黄色；边缘雌花 6 ~ 8，花冠细管状，长约 2 mm，两性花花冠管状，长 2 ~ 2.5 mm，外面有腺点。瘦果矩圆形，长约 1 mm，褐色。花果期 8 ~ 9 月。

| **生境分布** | 生于荒漠草原地带的砂壤土或碎石和石质坡地，为优势种或建群种；也生于阿拉善戈壁荒漠的石质残丘坡地及沟谷，为常见伴生种。分布于内蒙古锡林郭勒盟（苏尼特左旗）、包头市（达尔罕茂明安联合旗）、乌兰察布市（四子王旗）、巴彦淖尔市（乌拉特中旗、乌拉特后旗）、鄂尔多斯市（鄂托克旗）、阿拉善盟。

| **资源情况** | 野生资源一般。药材来源于野生。

| **功能主治** | 清肺止咳。用于肺热咳嗽。

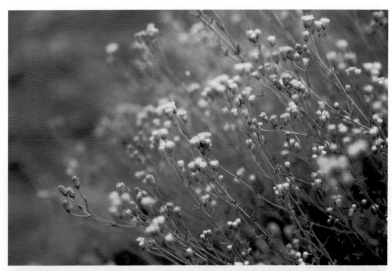

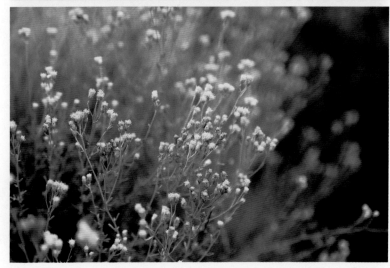

菊科 Compositae 线叶菊属 Filifolium

线叶菊 *Filifolium sibiricum* (L.) Kitam.

| 植物别名 | 西伯利亚艾菊、兔子毛、兔毛蒿。

| 蒙文名 | 西日合格力格－协日乐吉。

| 药材名 | 兔毛蒿（药用部位：全草）。

| 形态特征 | 多年生草本，高 15 ~ 60 cm。茎单生或数个，直立，具纵沟棱，无毛，基部密被褐色纤维鞘。叶深绿色。无毛；基生叶倒卵形或矩圆状椭圆形，长达 20 cm，有长柄；茎生叶较小，互生，无柄；全部叶 2 ~ 3 回羽状全裂，裂片条形或丝状。头状花序多数，在枝端或茎顶排列成复伞房花序；总苞球形或半球形，直径 1 ~ 5 mm；总苞片 3 层，先端圆形，边缘宽膜质，背部厚硬，外层者卵圆形，中层与内层者宽椭圆形；花序托凸起，圆锥形，无毛；有多数异形小花，外围有

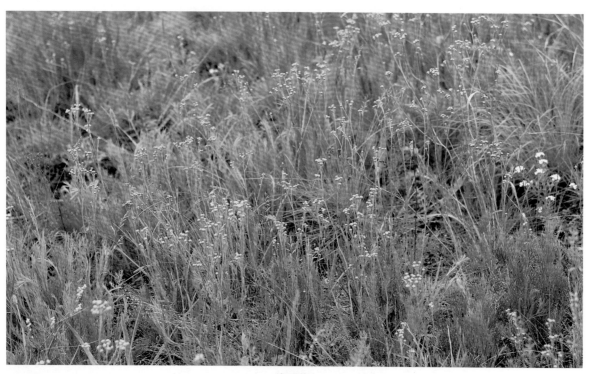

线叶菊

1 层雌花，结实，管状，先端 2 ~ 4 裂；中央有多数两性花，不结实，花冠管状，黄色，先端（4 ~ ）5 齿裂。瘦果倒卵形或椭圆形稍压扁，长 1.8 ~ 2.5 mm，宽 1.5 ~ 2 mm，淡褐色，无毛，腹面具 2 条纹。花果期 7 ~ 9 月。

| 生境分布 | 生于山坡、草地。分布于内蒙古呼伦贝尔市（满洲里市、扎赉诺尔区）、兴安盟（乌兰浩特市、突泉县、科尔沁右翼前旗）、通辽市、赤峰市、锡林郭勒盟（东乌珠穆沁旗、西乌珠穆沁旗、锡林浩特市、镶黄旗、太仆寺旗）、乌兰察布市（卓资县、凉城县）、呼和浩特市（武川县、新城区、回民区）、包头市（达尔罕茂明安联合旗、固阳县、白云鄂博矿区）、鄂尔多斯市（准格尔旗）。

| 资源情况 | 野生资源一般。药材来源于野生。

| 采收加工 | 夏、秋季采收，阴干。

| 药材性状 | 本品茎呈圆柱形，直径 1 ~ 5 mm，表面绿色至黄棕色，有纵细横沟，无毛，基部密被褐色纤维鞘；质坚，易折断，断面黄白色，纤维性。叶黄绿色，无毛，2 ~ 3 回羽状全裂，裂片丝状或条状；基生叶具长柄，茎生叶无柄。头状花序成伞房状排列，总苞球形或半球形，直径 4 ~ 5 mm；总苞片 3 层，先端圆形，边缘宽膜质，背部厚硬，外层者卵圆形，中层和内层者宽椭圆形；花托凸起，圆锥形，无毛。花小，黄色，花冠管状，外围一层先端 2 ~ 4 裂，中央先端(4 ~)5 裂。气清香，味苦。

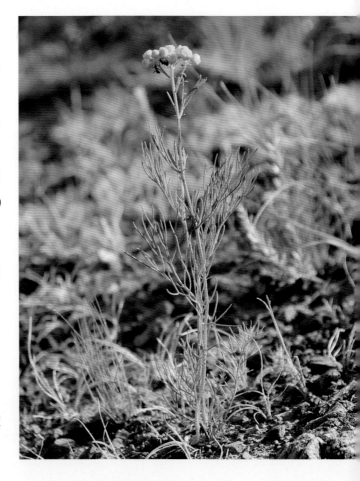

| 功能主治 | 苦，寒。清热解毒，抗菌消炎，安神镇惊，调经止血。用于外感发热，心悸，失眠，神经衰弱，肾虚，中耳炎，月经不调，痈肿疮疡。

| 用法用量 | 内服煎汤，9 ~ 15 g。外用适量，制膏剂外敷。